Klaus Dörner
Bürger und Irre

Wie geht die bürgerliche Gesellschaft mit denen um, die, gemessen an ihrem Begriff der Vernunft, *unvernünftig* sind?
Klaus Dörner legt dar, warum die bürgerlichen Gesellschaften in England, Frankreich und Deutschland erstmals im Zusammenhang der industriell-kapitalistischen Revolution ihre psychisch Kranken als „die Irren“ wahrnahmen: eine reich dokumentierte Geschichte der Psychatrie-Geschichtsschreibung mit kritischem Überblick der bisher veröffentlichten klassischen Werke und deren Tendenz. *Bürger und Irre* war seit seinem ersten Erscheinen 1969 hilfreich bei der Entstehung der Psychiatriebewegung in der Bundesrepublik und Italien. Das in mehrere Sprachen übersetzte Buch wurde vom Autor überarbeitet und mit einer neuen Einführung versehen. In der Verknüpfung von psychiatrischem Wissenschaftsdenken, sozialgeschichtlichem Hintergrund und methodologischen Korrelationen bringt es Psychiatrie und Soziologie über die Reflexion ihrer prekären und ambivalenten gesellschaftlichen Stellung in einen verbindlichen Dialog.

Prof. Dr. med. Dr. phil. Klaus Dörner, geb. 1933, ist seit 1980 Ärztlicher Leiter des Landeskrankenhauses Gütersloh. Publikationen u.a.: *Diagnosen der Psychiatrie* (1975/1981); zus. m. U. Plog: *Irren ist menschlich (1978).*

Klaus Dörner

Bürger und Irre

Zur Sozialgeschichte und Wissenschaftssoziologie der Psychiatrie

athenäum

CIP-Kurztitelaufnahme der Deutschen Bibliothek

Dörner, Klaus:
Bürger und Irre : zur Sozialgeschichte u.
Wissenschaftssoziologie d. Psychiatrie / Klaus
Dörner. – Überarb. Neuaufl. – Frankfurt am Main :
Europäische Verlagsanstalt, 1984.
(Taschenbücher Syndikat, EVA ; Bd. 27)
ISBN 3-434-46027-6

NE: GT

Taschenbücher
Syndikat / EVA Band 27

Motiv: Frauen-Galerie im Royal Hospital of Bethlem, 1860. Bethlem Royal
Hospital, Archives, Beckenham, Kent
Satz: Computersatz Bonn GmbH, Bonn
Druck und Bindung: DVG, Darmstadt
Printed in Germany 1984
ISBN 3-434-46027-6

Vorwort zur zweiten Auflage

1962 fing ich in Berlin an mit den Vorarbeiten zu »Bürger und Irre«. 1967 begann ich mit der Niederschrift des Buches am Vormittag des Tages, an dem Benno Ohnesorg während der Anti-Schah-Demonstration erschossen wurde. In der Folge war ich während des Schreibens aktiv an der antiautoritären Studentenbewegung beteiligt. Die Ereignisse dieser Zeit haben mich beim Schreiben beeinflußt. Als das Buch 1969 erschien, war es nicht nur zeitlich, sondern auch inhaltlich ein Produkt dieser Bewegung.

Inzwischen gibt es das Buch in einer italienischen, spanischen und englischen Übersetzung. Es scheint wahrhaft von interdisziplinärem Interesse zu sein; denn es hat mich in Diskussionen verwickelt, nicht nur mit Medizinern und Soziologen, sondern auch mit Psychologen, Pädagogen, Romanisten, Anglisten, Germanisten, Ökonomen, Politikern und Historikern. Schließlich war diese Arbeit über die Entstehung der Psychiatrie hilfreich bei der Entstehung der Psychiatrie-Bewegung in der Bundesrepublik und in Italien.

Gleichwohl ging ich mit einigem Bangen an die Überarbeitung, als mir der Verlag die Absicht mitteilte, eine Neuauflage herauszugeben. Die Studentenbewegung liegt 13 Jahre zurück. Fast ebenso alt ist inzwischen die Psychiatrie-Bewegung. Neue psychiatrie-historische Arbeiten sind inzwischen erschienen. Und ich selbst habe inzwischen ohne Unterbrechung in der Psychiatrie praktisch gearbeitet, habe mich dadurch auch selbst geändert und bin ein Teil des psychiatrischen Versorgungssystems und der Wissenschaft Psychiatrie geworden, die ich damals, nicht gerade zimperlich, vom hohen Roß der Theorie herab beschrieben und beurteilt habe.

Nach Abschluß der Überarbeitung nehme ich es mir heraus, einigermaßen selbstzufrieden zu sein. Zwar mußte die Einleitung über weite Strecken neu geschrieben werden, um die nicht nur theoretische, sondern auch praktische Absicht der Arbeit verständlicher zu formulieren. Mein gestelztes Akademikerdeutsch, das ich mir im Studium mühsam angequält hatte, habe ich an vielen Stellen mit ebensoviel Mühe wieder aufs Alltagsdeutsch heruntergeschraubt. Gedanken neuerer Untersuchungen waren einzuarbeiten. Zahlreiche Streichungen und Ergänzungen waren fällig, da ich mit vielen Einzelheiten nicht mehr einverstanden sein konnte. Das betrifft inhaltlich vor allem drei Fragen, die mir heute aus meiner Praxis heraus wichtiger sind als damals: Erstens die Frage, ob und in welcher Weise Psychiatrie mehr eine medizinische oder eine philosophische Wissenschaft ist, ein Problem, das bei jeder Teamarbeit mit Angehörigen anderer Berufe unabweisbar ist.

Zweitens die Frage nach der anthropologischen Orientierung der Psychiatrie, da ich ohne eine solche viele meiner psychiatrischen Alltagshandlungen weder begründen noch rechtfertigen kann. Und drittens die Frage, in welcher Weise ich die Psychiatrie der Zeit des Dritten Reiches als einen Teil meiner Berufsgeschichte insgesamt annehmen kann, eine Frage, die damit verknüpft ist, daß in der Psychiatriegeschichte unterschiedliche Traditionen sich verweben, die den Anderen, den psychisch Kranken, als Feind, als Freund oder als Gegner sehen.

Systematisch unzufrieden war ich mit meiner arroganten Bewertung der daseinsanalytischen und anthropologischen Psychiatrie der Nachkriegszeit. Hier hatte ich damals offenbar zu wenig Abstand, um die Notwendigkeit ihrer Beerbung wahrnehmen zu können. Ich habe im Anhang darüber berichtet und im Text entsprechende Korrekturen angebracht. Im Anhang habe ich auch den Fortgang der Psychiatriegeschichtsschreibung dargestellt. Besonders zufrieden macht mich, daß es mir offenbar damals schon gelungen ist, Aufklärung und Romantik aus einem gegensätzlichen in ein inhaltlich dialektisches Verhältnis zu setzen; denn unzweifelhaft stehen wir in beiden Traditionen, und beide sind gleich wichtig für uns. Diese – wie ich meine – angemessenere Sicht der Romantik war damals noch ungewohnt, beherrscht jedoch heute zu Recht die Diskussion.

Aus diesem und anderen Beispielen habe ich für mich den Schluß gezogen, daß »Bürger und Irre« von seiner Aktualität nichts verloren hat. Die Tatsache, daß es inzwischen zahlreiche Einzeluntersuchungen gibt, die auf meinem Weg weitergehen, bestärkt mich darin.

Solange psychisch Kranke bestenfalls nur den halben Pflegesatz im Vergleich zu körperlich Kranken zugesprochen bekommen, dauert die ungleiche Auseinandersetzung zwischen »Bürgern« und »armen Irren« an.

Klaus Dörner, Gütersloh

Inhalt

I. Einführung

1. *Absicht der Untersuchung: Selbstaufklärung der Psychiatrie*

Seit Einstein und Heisenberg quälen sich die Naturwissenschaftler mit der Frage nach der Legitimität, nach der Berechtigung ihrer Tätigkeit angesichts der grenzenlosen Möglichkeiten, aber auch Gefahren der modernen Naturwissenschaft. Und es ist gut möglich, daß unser aller Leben mehr von der Ehrlichkeit und Stetigkeit dieses »Sich-Quälens« abhängt als von dem sonstigen Tun der Naturwissenschaftler. In diesem Zusammenhang definieren sie die »klassische« Naturwissenschaft als Einzelfall der modernen Naturwissenschaft, stellen Fragen nach der Rolle des Subjekts im naturwissenschaftlichen Kalkül, nach der ethischen Begründung der Machbarkeit des Machbaren, nach ihrer eigenen Geschichte, dem historischen Warum und Wozu ihres Handelns und nach den gesellschaftlichen, ökonomischen und politischen Bedingtheiten und Auswirkungen ihrer Arbeit. Kurz, nachdem die Naturwissenschaftler des 19. Jahrhunderts die Erkämpfung der Eigenständigkeit ihrer Wissenschaft durch Sprengung der Fesseln der Philosophie gefeiert hatten, bemühen sie sich im 20. Jahrhundert um die Wiederherstellung der handlungsorientierenden Bindungen des philosophischen Denkens. Sie quälen sich mit ihrer eigenen Selbstaufklärung.

Die Psychiater bzw. psychiatrisch Tätigen aller Berufe haben allen Anlaß, diesem Beispiel der exakten Naturwissenschaften zu folgen. Gegenüber der »klassischen Psychiatrie« können auch sie von schier grenzenlosen Möglichkeiten – z. B. der Psychotherapie, der Chemotherapie oder der soziotherapeutsch-gemeindepsychiatrischen Lokalisierung von Menschen – sprechen, aber auch von grenzenlosen Gefahren, wenn man nur an die Opfer der Gehirnoperationen seit den 30er Jahren oder der Euthanasieaktionen während der 40er Jahre denkt. *Was die Atombombe von Hiroshima für die Physik ist, sind die Gaskammern von Hadamar für die Psychiatrie.*

Dennoch tun sich die Psychiater schwerer als die Physiker, obwohl es in beiden Fällen um dieselbe Frage geht, die nach der Grenze zwischen erlaubten und unerlaubten Beziehungen zwischen Menschen. Erst in der jüngsten Zeit nimmt die Bereitschaft der psychiatrisch Tätigen zu, sich angesichts der eigenen Geschichte der Aufgabe der Selbstaufklärung zu stellen. Diese Untersuchung möchte die Bereitschaft hierzu fördern, die Bereitschaft, das alltägliche Handeln mit dem Nachdenken über die Wahrheit dieses Handelns zu begleiten.

Die Untersuchung beschäftigt sich nur mit einer der oben angedeuteten lebensnotwendigen Fragen: der Frage nach der Entstehung der Psychiatrie als Institution und Wissenschaft. Angesichts der Tatsache, daß die europäischen Nationen auf einem bestimmten Stand ihrer gesellschaftlichen Entwicklung ein spezielles psychiatrisches Versorgungssystem und eine ebensolche Wissenschaft ausgebildet haben, ist die Frage berechtigt: Warum ist überhaupt Psychiatrie und nicht vielmehr keine Psychiatrie? Es ist dies eine Frage nach dem Grund der Psychiatrie, nach ihren Ursachen, Bedingungen und damit auch nach ihren Aufgaben und ihrem Zweck. Der Titel *Bürger und Irre* besagt, daß das Verhältnis zwischen den Irren und der bürgerlichen Gesellschaft überhaupt, deren auf die Irren professionell bezogene Stellvertreter die Psychiater sind, erörtert wird. Dabei muß jedoch gleich eingeschränkt werden, daß das Verhältnis zwischen Bürgern und Irren mehr in der Sicht der Bürger bzw. Psychiater und weniger in der Sicht der Irren dargestellt wird, da mir zum Zeitpunkt der Niederschrift der Studie für eine gleichgewichtige Beschreibung des Wechselverhältnisses zwischen Bürgern und Irren die erforderlichen Quellen und methodischen Voraussetzungen noch fehlten. Erst 1980 hat der Historiker Blasius den ersten schüchternen Versuch unternommen, die Geschichte der Psychiatrie aus der Perspektive der Irren, also der Betroffenen darzustellen. Hier wartet noch viel Arbeit. Sind im Selbstverständnis der Psychiater die Irren »Gegenstand« der Psychiatrie, so macht diese Untersuchung immerhin Irre und Psychiater-Bürger zugleich zu ihrem »Gegenstand« und sucht die sozioökonomischen, politischen und kulturellen Bedingungen zu ermitteln, unter denen im Zusammenhang mit der politischen und industriell-kapitalistischen Revolution der bürgerlichen Gesellschaft auch jenes Verhältnis von Bürgern und Irren entstand, das die Institution und Wissenschaft Psychiatrie begründete. In diesem Rahmen lenkt die Untersuchung die Aufmerksamkeit vor allem auf drei Probleme, die ihr ein über den Fall der Psychiatrie hinausgehendes, allgemeines Interesse verleihen könnten. Erstens wird die Dialektik aller modernen Wissenschaft verfolgt, die Dialektik zwischen ihrem Anspruch auf Emanzipation des Menschen als Einlösung des Versprechens der Aufklärung einerseits und ihrer oft entgegengesetzten Wirkung der Rationalisierung, Integration und Kontrollierbarkeit des je bestehenden Gesellschaftssystems andererseits. Zweitens zwingt die Tatsache, daß die Bürger die Psychiatrie gerade zur Domestizierung der *armen* Irren eingesetzt haben, dazu, in diesem Vorgang auch ein Moment des Klassenkampfes und eine der ersten Lösungen der aufkommenden »sozialen Frage« zu sehen, so daß die Untersuchung nicht nur zur Selbstreflexion der Psychiatrie beiträgt, sondern zugleich über eine bisher vergessene Wurzel und

Vorform der Soziologie berichtet. Drittens endlich steht zur Diskussion das Wechselverhältnis von Vernunft und Unvernunft – u. a. als Gesundheit und Krankheit –, in der äußeren Einrichtung der bürgerlichen Gesellschaft ebenso wie in der inneren Ökonomie ihrer Mitglieder.

2. *Zum Vorverständnis der Beziehung zwischen Psychiatrie und Soziologie*

Thema und Absicht der Untersuchung verlangen es, zugleich sozialhistorisch und soziologisch vorzugehen, wobei Soziologie als historische und vergleichende Disziplin sowie als Wissenschaftssoziologie anzuwenden ist. Da Psychiater und Soziologen – namentlich im deutschsprachigen Bereich – weitgehend verschiedene Sprachen sprechen, mögen einige vorklärende Ausführungen für das gegenseitige Verständnis nützlich sein. Der Leser, dem dies überflüssig erscheint, kann dieses Kapitel ohne großen Verlust überschlagen und bei I, 3 weiterlesen.

Jede der beiden Wissenschaften Psychiatrie und Soziologie hat sich daran gewöhnt, sich auf die begriffliche Autorität der jeweils anderen zu stützen. Wie die Psychiatrie soziologische – besser: epidemiologische, sozialstatistische und sozialfürsorgerische – »Gesichtspunkte« berücksichtigt, so bedienen sich fast alle soziologischen Schulen, namentlich seit Freud, psychiatrischer Begriffe, die vielerorts nachgerade die Analyse in ökonomischen Kategorien ersetzen. Hieraus resultierte für die Soziologie ein bedenklicher Irrtum: sie identifizierte unbesehen Psychoanalyse mit Psychiatrie überhaupt. Verdeckt blieb dabei, daß die Psychoanalyse ein wie immer bedeutendes, aber eher spätes Produkt des zur Zeit Freuds hundert- bis hundertfünfzigjährigen wissenschaftlichen psychiatrischen Denkens ist. Verdeckt blieb die bereits lange in Gang befindliche Ablösung der Psychiatrie von der Philosophie und von der ursprünglich ganzheitlichen Medizin, ähnlich die ebenso problematische Emanzipation der Soziologie von Philosophie und Ökonomie. Diese unhistorische, verengte Sicht leistete einem soziologischen Verständnis der Gesamtrealität der Psychiater Vorschub, das die beiden Symbole, Anstalt und Couch, entweder beziehungslos nebeneinanderstellt oder naiv den Sieg der Couch über die Anstalt feiert.

Warum nun griff die Soziologie zwar die Psychoanalyse, nicht aber die früheren psychiatrischen Ansätze auf? Da ist einmal der Anspruch der Psychoanalyse, eine lückenlose Erklärung menschlichen Leidens (von der Ätiologie bis zur Therapie) möglich zu machen. Sodann sind die Freudschen Begriffe und Sprachbilder deshalb so faszinierend, weil ihr psychologischer Gehalt kaum von anatomischen, physiologischen und neurologischen Vorstellungen[1] einerseits, sowie von soziologischen Vorstellungen andererseits zu trennen ist. Dem entspricht methodologisch, daß Freud die Grenze zwischen Natur- und Geisteswissenschaft, zwischen der Konstruktion zu prüfender Hypothesen und dem hermeneutischen Vorgriff unscharf hält.[2] Da alle psychiatrischen Probleme entsprechend der Natur des Menschen nur in dieser doppelten, natur- *und* geisteswissenschaftlichen Sichtweise zu denken sind, ist dies ein angemessenes Vorgehen, jedoch nur, solange die Spannung zwischen beiden Sichtweisen aufrecht erhalten und nicht um einer scheinbaren Vereinfachung willen zur einen oder anderen Seite hin aufgelöst wird. Diese Gefahr bestand schon bei Freud selbst, da er sich durchaus als naturwissenschaftlich verfahrender Mediziner verstand, und mehr noch bei seinem Zeitgenossen Kraepelin, dem Schöpfer der klassischen psychiatrischen Krankheitssystematik. Es gehört zu den schrecklichsten Versuchungen der Psychiatrie, Meinungen, Wahrnehmungen und Erfahrungen im Umgang mit leidenden Menschen nicht nur zu typisieren, sondern ihnen eine pseudonaturwissenschaftliche Weihe zu geben, die es scheinbar erlaubt, diese Meinungen für die »objektive Realität« zu nehmen. Merkwürdigerweise scheint diese Verführung für Mediziner und insbesondere Psychiater weit größer zu sein als für exakte Naturwissenschaftler. Der Gefahr sind auch nicht so sehr Freud bzw. Kraepelin selbst erlegen als vielmehr ihre Nachfolger. Zwei Beispiele für die Gefahren der Auflösung dieser Spannung: Es sind Annahmen der klassischen Kraepelinschen Psychiatrie (z. B. von der Heilbarkeit bzw. Unheilbarkeit psychischer Krankheiten) gewesen, die vor und während der Zeit des Dritten Reiches für sozialdarwinistische Zielsetzungen die naturwissenschaftliche Legitimation lieferten, so daß die Psychiater, die die Sterilisierungs- und Euthanasie-Aktionen organisierten und durchführten, sich im Recht und im Schutze wissenschaftlicher Wahrheit glaubten.[3] Das andere Beispiel: In den USA wurde der naturhaft-biologische Aspekt der Freudschen Psychoanalyse mehr oder weniger hinwegkastriert. So konnte sie nur noch in dieser entschärften Form der »kulturalistischen Schule« (Sullivan, Horney, Thompson, Fromm) auf die Soziologie und namentlich auf deren strukturell-funktionale Theorie wirken. Und in der »Mental Health«-Bewegung verkehrt sich der kritische Impuls Freuds nachgerade in Begeisterung für selbstverantwortliche Anpassung.[4]

Diese Entwicklung entsprach der einer Soziologie, die ihrerseits zwischen Durkheim, Max Weber und Mannheim einen Prozeß der Repsychologisierung durchlief, sich zur Theorie der zwischenmenschlichen Beziehungen formalisierte und insbesondere in den USA den »subjektiv gemeinten Sinn« mit dem agierenden gesellschaftlichen »System« zu harmonisieren verstand.

So scheint es, daß die Annäherung von Soziologie und nach-Freudscher Psychiatrie um den Preis einer Sichtverengung, der teilweisen Ausblendung von Wirklichkeitsbereichen erfolgte, besonders solcher Bereiche, die der rationalen und sinngebenden Naturbemächtigung den größten Widerstand entgegensetzen. In der Psychiatrie gilt das vor allem für die Psychose-Patienten, die Kerngruppe der früheren »Irren«, für hirnorganisch kranke Leute, für »unheilbar« hirnorganisch abgebaute Alkoholiker, für »Persönlichkeitsstörungen« (früher Psychopathen, jetzt Soziopathen), Menschen mit Sexualstörungen und psychisch kranke alte Leute. All diese Gruppen, bei denen auch der körperliche Anteil der menschlichen Natur eine wesentliche Rolle spielt, bilden zusammengenommen die Hauptklientel der psychiatrischen Alltagspraxis. So befinden wir uns in der paradoxen Lage, daß die modernen psychologisierenden oder soziologisierenden psychiatrischen Theorien einzig der Minderheit der weniger psychisch kranken Patienten gelten, während für die kränkere Mehrheit nur die allenthalben als überholt erachtete »klassische« psychiatrische Krankheitslehre mit ihrem Pseudo-Objektivitätsanspruch sowie die als »angewandte Psychiatrie« bezeichnete körpermedizinische Technik und Administration der Anstaltspraxis zur Verfügung stehen. Hinzu kommt die Bestimmung der Therapiefähigkeit der Menschen nach sozialem Status, Einkommen und Intelligenz.[5]

Die körperliche Seite der menschlichen Natur ist und bleibt ein anstößig-provozierendes Kernproblem der Psychiatrie. Es wird vermieden und verdrängt entweder durch die mehr oder weniger gewalttätigen Versuche der bloß technischen Naturbeherrschung oder – moderner – durch die Leugnung seiner Existenz. Nachdem etwa 80 Jahre lang die psychiatrische Theoriebildung von den psychiatrischen Universitätskliniken ausging, ist es wahrscheinlich, daß eine umfassende, den Körper nicht ausblendende und in einer philosophischen Anthropologie fundierte psychiatrische Theorie am ehesten von den Anstalten, den heutigen psychiatrischen Krankenhäusern – schon wegen der praktischen Problemkonfrontation dort – zu erwarten ist. Dagegen verrät die beliebte Erklärung, die psycho- und soziologisierende Tendenz der gegenwärtigen psychiatrischen Theoriebildung sei nur eine Gegenreaktion auf die biologistische Einseitigkeit der medizinischen und psychiatrischen Sichtweise des 19. Jahrhunderts, die ihre schreckliche Zuspitzung im Dritten Reich erfahren habe, ein falsches Verständnis sowohl der Geschichte als auch der Naturwissenschaft und bleibt als bloße Gegenposition von der bekämpften Position abhängig. Vergessen wird dabei, daß dies nur ein Beispiel des universalen Prozesses der Vergesellschaftung der Wissenschaft überhaupt ist, ablesbar z. B. an der Neigung, »geistige Gesundheit« (»mental health«) zum umfassenden Zweck zu erheben.[6] Die Aufspaltung von Theorie und Praxis sowie die Vergesellschaftung der Wissenschaft zeigen, wie sehr die Psychiatrie in der Dialektik steht, zugleich der Freiheit und Sicherheit, der Emanzipation leidender Menschen *und* der reibungslosen Integration, also der Bändigung sprengender, auflösender und destruktiver Kräfte zu dienen, d. h. in der »Dialektik der Aufklärung«. Diese Dialektik von Emanzipationsversprechen und Stabilisierungsverlangen beherrscht freilich auch die Entstehungsgeschichte und die seitherige Entwicklung der Soziologie. Soziologie und Psychiatrie nahmen gemeinsam ihren Ausgang von dem Bild, das der vernünftige Bürger sich von der Unvernunft, ob diese nun als Armut, als Irresein oder als beides zugleich sich äußerte, machte. Beide Wissenschaften begannen als Bewältigungsversuche der durch die bürgerlichen und industriellen Revolutionen bedingten sozialen Krise, sind insofern *Krisenwissenschaften.* Diese Gemeinsamkeit legen wir unserer Untersuchung zugrunde, da es nichts nützen würde, wenn wir uns bei der soziologischen Analyse der Psychiatrie lediglich auf deren gesellschaftliche Bedingtheiten stützten. Vielmehr benötigen wir statt eines solchen reduktionistischen Konzepts einen historisch und philosophisch reflektierten soziologischen Ansatz. Wir glauben ihn in Horkheimers und Adornos *Dialektik der Aufklärung* gefunden zu haben. Aufklärung wird dort kritisch verstanden als »Unterwerfung alles Natürlichen unter das selbstherrliche Subjekt«[7], die Materie, der »Illusion waltender oder innewohnender Kräfte, verborgener Eigenschaften« beraubt, als Chaos und daher der bemächtigenden Synthese bedürftig erkannt.[8] Werden Herrschaft und Selbstbeherrschung, zwanghafte Selbsterhaltung, »Beherrschung der Natur drinnen und draußen zum absoluten Lebenszweck«, dann erscheint alles, was dem ordnenden und verfügenden Zugriff sich entzieht, was außerhalb bleibt, als »absolute Gefahr« für die Gesellschaft, als Quelle der Angst und wird deshalb mit dem Stigma der Irrationalität, der Unvernunft versehen und ausgegrenzt[9]: »die unerfaßte, drohende Natur«; »die rein natürliche Existenz«; Instinkte, Phantasie und theoretische Einbildungskraft; »Promiskuität und Askese, Überfluß und Hunger [...] als Mächte der Auflösung«; das Unverbindbare, der Sprung, die Vielheit, das Inkommensurable, weggeschnitten von »der universalen Vermittlung, dem Beziehen jeglichen Seienden auf jegliches«; »das Unbekannte«, das »in der vorwegnehmenden Identifikation zum Altbekannten gestempelt wird«; »noch die letzte unterbrechende Instanz zwischen individueller Handlung und gesellschaftlicher Norm«, die der Positivismus beseitigt; »der Selbstvergessene des Gedankens wie der der Lust«; die allgemeine »Angst, das Selbst zu verlieren«, die besteht, solange Selbsterhaltung, Identitätsfindung das allein herrschende gesellschaftliche Prinzip sind.[10] Allen diesen Ausdrucksformen des bürgerlich Unvernünftigen werden wir als Äußerungen der Unvernunft des Irreseins wiederbegegnen. Jedenfalls markieren sie den Gegenstandsbereich der Psychiatrie, jene als inkommensurable und daher als unvernünftig bezeichneten ›Abfallprodukte‹ und Korrelate des fortschreitenden Aufklärungs-, Rationalisierungs- und Normierungsprozesses. Genau dies kennzeichnet die Dialektik der Psychiatrie. Hat sie das Irrationale der Rationalisierung zuliebe zu verdecken oder es aufzudecken, es einzuordnen oder es aufzuklären? Denn verdankt sie sich selbst auch dem sich totalisierenden Prozeß der Aufklärung sowie dessen Gegenbewegung, der Romantik, so steht sie doch zugleich unter dem unaufhebbaren Anspruch der Aufklärung: »Einlösung der vergangenen Hoffnung«[11]; Freilegung des Unbekannten selbst, auch gegen die rationale Angst, die dies erzeugt; »die Herrschaft bis ins Denken hinein als unversöhnte Natur zu erkennen« und so die »Verwechslung der Freiheit mit dem Betrieb der Selbsterhaltung« zu lockern[12], indem die »Frakturen von Sinn«[13] durchgehalten und einbegriffen und nicht als unvernünftig ausgeblendet werden.

Innerhalb dieses beiden Wissenschaften gemeinsamen Rahmens ist unsere Untersuchung notwendig, wenn immer es stimmt, daß »das gesellschaftliche Selbstverständnis der Wissenschaft [...] im Begriff der Wissenschaft selbst als Forderung enthalten«[14] ist, und sie hat ihr Wahrheitskriterium am dialektischen Begriff von Aufklärung.

Inwieweit haben nun die neueren historisch-theoretischen Darstellungen der Psychiatrie sich mit den hier beschriebenen Aufgaben beschäftigt? Diese Frage steht im Mittelpunkt des ersten Abschnitts des Anhangs.[15] Die Ausbeute ist gering, obschon seit 1969, dem Erscheinen der 1. Auflage dieses Buches, erfreulicherweise größer geworden. Es folgt daraus, daß unsere Untersuchung vorwiegend deskriptiv-historisch vorgehen, psychiatrisches Denken und Handeln und deren Zusammenhang erst ausbreiten und bekanntmachen muß. Außerdem ergibt sich daraus, welche Aspekte der Psychiatrie ausgeblendet, einseitig dargestellt oder ideologisch nicht mit ihrem eigenen Anspruch konfrontiert worden sind, woran umgekehrt deutlich wird, in welcher erweiterten (oder auch beschränkenden) Weise der Gegenstand unserer Untersuchung zu sehen und zu reflektieren ist.

Daß die Kritik des naturwissenschaftlichen Selbstverständnisses der Psychiatrie nur da berechtigt ist, wo es ideologisch zur Absicherung theoretischer Meinungen und politischer Ziele mißbraucht wird, ist bereits gesagt worden. Die anthropologische Fundierung der Psychiatrie, namentlich der frühen Nachkriegszeit, ist leider mehr oder weniger folgenlos geblieben, zugunsten einer insgesamt technokratisch verkürzten Wahrnehmung psychischen Leidens. Diesen anthropologischen Denkansatz aufzugreifen und zu beerben steht noch bevor. Erst dann wäre die Abgrenzung zwischen dem, was naturwissenschaftlich zu erklären, und dem, was geisteswissenschaftlich zu verstehen ist, möglich. Dasselbe gilt für die Frage, wann Leiden zu verändern und wann es zu akzeptieren ist. Anders formuliert: Wann handelt der Psychiater als Mediziner und wann als Arzt? Wann handelt er therapeutisch, wann pädagogisch? Noch anders: Wird psychiatrisches Handeln nicht erst jenseits von »Therapie«, in der Konfrontation mit »Unheilbaren« interessant?[15] Totalitär und menschengefährdend kann beides sein: erklären, wo es nichts zu erklären gibt, und verstehen, wo es nichts zu verstehen gibt.[16] Weil das so ist, sind auch die bisherigen Ansätze der Psychiatriegeschichtsschreibung unzureichend, sowohl das ideengeschichtliche Verfahren in der Absicht, »die Tätigkeit des Menschen in der Gesellschaft über die Grenzen des Momentes und des Ortes zu erheben«[17], als auch das kulturgeschichtliche (Kirchhoff, Birnbaum). Daher hat nach der Zeit des Nationalsozialismus die Nachkriegs-Sozialgeschichte die Kulturgeschichte als abstraktes Korrelat der Machtgeschichte kritisiert.[18] Daher ist auch der Weg der deutschen Wissenssoziologie, wie er von Dilthey gebahnt, von Mannheim beschritten wurde und heute von Gadamer[19] fortgesetzt wird, in Frage gestellt worden. Unsere Bedenken entsprechen der in den letzten Jahren geübten Kritik an der Wissenssoziologie, so von Lenk[20], Plessner[21], Wolff[22], Lieber[23], Hofmann[24] und Habermas[25].

Wurde im 18. Jahrhundert die Verhinderung von Erkenntnis der Niedertracht der Herrschenden (Priestertrug-Theorie) bzw. dem subjektiven Vorurteil zugeschrieben, so galt sie im 19. Jahrhundert als objektiv notwendige Ideologie, gemessen an den jeweiligen Schranken des naturwissenschaftlichen bzw. gesellschaftlichen Fortschritts. Im 20. Jahrhundert führt das zur Selbstunterwerfung der Erkenntnis und des Urteils unter die Sinnkontinuität des geschichtlich gewordenen Vorurteils, zur selbsttätigen Anpassung an die Gegebenheiten.[26] »Indem die Philosophie ihren Ausgangspunkt, das ›In-der-Welt-Sein‹ des Menschen, selbst wieder auf seine Existenzialien oder bleibenden Bestimmungen hin abfragt, verliert sie Geschichte und Gesellschaft als je konkreten Prozeß entweder ganz aus dem Blick, oder aber sie gerinnen ihr begrifflich zu so etwas wie ›Geschichtlichkeit‹ und ›Soziabilität‹.«[27] Eine ähnliche Kritik an der Entrückung von Gegenständen in eine phänomenale Begrifflichkeit bzw. in eine je eigene »Welt« trägt Plessner vor: »Die Leiblichkeit als ein Strukturmoment der konkreten Existenz, mit der sie sich auseinandersetzen muß und die sie in den verschiedenen Modi der Zuständlichkeit und Widerständlichkeit durchzieht, wird nicht als Körper zum Problem. Das überläßt man der Biologie und den organischen Naturwissenschaften.«[28]

Zum Begriff der Wissenschaft gehört aber beides, nicht nur die fortschreitende Stabilisierung ihrer selbst und durch sie ihrer Gesellschaft (in technischer Beherrschung, Systembildung wie in Sinngebung); zu ihr gehört auch die fortschreitende Aufklärung ihrer selbst und ihrer Gesellschaft. Ein solches objektiv sinnverstehendes Denken bleibt nicht bei dem durch das Bewußtsein der handelnden Individuen vermittelten subjektiven Verständnis stehen. Es »scheidet die Dogmatik der gelebten Situation nicht einfach durch Formalisierung aus, freilich überholt es den subjektiv vermeinten Sinn gleichsam im Gang durch die geltenden Traditionen hindurch und bricht ihn auf«.[29] Solche Soziologie ist nur als auch historische möglich. »Im grundsätzlichen Unterschied zur Wissenssoziologie erhält sie ihre Kategorien aus einer Kritik, die zur Ideologie nur herabsetzen kann, was sie in deren eigener Intention erst einmal ernstgenommen hat.« Objektiv und nicht subjektiv sinnverstehend ist sie, insofern sie es »mit Frakturen von Sinn, in Hegels Sprache: mit dem Mißverhältnis des Existierenden und seines Begriffs zu tun hat«.[30]

Die Psychiatrie hat es in ganz besonderer Weise mit »Frakturen von Sinn« im menschlichen Denken und Handeln zu tun. Daher und im historischen Zusammenhang mit der »sozialen Frage« stellt Psychiatrie gewissermaßen eine Soziologie noch vor der Etablierung der Soziologie als Wissenschaft dar. Unsere wissenschaftssoziologische Frage kann also nicht mehr bloß formal lauten, wie bestimmte Extreme menschlichen Denkens und Handelns als besondere gesehen und damit zum Gegenstand einer Wissenschaft werden konnten, sondern sie muß heißen: Wie konnten diese Extreme zu einem bestimmten Zeitpunkt als konkrete gesellschaftliche Not und Gefahr – bedrückend und bedrohlich-faszinierend – sichtbar und wichtig werden? Wie war die Gesellschaft beschaffen, ihre Öffentlichkeit, ihr ökonomisches Entwicklungsstadium, ihre moralischen Normen, ihre religiösen Vorstellungen, der Anspruch ihrer politischen, juristischen und administrativen Autoritäten, damit hier ein (Ordnung und Aufklärung) forderndes Problem hervortreten konnte? Welche gesellschaftlichen Bedürfnisse waren derart zwingend, daß man mit einem Mal bereit war, viel Geld auszugeben, um ein mehr oder weniger umfassendes Versorgungssystem, die Institution Psychiatrie, zu schaffen? Und wie argumentierten das wissenschaftliche und das philosophische Denken zur selben Zeit, um diesem sichtbar gewordenen Bedürfnis und Anspruch zu genügen, um teils aus der Praxis dieser neuen Institution, teils ›freischwebend‹ dem Kanon der wissenschaftlichen Disziplinen ein neues Element einzufügen? Alle weiteren Fragen folgen aus diesen.

3. *Methoden der Untersuchung*

Nachdem der Gegenstand der Untersuchung bestimmt ist, der Rahmen, in dem er gesehen, und der kritische Anspruch, an dem er durch die Geschichte verfolgt werden soll, bleibt zu klären, woher und wie Material für die Analyse gewonnen werden kann. Gerade weil wir uns mit der *Entstehung* der Psychiatrie beschäftigen, folgen wir – soweit möglich – Thomas S. Kuhns *The Structure of Scientific Revolutions* (1965), worin der Glaube an eine einlinige, kumulative Entwicklung der Wissenschaften einer Kritik unterzogen wird. Für Kuhn entsteht eine Wissenschaft, wenn in der (philosophischen) Diskussion eines Gegenstandsbereichs, verbunden mit einer exemplarischen konkreten Leistung, ein Modell, ein »paradigm«, zur Herrschaft kommt, das 1. für die meisten akuten Probleme offen ist, 2. für eine größere Gruppe (»community«) den weiteren Streit über Fundamentalfragen beendet, aus dem 3. einzelne Theorien, Methoden, Aspekte und Gesetze erst abgeleitet werden, und das 4. wissenschaftliche Institutionen (Berufsstand, Arbeitsort, Zeitschrift, Verein, Lehrbuch, Lehrmöglichkeiten) erst etabliert. Wissenschaftliche Entwicklung vollzieht sich durch Revolutionen, die den politischen durchaus vergleichbar sind, d. h. durch Austausch der Anschauungen (»view of the world«), so daß nicht nur die Theorien, sondern auch die Tatsachen neu betrachtet und konzipiert werden. Die Voraussetzung dafür ist eine Krise, die das alte Paradigma destruierende Einsicht, daß es wesentlichen neuen Problemen und Bedürfnissen gegenüber versagt. Die Folge davon ist eine Diskussion in der Öffentlichkeit zwischen dem alten und dem neuen, alternativen Paradigma-Kandidaten. Das siegreiche Paradigma verspricht, den neuen Bedürfnissen »adäquater« zu sein, wobei politische Autoritäten, individuelle Überzeugungskraft, philosophische Überlegungen, ja ästhetische Adäquanzgefühle durchaus mit eine Rolle spielen können.[31]

Dieser Deutungsansatz ist allerdings auf die Psychiatrie nur partiell anwendbar, da er an den reinen Naturwissenschaften entwickelt wurde. Kuhn weiß selbst, daß die Situation etwa der Medizin, der Technik, des Rechts komplizierter ist, da diese Wissenschaften ihre Forschungsprobleme nicht nach eigenem Belieben wählen, sondern sie nach ihnen äußerlichen, gesellschaftlich dringlichen Bedürfnissen zudiktiert bekommen.[32] Wir benutzen deshalb sein formalistisches Schema lediglich als technisches Hilfsmittel des zwischengesellschaftlichen Vergleichs von Entwicklungsstufen. Gerade die Psychiatrie ist mit zahlreichen unterschiedlichen gesellschaftlichen Bedürfnissen verflochten, von deren Druck sie von Beginn an abhängig war[33]; und der Grad dieser Verflochtenheit ist eher gestiegen, so daß ihr heute allgemein die Aufgabe zugewiesen wird, als »human engineering« soziale Angst verschwinden zu machen.[34] Kritisch gilt jedenfalls auch für die Psychiatrie, »daß der vom Subjekt veranstaltete Forschungsprozeß dem objektiven Zusammenhang, der erkannt werden soll, durch die Akte des Erkennens hindurch selber angehört«[35], daß »das erkennende Subjekt aus den Zusammenhängen gesellschaftlicher Praxis« zu begreifen ist.[36]

Angesichts solcher Komplexität ist es ausgeschlossen, sich einem ressortspezifischen Methodenkanon anzuvertrauen. Vielmehr ist einem Verfahren zu folgen, das Habermas anläßlich der Analyse eines ähnlich komplexen Gegenstandes, der bürgerlichen Öffentlichkeit, beschrieben hat: Die Methode der Analyse des »epochaltypisch« gefaßten Gegenstandes ist, gegenüber der formalen Soziologie, historisch, d. h. nicht idealtypisch verallgemeinernd und nicht auf formal gleiche Konstellationen beliebiger historischer Lagen übertragbar; zugleich ist sie, gegenüber der Historie, soziologisch, da Einzelnes nur exemplarisch, als Fall einer gesellschaftlichen Entwicklung interpretiert werden kann. »Von der Übung strenger Historie unterscheidet sich dieses soziologische Vorgehen durch eine, wie es scheint, größere Ermessensfreiheit gegenüber dem historischen Material; es gehorcht indessen seinerseits den ebenso strengen Kriterien einer Strukturanalyse gesamtgesellschaftlicher Zusammenhänge.«[37] Diesem soziologischen Verfahren kommt die heutige Sozialgeschichte entgegen, wie sie von Conze und H. Mommsen[38] betrieben wird und die als ihre Methoden die der Begriffsgeschichte, Biographie und Statistik angibt.

Es kam für uns nun darauf an, dem historischen Verstehen eine tragfähige Unterlage zu geben, d. h. möglichst viele Details des verfügbaren Materials in eine kausale oder vergleichende Erklärung einzubeziehen bzw. wenigstens ansatzweise zu quantifizieren. Prioritäten wissenschaftlicher Leistungen etwa, einst Streitpunkte bürgerlichen Nationalstolzes, erhalten hier wieder eine relative Bedeutung im Zusammenhang des Vergleichs des Entwicklungsstandes einer Gesellschaft und ihrer Psychiatrie. Es war der Entwicklung der psychiatrischen Institutionen nachzugehen: der Anstalten, der Lehrbücher, Vereine, Zeitschriften, der Kommunikation der Wissenschaftler untereinander und der Etablierung der Psychiatrie in den Fakultäten und Universitäten, sowie der Expansion der Zuständigkeit der Psychiatrie, d. h. der Erweiterung ihres Patientenkreises und ihrer Kompetenzen, damit ihrer sozialen Funktion und Verflechtung. Zu berücksichtigen waren die Fortschritte der allgemeinen Medizin und die Reduktion ihres Interesses auf den »organischen Aspekt« (was technische und theoretische Konsequenzen für die Psychiatrie hatte), sowie die Etablierung der bürgerlichen literarischen und politischen Öffentlichkeit, die Entwicklung der ökonomischen Produktivkräfte und Bedürfnisse in der jeweiligen Gesellschaft. Benachbarte Wissenschaften – wie die Psychologie und die Pädagogik – mußten verglichen werden. Die Beziehungen der Psychiatrie zur Philosophie und der Prozeß der Ablösung von ihr waren nachzuzeichnen. Von Bedeutung war auch die National- und Sozialpolitik der Regierungen und Bürokratien, aber auch das Aufkommen sozialer Bewegungen, also die Dialektik von Emanzipation und Integration in der Zeit der entstehenden und sich entfaltenden bürgerlichen Gesellschaft (z. B. der Arbeiter, der Juden). Großes Gewicht wurde auf Sammlung, Analyse und – wo möglich – quantifizierende Auswertung von Psychiater-Biographien gelegt, wobei nicht nur »die großen Männer« erfaßt werden sollten; aus Gründen der Quellen-Zugänglichkeit ist das nur für Deutschland gelungen. All dies ist eingebettet in einen internationalen Vergleich, der sich freilich auf die drei für unseren Gegenstand entscheidenden Länder – Großbritannien, Frankreich und Deutschland – beschränken mußte. Dementsprechend ist unsere Darstellung gegliedert. Sie berichtet chronologisch über die Entstehung der Psychiatrie in den drei Gesellschaften in der genannten Reihenfolge. Daß die deutsche Psychiatrie zuletzt entstand, legt es nahe, sie auch unter dem Aspekt der »verspäteten Nation«[39] zu bedenken.

Die mehrfach einschränkenden Bemerkungen sollen davor bewahren, unsere Studie mit einer Psychiatriegeschichte schlechthin zu verwechseln. Doch dürfte es von einem über die Psychiatrie hinausweisenden allgemeinen Interesse sein, daß hier zum Zeitpunkt der Entfaltung der bürgerlichen Gesellschaft über das Verhältnis der Bürger zur sowohl individuellen als auch gesellschaftlich inneren und äußeren Unvernunft berichtet wird, dargestellt am Verhältnis der *bürgerlichen* Psychiater zu den *armen* Irren und unter Berücksichtigung der vielfältigen Ambivalenzen zwischen Identifizierung und Distanzierung, zwischen Emanzipation und Integration. Der Wandel der Formen und Methoden der sozialen Kontrolle ist dabei ebenso zu prüfen wie der Anspruch der Aufklärung, ohne den bis heute keine Institution, kein Gesetz, keine Theorie und keine verändernde Praxis zustande kommen. Wer sie allesamt als ideologisch entlarvt und verwirft – so Foucault[40] –, propagiert ein Zeitalter der Nach-Aufklärung, bleibt jedoch gerade durch diese abstrakte Negation auf die Aufklärung bezogen und auf eine bloß reaktive Position der Gegenaufklärung beschränkt.

4. Historisches Vorfeld: die Ausgrenzung der Unvernunft

Die Entstehung der Psychiatrie als moderner Wissenschaft ist auf dem Hintergrund einer Bewegung zu sehen, die im Laufe des 17. Jahrhunderts die soziale Landschaft Europas grundlegend veränderte. Der Aufstieg des Zeitalters der Vernunft, des Merkantilismus und des aufgeklärten Absolutismus vollzog sich in eins mit einer neuen rigorosen Raumordnung, die alle Formen der Unvernunft, die im Mittelalter zu der einen, göttlichen, in der Renaissance zur sich säkularisierenden Welt gehört hatten, demarkierte und jenseits der zivilen Verkehrs-, Sitten- und Arbeitswelt, kurz: der Vernunftwelt, hinter Schloß und Riegel verschwinden ließ. Bettler und Vagabunden, Besitz-, Arbeits- und Berufslose, Verbrecher, politisch Auffällige und Häretiker, Dirnen, Wüstlinge, mit Lustseuchen Behaftete und Alkoholiker, Verrückte, Idioten und Sonderlinge, aber auch mißliebige Ehefrauen, entjungferte Töchter und ihr Vermögen verschwendende Söhne wurden auf diese Weise »unschädlich« und gleichsam unsichtbar gemacht. Europa überzog sich erstmals mit einem System von so etwas wie Konzentrationslagern für Menschen, die als unvernünftig galten.

1657 begann das riesige, aus mehreren älteren Institutionen zu diesem Zweck zusammengesetzte Hôpital général in Paris mit dieser Konzentrationstätigkeit. Als erste französische Stadt errichtete Lyon 1612 ein solches Haus. Ein Edikt von 1676 schrieb für jede Stadt die Errichtung eines Hôpital général vor; bis zur Revolution hatten 32 Provinzstädte dem entsprochen. In Deutschland begann die Errichtung von Zucht-, Korrektions- oder Arbeitshäusern 1620 in Hamburg. Allgemein wurde diese Bewegung aber erst nach dem Dreißigjährigen Krieg: 1656 (Brieg und Osnabrück), 1667 (Basel) und 1668 (Breslau); auch hier setzte sie sich bis zum Ende des 18. Jahrhunderts kontinuierlich fort.

Dieselbe Entwicklung setzt in England früher ein und zeigt schon hier auch abweichende Züge. Vorschriften zur Errichtung von »houses of correction« werden schon 1575 erlassen. Aber trotz Strafandrohung, Ermunterung von Privatunternehmern und obwohl schon damals die Politik der »enclosures« bestand, wodurch die Großgrundbesitzer den Ackerbau rationalisierten und der Strom der »befreiten« und besitzlosen Kleinbauern in die Städte einsetzte[41], kam dieses Modell nie zu allgemeiner Verbreitung. Schottland widersetzte sich fast ganz; im übrigen erfolgte eher eine Verschmelzung mit den bestehenden Gefängnissen. Größeren Erfolg hatte die Etablierung von »workhouses«, wovon zwischen 1697 (Bristol) und dem Ende des 18. Jahrhunderts 126 entstanden, vornehmlich in Regionen der beginnenden Industrialisierung.

Fragt man nach den Motiven dieser gesamteuropäischen Bewegung, muß man sich zunächst vergegenwärtigen, daß das Heer der arbeitsfähigen Nicht-Arbeitenden und Armen in den Städten 10–20 Prozent, in geistlichen Residenzen und zur Zeit von Wirtschaftskrisen 30 Prozent und mehr der Bevölkerung betrug. Dieser zuvor »normale« Umstand mußte allen Autoritäten als Provokation und Gefahr gerade in dem Maße erscheinen, in dem sie Vernunft zur Herrschaft über Natur und Unvernunft zu bringen suchten: dem Absolutismus im Verlangen nach bürgerlicher Ordnung; dem Kapitalismus im Prinzip regelmäßiger, kalkulierbarer Arbeit; den Wissenschaften im Streben nach systematischer Naturbeherrschung; den Kirchen namentlich im Puritanismus; endlich den Familienvätern, indem sie Vernunftherrschaft als Sensibilität für honnêteté und gegen Familienschande zu übersetzen lernten. Man kann diese Epoche der administrativen Ausgrenzung der Unvernunft (1650–1800) umschreiben als diejenige, in der die Kirche die Formen der Unvernunft, namentlich Arme und Irre, nicht mehr, die bürgerlich-kapitalistische Wirtschaftsgesellschaft sie noch nicht umgreifen konnte. Zugleich schuf diese Epoche die Voraussetzung für die spätere sozio-ökonomische Ordnung: sie stand im Dienst der Erziehung zu einer Haltung, für die Arbeit zur moralischen Pflicht, später zur gesellschaftlichen Selbstverständlichkeit wird. Die Korrektions-, Zucht- und Arbeitshäuser waren als elastisches Instrument konzipiert: »cheap manpower in the periods of full employment and high salaries; and in periods of unemployment, reabsorption of the idle and social protection against agitation and uprisings.«[42] Wichtiger als die im 18. Jahrhundert ohnehin fraglich werdende Produktionsleistung dieser Einrichtungen ist ihre sozialpädagogische Funktion für die bürgerliche Gesellschaft: sie machen dem Bürger negativ den Raum sinnfällig, in dem er sich ohne Skandal und damit »frei« bewegen kann, sie weisen ihm den Weg der Verinnerlichung einer Haltung, die ihn zum selbsttätig moralischen und arbeitenden Bürger macht. In dem Maße, wie er sich diese zu eigen macht, verlieren jene Einrichtungen ihre Funktion und werden in der Tat ab- bzw. umgebaut werden.

Zu den Ausgeschlossenen gehören die Irren.[43] Im Durchschnitt dürften sie 10 Prozent der Belegschaft der Anstalten ausgemacht haben, bei großen lokalen Differenzen, zumal es weitgehend der Willkür überlassen blieb, ob ein Müßiggänger und Auffälliger als Irrer und Narr oder mit einem anderen Etikett klassifiziert wurde. Zugleich bildeten sich besondere Formen heraus, unter denen die Unvernunft der Irren auf die gesellschaftliche Vernunft bezogen blieb. Im Gegensatz zur Masse der Ausgeschlossenen, die nicht selbst, sondern nur im Medium der imponierenden Anstaltsmauern den Bürgern sichtbar waren, erhielten die Irren eine Sonderstellung – und zwar gerade ihre gemeingefährlichste Spezies, nämlich die Tobenden, Rasenden und Bedrohlichen (d. h. die Manien). Diese wurden im buchstäblichen Sinne als »Monstren« in Käfigen gegen Entgelt dem bürgerlichen Publikum vorgeführt, das nirgends konkreter als hier Objekt der administrierenden Vernunft ist, Objekt ihrer erziehenden und ordnenden Absicht – den Zwang im Hintergrund. Eine Fülle zeitgenössischer Berichte und Reiseführer zeigt, wie die Irrendemonstrationen in Paris und London ebenso wie in verschiedenen deutschen Städten mit den Vorführungen wilder Tiere um die Gunst dieses Publikums konkurrierten. Diese Spektakel hatten mehr gemeinsam als die Gitterstäbe der Menagerien und die Geschicklichkeit der ihre Opfer reizenden Wärter. Was hier veranstaltet wurde, war die wilde und unbezähmbare Natur, das »Tierische«, die absolute und zerstörende Freiheit, die soziale Gefahr, die hinter den von der Vernunft gesetzten Gittern um so dramatischer in Szene gesetzt werden konnte, als durch eben denselben Akt dem Publikum die Vernunft als Notwendigkeit der Herrschaft über die Natur, als Beschränkung der Freiheit und als Sicherung der staatlichen Ordnung vor Augen geführt wurde. War der Wahnsinn in früheren Zeiten ein Zeichen des Sündenfalls, verwies er – in der Beziehung auf Heilige und Dämonen – auf ein christliches Jenseits, so zeugte er jetzt von einem politischen Jenseits, vom chaotischen Naturzustand der Welt und des Menschen, von der brüchigen Basis seiner Leidenschaften, d. h. von dem Zustand, den Hobbes (1642) wahrnahm und aus dem er keinen Ausweg sah als die Unterwerfung der Menschen unter ein Staatswesen, unter ihre zweite, die soziale Natur: »Nur im staatlichen Leben gibt es einen allgemeinen Maßstab für Tugenden und Laster; und eben darum kann dieser nicht anders sein als die Gesetze eines jeden Staates; selbst die natürlichen Gesetze werden, wenn die Verfassung festgesetzt ist, ein Teil der Staatsgesetze.«[44]

Das Arrangement, das die Irren als wilde und gefährliche Tiere präsentierte[45], war ein Appell an das Publikum, den moralischen Maßstab des absoluten Staates sich als eigene Vernunft zu eigen zu machen. Daß der absoluten tierischen Freiheit der Irren nur mit absolutem Zwang zu begegnen war, daß sie als Objekte eines erziehend-dressierenden Vorgehens galten, das ihr Irren mit vernünftiger Wahrheit, ihre Gewaltsamkeit mit physischer Strafe zu brechen hatte, und daß ihre soziale Gefährlichkeit in realer Ohnmacht vorgeführt wurde, gab den Zielen und den Sanktionen dieses moralisch-politischen Aufrufs exemplarischen und anschaulichen Nachdruck. Die Entstehung der Psychiatrie als Institution und Wissenschaft hängt ab von der spezifischen Umwandlung der die Unvernunft lediglich ausgrenzenden Institutionen des aufgeklärten Absolutismus. Um die gesellschaftlichen Bedingungen, die Richtung und die Auswirkungen dieser Umwandlung geht es im folgenden.

Anmerkungen

1 Spehlmann, *Freuds neurologische Schriften.*
2 Habermas, *Logik der Sozialwissenschaften,* bes. S. 185 ff.
3 Dörner, »Nationalsozialismus und Lebensvernichtung« sowie *Der Krieg gegen die psychisch Kranken.*
4 Dörner, *Hochschulpsychiatrie.*
5 Hollingshead and Redlich, *Social Class and Mental Illness.*
6 Reimann, *Die Mental Health Bewegung,* bes. S. 93–99.
7 Horkheimer und Adorno, *Dialektik der Aufklärung,* S. 10.
8 A. a. O., S. 15 f.
9 A. a. O., S. 44 f.
10 A. a. O., Zitat-Zusammenstellung aus den Seiten 17–49.
11 A. a. O., S. 9.
12 A. a. O., S. 55.
13 Habermas, *Theorie und Praxis,* S. 229.
14 Lieber, *Philosophie, Soziologie und Gesellschaft,* S. 3 f.
15 G. Zeller, »Von der Heilanstalt ...«
16 »Ich halte es für eine ungeheuere Gefahr im deutschen Denken, und diese Gefahr ist nur die Kehrseite einer der größten Tugenden dieses Denkens, daß es aus einer interpretativen Neigung heraus das allein Erklärbare auch interpretieren möchte, [...] es möchte [...] auch all das, was mit dem Schema des ›Machens‹, des ›Mechanismus‹ allein angemessen erfaßt werden kann, ›vertiefen‹ und zu einem Problem der Interpretation machen. [...] Diese methodologische Unstimmigkeit, daß man deutet, wo man erklären müßte, ist ja nur ein auf der methodologischen Ebene sich wiederholender Ausdruck einer unpolitischen Seelenhaltung, die als solche im Leben selbst schon oft beobachtet wurde.« (Mannheim, *Wissenssoziologie,* S. 61).
17 Leibbrand/Wettley, *Der Wahnsinn,* S. 4.
18 Vgl. hierzu fast alle Beiträge in: Wehler (Hrsg.), *Moderne deutsche Sozialgeschichte.*
19 »Offenbar ist es der Sinn der von mir gegebenen Nachweise, daß die wirkungsgeschichtliche Bestimmtheit auch noch das moderne, historische und wissenschaftli-

che Bewußtsein beherrscht, [...] daß unser im Ganzen unsrer Geschicke gewirktes Sein sein Wissen von sich wesensmäßig überragt.« (Gadamer, *Wahrheit und Methode*, S. XX). Dagegen Habermas (*Logik der Sozialwissenschaften*, S. 175): »Jedoch bleibt das Substantielle des geschichtlich Vorgegebenen davon, daß es in die Reflexion aufgenommen wird, nicht unberührt. [...] Autorität und Erkenntnis konvergieren nicht, [...] Reflexion arbeitet sich an der Faktizität der überlieferten Normen nicht spurlos ab.«

20 Lenk, *Ideologie*, »Problemgeschichtliche Einleitung«, S. 13–57.

21 Plessner, »Abwandlungen des Ideologiegedankens«, in: Lenk, a. a. O., S. 218–235.

22 Wolff, Einleitung zu: Mannheim, *Wissenssoziologie*, S. 11–65.

23 Lieber, S. 1–105.

24 Hofmann, *Gesellschaftslehre als Ordnungsmacht.*

25 Habermas, S. 149–192. Ein Zeichen für die Entfremdung der Psychiatrie von ihrer Geschichte, für ihr unhistorisches Bewußtsein mag es sein, daß zunehmend historische Arbeiten nicht etwa in der psychiatrischen Fachpresse erscheinen, sondern in kostspielig ausgestatteten Serien der pharmazeutischen Konzerne, von deren Vertretern den Psychiatern als wissenschaftlich unverbindlicher, aber werbewirksamer »kultureller Überbau« überreicht.

26 »In Wahrheit gehört die Geschichte nicht uns, sondern wir gehören ihr. [...] Der Fokus der Subjektivität ist ein Zerrspiegel. [...] Darum sind die Vorurteile des einzelnen weit mehr als seine Urteile die geschichtliche Wirklichkeit seines Seins.« (Gadamer, S. 261).

27 Lieber, S. 11.

28 »Immer noch philosophische Anthropologie?« S. 72.

29 Habermas, »Analytische Wissenschaftstheorie«, S. 480.

30 Ders., *Theorie und Praxis*, S. 229.

31 Zu den Kriterien der »Träger« einer solchen Revolution gehört es nach Kuhn, daß sie an einem der Krise nahen Problem arbeiten, daß sie noch nicht lange in der betreffenden Wissenschaft tätig, d. h. von deren geltenden Traditionen noch nicht ganz durchdrungen sind, daß sie zuvor schon in einer anderen Wissenschaft mit Erfolg gearbeitet haben, weshalb sie auch über das für ihre Funktion ebenfalls wichtige gesellschaftliche Ansehen verfügen, und daß sie noch relativ jung sind. (Kuhn, *The Structure of Scientific Revolutions*, S. 143).

32 Kuhn, S. 19 u. 163. Neuerdings hat U. Trenckmann (»Das psychodynamische Konzept ...«) Kuhns Paradigma-Konzept an der romantischen Psychiatrie überprüft.

33 Hunter/Macalpine, *Three Hundred Years of Psychiatry*, S. IX.

34 Bromberg, »Some Social Aspects«, S. 132.

35 Habermas, »Analytische Wissenschaftstheorie«, S. 473 f.

36 Ders., *Theorie und Praxis*, S. 177.

37 Ders., *Strukturwandel der Öffentlichkeit*, S. 7 f.

38 Conze, W. sowie H. Mommsen, »Sozialgeschichte«, in: Wehler (Hrsg.), *Moderne deutsche Sozialgeschichte*, S. 16–26 sowie 27–34.

39 Plessner, *Die verspätete Nation.*

40 Foucault, *Madness and Civilization.* Foucault ist der erste, der mit Entschiedenheit auf die Bedeutung jener Bewegung für die Entstehung der Psychiatrie hingewiesen hat, die wir Ausgrenzung der Unvernunft nennen. Sie erscheint in seinem

Buch (S. 38–64) unter dem Titel »The great Confinement«. Allerdings führt sein strukturalistischer Ansatz dazu, daß er über dieser europäischen Bewegung die historischen Differenzen zwischen den einzelnen Ländern aus dem Auge verliert, was häufig Verzerrungen und falsche Verallgemeinerungen zur Folge hat. Im Grunde ist Foucaults Buch von der Situation Frankreichs her geschrieben. Es beweist wie seine Vorgänger, daß es bisher nur wenige Ansätze der Psychiatriegeschichtsschreibung gibt, in denen keine Verzeichnung durch den »nationalen Standpunkt« stattfindet und die in der Lage sind, die Entwicklung der Psychiatrie im Rahmen der Entfaltung der bürgerlichen Gesellschaft zu sehen und daher auch die historischen Differenzen des Entwicklungsstandes der einzelnen Länder wahrzunehmen.

41 Hofmann, *Ideengeschichte der sozialen Bewegung*, S. 22 f.

42 Foucault, S. 51: »billige Arbeitskräfte in Zeiten der Vollbeschäftigung und der hohen Löhne, und Unsichtbarmachen der Müßigen sowie sozialer Schutz gegen Agitation und Aufstände in Zeiten der Arbeitslosigkeit«.

43 Hier stellt sich die Frage nach einem historisch treffenden, zusammenfassenden Begriff für psychische Störungen. Während die Engländer von »madness«, die Franzosen von »folie« sprechen, kam es in der komplexen und uneinheitlichen Situation Deutschlands nicht zu einem allgemein akzeptierten und bündigen Begriff. Zahlreiche Bezeichnungen konkurrieren miteinander. Wir führen für diese Arbeit die Konvention ein, vom »Irresein« und von den »Irren« zu sprechen, Begriffe, die am wenigsten vorbesetzt sein dürften und in die der ebenfalls in Deutschland fehlende, englisch-französische Bedeutungsgehalt der »Entfremdung« (alienation) eingeht, während etwa »Wahnsinn« schon eine Verengung darstellt.

44 Hobbes, *Lehre vom Menschen*, S. 40; vgl. auch S. 35 f.

45 Aus dieser unterstellten Naturnähe stammt der langlebige Glaube, daß Irre Hunger, Kälte und Schmerzen endlos ertragen können. Hier liegt eine praktisch-theoretische Verkehrung vor; denn zunächst setzte man die Irren dem Hunger, der Kälte und den Mißhandlungen aus und schloß von daher sekundär auf ihre Eigenschaften, d. h. auf eine besondere, ihnen eigene Insensibilität; ähnlich sind Typologien etwa »des Arbeiters« entstanden. – Von ganz anderer Qualität ist die zu allen Zeiten von Irrenärzten mitgeteilte Beobachtung des Alternierens von Irresein und bestimmten körperlichen Krankheiten bei einem Individuum. Bis heute gilt diese empirische, in ihrem Wesen noch unerkannte Tatsache als zentrales Beweisstück des körperlichen »Tiefgangs« des Irreseins. Den frühen Irrenärzten bot sich vor allem die finale Konstruktion an, daß das Irresein die Irren vor anderen Krankheiten bewahrt. Auch so konnte man sich der von den »normalen« Menschen abgehobenen Sonderstellung der Irren vergewissern.

II. Großbritannien

1. *Ausgrenzung der Unvernunft und Öffentlichkeit*

a) Begriffe der politischen Öffentlichkeit

Es war bereits die Rede davon, daß die soziale Bewegung der Ausgrenzung der Unvernunft zwar auch für England gilt, hier sogar besonders früh nachweisbar ist, sich aber nicht in dem Maße durchsetzte, wie es in Frankreich und Deutschland der Fall war. Bereits das erste Drittel des 18. Jahrhunderts zieht jenes soziale Institut der geometrischen Raumverteilung zwischen Vernunft und Unvernunft in eine Diskussion, die seine Auflösung vorbereitet. Es erfolgte in England schon frühzeitig eine Differenzierung, die weniger nach der moralischen und erziehenden Absicht solcher Einrichtungen fragte als vielmehr nach ihrem unmittelbaren Nutzen für die Gesellschaft und für die Internierten selbst, die gerade dadurch in ihrer Unterschiedlichkeit sichtbar werden konnten. So richteten die Manufakturen Proteste gegen die billige Konkurrenz der »workhouses«, und Daniel Defoe kritisierte, daß durch Erziehung der Zöglinge zur Arbeit die Arbeitslosigkeit und Armut nur in andere Gegenden verschoben werde. Freilich war auch in England die Wirtschaft noch keineswegs soweit entwickelt, daß sie die Massen der bettelnden oder vagabundierenden Armen hätte aufnehmen können. Andererseits nahm die Zahl der Unternehmer nicht nur für »workhouses«, sondern auch für die schon damals davon unterschiedenen privaten Irrenhäuser (»lunatic asylums«) ständig zu. Diese nahmen zwar vornehmlich begüterte Irren auf, doch wurden auch Verträge mit den entsprechenden Gemeinden zur Kostenbeteiligung für die Übernahme von »*armen* Irren«[1] geschlossen. Diese »pauper lunatics« sind erstmals 1714 Gegenstand eines Act of Parliament »for the more effectual punishing such rogues, vagabonds, sturdy beggars, and vagrant«; es wird hier nicht nur ihre Internierung, sofern sie gefährlich, »furiously mad« sind, gefordert, sondern die Irren werden hier überhaupt zum ersten Mal getrennt von den übrigen Adressaten solcher Gesetze definiert, und zwar sogleich als »arme Irre«. Ihre Sonderstellung wird dadurch unterstrichen, daß sie als einzige vom Auspeitschen (»whipping«) ausgenommen werden.[2] Selbst das Bedlam, die größte Internierungseinrichtung Londons, differenziert seine Insassen und hat, trotz der mit ihm verbundenen Schauergeschichten, viel stärker Krankenhauscharakter als das ihm sonst vergleichbare Hôpital général von Paris. Doch gab es freilich im Bedlam noch Schaustellungen der Irren, als dies im Frankreich nach der Revolution schon undenkbar geworden war. Gerade insofern war das Bedlam seit seinem monumentalen Neubau (1676) ständiger Gegenstand der öffentlichen Diskussion und wurde immer wieder zum kritischen Ansatzpunkt sozialer Reformversuche.

Woher kommen nun diese Elemente des Differenzierens und Diskutierens, der Nützlichkeitserwägungen und der Kritik nährenden Gleichzeitigkeit des Ungleichzeitigen in einer Gesellschaft, in der die Bewegung der Ausgrenzung der Unvernunft kaum erst in Gang gekommen war? Wir finden sie keineswegs im Frankreich dieser Zeit, von Deutschland zu schweigen. Diese Sichtweisen, die auch für die ärztliche Tätigkeit des Jahrhundertbeginns konstitutiv sind, sind nur durch ihre Lokalisierung in einem größeren historischen Rahmen zu erklären. Koselleck hat den Beginn des klassischen absolutistischen Staates auf dem Kontinent als das Ergebnis der religiösen Bürgerkriege, sein Ende mit dem anderen Bürgerkrieg, der Französischen Revolution, bestimmt. Demgegenüber bringt er »die Sonderstellung Englands« auf die bündige Formel, »daß auf der Insel beide Geschehnisse gleichsam zusammenfallen. Hier wurde der entstehende absolutistische Staat bereits im religiösen Bürgerkrieg zugrunde gerichtet, die Glaubenskämpfe bedeuteten schon die bürgerliche Revolution«.[3]

Diese These erweist erst dann ihre Fruchtbarkeit, wenn sie auch das hartnäckige Nebeneinander alter und neuer Strukturen, aber in einem neuen, nachrevolutionären »Milieu« erklärt, das die Auseinandersetzung zwischen ihnen institutionalisiert. So ist die Herrschaft des Adels nach der Revolution in England nicht schlechthin am Ende; vielmehr paßt er sich – besteuert und ohnehin mehr vom Grundbesitz als vom Blut abhängig – den neuen Formen der Machtverteilung (Partei und Parlament) an, beteiligt sich am Handelsgeschäft und vermittelt sich mit dem Bürger auch in der Literatur, wie Hauser das am Stil und Lesepublikum des *Tatler* Steeles (1709) bezw. des *Spectator* Addisons (1711) nachweist.[4] Auch die alten Glaubenskämpfe finden ihre modifizierte Fortsetzung in neuen Konflikten zwischen Konfessionen und Sekten. Der aristokratisch-großbürgerliche skeptische Intellektualismus entwickelt sich ebenso weiter, wie er bald seinen Widerpart im mittel- und kleinbürgerlichen Gefühlsüberschwang findet.

Nicht anders ergeht es den Institutionen der Ausgrenzung der Unvernunft. Wir mußten sie verstehen als absolutistisches Erziehungs- und Zwangsinstrument, adressiert an ein Publikum, das als Objekt dieses belehrenden Aufklärungsprozesses angesehen wurde. Zwar setzt sich auch diese Struktur durch das ganze 18. Jahrhundert fort. Es etabliert sich aber ihr gegenüber ein anderes Publikum, das sich als Subjekt versteht und das diese wie alle anderen vorgegebenen Strukturen diskutiert, differenziert, sie auf ihren Nutzen für das Individuum wie für die Nation befragt und entsprechend zu verändern sucht. Dieses nunmehr selbst räsonnierende Publikum wird jenes Belehrungsinstrument in dem Maß abbauen, wie es sich einerseits selbst für belehrt hält, seine Lehren – die Pflicht zur Arbeit und zur bürgerlichen Moral – verinnerlicht, und wie es andererseits zu der Überzeugung kommt, daß die ausgegrenzte Unvernunft nach verschiedenen Richtungen hin einer angemesseneren und nützlicheren Vernunft »zugeführt« werden könnte.

Die Einheit eines Publikums als Subjekt und eines »Milieus«, in dem dieses Subjekt sein Selbst gegenüber dem anderer der Diskussion aussetzt, konstituiert das, was Habermas als »politische Öffentlichkeit« in dieser Zeit entstehen sieht. Er stellt die Frage Kosellecks konkreter und sucht »zu klären, warum in England soviel früher als in anderen Ländern, Konflikte heranreifen, die derart unter Anteilnahme des Publikums ausgetragen werden. Als anrufbare Instanz besteht eine literarische Öffentlichkeit auch auf dem Kontinent. Dort wird sie indessen politisch erst wirksam, als unter der Obhut des Merkantilismus die Durchsetzung der kapitalistischen Produktionsweise soweit fortgeschritten ist wie in England schon nach der Glorreichen Revolution.«[5] An den Beginn dieser Entwicklung, deren Basis durch einen neuen Interessengegensatz zwischen restriktivem Handels- und expansivem Manufakturkapital bestimmt wird, stellt Habermas drei Ereignisse aus den Jahren 1694/95: die Gründung der Bank von England, wodurch England zugunsten der Entfaltung neuartiger Produktionsweisen zum Weltfinanzzentrum wird; die erste Kabinettsregierung als entscheidender Schritt auf dem Weg zur Parlamentarisierung der Staatsgewalt; und den Licensing Act, wodurch die Vorzensur aufgehoben ist und wodurch vor allem sich eine noch eher schöngeistig-aristokratische literarische Öffentlichkeit in eine politische verwandelt, in der durch eine uneinheitliche Presse politische Entscheidungen vor das Forum eines breiten räsonnierenden Publikums gebracht werden.[6] Kaffee- und Teehäuser, Klubs und Straße werden ebenso zu Institutionen dieses neuen »public spirit« wie die zum Teil von den Parteien bzw. der jeweiligen Regierung bezahlten politischen Zeitschriften und Journalisten, so Defoe, Swift, Pope, Bolingbroke und Gay. Das Institut der öffentlichen Opposition gegen eine Regierung als räsonnierende »Dauerkontroverse« an Stelle der Gewaltanwendung früherer Jahrhunderte wurde von Tories (Bolingbroke, Swift, Pope, Gay) gegen Walpoles Regierung der Whigs (1721–42) zum ersten Mal praktiziert. Seit der kritischen und satirischen Kommentierung, mit der diese Journalisten den Zusammenbruch der Südseekompanie aufgrund von Aktienspekulationen (1720) der Öffentlichkeit darboten, gelang es der Opposition mehrfach, durch Hinweis auf die moralische Macht des »sens of the people«, »public spirit«, »common voice« oder »common sense« die offiziellen Wahlresultate zu überspielen und die parlamentarische Whig-Mehrheit zum Nachgeben zu bewegen.[7] Der Whig Defoe und der Tory Swift wurden die repräsentativen Pole der großen öffentlichen Diskussion, die Tagespolitik und Philosophie umspannte: dem vernunft-optimistischen *Robinson Crusoe* (1719), der durch Aneignung der Natur aus nichts alles macht, steht die pessimistische Welt des *Gulliver* (1726), die sarkastisch die Kehrseite der Aufklärung zeigt, gegenüber.

In Bolingbrokes Wort: »if all men cannot reason, all men can feel«, mit dem er die Untrüglichkeit der Volksmeinung, die Zuverlässigkeit des »common sense« begründet, steckt jenes Moment der Unmittelbarkeit, dem schon Locke vertraute, als er der Meinung der Privatleute als »Law of Opinion« gleichen Rang mit dem göttlichen und dem staatlichen Gesetz zugestand; sie kommt »by a secret and tacit consent« zustande, und insofern sie »measure of virtue and vice« ist, bezeichnet Locke sie sogar als »Law of Private Censure«.[8] Es ist dies dasselbe Selbsbewußtsein und Vertrauen, mit dem Locke die Eigentumsordnung der bürgerlichen Gesellschaft, das Aneignungsrecht des tätigen Individuums an den Produkten der Natur, einerseits »zur Naturbasis der vertraglich begründeten Staatsgewalt«[9] macht, andererseits mit dieser Verfügung über privates Eigentum die Autonomie des Menschen als Menschen fundiert, die »sich in der Sphäre der bürgerlichen Familie als solche darstellen, in Liebe, Freiheit und Bildung, mit einem Wort: als Humanität sich innerlich verwirklichen möchte.«[10] Die hier unterstellte Identität des Publikums der »Eigentümer« mit dem der »Menschen« konnte sich bewähren im Kampf gegen absolutistische Ansprüche des Staates. Sie mußte sich freilich als fiktiv erweisen, als die »natürliche Ordnung« in Kategorien der Bewegung der bürgerlichen Gesellschaft selbst begriffen werden konnte.[11]

So sind von Locke divergierende Entwicklungen beeinflußt worden. Mandeville auf der einen Seite machte das Naturrecht der Aneignung zur Selbsterhaltung in seiner Bienenfabel (1714) zum Motor des Gemeinwesens: »private vices made public benefits«.[12] Auf der anderen Seite knüpft Shaftesbury an jenes unmittelbar-menschliche Element und an die reflektierend auf Innerlichkeit gerichtete Bildungstätigkeit der Subjektivität an. Shaftesbury betont am »common sense« den »tacit consent«, die »humanity«, »oblingingness« und die Wahrnehmung der Beziehungen zwischen den Dingen, die der diskursive Verstand getrennt hat, durch »sympathy«: »Es ist also nicht so sehr eine naturrechtliche, allen Menschen verliehene Ausstattung, als eine soziale Tugend, eine Tugend des Herzens mehr als des Kopfes, die Shaftesbury meint«[13] und die die schottische Philosophie als »moral sense« bestimmen wird. Diese soziale Dimension idealistisch überhöhend, beginnt Meinecke mit Shaftesbury seine *Entstehung des Historismus*, sieht hier »eine erste Anerkennung des Individualitätsprinzips«, gemäß dem alle besonderen Formen ihre »eigenartige Selbsttätigkeit«, ihren »innewohnenden Genius« haben. So konnte Shaftesbury rationale Gegenstände in einem inneren harmonischen Zusammenhang, in ihrer »inward constitution«, sehen, Lust und Schmerz, selbstische und gesellige Neigungen, das Zuwidersein und die Schönheit wilder Tiere; ähnlich faszinierte ihn die Nähe zwischen dem Befreier und dem Unterdrücker bzw. zwischen dem Narren und dem echten Propheten, da beide sich aus Enthusiasmus speisen, äußerlich nicht zu unterscheiden sind und die Grenze zwischen gesundem und hybridem Zustand nur schwer zu bestimmen ist.[14]

Daß das Irresein in dieser Zeit als ein im weitesten Sinne politisches Thema gesehen werden muß, zeigt sich darin, daß auch seine medizinische Sicht engstens mit den Begriffen der sich entfaltenden bürgerlichen Öffentlichkeit verflochten ist. »Madness« und »english malady« waren bevorzugte Themen in den Kaffeehäusern. Locke und Mandeville waren selbst Ärzte und beschäftigten sich mit den Irren ebenso wie die Naturwissenschaftler Boyle und Hooke und die politischen Literaten Defoe und Swift. Neben dem Interesse für die inhaltliche Problematik ist eine Voraussetzung hierfür die Nähe zwischen den politischen und den naturwissenschaftlich-medizinischen Vorstellungen und ihre nachgerade materiell-körperliche Bezogenheit aufeinander, die der Analogie noch nicht bedarf. Namentlich Begriffe aus den Gründungsjahren der Royal Society of London wirken in jener Zeit noch in einer zugleich körperlichen und sozial-moralischen Substantialität, die im folgenden Jahrhundert in ihren verschiedenen subjektiven, objektiv-neutralisierenden und metaphysischen Ausformungen zur größten Verwirrung führen, ehe sie sich in der Arbeitsteilung des modernen Wissenschaftsbetriebs scheinbar beruhigen werden. So hängt die Möglichkeit, den doch unsichtbaren »public spirit« als eine politisch reale – empfindende und bewegende – Kraft zu konzipieren, durchaus mit der medizinischen Spirit-Lehre zusammen, und zwar besonders so, wie sie Thomas Willis (1667) zur ersten zusammenhängenden Neurologie auf anatomischer Grundlage ausformulierte. Für ihn werden die »spiritus animales« innerhalb der Organe vom äußeren Gegenstand erschüttert, nach innen getrieben und schaffen so die Empfindung. Schaltstelle dieser in den Nerven wellenartig vor- und rückwärtsgehenden und zugleich mechanisch angestoßenen Bewegungen ist – und hier liegt das Fundament des anderen Zentralbegriffs der bürgerlichen Öffentlichkeit – der »sensus communis«, der Gemeinsinn in der Hirnmitte. Dieser bewirkt nicht nur die Wahrnehmung des empfundenen Dinges; er vermittelt auch den Weg zu Einbildung, Phantasie und Gedächtnis. Weiter werden die »Nervenspirits« reflexiv vom Gemeinsinn von innen wieder nach außen getrieben. Er erweckt also Begehren bzw. eine entsprechende motorische Bewegung sowie bei häufiger Wiederholung ein sich automatisch vollziehendes Kausalverhältnis von Empfindung und Bewegung, d. h. Gewohnheiten.

Willis ist aber nicht nur »the first inventor of the nervous system«, er gibt auch die neurologisch beschriebene Tätigkeit der Nervenspirits wieder als begeistet von der »Corporeal (vital and sensitive) Soul«, ebenfalls als feine und aktive Materie der Hirnmitte und überdeckt von der rationalen Seele vorgestellt; in dieser Hinsicht bringt er die Nervenvorgänge unter den von ihm in die Medizin eingeführten Titel der »Psycheology«.

Dieses neurologisch-psychologische System Willis' verdrängte die humoral-chemischen Erklärungen der Tradition und prägte das 18. Jahrhundert. Krankheiten ergeben sich aus mechanischen Erschütterungen durch äußere Objekte. Die Formen des Irreseins entstehen, wenn keine materielle Schädigung sichtbar ist, da hier lediglich die nur an ihren Wirkungen erkennbaren Nervenspirits lädiert sind. Damit ist jener Bereich geschaffen, der auch nach Ende der in substantiellen Leib-Seele-Beziehungen denkenden Ära nahezu beliebige psychische, moralische, soziale und politische Phänomene »krank« oder »abnorm« zu nennen erlaubte – gerade wegen der Unsichtbarkeit der gleichwohl postulierten (oder bestrittenen) materiellen Läsion. Das Moment der Macht des Unsichtbaren, das der Lehre von den »spirits« und vom »common sense« eigen ist, gestattete Differenzierung durch Räsonnement für den Arzt wie für den Politiker: ob etwas Strittiges gesund oder krank, günstig oder gefährlich, der bürgerlichen Gesellschaft zugehörig oder von ihr ausgegrenzt sein soll.

b) Hysterie und Identität des Bürgers

Es fällt auf, daß Willis nur die Hysterie und die ihr ähnlichen Störungen fast ganz in seine Nerventheorie einbringt, sie von ihrem altehrwürdigen Sitz im Uterus löst und zu einem »nervösen« Leiden macht. Die Melancholie hingegen wird teils noch traditionell-chemisch, teils in den Nervenspirits (das leere Reden) und teils im Herzen (die traurigen Gefühle) lokalisiert. Dabei knüpft die theoretische Erklärung (»low spirits«) mehr ans Nerven-Modell, die Therapie (traurige »passions« durch angenehme ersetzen) mehr an das Herz an – erste Andeutung späterer Arbeitsteilung zwischen theoretisch-naturwissenschaftlichem und praktisch-romantischem Ansatz. Noch peripherer und nur als Ableitung von anderen Bildern erscheinen bei Willis Manie bzw. »madness«, also die zentralen Formen des Irreseins.

Es ist dies ein genaues Abbild davon, daß die Hysterie in der Öffentlichkeit bzw. in der öffentlichen Diskussion zugelassen ist und hier auch eine bedeutende Rolle spielt, während die Irren weitgehend noch unter dem Verdikt der tatsächlichen und dadurch auch der wissenschaftlichen Ausgrenzung der Unvernunft stehen, weshalb bis zur Jahrhundertmitte auch nicht von einer theoretisch-praktischen psychiatrischen Wissenschaft gesprochen werden kann. Diese Situation kann durch nichts besser beschrieben werden als durch die rationalistisch-dressierende, strafende und grausame Behandlung, die Willis den eigentlich Irren für angemessen hält: »For the curing of Mad people, there is nothing more effectual or necessary than their reverence or standing in awe of such as they think their Tormentors. [...] Furious Mad-men are sooner, and more certainly cured by punishments, and hard usage, in a strait room, than by Physick or Medicines. [...] Let the diet be slender and not delicate, their cloathing course, their beds hard, and their handling severe and rigid.«[15]

Th. Sydenham, ebenfalls aus der Royal Society und befreundet mit Lokke und Boyle, bringt 1682 mit seiner Beschreibung der Hysterie eine weiterführende Vermittlung von Willis und Glisson[16] zustande, die zugleich unter der Hand zu einer Art moralischer Beschreibung der bürgerlichen Öffentlichkeit Englands der Wende zum 18. Jahrhundert gerät. Er identifiziert weitgehend – was das klinische Bild angeht – die bei Frauen vorherrschende Hysterie mit der Hypochondrie, ihrem Äquivalent bei Männern, und mit der Melancholie. Er vervollständigt also hier die bei Willis bemerkte Tendenz. Vom eigentlichen Irresein ist bei ihm um so weniger die Rede. Frei von Hysterie sind fast nur Frauen »such as work and fare hardly«. Umgekehrt sind von den Männern vor allem von dieser Störung befallen solche, »who lead a sedentary life and study hard«[17], also Männer mit einer Tätigkeit in kaufmännischen oder sonstigen Büros und in akademischen oder literarischen Berufen. Damit ist mit dem Begriff der Hysterie ziemlich genau der Bereich der ökonomischen und der literarisch-humanen, d. h. für einen Akademiker sichtbaren bürgerlichen Öffentlichkeit gemeint. Der typische Bürger leidet auch an Hysterie bzw. Hypochondrie. Das übrige bleibt mehr oder weniger im Dunkel – eine gesellschaftliche Sichtverkürzung, die (nicht nur) Psychiater immer wieder zu Fehlschlüssen führen wird.

Erklärt wird die Hysterie zunächst durch Unordnung, Ataxie der Spiritus animales. Es bedeutet aber eine Verinnerlichung des Prinzips Willis' – jetzt auch methodisch –, wenn Sydenham dann differenziert: »As the body is composed of parts which are manifest to the senses, so doubtless the mind consists in a regular frame or make up of the spirits, which is only the object of reason. And this being so intimately united with the temperament of the body, is more or less disordered, according as the constituent parts thereof, given us by nature, are more or less firm.«[18] Man darf wohl der Interpretation Foucaults folgen, daß hier die neutralisierende naturwissenschaftliche Beobachtung Willis' durch eine innere Sicht ersetzt ist, die durch Beziehung der Spirits auf die Dichte der Konstitution die innerlich-körperliche Dimension mit der moralischen zusammenbringt, die Schwäche der Konstitution mit der Schwäche des Herzens.[19] Denn Sydenham begründet gerade aus diesem Zusammenhang die größere Disposition der schwächeren Frauen für die Hysterie und damit kulturkritisch den inkonstanten, weiblichen Charakter der neuen bürgerlichen Gesellschaft: »Hence women are more frequently affected with this disease than men, because they have receiv'd from nature a finer and more delicate constitution of body, being designed for an easier life and the pleasure of men, who were made robust, that they might be able to cultivate the earth, hunt and kill wild beasts for food, and undergo the like violent exercises.«[20]

Als Therapie kennt Sydenham zunächst reinigende Entleerungen des Körpers, sodann zur Stärkung der Spirits Eisenmittel und zu ihrer naturgemäßen Regulierung vor allem tägliches Reiten.[21] Dies letztere Therapeutikum kann als Beginn der Tendenz angesehen werden, die gesamte Verhaltensordnung des Patienten in den Heilungsplan einzubeziehen; denn da die Symptome der Hysterie als Bewegungsunordnung sowohl der Nervenspirits als auch der sozialen Verhaltensweisen aufgefaßt werden, hat auch die Therapie eine Neuausrichtung dieser sozio-somatischen Bewegung anzuzielen.

Ein Beispiel wird Sydenham zugeschrieben, das, selbst wenn es Legende sein sollte, besonders instruktiv ist. Als der Arzt bei einem besonders hartnäckig leidenden »Nobleman« mit seiner Kunst am Ende war, gab er ihm eine Empfehlung für einen nicht existenten hochberühmten Kollegen, der im hohen Schottland wohne. Als der Patient nach langer und vergeblicher Reise und voller Vorwürfe zu Sydenham nach London zurückkehrte, war er geheilt. Erklärung: Die Verwirklichung der beschwerlichen Reise (Reise als Selbstzweck, »Reisen ohne anzukommen«) und der anschließende Affekt gegen den täuschenden Arzt hatten dem Patienten vermittelt »a motive of sufficient interest to divert the current of his ideas from the cherished theme« und ihm dadurch eine gesunde Bewegungsordnung zurückgegeben.[22]

Das Modell der Medizin für nervöse bzw. psychische Krankheiten ist somit das, was in der bürgerlichen Öffentlichkeit sichtbar wird: die Hysterie.[23]

Die Theorien, die anläßlich dieser repräsentativen Störung von Willis und Sydenham entwickelt werden, bestimmen bis zur Jahrhundertmitte das ärztliche Denken und Handeln. Wie die armen Irren weitgehend außerhalb der Öffentlichkeit und damit außerhalb dessen, was die Bürger als Gesellschaft verstehen, aber auch außerhalb des Interesses des Staates stehen, so beherrscht die Hysterie den Markt des Interesses an sich selbst. Sie wird zu einem Instrument, durch das der Bürger sein menschliches Selbst und sein gesellschaftlich-nationales Selbst zur Deckung bringen kann. Eine Bedingung dafür ist, daß den Ärzten im Enthusiasmus der öffentlichen Diskussion über alles ihre traditionelle Autorität abhanden gekommen ist, zumal sie sich selbst nur als Diskutanten unter anderen verstehen. Von den vier bedeutendsten Krankenhäusern Londons rechnen sich zwei zu den Whigs und zwei zu den Tories. So entsteht das Bild des Arztes, der sich zwar viel mit Politik, Ökonomie und Literatur beschäftigt, aber von der Medizin nicht viel mehr versteht, als daß er ein gutes Geschäft daraus zu machen weiß. Die Sprechstunde fand zu einem guten Teil im »coffee-house« statt;

und auch der Teil der medizinischen Tätigkeit, der später die Psychiatrie ausmacht, war Sprechstunde – für hysterische Patienten, also »Sprechstundenpsychiatrie«.[24]

Aus dieser wechselseitigen gesellschaftlich-ärztlichen Verflechtung wird nicht nur verständlich, daß alle Welt – Ärzte und Nicht-Ärzte – über Hysterie schrieb, sondern auch, daß die Mehrzahl dieser Bücher und Zeitschriftenaufsätze von der Beschreibung der eigenen Krankengeschichte des Autors ausgingen und daß sie – an die Gesamtheit der gebildeten Öffentlichkeit gerichtet – nicht an die ärztliche Autorität verwiesen, sondern durch Mitteilung eines umfassenden Heilungsplans zur Selbsthilfe aufforderten. Das Bemühen, aus einer als gefährlich empfundenen »instability« zu einer stabilen Ordnung, zur Identität, zu einem Selbst zu finden, das selbsttätig funktioniert und nicht durch eine äußere Autorität oktroyiert wird, war der Kern aller öffentlichen Diskussion – auf der politischen Ebene, so bei Locke[25], wie auf der individuellen.

Mandeville kann in seiner Lebensweise und in seinen medizinischen Schriften vielleicht als idealtypisch für den Arzt dieser Zeit gelten. Er betrieb seine Praxis nur lässig, bezog von einigen holländischen Kaufleuten eine Pension. Seine Interessen waren literarisch, politisch, ökonomisch eher als medizinisch. Vornehmlich in literarischen Zirkeln verkehrend, kannte er Addison ebenso wie Benjamin Franklin. 1711 schrieb er einen *Treatise of the Hypochondriack and Hysterick Passions*, verbunden mit der Darstellung der »real art of physick itself«, d. h. »writ by way of information to patients« und nach einer »method entirily new«: als Dialog zwischen Arzt und Patient. Auch hier wird die eigene Krankheit – als Angst, an Syphilis zu leiden – eingeschoben. Therapeutisch ist ihm keine eigene Theorie, sondern die erleichternde und über die Irrtümer des Patienten und der ärztlichen Kollegen satirisch aufklärende Diskussion selbst wichtig. Eingedenk seiner Vorliebe für die Funktion der »selfishness of man« läßt er den Patienten seine Aggressionen gegen ihn abreagieren – und läßt sich dafür nach Zeit bezahlen. Zugleich schreibt Mandeville – hier am Beispiel der hysterischen Tochter eines Patienten – einen »course of Exercise« vor, der den ganzen Tageslauf genau skandiert und ausfüllt; u. a. werden verlangt: frühes Aufstehen, mehrere Stunden Reiten, heftiges Hautbürsten durch eine Bedienstete und ein mehrstündiger Spaziergang. So etabliert sich das Hygieneideal der höheren Bürgerstochter.

Auch wird es in der ersten Jahrhunderthälfte Mode, über die Hysterie das individuelle und das gesellschaftliche Selbstbewußtsein unmittelbar zu identifizieren, gleichsam aus einem Mangel für die Individuen die Besonderheit und Größe der bürgerlichen Gesellschaft und Nation zu erklären, während Sydenham hier noch eher eine unerfreuliche Instabilität sah. Der »medical journalist« Blackmore verfaßte 1725 einen *Treatise of the Spleen and Vapours: or, Hypocondriacal and Hysterical Affections*. Auch er hält die Störungen der Männer und Frauen für Formen derselben Krankheit. Die Konstitution der Milz, der »spleen«, bestimmt, wie lasziv oder träge eine Person in sexueller und jeder anderen Aktivität ist. Zudem wird ihm der »English Spleen« zu einer Art Individuationsprinzip, das die Verschiedenheit des individuellen Genius und die Besonderheit der Nation bewirkt. Gegenüber den anderen Völkern »the temper of the Natives of Britain is most various, which proceeds from the Spleen, an Ingredient of their Constitution, which is almost peculiar, at least in the Degree of it, to this Island. Hence arises the Diversity of Genius and Disposition, of which this soul is so fertile. Our Neighbours have greater Poverty of Humour and Scarcity of Originals than we. [...] An Englishman need not go abroad to learn the Humours of these different Neighbours; let him but travel from Temple-Bar to Ludgate, and he will meet [...] in four and twenty hours, the Dispositions and Humours of all the Nations of Europe.«[26]

The English Malady: or, a Treatise of Nervous Diseases of all Kinds ... with the Author's own Case at large von G. Cheyne erschien 1733. Hier ist die nationale Krankheitsbezeichnung als stolzes Bekenntnis zu den unter diesem Begriff vorgetragenen Angriffen des Auslands gewählt. Denn für Cheyne sind die Gründe der Häufigkeit dieser Krankheit in England gegenüber allen anderen Nationen u. a. »the Richness and Heaviness of our Food, the Wealth and Abundance of the Inhabitants (from their universal Trade) the Inactivity and sedentary Occupations of the better Sort (among whom this Evil mostly rages) and the Humour of living in great, populous and consequently unhealthy Towns«. Außerdem werden von der Krankheit gerade nicht »Fools, weak or stupid Persons, heavy and dull Souls« befallen, sondern solche »of the liveliest and quickest natural Parts [...] whose Genius is most keen and penetrating, and particularly where there is the most delicate Sensation and Taste, both of Pleasure and Pain«. Und dies ergibt sich »from the animal Oeconomy and the present Laws of Nature«.[27] Auch für Cheyne kann diese Krankheit nur eine körperliche sein. Es liegt eine Schwäche oder Tonusstörung der Nerven vor, doch ist auch hier wieder der zugrunde liegende »Character and Temper of the Patient« entscheidend, so daß die »English Malady« als »Nervous Distemper« zu bezeichnen ist. Daher sind die Symptome dieser Krankheit auch nicht einheitlich, sondern entsprechen den Eigenheiten der jeweils befallenen Körperteile; jedes Organ hat ein ihm eigenes »sentiment«.

Mit dieser Entwicklung der Hysterielehre ist nun ein Teil der ausgegrenzten Unvernunft – namentlich der der Leidenschaften – als wesentlicher Bestandteil der bürgerlichen Gesellschaft akzeptiert, und zwar nicht mehr nur als von der Rationalität zu beherrschendes gefährliches Übel, sondern als durch innere Sicht erkennbare körperlich-sozial-moralische und eigenständig wirkende Kraft. Vom rationalen Aspekt der englischen Aufklärung ist dieser romantische seit der Revolution kaum zu trennen

(Sydenham, Shaftesbury).[27a] Die »hysterical passions« sind ein körperlicher Indikator für Genius und Originalität des Individuums wie für handelskapitalistischen Reichtum – bald auch für Freiheit – der Gesellschaft, aber zugleich für den Grad an Labilität und körperlich-moralischem Leiden, der als Preis dafür zu zahlen ist. Die Spekulationen und der Zusammenbruch der Südsee-Kompanie von 1720, der »South Sea Bubble«, wurde zum paradigmatischen Ereignis. Es brachte die rational schwer erklärbare ärztliche Erfahrung, daß mehr Patienten zur Behandlung kamen, »whose heads were turned by the immense riches which fortune had suddenly thrown in their way, than of those, who had been completely ruined by that abominable bubble. Such is the force of insatiable avarice in destroying the rational faculties.«[28] Ähnliches besagt das Staunen Montesquieus darüber, daß die Engländer – im Vergleich zu den Römern – ohne einleuchtenden Grund Selbstmord begehen, selbst auf dem Gipfel des Glücks. Es ist die soziosomatische Gesetzmäßigkeit der Hysterie, die verlangt, ihr mit therapeutischen Mitteln zu begegnen, die denselben Gesetzen entsprechen; denn die Zeiten sind vorbei, in denen hier eine zu sühnende religiöse Schuld vermutet wird. Hysterie und Spleen sind aber ebensowenig vom Körper bzw. von der Gesellschaft abtrennbare »imaginary Whims or Fancies«: es ist hier schlechterdings unmöglich, durch Reden einen Irrtum rational aufzuklären, »to counsel a Man [...], tho' never so eloquently apply'd«.[29] Die Hysterie zeigt dem Individuum wie der Gesellschaft an, daß es nun möglich, aber auch notwendig ist, reflexiv sich selbst zu behandeln, die Stabilität der Bewegungen selbst zu regulieren. Die Stabilität *kann* nur relativ sein, da sie nicht durch äußere Autorität verliehen wurde, sie *darf* es nur sein, da von dem Maß garantierter Labilität individuelle Originalität auf der einen Seite, das Bewegungsspiel der Öffentlichkeit, Handel und Reichtum auf der anderen abhängen. Nur so kann es zu befriedigender Stärke und Lebendigkeit der »animal spirits« wie des »public spirit« kommen in der sich modernisierenden Gesellschaft.

c) Ausgriffe auf die Unvernunft

Ist so die Unvernunft der Hysterie in die bürgerliche Öffentlichkeit nicht nur integriert, vielmehr sogar fast mit ihr identifiziert, so bleibt doch auch die Ausgrenzung der Unvernunft – der Armut und des Irreseins – keine absolute mehr. Dem Publikum der Subjekte erscheint auch diese Grenze nicht mehr als objektive und haltgebende. Dieser Prozeß beginnt sehr allmählich. Die »poor lunaticks« werden zunächst kaum für die Medizin sichtbar, eher an ihrer theoretischen und praktischen Peripherie. Aber auch hier ist es eine Bewegung der gleichzeitigen Differenzierung und Identifizierung. Locke sieht sich hierzu gelegentlich seiner *Untersuchung über den menschlichen Verstand* (1690) veranlaßt, zu der er sich bezeichnenderweise dadurch freies Feld schafft, daß er die Frage nach den körperlichen Bedingungen (»animal spirits« o. ä.) für das Zustandekommen der Empfindungen und Ideen ausklammert. Erst durch diesen Verzicht kommt er zu einer repräsentativen Definition des eigentlichen Wahnsinns und zu dessen Unterscheidung vom Blödsinn. Danach gilt für Irre, Madmen: »having joined together some Ideas very wrongly, they mistake them for Truths«; und es liegt »the difference between Idiots and mad Men, that mad Men put wrong Ideas together, and so make wrong Propositions, but argue and reason right from them: But Idiots make very few or no Propositions, but argue and reason scarce at all.«[30] Frei von einem somatischen Erklärungsschema kommt Locke aber auch zu der identifizierenden Annahme, daß sein Begriff der »madness«, die falsche Ideenverknüpfung, auf alle Menschen gelegentlich anzuwenden sei. Sie sind dann in dieser Hinsicht von Bedlam-Insassen nicht zu unterscheiden. Solche falschen Assoziationen kommen vor allem durch Fixierung von Gewohnheiten zustande, wodurch Anti- und Sympathien entstehen. Nur für diesen Vorgang läßt Locke eine Erklärung durch die »spiritus animales« gelten. Insofern wird Unvernunft, »something unreasonable«, in die menschliche Vernunft hineingenommen. Bei andauernder falscher Verfestigung, »when this Combination is settled«, wird die Vernunft ohnmächtig, da die Ideen nun eine eigene Natur entfalten; hier kann nur noch die Zeit heilen.[31]

Defoe (1697) unterscheidet Irre und Idioten danach, ob sie die Vernunft verloren haben oder ohne sie geboren sind. Hier ist die Absicht indessen praktisch. Seinem reinen Vernunftglauben sind die Idioten (»Fools«, »Naturals«), also der abstrakte Gegensatz der Vernunft, gleichsam näher als die Irren. So fordert er in einer Zeit, in der noch keineswegs für die Irren gesorgt war, ein »Fool-House«. Die Verwirklichung dieses Plans benötigte exakt 150 Jahre. Schöne utopische Aufklärung ist auch seine Vorstellung über die Träger der laufenden Kosten: es sollen die sein, denen die Natur oder Gott nicht weniger, sondern mehr Vernunft als den übrigen Menschen gegeben hat. Gerade diese sollen ihres Vorteils (und ihres damals hohen Ansehens und Einkommens) wegen für die Vernunftlosen sorgen wie für jüngere Brüder, denen kein Erbe zuteil wurde, »tho' they are useless to the Commonwealth«. Durch Parlaments-Act soll das notwendige Geld »be very easily rais'd, by a Tax upon Learning, to be paid by the Authors of Books«.[32] Freilich gehört Defoe auch zu den ersten, die gegen die »private Mad-Houses« protestieren, gegen die unkontrollierte Art, wie hier Menschen als Zahlende und als Arbeitskräfte ausgebeutet und geschlagen werden konnten, und gegen die Benutzung dieser Häuser durch Bürger »among the better Sort« mit dem Zweck, hier ihre mißliebigen Ehefrauen auf Zeit oder für immer verschwinden zu lassen. Daher fordert Defoe 1707 und 1728 von der »Civil Authority« daß »all private Mad-Houses should be suppress'd at once. [...] For the cure of those who are really Lunatick, licens'd Mad-Houses should be constituted in convenient Parts of the Town, which Houses should be subject to proper Visitation and Inspection, nor should any Person be sent to a Mad-House without due Reason, Inquiry and Authority«.[33] Gleichsam die Gegen-Utopie liefert J. Swift. Gegen damals allzu abstrakte Projekte wie die Idiotenanstalt Defoes mag in *Gullivers Reisen* Laputa geschrieben sein, das Reich der Raumverteiler, Projektemacher und der die Menschen überfordernden Rationalisten, die dabei die Wirklichkeit verkommen lassen.[34] Dagegen ist Swift gegenüber Defoes bloßem Plan der Unterhaltszahlung für die Idioten durch die Literaten wirklich praktisch: er läßt sich nicht nur 1714 zu einem der »Governors of Bethlem« wählen, sondern stiftet auch sein Vermögen zur Errichtung einer ersten Irrenanstalt in Irland, mit deren Bau in der Tat 1746, ein Jahr nach seinem Tod, begonnen wurde. Er schrieb hierfür – in Anspielung auf die Ansichten Blackmores und Cheynes – seinen eigenen Epitaph:

»He gave the little Wealth he had,
To build a House for Fools and Mad;
And shew'd by one satyric Touch,
No Nation wanted it so much.«[35]

Swifts Gegen-Utopie geht aber weiter. Er verkehrt die Ansichten seiner Zeit über psychische Leiden in ihr Gegenteil. In *Gullivers Reisen* leidet ein Yahoo am Spleen. Er wird nur durch harte körperliche Arbeit geheilt, nicht durch angenehme Bewegungen (Reisen, Baden, Reiten usw.), wie dies zu Swifts Zeit üblich war: »Diese Erzählung stimmte mich nachdenklich, da ich nun einmal von einer eigensinnigen Parteilichkeit für die Gattung ›Mensch‹ besessen bin. Ich sah auf einmal klar die wirklichen Hintergründe des Spleens, der einzig die Unbeschäftigten, im Luxus Lebenden befällt. Diese möchte ich ums Leben gern ärztlich behandeln, wenn man sie nur zwingen könnte, meine diesbezügliche Verordnung zu befolgen.«[36] Umgekehrt vollzieht Swift mit den damals wirklich harter körperlicher Arbeit ausgesetzten Irren eine utopische Identifizierung. In *A Tale of a Tub* (1697) findet sich ein Abschnitt über »the use and improvement of madness in a commonwealth«. Hier werden Könige, Eroberer, Minister, Philosophen und religiöse Fanatiker auf ihre Genialität hin untersucht und mit dem damaligen Begriff von Wahnsinn in Beziehung gebracht. Es ist dann »solcher Wahnsinn Vater all der mächtigen Revolutionen, die im Staat, in der Philosophie und in der Religion stattgefunden haben«. Dies wendet Swift ironisch auf sich selbst an: »Auch ich selbst, der Verfasser dieser gewaltigen Wahrheiten, bin eine Person, deren Einbildungen hartnäckig und sehr darauf angelegt sind, mit ihrer Vernunft davonzulaufen, die – wie ich in langer Erfahrung beobachtet habe – ein sehr leichter Reiter und einfach abzuwerfen ist, aus welchem Grunde meine Freunde mich nie allein lassen, ohne ein feierliches Versprechen, meinen Spekulationen in dieser oder ähnlicher Weise nur für das allgemeine Wohl der Menschheit freien Lauf zu lassen.«[37] Dies wird geschrieben, während Defoe mit gleichem Recht peinlichste Sorgfalt und zuverlässigste öffentliche Kontrolle fordert für genaue Differenzierungen – zwischen Irren und Idioten wie zwischen Irren und Normalen. Und als 1733 eine neue Differenzierung eingeführt wird – das Bedlam richtet eine besondere Abteilung für Unheilbare ein[38] – überbrückt Swift auch diese problematische Trennung durch eine Identifizierung. In »A serious and useful scheme to make a hospital for incurables« hält er sich neben den verschiedensten anderen Menschengruppen auch für aufnahmeberechtigt in einer solchen Einrichtung – als »incurable scribbler«.[39] – Die Selbstaufklärung der Psychiatrie kann auf Defoe so wenig wie auf Swift verzichten.

2. *Industrielle Revolution, Romantik, psychiatrisches Paradigma*

a) Sozioökonomische Konstellation

Dieser Abschnitt betrifft den Zeitraum zwischen 1750 und 1785. In diese Zeit fallen die Geburt des Industriekapitalismus, der erste Gipfel der Romantik, ein erster Ansatz der Soziologie in der schottischen Moralphilosophie und die Entstehung der Psychiatrie – für England und damit für das ganze Europa. Wir können uns nicht unterstehen, dieser Gleichzeitigkeit in ihrer Breite gerecht zu werden, sehen aber auch nicht, daß dies von irgendeiner Disziplin aus bisher gültig geschehen ist. Vielmehr haben wir nur dafür den Nachweis zu liefern, daß in dieser Epoche etwas zustande gekommen ist, das man erstmals Psychiatrie zu nennen berechtigt ist, und daß dies nur in Zusammenhang mit den übrigen aufgeführten epochalen Bewegungen zu begreifen ist.

Schon vor der Jahrhundertmitte hatten sich in England einige für eine Industrialisierung entscheidende Vorbedingungen entwickelt. Einerseits hatte die Expansion des Handels – durch koloniale Eroberungen und Merkantilpolitik der Krone bzw. der Regierungen – zur Ansammlung bedeutender Kapitalien geführt. Andererseits hatten die frühzeitig einsetzende Ausdehnungstendenz des Landadels und die wissenschaftliche Rationalisierung der Landwirtschaft (Fruchtwechsel, Stallfütterung) sowohl die Größe und damit die Marktleistungsfähigkeit der agrarischen Betriebe erhöht, als auch große Teile der bisherigen Kleinbauern zur Abwanderung in die Städte gezwungen.[40] Hinzu kam, daß um 1750 die Gewerbefreiheit weitgehend hergestellt war, was u. a. die Wirkung hatte, daß zunächst zahlreiche Gewerbetreibende zur Arbeitslosigkeit »befreit« wurden. Der unmittelbare Anstoß der folgenden Bewegung muß wohl auch in den Kriegen gegen Frankreich und seine Verbündeten zwischen 1744 und 1763, die nahezu in der gesamten kolonial erschlossenen Welt geführt wurden, gesehen werden. Der Frieden von Paris (1763) offenbarte Englands politische und koloniale Führungsrolle in der Welt.

Die damit verbundene Ausdehnung des äußeren wie des inneren Marktes für den Handel verlangte aber ein gleiches für die Produktion. Hierdurch wurde ein Widerspruch offenkundig. »Die alten Produktionsmethoden und Werkzeuge begannen jetzt zu einem Hindernis für den sich ausdehnenden Markt und die entsprechende Erweiterung der Produktion zu werden.«[41] Diese Situation erst stellt die Konstellation für die industrielle Revolution dar. Hier haben drei Prozesse ineinanderzugreifen: 1. Die nun unzureichenden Werkzeuge der Manufakturbetriebe müssen durch Maschinen mit potenzierter Produktivität ersetzt werden. England wird in den 60er Jahren das Land der technischen Erfindungen; es sei nur an die Dampf-, Spinn- und Webmaschinen erinnert und an den technischen Fortschritt für den Bau des ersten ökonomisch bedeutenden Kanals. 2. Bau und Inbetriebnahme der neuen Maschinen und Transportmittel sind nur durch Anlage größerer – meist aus dem Handel stammender – Kapitalien, als »konstantem fixem Kapital«, möglich. Gerade dieses unterscheidet den Industriebetrieb von der Manufaktur, und erst ab der Zeit der ersten Massenanlage solchen konstanten fixen Kapitals kann man – bei gleichzeitig herrschender freier Konkurrenz – von der eigentlichen kapitalistisch-industriellen Revolution sprechen. Die Vorbereitungs- und Mobilisierungsperiode hierfür erstreckte sich in England auf die Periode zwischen den 50er und den beginnenden 80er Jahren. 3. Diese Umstellung auf eine neue, leistungsfähigere Produktionsform zerstörte zwar auf der einen Seite die Existenzgrundlage für viele unter den alten Bedingungen Beschäftigte, war mit Not und Verunsicherung verbunden. Auf der anderen Seite war sie aber angewiesen auf die Rekrutierung einer weit größeren Zahl von Arbeitern, als sie die bisherige Wirtschaftsform beschäftigen konnte. Sie führte zur Massenanlage nicht nur von konstantem Kapital, sondern auch von variablem Kapital, d. h. sie bedurfte der massenhaften Mobilisierung möglichst billiger und kalkulierbarer menschlicher Arbeitskraft und ihre Einbeziehung in die kapitalistisch organisierte Wirtschaft.[42]

Diese Prozesse – namentlich der letztere – waren von tiefgreifenden Veränderungen in der Struktur der Gesellschaft und der bürgerlichen Öffentlichkeit begleitet. Gegenüber dem Führungsanspruch der aristokratisch-großbürgerlichen Klassen, der »guten Gesellschaft«, entwickelte sich das – wenn auch widersprüchliche – Selbstbewußtsein einer breiten mittel- und kleinbürgerlichen Schicht. Das zeigte sich in ökonomischer Hinsicht. Bei Verarmung eines Teils der Mittelschicht stieg ein anderer Teil – durch Expansion des Warenverkehrs und Industrialisierung, d. h. nicht nur als Kaufmann, sondern auch als Unternehmer, Ingenieur oder Kolonialbeamter – zu neuem Besitz und Ansehen auf, das wenig gemein hatte mit dem des Kaufmanns alten Stils oder des Landadels. Gleichzeitig bringt die »Revolution des Gefühls«, die romantische Stilisierung des Privaten und Innerlichen, der Mittelschicht das Selbstbewußtsein des endgültigen Sieges über aristokratischen Rationalismus und Skeptizismus, und das in dem Augenblick, da ihr die soziale »Nachtseite« sichtbar zu werden beginnt. Dies ist im Zusammenhang mit der Hysterie noch aufzugreifen.

Zugleich findet durch diese Vorgänge eine Dissoziation der bürgerlichen Öffentlichkeit statt. Wo diese sich nicht mehr defensiv gegen den äußeren Zwang absolutistischer Autoritäten zu konstituieren hat, sondern nach ihrem Sieg sich als »Gesellschaft« gleichsam mit sich selbst auseinandersetzt, erweist sich die Fiktivität der Lockeschen Identität des gesellschaftlichen Individuums als Eigentümer und Mensch. Politische und literarische Öffentlichkeit treten auseinander. Es kommt zum Begriff des Eigentums als Aneignungsrecht des für den eigenen Bedarf arbeitenden Kleineigentümers das Recht auf Eigentumswahrung hinzu, das Recht auf systematische Verwertung von Großeigentum an Wirtschaftsgütern.[43] Es erfolgt der Schritt zur »Politischen Ökonomie« in der zweiten Hälfte des 18. Jahrhunderts, die die von Locke immer noch naturrechtlich formulierten Gesetze der bürgerlichen Gesellschaft und ihres Staates »zu Naturgesetzen der Gesellschaft selbst erklärt«.[44] Adam Smith tritt seine Professur in Glasgow 1751 an. Dieser Bewegung immanent ist der Widerspruch zwischen ökonomischem und politischem Liberalismus. Zugleich entwickelt sich aus der literarischen Öffentlichkeit die Bewegung auf das Unmittelbare des »rein Menschlichen«. Sie entfaltet sich literarisch in der Romantik, politisch im Anspruch auf die Menschenrechte, und die Naturwissenschaften gewinnen getrennt und doch parallel zu ihrer wachsenden Objektivierung und Neutralisierung eine humanitäre, philanthropische Dimension; dies bezeichnet funktionell den Ort, an dem innerhalb der Medizin die Psychiatrie entsteht. Allen drei Entfaltungsrichtungen wohnt die Gefahr inne, den Menschen als abstrakt Subjektives – unter Kurzschließung seiner gesellschaftlichen und ökonomischen Existenz – auf einen abstrakt objektiv verstandenen Staat zu beziehen. Hier stellt die Moralphilosophie einen Vermittlungsversuch dar, indem sie kritisch die Nützlichkeit des bürgerlichen Wirtschaftens und der staatlichen Autorität in Einklang zu bringen trachtet – im Dienst einer »natural history of civil society«, nach der die Menschengattung von Natur aus dazu disponiert ist, ihre Lebensumstände zu verbessern.[45]

Konstitutiv für all diese Vorgänge ist indessen ein bisher nur peripher erwähnter Umstand, der wohl am meisten dazu beitrug, daß diese in radikaler Weise die Gesellschaftsstruktur veränderten, und der sie erst als einheitliche Bewegung verständlich macht. Die vom Standpunkt des Absolutismus und der bisherigen sozialen Erscheinungsformen des Naturrechts vernünftige Ausgrenzung der Unvernunft brach zusammen. In doppelter Expansion drang die Unvernunft – im Kern: die Armen und die Irren – in die bürgerliche Gesellschaft ein, und dehnte umgekehrt die Gesellschaft ihren zugleich befreienden und integrierenden Anspruch auf die Unvernunft aus, ohne daß dieser ambivalenten Dynamik widerspruchsfreie Formen zu Gebote standen. Das soziale Sichtbarwerden der Unvernunft vollzog sich in den einzelnen Dimensionen verschieden, überall jedoch mit buchstäblich »gemischten Gefühlen«. In der Wirtschaft stand der Abstiegsangst ruinierter Bauern und Kleinbürger der ständig wachsende Bedarf der Industrie an menschlicher Arbeitskraft gegenüber, und zwar – unter den Bedingungen der beginnenden Kapitalisierung – ein Bedarf an Menschen, gerade insofern sie arm, d. h. bedürftig und frei, d. h. ausgegrenzt aus tradierten sozialen Bindungen, also absolut verfügbar waren. Dem politischen Denken erschien diese Grenzaufhebung unter dem doppelten Aspekt der Ausdehnung des Rechts auf Freiheit auf alle Menschen und des Anspruchs ebenso umfassender Integration und der Verhinderung politischen Aufruhrs. Die Romantik erlebte sie – bedrohlich und faszinierend – als die Macht des Irrationalen. Nicht anders wurde sie von den Kirchen erfahren: zugleich als Bedrohung ihrer Zuständigkeit für die bürgerliche Moral und als Aufruf zu erweiterter caritativer und seelsorgerischer Tätigkeit. Besonders die Medizin wurde hierdurch einer Verflechtung dieser verschiedenen und gegensätzlichen ökonomischen Bedürfnisse, politischen Ansprüche, gesellschaftlichen und wissenschaftlichen Objektivierungen und humanitären Versprechen ausgesetzt, von der sie wohl durch ideologische Verdeckung, aber nie mehr faktisch loskam. Sie erlangte gesellschaftliche Autorität als Wissenschaft, auch unabhängig von dem von ihr jeweils erreichten Stand des Wissens und der Technik. Das gilt von der Medizin im allgemeinen, z. B. im Hinblick auf ihre Bedeutung für die Seuchenbekämpfung, die Verlängerung der Lebenserwartung, die allgemeine Hygiene (Ernährung, Kleidung, Wohnung) und die Intensivierung der Arbeitsleistung. Aber ebenso bedeutsam war die Arbeitsteilung, die die Medizin vornahm, indem sie die Konstituierung einer eigenständigen Psychiatrie betrieb. Hierdurch erst wurde es möglich, zu einer Differenzierung und Entmythologisierung der klassischen Unvernunft zu kommen, d. h. dem »harten Kern« der Unvernunft, dem Irresein als Krankheit eine rationale Institution zuzuweisen, um der großen Mehrheit der Unvernünftigen – den Armen – viel von der in ihr gefürchteten Gefährlichkeit zu nehmen und sie umso reibungsloser in die neue Vernünftigkeit, die der Ökonomie, eingliedern zu können. Denn umgekehrt war es so, daß nicht so sehr die philosophische Deduktion der Unvernunft, nicht ihre bürgerliche Form, die Hysterie, zur Psychiatrie führten, auch nicht die Existenz der privaten Mad-Houses und die Sorge, die Defoe sich um dorthin exilierte bürgerliche Ehefrauen machte, sondern das gesellschaftliche Sichtbarwerden der Unvernunft, d. h. der Irren als »arme Irre«.

Das gesellschaftliche Interesse an den »armen Irren« hatte sich indessen schon in einigen Hinsichten angekündigt, freilich noch kaum im medizinischen Bereich. Zu diesen vorbereitenden Vorgängen gehört es, daß 1736 durch Act of Parliament alle Gesetze »against Conjurations, Inchantments, and Witchcrafts« aufgehoben wurden, die die Grundlage waren zur Verfolgung von Irren als Besessene, Hexen oder Zauberer.[46] In Erweiterung des Gesetzes von 1714 wurde 1744 von Gemeinden nicht mehr nur verlangt, ihre »pauper lunatics« zur Sicherung der Öffentlichkeit an einen festen Ort zu bringen, sondern es sollte auch Sorge für ihre Heilung getragen werden: »curing such Person during such Restraint«.[47] In der wissenschaftlichen Öffentlichkeit der Ärzte setzte die Diskussion über die »armen Irren« in nennenswertem Umfang später als in der politischen Öffentlichkeit ein.[48]

Neben den Gesetzgebern wurden die Kirchen frühzeitig aufmerksam. Namentlich soweit sie politisch machtlos waren, entwickelten sie eine zum Teil enthusiastische gesellschaftliche Aktivität. Das gilt vor allem für die methodistische Bewegung und ihren Führer John Wesley. Hier ist der Staat zwar die Verwirklichung der Legalität, aber nicht der Moralität, die vielmehr erst durch die Tätigkeit der Bürger oder durch die Kirchen in den Staat hineingetragen werden muß. Es gelang John Wesley zusammen mit seinen Mitarbeitern und Nachfolgern, die neuen Massen, welche die Industrielle Revolution hervorbrachte, dem Christentum nahezubringen. Mit Recht ist gesagt worden, daß Wesley mit seinen enthusiastischen und volkstümlichen Bekehrungsmethoden der Notleidenden »eine große politische und soziale Revolution in England verhindert hat«.[49] Wesley begann 1738 mit seinen, den Bürger in ihrer doppelten Unmittelbarkeit erschreckenden Predigten für die »freien« Armen und in der »freien« Natur.[50] Leiden und Schmerz waren die höchst realen Themen, wenn auch die Arbeiter entpolitisierend. Es waren das dieselben Gefühle, die das Bürgertum alsbald sublimiert in der Romantik zu leiden und zu genießen sich anschickte. Wesleys Interesse betraf aber nicht nur das geistliche, sondern auch das körperliche Heil. Schon 1747 verfaßte er in populärer Form Anweisungen für die Selbstbehandlung. In nichts entsprachen jedoch seine Anschauungen von der Spiritualisierung des Körperlichen zugleich mehr den medizinischen Vorstellungen seiner Zeit als im Phänomen der Elektrizität. Unmittelbar nach den ersten therapeutischen Experimenten Franklins mit einer »electric treatment machine« übernahm Wesley diese Methode – mehr als 10 Jahre, bevor sie Eingang in ein Krankenhaus fand. Nach und nach erwarb er mehrere Apparate, um die Behandlung der Armen kostenlos durchzuführen. 1760 brachte er seine Erfahrungen zu Papier unter dem bezeichnenden Titel

The desideratum: or, electricity made plain and useful. By a lover of mankind, and of common sense. Es war für ihn vor allem das billigste »and rarely failing Remedy, in nervous Cases of every Kind«.[51] Indem er zeigt, daß Hysterie bzw. Spleen nicht mehr das Vorrecht der guten Gesellschaft waren und sich ihre körperliche Qualität zunehmend in eine psychisch-moralische umwandelte, wird deutlich, wie weitgehend es sich hier um gesellschaftliche Bedürfnisse handelt, denen sich die medizinische Wissenschaft zum Teil sekundär anpaßt. In seinem Tagebuch reflektiert Wesley 1759: »Why, then, do not all physicians consider how far bodily disorders are caused or influenced by the mind?«[52]

b) William Battie

Geistliche der verschiedenen Kirchen, die nach der Revolution so streitbar die Moralisierung der erweiterten Gesellschaft wahrnahmen, die die neue romantische Literatur von der Kanzel aus propagierten und sich zugleich gegenseitig bekämpften, waren – so scheint es – nicht selten auch die Väter der nun auftretenden ersten Psychiater. Dies gilt auch für William Battie (1704–1776), der bis in die jüngste Zeit in der Psychiatriegeschichte vergessen war. Es scheint uns, daß Battie der Psychiatrie das erste »Paradigma« gegeben hat, und zwar denkbar vollständig nach den Richtungen der Institution, der Praxis und der Theorie. Aus dem, was bis dahin mit dem zwiespältigen Begriff »Mad Business« bezeichnet worden war, wurde eine wissenschaftliche Disziplin der Medizin, aus den »armen Irren« wurden Patienten. Dies ist freilich antizipierend zu verstehen: Battie und sein Krankenhaus repräsentieren lediglich – jedoch für lange Zeit exemplarisch – den Beginn des langen Weges der Irren, als eines Teils der ausgegrenzten Vernunft, in die gesellschaftliche Integration. Daß der Stand der gesellschaftlichen Entwicklung ein solches Bedürfnis sichtbar machte, wurde beschrieben. Die Person Batties konnte dem entsprechen. Nach dem Tod seines Vaters studierte er weitgehend ohne eigene Mittel Medizin, hielt schon früh anatomische Vorlesungen, gab Ausgaben von Aristoteles und Isokrates heraus und war in seiner bei Cambridge eröffneten Praxis so erfolgreich, daß er 1738 nach London übersiedeln konnte. Er wurde Fellow of the Royal College of Physicians, hielt physiologische und klinisch-medizinische Vorlesungen, publizierte Bücher in diesen Spezialitäten, erhielt verschiedene ehrenvolle Aufträge und wurde endlich 1764 Präsident des College – der erste und offenbar bisher einzige Psychiater, dem diese Ehre zuteil wurde. Wenn es wichtig ist für die Konstituierung einer neuen Wissenschaft, daß der prospektive Gründer bereits in einem anderen Fach avanciert ist und daß ein Interesse einflußreicher Personen vorhanden sein muß, so verband sich beides in Battie: er war einer der berühmtesten Ärzte Londons und besaß hohes gesellschaftliches Ansehen. Hinzu kamen seine rastlose und vielseitige Aktivität – er baute ebenso gern Häuser wie er sich in Prozesse verwickelte – und eine Reformfreudigkeit, die Anstoß erregte; so gab er sich auf dem Lande gern als sein eigener Tagelöhner und kleidete sich entsprechend. Er führte ein, daß seine Kähne Themse-aufwärts nicht mehr von Menschen, sondern von Pferden gezogen wurden, was ihm den Zorn der Reichen wie der Armen eintrug. Battie ist somit mit jenen Unternehmern späterer Jahrzehnte zu vergleichen, die die sozialen Mißstände wahrnahmen und die Reformen einleiteten, ohne darüber den eigenen Gewinn zu vergessen. Als Battie starb, besaß er 1–200 000 Pfund, zumal er ab 1754 auch ein eigenes privates Mad-House betrieben hatte.

Seine psychiatrische Tätigkeit begann damit, daß er sich 1742 zum »governor« (also in den »Aufsichtsrat«) des Bedlam Hospital wählen ließ. Hier nahm er sich – neben seinen medizinischen und sonstigen Aktivitäten – acht Jahre Zeit, um die Irren zu beobachten und um die dortigen, schon sprichwörtlichen Mißstände kennenzulernen. Gerade in dieser Zeit wurde Bedlam von den meisten romantischen Schriftstellern besucht, Hogarth umgab mehrere Sujets mit Szenen aus dem Irrenhaus, und bei den Karikaturisten wurde es modern, die großen Politiker angekettet in Irrenzellen zu zeichnen. 1750 versammelten sich – wohl auf Batties Anregung – sechs angesehene Londoner Bürger (unter ihnen zwei Kaufleute, ein Drogist, ein Apotheker und ein Arzt), um einen Spendenaufruf zu erlassen für eine neue, bessere Institution – eigens für die Irren, namentlich die »armen Irren«. Schon diese Schrift, von Battie diktiert, muß als revolutionär angesehen werden: es ist nicht nur ständig von »cure« statt von »care« die Rede, und es wird nicht nur beschrieben, daß nirgends eine Institution für die wenig bemittelten Irren existiert, zumal die Behandlung lange und teuer sei, sondern es wird auch zum erstenmal schriftlich auf die Notwendigkeit hingewiesen, daß dem Wartungspersonal für die Irren eine Spezialausbildung zuteil werden müsse; und endlich wagt man es, diese neue Einrichtung von vornherein als psychiatrische Ausbildungsstätte für Medizinstudenten zu planen: »For more Gentlemen of the faculty, making this Branch of Physick, their particular Care & Study, it may from thence reasonably be expected that the Cure of this dreadful Disease will hereafter be rendered more certain and expeditious, as well as less expensive.«[53] Man versteht das Umwälzende dieser Forderung, wenn man erfährt, daß das Bedlam sich noch bis 1843 sträubte, Medizinstudenten zum klinischen Unterricht zuzulassen. Schon 1751 konnte diese neuartige Einrichtung, als St. Luke's Hospital, eröffnet werden. Battie wurde von den Governors zum ersten Arzt bestellt und erhielt 1753 von ihnen gleichsam den ersten Lehrauftrag. Obwohl es auch hier noch Zwang (z. B. Handschellen) gab, kam es nie zu Mißbrauch und zu Skandalen, wie sie für das Bedlam charakteristisch waren. Ebensowenig wurde der Brauch der öffentlichen Irren-Schau fortgesetzt. Battie ersetzte diese Einrichtung, in der die Irren in ihrer Ausgegrenztheit der Moralisierung der Öffentlichkeit dienstbar gemacht waren, durch eine neue Institution, in der die Irren zwar in den Raum gesellschaftlicher Tätigkeit hineingezogen werden, aber – abgeschirmt von der bürgerlichen Öffentlichkeit – in einen neutralisierten Sonderbereich verwiesen werden, den der medizinischen Wissenschaft, der seinerseits – durch die Zulassung von Studenten – zu einer immanent-medizinischen Öffentlichkeit erhoben wird.

1758 erschien Batties theoretischer Ansatz *A Treatise on Madness*, der erste, der auf umfangreicher eigener Erfahrung basiert und entsprechend auf alle theoretische Fundierung der Tradition verzichtet, dabei den Gegenstand vollständig behandelt und zugleich von selten wieder erreichter Kürze ist (99 Seiten). Auch er sieht sich, in der Einleitung, in einem pragmatischen Zusammenhang: die Bürger von London dachten an die Zukunft und an die Irren aller Nationen, als sie die Gründung von St. Luke's von der Planung an als Gelegenheit und Aufforderung dafür ansahen, daß mehr Mediziner sich mit den Problemen der Irren und ihrer Behandlung vertraut machen sollten. Für diese und andere Studenten habe er seine Gedanken niedergeschrieben. Damit war das erste psychiatrische Lehrbuch entstanden und der Kanon der formalen Bestandteile und Einrichtungen, die die Psychiatrie als Einheit von Forschung, Lehre und Praxis ausmachen, fast vollständig.

Auch der Inhalt dieses Buches ist modellhaft, schon weil Battie Vorstellungen in ein Konzept zusammenbringt, die erst nach mehr oder weniger langer Zeit als Alternativen auseinanderfallen und zum Teil noch heute dem Prinzipienstreit der Psychiatrie Nahrung geben. In einer Art von negativ-dialektischem Pragmatismus differenziert er zwischen dem, was wir wissen, und dem, was wir nicht wissen, zwischen »positive« und »negative science«, hält aber beides für die Erkenntnis der »practical Truth« für gleich wichtig.[54] Die Erklärung der Empfindung (»natural sensation«) bestimmt zunächst anatomisch ihren Sitz in Nerven und Gehirn, in keiner anderen Materie. Er unterscheidet von den (äußeren und inneren) Objekten bzw. Reizen als entferntere Ursachen die essentielle und innere Ursache, die wir nicht kennen, die aber in der Konstitution der Nervensubstanz selbst liegen muß. Das letzte Glied, dessen Wirkung von den Objekten her wir kennen, ist der Druck (»pressure«) auf die Nervensubstanz. Denn die Objekte können schon deshalb nicht die nächste Ursache darstellen, weil die Irren auch ohne die entsprechenden Objekte wahrnehmen können. Von diesem Ernstnehmen der Wahrnehmungen der Irren kommt Battie zu seiner Definition des Irreseins, der »madness«: »Deluded imagination, which is not only an indisputable but an essential charakter of Madness [...] precisely discriminates this from all other animal disorders: or that man and that man alone is properly mad, who is fully and unalterably persuaded of the existence or of the appearance of any thing, which either does not exist or does not actually appear to him, and who behaves according to such erroneous persuasion.[. . .] Madness, or false perception, being then a praeternatural state or disorder of Sensation.«[55] Hier liegt ein Unterschied zu Locke: »madness« ist nicht mehr nur eine reine Verstandesstörung, eine falsche Ideenassoziation, sondern es kann die Empfindung selbst gestört sein, »disordered«, »false«, »deluded«, – sowohl die äußere wie die innere, »sensation« wie »imagination«. Es wird der Irre nicht mehr – aufgeklärt-absolutistisch – nach dem Modell vernünftiger Irrtumswiderlegung bzw. Unvernunft ausgrenzenden Zwangs gesehen, sondern die Störung wird als tiefgreifender und als realer, als neue eigenständige Realität anerkannt – gerade in ihrer Fiktivität. Indem hier die Empfindung selbst als krank erfaßt wird, wird die Störung in einen weiteren Rahmen gespannt, in dem ihr »Inneres« auf der einen Seite in der konkreten Körperlichkeit der Nervenmaterie verankert wird, während ihm auf der anderen Seite gerade dadurch ein Raum des selbständig Psychischen garantiert wird. Diese Konstellation wird es nach einigen Jahrzehnten erlauben, Wahnvorstellung, Halluzination und Paranoia psychologisch zu analysieren, wie Leibbrand und Wettley richtig sehen[56], während zunächst noch Lockes »Verstandesstörung« das Modell blieb. Die Formel der »deluded imagination« zeigt darüber hinaus, daß Battie zwar auch von der romantischen Bewegung ergriffen ist. Aber gegen die enthusiastische Benutzung der »imagination« zur Aufhebung aller Grenzen des Gesunden und Kranken, wie Samuel Johnson sie durchspielt[57], gewährt dasselbe Konzept der »madness« auch Distanz, insofern es sie – anatomisch lokalisiert – zugleich der materiellen Natur und ihren Gesetzen reserviert.

Eine weitere Kritik Batties richtet sich dagegen, in den Erscheinungen des Lebens eine rationale Vorplanung heilsamer Zwecke, d. h. die Herrschaft einer waltenden Vernunft zu sehen. Willis habe zu diesem Zweck die metaphorischen Begriffe »nature« und »anima« eingeführt. Stahl habe sie fälschlich mythologisiert, »deifyed«. Sie sind aber lediglich nützliche Worte, um die Darstellung medizinischer Tatsachen abzukürzen, und der junge Anfänger muß aufpassen, sie nicht mit einer wirklichen »intellectual agency« der »animal oeconomy«, »vital action« zu verwechseln, was so absurd wäre wie die »Faculties of the Ancients«.[58] D. h. die erste Konzeption der »madness« ist verbunden mit der Annahme einer autonomen, sich selbst regulierenden Ökonomie, ohne planende Vernunft »von oben«.

Von »madness«, als qualitativ Neuem, sind zwei quantitativ-mechanische Empfindungsstörungen zu trennen: Angst, als zu große Erregung aufgrund eines realen, aber zu lange wirkenden Reizes einerseits und ihr Umschlag in zu geringe Erregung aufgrund eines realen Anlasses, die »insensibility«, bis hin zur Idiotie, andererseits. Wenn für Battie zu viel Angst »madness« einleitet und »insensibility« (oder Idiotie) ihren Ausgang darstellt, dann wird hier »madness« erstmals als historischer Verlauf konzipiert, in dem die qualitativ-irrationale Störung des Irreseins als mittleres, sich verselbständigendes Stadium eines rational faßbaren, quantitativ-mechanischen Prozesses begriffen wird. Auch hieraus entwickeln sich später – je nach der Akzentuierung des quantitativen oder des qualitativen Aspekts – konkurrierende Alternativen.[59]

Ätiologisch unterscheidet Battie 1. »original madness«, die nur durch »internal disorder« der Nervensubstanz bedingt ist, und 2. »consequential madness«, bei der die Störung »ab extra« erfolgt und über einen mittelschweren Druck (»pressure«) laufen muß, um jenes mittlere Stadium des Irreseins produzieren zu können. Die möglichen mechanischen und psychisch-moralischen (entfernteren) Ursachen stellt Battie in einem auch für die Zukunft recht vollständigen Katalog zusammen: Unfallverletzungen, Schädel-Exostosen, Hirnhautveränderungen, Gehirnerschütterung, Sonnenstich, Muskelspasmen (Fieber, Epilepsie, Geburtsvorgänge, Leidenschaften wie Freude und Zorn), Gifte, auch Alkohol und Opium, Geschlechtskrankheiten, langdauernde Konzentration des Geistes auf ein Objekt, Bewegungsmangel, Faulheit und Völlerei.[60] – Mit der »original madness« hat Battie nicht nur das heutige Problem der Endogenität vorweggenommen, sondern auch die in Halle von G. E. Stahl philosophisch deduzierte »idiopathische Verrücktheit« negativ-klinisch definiert: »madness« ist eher original, wenn weniger Ursachen erkennbar sind, das Nervensystem schon erblich geschädigt ist und die Krankheit spontan, »without any assignable cause«, kommt und geht, weshalb diese Form weniger durch medizinische Wissenschaft, wohl aber oft von selbst heilbar ist. Hingegen ist »consequential madness« durch Ausschalten der sie bedingenden Ursachen zu heilen – doch nur bei schnellem Eingriff, da sonst durch Habitualisierung der mechanischen oder moralischen kausalen Gegebenheiten die Störung – im Sinne einer zweiten Natur – so unangreifbar wird wie der Naturdeterminismus der »original madness«.[61] Durch diese Betonung der Macht der Gewohnheitsbildung tritt ein wesentlicher Teil der Unvernunft des Irreseins – wie gleichzeitig auch die Hysterie – hinsichtlich möglicher ärztlicher Praxis in den Bereich moralphilosophischen Denkens.

Unter dessen Einfluß geschieht es auch, daß Battie die spätere, die Irren insgesamt vergesellschaftende Bewegung des »moral management« einführt. Sein lapidarer Satz »management did much more than medicine« besagt für den als Psychiatrie sich verselbständigenden Bereich der Medizin, daß man die herkömmliche Anwendung zahlloser Medikamente als unsinnig abtut und daß diese neue Spezialität sich auch in der Richtung einer »moral science« entwickelt. Für die durch das Medium des St. Luke's oder ähnlicher Einrichtungen in die bürgerliche Gesellschaft eintretenden Irren bedeutet dieser Satz, daß an die Stelle ihrer bisherigen Ausgegrenztheit, ihrer naturwüchsigen »Freiheit« und ihres Ausgesetztseins privater Willkür und Ausbeutung, beliebiger Gewaltanwendung und allgemeiner Regel- und Rechtlosigkeit nun eine dem Anspruch nach zwar philanthrope, aber ebenso universelle moralische Ordnung aller Daseinsbereiche tritt, solange diese Krankheit »inexplicable by general science and the common law of Nature« ist. Diese Einschränkung zeigt, daß hier »moral management« nur ersatzweise für den eingestandenen Mangel der Naturbeherrschung eintritt, während spätere Zeiten diese »negative science«, die Widerständigkeit der Natur aus ihrem Erkenntniskalkül streichen und »moral management« selbst als spezifisches Mittel bestimmen werden. Die andere Differenz des »moral management« gegenüber der rationalistischen Ausgrenzung liegt darin, daß »madness« jetzt nicht mehr als Irrtum am Maßstab einer objektiven Wahrheit verstanden und durch Korrektur des Irrtums zu heilen ist. Vielmehr gilt »madness« nun als Abweichung (»deviation«) der Empfindungen bzw. des Verhaltens vom rechten Mittelmaß der »animal oeconomy«. Heilung ist Reduktion der Extreme auf diese Mitte der »practical truth«. Die Regeln dieses »management« sind etwa folgende: völlige Loslösung aus den sozialen Beziehungen (Wohnung, Familie), wobei selbst gegenüber den Reichen die wissenschaftliche Autorität sich über die soziale hinwegsetzt, indem solchen Patienten ihre gewohnten Bediensteten zu nehmen sind; Fernhalten der Nerven von allen reizenden Objekten; Ordnung der ungeregelten Strebungen; Zerstreuung der fixierten Imagination; Beschäftigung muß zwischen Lust und Unlust indifferent sein; im Rahmen dieses Regimes versucht man, die erkennbaren Ursachen zu eliminieren, wobei die Leidenschaften durch Narkotika oder durch Erregung der entgegengesetzten Passion (Furcht gegen Zorn, Sorge gegen Freude) aufs Mittelmaß zu temperieren sind; bei Völlerei und Müßiggang ist dem Arzt auch Zwang – z.B. schmerzerzeugende Medikamente – erlaubt, um die Patienten zu einem maßvollen und arbeitsamen Lebenswandel zu konditionieren.[62]

Sich erstmals »vulgarly« den Dingen zuwendend, versucht Battie nicht nur, die Irren und ihre Unvernunft dem Streit philosophischer Schulen zu entreißen[63], er polemisiert vielmehr vor allem gegen seinen mächtigen Konkurrenten und Repräsentanten der traditionellen Auffassung des Irreseins, den Arzt des Bedlam, John Monro, und gegen die Privatbesitzer von Irren-Unterkünften. Deren Schweigen, der »defect of communication«, sei schuld am fehlenden Wissen über die Irren, das nur durch Diskussion der ärztlichen Erfahrungen entstehen könne. Batties buchstäbliche Veröffentlichung seiner Erfahrungen ist also ein frontaler Angriff gegen solche private und schweigende Ausbeutung sowohl der Irren selbst wie des Wissens über sie.[64]

Am Ende zieht Battie ein humanitär-emphatisches Fazit aus seinen Erfahrungen: »We have therefore, as Men, the pleasure to find that Madness is, contrary to the opinion of some unthinking persons, as manageable as many other distempers, which are equally dreadful and obstinate, und yet are not looked upon as incurable: and that such unhappy objects ought by no means to be abandoned, much less shut up in loathsome prisons as criminals or nuisances to the society.«[65] Die Einführung des »management« als Methode macht für Battie die unheilvolle Unterscheidung zwischen Heilbaren und Unheilbaren, die das enge medizinische Denken fordert, gegenstandslos: der Psychiater ist für alle da. Vor allem den Anfänger warnt Battie jedoch vor therapeutischem Aktivismus, mit dem man eine Heilung auch verhindern kann, da man nie genau weiß, ob die Nerven mehr durch die »madness« oder durch die Therapie strapaziert werden: sie müssen ihre »natural firmness« »at liberty« wiederfinden. Im übrigen muß der Arzt das Unglück seiner Mit-Geschöpfe stets zu mildern bestrebt sein, auch wenn es nur für einen Augenblick ist.[66]

Monro hat diese Polemik sehr wohl verstanden, und nichts verdeutlicht die epochale Bedeutung Batties mehr als der Umstand, daß Monro umgehend auf diese Herausforderung antwortete, wodurch die 200jährige Tradition der Bedlam-Ärzte, in Sachen der Irren zu schweigen, beendet war. Noch im selben Jahr, 1758, erschienen Monros *Remarks on Dr. Battie's Treatise on Madness*.[67] Sie suchen als unsinnig nachzuweisen, daß »madness« überhaupt zum Gegenstand ärztlicher Diskussion gemacht wird: »Madness is a distemper of such a nature, that very little of real use can be said concerning it; the immediate causes will for ever disappoint our search, and the care of that disorder depends on management as much as medicine. My own inclination would never have led me to appear in print, but it was thought necessary for me, in my situation, to say something in answer to the undeserved censures which Dr. Battie has thrown upon my predecessors.«[68]

Doch zeigt sich hier die Dialektik der konservativen Haltung: unterwirft sie sich der sprachlichen Äußerung, steht sie – auch gegen den eigenen Willen – unter den Gesetzen des Räsonnements. Allein um Battie kritisieren zu können, muß er gegen dessen »deluded imagination« eine eigene Definition entwerfen: »madness« ist bei ihm »vitiated judgment« – gemäß der rationalistischen Tradition. Nun ist zwar zu sagen, daß Batties umfassendere Formel sich für die Psychopathologie des ganzen 19. Jahrhunderts als fruchtbarer erwiesen hat, doch ist ebenso zuzugeben, daß Monro hier der neuen Bewegung eine Warntafel an den Anfang ihres Weges stellt. Denn während die Bestimmung einer Störung des »judgment« einen restriktiven Gebrauch des Begriffs »madness« nahelegt, impliziert »madness« als Störung der »imagination« die Gefahr, die Grenzen dieses Begriffs aus den Augen zu verlieren und ihn auf alle von einer beliebigen Norm her abnormen Verhaltensweisen in einer Gesellschaft anzuwenden. So wenig Battie dieser Gefahr erlegen sein mag, so oft ist das bei vielen seiner Nachfolger geschehen, die der praktischen Vergesellschaftung des Irreseins eine theoretische folgen ließen, wodurch aus der Psychiatrie ein Instrument zur Bewahrung moralischer Ordnung und gesellschaftlicher Integration wurde. Immerhin kritisiert Monro schon bei Battie diese expansive Tendenz mit Recht: »It is certain that the imagination may be deluded where there is not the least suspicion of madness, as by drunkenness, or by hypochondriacal and hysterical affections.«[69]

Der Streit Battie-Monro bewegte die Öffentlichkeit. Einerseits wurden die beiden Bücher in *The Critical Review* ausführlich analysiert, und T. G. Smollett schrieb in seinem Roman *Sir Launcelot Greaves* ganze Passagen aus ihnen ab.[70] Andererseits war das Interesse am Mad Business sowohl der medizinischen als auch der parlamentarischen Öffentlichkeit durch diese Diskussion so weit geweckt, daß das College of Physicians sich jetzt nicht mehr – wie noch 1754 – weigerte, an einem Gesetz über die Kontrolle der privaten Mad Houses mitzuarbeiten, und daß das Parlament 1763 eine Kommission zu diesem Zweck einsetzte, der Fox und William Pitt angehörten. Vor dieser Kommission wurden als Spezialisten Battie und Monro gehört. Beide waren sich darin einig, daß eine gesetzlich geregelte Kontrolle solcher Privatunternehmungen erforderlich sei. Zwei Gesetzentwürfe scheiterten 1772 und 1773 am Widerstand des Oberhauses. Erst 1774 kam das erste »Act of Parliament for regulating Madhouses« durch. Die widerstrebenden Interessen werden in dem beschränkten Wirkungskreis des Gesetzes deutlich: es beabsichtigte lediglich, Rechte und Wohlfahrt der bemittelten, selbstzahlenden Irren in den privaten Häusern zu sichern, nahm die »armen Irren« aus – sowohl diejenigen, die in den »workhouses«, »poorhouses« usw. untergebracht waren, als auch die armen Insassen privater Einrichtungen, die dort von ihren Gemeinden bezahlt wurden. Vom College of Physicians zu ernennende fünf »Commissionars« hatten von nun an Lizenzen an Personen zu erteilen, die mehr als einen Irren in einem Hause aufnehmen wollten, und hatten einmal im Jahr die Madhouses zu inspizieren – doch nur bei Tage. Alle Aufnahmen mußten von den Unternehmern gemeldet werden, in London binnen 3 Tagen, in der Provinz in 14 Tagen, ausgenommen die »armen Irren«; dasselbe galt für die Anordnung, daß Personen nur aufgrund eines durch einen Arzt ausgestellten Attestes aufgenommen werden durften. Die Ausführung dieses unvollkommenen Gesetzes war entsprechend lückenhaft; über manche Häuser erschien nie ein Bericht. Wenn auch die »poor lunatics« – wie die »labouring poors« – als existent wahrgenommen wurden, dauerte es doch noch ein halbes Jahrhundert, bis sie gesetzlich eines gewissen Schutzes für würdig erachtet wurden.[71]

Daß der theoretische Streit zwischen Battie und Monro sie nicht hinderte, in der Praxis zusammenzuarbeiten, zeigte sich nicht nur hier und nicht nur bei häufigen gegenseitigen Konsultationen, sondern auch vor Gericht. Als Monro von einem ehemaligen Patienten wegen illegaler Einsperrung angeklagt war und den Prozeß zu verlieren schien, wurde Battie als Sachverständiger zugezogen. Durch Befragen konnte er den Kläger dazu bringen, sein Wahnsystem, das im Kreuzverhör unerkannt geblieben war, vor dem Gerichtshof zu demonstrieren, so daß Monro freigesprochen wird. So konnte Battie nicht nur die Überlegenheit seines Ansatzes über Monros Konzept der reinen Verstandesstörung in praxi beweisen, sondern hiermit war auch ein in der englischen Rechtsgeschichte oft zitiertes Exempel für die Notwendigkeit eines psychiatrischen Sachverständigen gegeben. Im übrigen kann man wohl gerade dieses forensischen Aspekts wegen Batties »Paradigma « das Prädikat der Vollständigkeit geben.

So wie der Anstoß zur Psychiatrie nicht von der Theorie her erfolgte, sondern primär durch das gesellschaftliche Sichtbarwerden der »armen Irren« und durch Errichtung einer besonderen Institution für sie vermittelt wurde, so fand Battie auch nur wenig unmittelbare Nachfolge in seiner Theorie; vielmehr wurde zunächst seine Institutionsgründung nachgeahmt. Dies begann – nicht zufällig – im Industriezentrum Manchester. In dieser wirtschaftlich entwickelten Stadt mischten sich für die Absicht der Fürsorge für die »armen Irren« ökonomische und philanthropische Motive mit dem Bedürfnis nach einer umfassenden sozialen Ordnung, in der sowohl Reiche wie Arme – wiewohl in angemessener Distanz voneinander – ihren Ort haben sollten. In Manchester zeigte es sich besonders deutlich, daß der kapitalistisch wirtschaftende Liberalismus, der auf die »labouring poors« angewiesen ist, auch die »poor lunatics« – wenn auch gesondert – in die bürgerliche Ordnung aufnehmen mußte. In der ersten Planung einer »Publick Infirmary« von 1752 war es den Verantwortlichen in Manchester noch »extremely inconvenient to admit Poor Lunaticks as In-Patients« – wegen der Kosten für Bau und Personal.

1763 jedoch revidierte man den Plan und beschloß, auch die armen Irren – unter der Definition Batties – in das Programm einzubeziehen. Motive: 1. Fürsorge für die und Schutz der Gesellschaft vor den Irren, denn auch diese unglücklichsten aller Menschen, für die niemand sich zuständig fühlt, müßten einen Ort, Ordnung und Schutz haben; 2. wenn man die Armen als Arbeiter für die Fabriken wollte, mußte man die Irren von ihnen trennen können, da sonst die reibungslose Produktion gefährdet wäre; und 3. die Angehörigen müßten von den hohen Abgaben an die Besitzer privater Mad-Houses und von den Irren selbst befreit werden, um Arbeiter werden zu können. Nach diesen Prinzipien wurde »The Infirmary, Dispensary and Lunatic Asylum, Manchester« erbaut, 1766 eröffnet und schon 1773 erweitert. Manchester war eher noch vorbildlicher und in der Anwendung unmittelbaren Zwangs sparsamer als St. Luke's – gerade in Zusammenhang mit der eindeutiger ökonomischen und ordnungsbedürftigen Motivation. Ähnlich folgte man Batties Beispiel in Newcastle upon Tyne 1767, York 1777 und Liverpool 1790.[72]

In dieser Situation mußten die theoretischen Beiträge, die jetzt noch von der allgemeinen Medizin kamen, soweit sie nicht über die der neuen Sicht der Irren angemessenen Beobachtungsmöglichkeiten, d. h. über spezielle Irrenhäuser, verfügten, vergleichsweise einen Rückschritt darstellen: Die »Irrenbehandlung« war bereits zu entwickelt und zu sehr mit sozioökonomischen Bedürfnissen verflochten, um noch mit vorwärtstreibendem Gewinn als Unterabteilung einer allgemeinen Krankheitslehre abgehandelt werden zu können. Dies gilt insbesondere für Schottland, das vermöge seiner Sonderrechte sich allen englischen Aufforderungen zur Schaffung einer Ordnung für die Irren – in der traditionellen wie in der jetzigen neuen Form – widersetzte, weshalb noch bis weit ins 19. Jahrhundert das Gros der schottischen Irren »frei« und damit die Möglichkeit ärztlicher Erfahrungssammlung beschränkt war. Gerade aber die schottische Schule wurde ab 1750 in der Medizin führend, neben Whytt vor allem sein Nachfolger William Cullen (1710 bis 1790), der den philosophischen Empirismus mit der Nerventheorie verband und so nahezu die gesamte Medizin auf eine Neuro-Physiologie und -Pathologie gründete, indem er die Konzepte der deutschen Physiologen Friedr. Hoffmann (Eigenaktivität der Muskelfasern) und A. v. Haller (Unterscheidung der Sensibilität der Nerven und der Irritabilität der Muskeln) so kombinierte, daß er zu einer »Identität von Nerven und Muskeln« kam (die Nerven haben nur »sentient and moving extremities«) und damit zu einer einheitlichen »Nervenkraft«, die identisch mit dem körperlichen Leben selbst ist, freilich in Wechselwirkung mit einer immateriellen, rationalen Seele. Auch alle Krankheiten, als widernatürliche Bewegungen der Nervenkraft, sind daher Nervenkrankheiten, »morbi neurosi«, »neuroses«. Die an der bürgerlichen Krankheit Hysterie von Willis, Sydenham und Whytt entwickelte Nerventheorie wird so zur pathogenetischen Basis der gesamten Krankheitslehre. Diese wird von Cullen als vollständiges, »natürliches« System ausgebaut, konstruiert nach der botanischen Methode der »Genera morborum« K. v. Linnés (1763). In diesem System aller (Nerven-)Krankheiten unterscheidet Cullen vier Klassen, von denen eine – neben den fieberhaften, den cachektischen und den lokalen Krankheiten – die Klasse der Neurosen im engeren Sinne, da fast ausschließlich das Nervensystem betreffend, ausmacht.[73]

Der Begriff der Nervenkraft bedeutet eine Dynamisierung der bisherigen mechanischen Nerventheorien, zumal Kriterium für gesundes und krankes Leben jetzt nicht mehr die unterschiedliche Menge an »Nervensaft« ist, sondern seine unterschiedliche Beweglichkeit, das Alternieren zwischen Tätigkeit, Erregung, Spasmus und Ruhe, Kollaps, Atonie des Gehirns, und zwar zeitlich und räumlich. Wenn man so will, wird der Mensch jetzt mehr als körperlich arbeitender konzipiert. In die Psychiatrie kommt durch Cullen vor allem das Denken in Polaritäten der Kräfte und Antriebe (Stärke und Schwäche) wie der Gefühle (Exaltation und Depression), andererseits die Vorstellung kranker als Steigerung gesunder Vorgänge.

Die Klasse der Neurosen bei Cullen umfaßt vier Ordnungen: neben den

Comata (z. B. Schlaganfall), Adynamien (z. B. Hypochondrie) und Spasmi (z. B. Hysterie) betreffen die Vesaniae das eigentliche Irresein. Dieses ist traditionell als Verstandesstörung – »judgement impaired, without pyrexia or coma« – definiert. Dieser theoretischen Ableitung des Irreseins, d. h. einer nunmehr schon fast vergangenen gesellschaftlichen Entwicklungsphase entsprechend, ist auch Cullens therapeutisches Konzept noch am physischen Zwang orientiert, von dessen beiden Funktionen jetzt freilich die eine – der Schutz der Gesellschaft vor den Irren – wenig betont wird, während die andere – das Mittel, das Denken wieder auf den geraden Weg zu bringen – um so mehr hervortritt: »Restraint is also to be considered as a remedy [. . .], is usefull, and ought to be complete [. . .], and the strait waistcoat answers every purpose better than any other that has yet been thought of.«[74] Auch die Erregung von Furcht ist nützlich, da sie den Geist beruhigt und dem Exzeß der Erregung entgegenwirkt; daher sollten die Personen, die den Irren nahe sind, beständig »Ehrfurcht und Schrecken« zu erregen suchen, was auch durch Peitschen und Schlagen geschehen kann: »Sometimes it may be necessary to acquire it even by stripes and blows. The former, although having the appearance of more severity, are much safer than strokes or blows about the head.«[75]

Cullen konnte – trotz seiner überragenden Autorität – nur da nachhaltigen Einfluß auf die Psychiatrie gewinnen, wo einige seiner Schüler sich auf die praktischen Probleme des Irreseins einließen; dies gilt namentlich für Th. Arnold, A. Crichton, J. Ferriar und W. S. Hallaran. Darüber hinaus wurde Cullens Theorie zum einflußreichsten Modell für die Begründer der Psychiatrie in anderen Ländern, dem sie zum Teil folgten und an dem sie sich zum anderen Teil kritisch abarbeiteten. Hier sind für Frankreich Pinel, für die USA Rush, für Italien Chiarugi und für Deutschland mehrere Ärzte zu nennen. Das offenbar vollständige Konzept aus der Feder eines der berühmtesten Ärzte seiner Zeit mußte für diese Männer, die sich in ihren Ländern zum erstenmal unmittelbar mit den Irren befaßten, von großem Nutzen sein, mochte es noch so theoretisch sein und mochten sie auch durch eigene Erfahrungen zu anderen Ergebnissen kommen. Auf diesem Hintergrund läßt sich besser verstehen, daß ein Schüler Cullens, John Brown (1735–1788), der seinen Meister in der spekulativen Simplifizierung nervenphysiologischer Befunde weit übertraf, in England kaum Bedeutung erlangte, während sein Einfluß in Deutschland den Cullens in den Schatten stellte und zu einem nachgerade weltanschaulichen Streit um den »Brownianismus« führte. Der ehemalige Theologe Brown generalisierte in seinen *Elementa medicinae* (Edinburgh 1780) die »Nervenkraft« Cullens zu einer totalen Lebenskraft, der Erregbarkeit (»excitability«), d. h. der Fähigkeit, durch Reize erregt zu werden; und alles, was auf den Organismus wirkt, ist Reiz. Leben ist essentiell (angeborene) Erregbarkeit, wie Eisen magnetisch ist, und zugleich ist es erzwungen, da abhängig von den Reizen und ihrer

Intensität; dabei hat die Reizung eines Teils eine einheitliche Kraftwirkung des Ganzen zur Folge. Hier sind die Grenzen der mechanischen Medizin gesprengt; an deren Stelle treten die Prinzipien der Totalität und der Kräfte-Polarität der romantischen Medizin, was die Wirkung auf Deutschland (besonders Schelling) begreiflich macht.[76] Diesen Prinzipien des Lebens und der Gesundheit gehorchen auch die Krankheiten. Krankheit ist nur eine – sthenische oder asthenische – Abweichung von der normalen, mittleren Intensität der Erregbarkeit, der die Gesundheit entspricht. Das bedeutet für die Formen des Irreseins: Manie ist zu starke Erregbarkeit, also eine sthenische Krankheit, bedingt durch einen Hirnfehler oder durch zu heftige Reize (Leidenschaften); diese können sich sogar so weit steigern, daß die Erregbarkeit selbst zerstört wird, wodurch ein asthenischer Zustand als uneigentliche Schwäche (Epilepsie oder Schlaganfall) erzeugt wird. Dagegen liegt bei der Melancholie eine zu geringe Erregung, d. h. eine Verminderung der erregenden Leidenschaften vor; damit ist durch eigentliche Schwäche ein asthenischer Zustand entstanden. Das therapeutische Prinzip ergibt sich aus dieser Theorie; es besteht in einem System vielfältiger gegenwirkender Mittel bzw. im Reizausgleich, in deren Dienst Diätvorschriften ebenso treten können wie Züchtigung und die Erregung von Leidenschaften, die dem jeweiligen krankhaften Extrem bis zur Erreichung einer mittleren Norm entgegenwirken sollen.

Während Browns Theorie im Grunde schon nicht mehr dieser Epoche angehört (seine Überspitzung der Thesen Cullens, durch die etwas qualitativ Anderes entstand, verfeindete ihn mit seinem einstigen Förderer) und auf die Psychiatrie nur deshalb bezogen ist, weil sie universale Anwendbarkeit beanspruchte, entstand gleichzeitig mit den Hauptwerken Cullens und Browns das nach Battie zweite spezifisch psychiatrische »text-book« durch einen weiteren Cullen-Schüler, das für diese Übergangsära der gesellschaftlichen Integration der Irren und der Etablierung der auf sie gemünzten Einrichtungen und Theorien überaus bezeichnende Aspekte enthält. Der Autor, Thomas Arnold (1742–1816), verdeutlicht zunächst, daß die Bewegung, die Irren als Gegenstand eines spezifischen öffentlichen Interesses zu sehen, nun auch die »private madhouses« erreicht hatte, denn Arnold war Besitzer des drittgrößten von ihnen, in Leicester. Dies hängt nicht zuletzt damit zusammen, daß die privaten Häuser seit 1774 sich in den Bereich öffentlicher, sie zu nationaler Verantwortung aufrufender Gesetzgebung gestellt sahen. So geschah es immer häufiger, daß die privaten Unternehmer im »Mad business« in Zeitungsanzeigen, in denen sie ausgiebig Reklame für ihre Häuser machten, darauf hinwiesen, daß sie auch zu einem Teil »arme Irre« aufzunehmen bereit seien. Auch Arnold verstand sein Haus als »generous and patriotic institution«: er unterhielt acht Irre zu einem ermäßigten Kostensatz und »two other free of all expence whatever«. Zugleich arbeitete er gleichsam selbst an der Aufhebung der marktbeherrschenden Stellung des Privatunternehmertums im Irrenwesen – auf sein Betreiben wurde ab 1781 eine öffentliche Anstalt geplant und 1794 mit ihm als erstem Arzt als »Leicester Lunatic Asylum« eröffnet. Unmittelbar im Dienst dieser Intentionen steht auch sein Lehrbuch, das in zwei Bänden 1782 und 1786 erschien, nach Batties das erste eines Vollpsychiaters, sehr um wissenschaftlichen Standard bemüht, systematisch und erstmals mit sorgfältigen Zitatnachweisen. Die Einleitung enthält einen heftigen Protest dagegen, daß durch das System der Privathäuser die Irren zum Gegenstand der privaten Ausbeutung gemacht werden: »Unter der kleinen Zahl derer, die vollkommene Beobachtungen [...] anzustellen Gelegenheit haben, gibt es nur sehr wenige, die das, was ihrem Privatnutzen so vorteilhaft ist, öffentlich bekannt zu machen Lust haben«; daher habe sein Buch den Zweck, das »Interesse des Publikums« zu befördern.[77] Dem Buch ist auf dem Titelblatt ein Satz des Epiktet vorangestellt, dem – mit Rücksicht auf die breitere Öffentlichkeit – die englische Übersetzung beigegeben ist: »Men are not disturbed by things themselves; but by the opinions which they form concerning them.« Mit all dem ist die Konstellation deutlicher gemacht, die sich bei Battie ankündete: Die Gesellschaft versteht sich zunehmend als eigengesetzliche Zirkulationssphäre, weswegen sie darauf angewiesen ist, auch die Armen und die Irren zu integrieren; sie braucht sie als Instrumente der zwei Richtungen ihrer Expansion. Sie braucht die Armen für ihre Expansion nach außen – für die ökonomische als Arbeiter, für die kolonial-militärische als Soldaten. Sie braucht aber auch die Irren für ihre Expansion nach innen, für die Herstellung einer inneren Zirkulation, deren sie zu ihrem Selbstverständnis, ihrer Identität, bedarf; denn in der bürgerlichen Revolution, in der Emanzipation von äußerer und physischer Autorität, sich auf sich selbst stellend und zugleich dem Marktprinzip folgend, ist die Gesellschaft zur Orientierung an sich selbst gezwungen. Die Mittel dazu werden die Empfindungen, die (nicht mehr in ratio und physis integrierten) Leidenschaften und die Meinungen (»opinions«); und die Gesellschaft lernt, an ihnen als an etwas Subjektivem, Selbstgesetztem zu leiden, während sie sie zugleich zu Treibriemen der gesellschaftlichen Bewegung wie des Selbstverständnisses macht. In dieser Kreisbewegung haben um 1750 schon die Hysterie und der Spleen ihren Ort; erst jetzt treten die Irren hinzu. Äußerer und innerer Haushalt, »industrial and animal oeconomy« sind nicht mehr zu trennen, wie sehr sich auch gerade hier der Widerspruch zwischen dem Eigentümer und dem Menschen entfaltet. Da die bürgerliche Gesellschaft ihren Anspruch auf öffentliche Autorität nicht von außen, sondern aus sich selbst bezieht und daher ständig der Legitimierungsnotwendigkeit ausgesetzt ist, werden Arme und Irre – diesmal gemeinsam – auch in dieser Hinsicht funktionalisiert: sie sind die hervorragenden Exempel zur Rechtfertigung der Pflicht des bürgerlichen Staates, die innere Ordnung, den Schutz der Öffentlichkeit – mit den Mitteln der Fürsorge und des sozialen Zwangs

– zu gewährleisten, gerade in dem für die Strafgerichte nicht erreichbaren Raum.

Bei Arnold sind diese Themen angeschlagen, obschon seine Praxis und Theorie noch nicht zu den Reformversuchen der folgenden Epoche zu rechnen sind. In seinem Buch wird die Häufigkeit des Wahnsinns in England unmittelbar zum Maßstab der Freiheit und ökonomischen Fortschrittlichkeit Englands erhoben. Damit weitet er den Ansatz Blackmores und Cheynes nicht nur auf den Stand Englands als Industriegesellschaft aus, sondern dehnt auch erstmals die Funktionalisierung von der Hysterie und dem Spleen auf Formen des eigentlichen Irreseins aus: Während die Franzosen von allen gesitteten Nationen die wenigsten Wahnsinnigen haben, weil sie weniger Anlage zu tiefen, starken, traurigen und anhaltenden Leidenschaften besitzen (Zeugen: Addison und Hume), findet man in England gerade diese in reichem Maße, besonders soweit sie auf Religion, Liebe und Handel bezogen sind; und eben diese Leidenschaften sind die entscheidenden Ursachen für den Wahnsinn. Liebe z. B. ist in Frankreich nur eine Angelegenheit flüchtiger Galanterie, nicht eine ernste Sache des Herzens wie in England (Zeuge: Sterne). Auch die Religion weckt in Frankreich keine echten Leidenschaften (z. B. Schuldgefühle), da die dort herrschende katholische Kirche sie durch Absolution niederhält. Endlich sind die Franzosen kaum von der Sehnsucht nach Reichtum oder vom Gewinn selbst affiziert, da sie noch in einem sklavischen Land mit absoluter Monarchie leben, in dem Handel und Äcker darniederliegen. England dagegen, das Land der Freiheit, fördert Unternehmergeist und Risiko, weil das Eigentum garantiert ist, und hat Bedingungen geschaffen, in denen eine »gesunde Philosophie« und das Christentum »den Gebrauch und den innerlichen Werth der Wohlthaten des Überflusses vollkommen lehren«.[78] In Frankreich, wo sich »die Ehre eines Edelmannes mit dem Charakter eines Kaufmannes nicht verträgt« und wo der Zwang der Regierung alle Leidenschaften dämpft, kann der Wunsch nach Besitz nicht so stark werden, daß daraus Wahnsinn entsteht. Daher gibt es dort auch nur Luxus in der oberen, in England aber in allen Klassen.[79] Wahnsinn ist also funktionell gebunden vor allem an die Ausbreitung von Besitz, Reichtum und Luxus, findet sich daher am meisten auf der Welt »bei der Englischen reichen, freyen und handelnden Nation«.[80]

Die eigentliche Theorie Arnolds ist von solchen Anschauungen nicht zu trennen; sie ist nicht nur von seinem Lehrer Cullen, sondern – aufgrund seiner ausgiebigen praktischen Erfahrungen – auch von Battie beeinflußt. Die obligate sensualistische Position wird nicht mehr nur über Locke, sondern auch über David Hartley,[81] der ebenfalls psychiatrisch interessierter Arzt war, gewonnen. Die Tendenz Batties wird fortgesetzt, wenn Arnold die Störungen der Sinnesempfindung, d. h. die Halluzinationen, als »ideal insanity« in den Wahnsinn aufnimmt und dieser Form den Wahn der

Begriffe, also das Irrereden, die Assoziationsstörung der Lockeschen Tradition, als »notional insanity« gegenüberstellt.

Verschiedene Eigenheiten und Akzente verweisen darauf, daß Arnold bereits mit der Verinnerlichung der romantischen Erfahrung befaßt ist. Er betont nicht nur den (melancholisch oder manisch) affektiven Charakter des Wahnsinns, sondern auch die Möglichkeit, über eine zur Gewohnheit verselbständigte Leidenschaft wahnsinnig zu werden. Das »empire of passions« (und damit die Basis der »pathetic insanity«) umfaßt Liebe, Aberglauben, Geiz, Verzweiflung ebenso wie Heimweh, alle ungeordneten Strebungen und »heftige Neigung zu den ausschweifendst romantischen, kindischen, ungeschicktesten Erdichtungen«.[82] Überdies gibt es für ihn zwischen dem bloßen Irrereden aller Menschen und dem eigentlichen Wahnsinn fließende Übergänge. Das heißt, alle Menschen werden – aufgrund der in ihnen selbst verankerten Leidenschaften und Wahnsinnsdispositionen – in den natürlich-moralischen Kreis des Wahnsinns mit der ständigen Möglichkeit zur widernatürlich-medizinischen Form des Wahnsinns einbezogen: »moral insanity« ist die natürlich-allgemein-menschliche Basis der »medical insanity«. Der Narr und das Genie sind in dieser Hinsicht gefährdete, sozial-moralische Grenzgänger (Shakespeare). An Arnolds Einzelbeschreibungen zeigt sich, daß er seinen Begriff des Wahnsinns auf der Erfahrung des Selbstbezugs der Menschen und seiner Störungen (Entfremdungserlebnisse, Deprivationen) gründet.

In der ambivalenten Stellung, die Arnold den Leidenschaften zuschreibt, wird der Widerspruch in der Struktur der bürgerlichen Gesellschaft deutlich. Auf der einen – der wirtschaftenden – Seite ist die Intensität der Leidenschaften Indikator für Unternehmergeist, Gewinnstreben, Mut zum Risiko, Reichtum und Luxus und damit für die Größe und Freiheit der Nation; hier werden die Leidenschaften zudem durch eine »gesunde Philosophie« und durchs Christentum legitimiert. Auf der anderen – der privatinnerlichen – Seite ist die Zeche dafür zu zahlen; hier tragen die Leidenschaften, die Bedürfnisse, nicht nur viel stärker das Risiko des Wahnsinns in sich, sondern hier figurieren sie immer schon als Anlaß, zur Moralisierung des menschlichen Verhaltens aufzufordern, hier geht es um das Verbot der Extreme, um das Einhalten der moralischen Norm, um die Wahrheit, die in der Mitte, im Durchschnitt liegt. Abweichendes Verhalten – ob als Narr und Sonderling oder als Genie – ist gleichsam mit der Strafe der Erkrankung, des Wahnsinns, der »medical insanity« bedroht. Da aber die Disposition zu den verschiedenen moralischen Abweichungen allgemein ist, stellt gerade das Konzept der »moral insanity« – im Gegensatz zur »medical insanity« und nur graduell von dieser zu unterscheiden – eine universale Bedrohung dar, der sich kein Glied der Gesellschaft entziehen kann. Dies sei exemplifiziert an der »appetitive insanity«: Es leidet derjenige an ihr, der unbedingt einem Bedürfnis Genüge tun will, auch wo das den

Umständen nach nicht adäquat ist; »sie befällt insgemein solche, die im ledigen Stand, und unter dem äußeren Zwang einer erkünstelten Bescheidenheit geilen Gedanken verliebter Sehnsucht nachhingen, da doch Gesetze, Gewohnheit und Religion sie davon hätten abhalten sollen«, also die, »die eine heimliche, verbotene Flamme in sich ernährten«.[83]

1809 ließ Arnold einen 3. Band folgen: *Observations on the Management of the Insane*, Ergebnis einer 42jährigen Erfahrung der Irrenbehandlung, wobei der Unterschied in der Heilungsquote zwischen seinem Privathaus und der öffentlichen Anstalt sich wie 3:2 zu 2:1 verhielt. Die soziale Differenz, die sich hierin ausdrückt, wird noch deutlicher, wenn Arnold einerseits für Humanität und »mild and indulgent treatment« plädiert, andererseits aber offen bekennt: »Chains should never be used but in the case of poor patients, whose pecuniary circumstances will not admit of such attendance as is necessary to procure safety without them.«[84]

c) Funktionalisierung der Hysterie

Es ist die Entwicklung nachzutragen, die die Bedeutung von Hysterie bzw. Spleen seit 1750 genommen hat, d. h. derjenigen minder schweren Nervenstörungen, die schon vor dieser Zeit Bürgerrecht erlangt hatten. 1746 erschien von John Andree das erste Buch speziell über Epilepsie; als Gründer und Arzt des »London Infirmary« hatte er erstmals Gelegenheit, über diese Kankheit ausgedehnte Erfahrungen zu sammeln. Auch auf diesem Gebiet bedingte also eine praktische Einrichtung die ersten wissenschaftlichen Fortschritte. Jedenfalls führte das dazu, daß man Hysterie deutlicher von der schwereren und eher organisch anmutenden Epilepsie abzuheben verstand, wenngleich diese Differenzierung letztlich noch über 100 Jahre in Anspruch nehmen sollte. Weiter erschien 1796 G. B. Morgagnis, des größten Anatomen seiner Zeit, Werk über die Befunde von über 700 Sektionen. Es machte klar, daß man sich bei Annahmen über die körperliche Fundierung der Krankheiten des Geistes und der Nerven kritisch zurückzuhalten hatte.

Wichtiger noch ist eine Spaltung der medizinischen Vorstellungen, die gerade um die Jahrhundertmitte hervortritt. Die Spirits repräsentierten noch eine nahezu metaphysische Einheit der körperlichen und nichtkörperlichen, der äußeren und inneren Phänomene. Sie werden jetzt allmählich ersetzt durch Modelle der Nerventätigkeit, die – im Verein mit den Fortschritten physiologischer Experimente – stärker an der Physik orientiert sind: an der Bewegung fester und flüssiger Materie, an Tonus und Spannung/Erschlaffung elastischer Fasern, an der Vibration gespannter Saiten. Auf der einen Seite werden so die Voraussetzungen dafür geschaffen, daß die medizinischen Fächer zu einer einheitlichen Wissenschaft von den Gesetzen des menschlichen Körpers und seiner Störungen werden. Auf der anderen Seite entwickelt sich an denselben physikalischen Begriffen eine – von ihrer Funktion der Erklärung körperlicher Vorgänge sich abhebende – bildhaft-symbolische Bedeutung. Die »Natur« des Menschen wird doppeldeutig, zerfällt in eine innere und äußere. Die »innere Sicht«, die Sydenham noch für die somatisch-psychosozialen Spirits behauptete, löst sich von der Körpersphäre, deren Funktionen nun einer äußeren Erklärung verbleiben, und wird zunehmend zu einer – psychologischen – Betrachtung mit unmittelbarem und subjektivem Wahrheitsgehalt. Für »Seele«, »Empfindung«, »Sympathie«, »Sensus communis«, »Leidenschaft« gilt das Äußerlich-Sichtbare nur noch als Mittel oder als Analogie, um das Innerlich-Unsichtbare erkennen zu können. Auch der Begriff der »Konstitution« wird zu einem Instrument, mit dem man anhand äußerer Zeichen psychisch-innere Dispositionen ablesen kann. Wie sehr die Leidenschaften ihr Kriterium an moralischen Normen statt an Naturgesetzen finden, war bei Arnold das Thema. Wie sehr z. B. das Modell der Elektrizität Vorstellungen über das Innere des Menschen und auch diesbezüglichen praktischen Absichten dienlich sein kann, deuteten wir bei Wesley an. Wie die an physiologischen Experimenten geprägten Begriffe der Sensibilität und Irritabilität Hallers ärztlichen und weltanschaulichen Bedürfnissen zuliebe verändert wurden, war im Extrem an J. Brown zu sehen. Zugleich bilden all diese begrifflichen Verinnerlichungen eine Vorlage der literarischen Romantik in England.

In dieser Bewegung steht Robert Whytt (1714–1766), der den Ruf der schottischen Medizin als Vorgänger Cullens begründete, der 1751 eine erste, von Spirits weitgehend befreite somatisch-neurologische Medizin schuf und der 1765 das einzige bedeutende Buch über Hysterie der 2. Jahrhunderthälfte schrieb. Als »Neurologe« entdeckte er nicht nur einige höchst wichtige Reflexe: die Pupillenreaktion auf Licht, Pupillenstarre nach Zerstörung der Vierhügelregion des Gehirns, Nies-, Würg-, Husten-, Blasenentleerungsreflex, Erektion und Ejakulation.[85] Gerade gelegentlich seiner Reflex-Experimente kam er zu klareren Vorstellungen von der Beziehung der Muskelbewegung zur Sensibilität. Insbesondere fand er in diesem Zusammenhang zu der Annahme, daß Bewegung durch einen Nervenimpuls, auch ohne Anstoß durch einen höheren Willen oder einen äußeren Reiz, in Gang gesetzt werden kann; d. h. es gibt »vital« oder »involuntary motions« ohne »express consciousness«, also ohne eine dirigierende Instanz wie die Seele. Dann gibt es auch nicht – getrennt voneinander – eine anima = »vital or sentient soul«, die wir mit den Tieren gemein haben, und einen rein menschlichen Animus = »the seat of reason and intelligence«, sondern »there seems to be in man one sentient and intelligent PRINCIPLE, which is equally the source of life, sense and motion, as of reason«.[86] Es ist dieses – bei Whytt stets abstrakt bleibende – »Prinzip«, das es ihm erlaubt, die traditionelle Trennungslinie zwischen menschlich-bewußten und tierischunbewußten Funktionen durch eine andere zu ersetzen, die, wie Hunter und Macalpine meinen, eine neurophysiologische von einer psychologischen Betrachtungsweise scheidet[87], wobei beide – die eine äußerlich, die andere innerlich – die Gesamtheit der Funktionen des Menschen als einen eigengesetzlichen, gleichsam geschlossenen Kreislauf zu beschreiben in der Lage sind.

Nicht anders ist es bei Whytts Analyse der Hysterie und der Hypochondrie, die er – die eine die Frauen, die andere die Männer betreffend – als »nervous disorders« identifiziert. Ihre Ursache ist »an uncommon weakness, or a depraved or unnatural feeling, in some of the organes of the body«, wobei kennzeichnend die Vielzahl und die Entferntheit der kranken Organe voneinander sind, was nur durch eine gesteigerte Beweglichkeit der körperlichen Beziehungen (besonders der Frau eigen, die daher häufiger erkrankt) zu erklären ist, d. h. durch übergroße »sympathy«, »consensus«. Letztere existieren in den Organen, sind aber zugleich eine Form der Sensibilität und werden durch das Nervensystem vermittelt. Die andere Ursache der »nervous disorders« ist daher »a too great delicacy and sensibility of the whole nervous system«.[88] Diese Eigenschaften des Nervensystems sind zugleich psychische, ja moralische Kategorien, und Foucault bemerkt mit Recht: »From now on one fell ill from too much feeling; one suffered from an excessive solidarity with all the beings around one. One was no longer compelled by one's secret nature; one was the victim of everything which, on the surface of the world, solicited the body and the soul. And as a result, one was both more innocent and more guilty.«[89] Denn einerseits werden die Kranken durch die nervliche Irritation, durch ihre schwache und delikate Konstitution in körperliche und unbewußte Reaktionen, ja bis zur Bewußtlosigkeit getrieben. Andererseits kann die Krankheit in einem viel tieferen Sinne als natürliche Strafe für eine Schuld angesehen werden, gerade weil die Ratio nicht mehr eine unabhängige Instanz ist, deren Irrtum einzusehen und zu korrigieren ist. Wo das Ausmaß des Gefühls die Kapazität der Nervenirritation übersteigt, wird der bloße Irrtum zum moralischen Fehler, kann die private Lebensführung in ihrer Gesamtheit zur Sünde an der Natur werden, die hier als bürgerliche Norm der Natürlichkeit erscheint[90] und gleichzeitig als körperliche Natur und als Bereitschaft zu abnormer Reaktion zur Instanz moralischer Strafandrohung wird. In ein derartiges säkularisiert-bürgerliches Schuld-Strafe-Verhältnis, das im Dienst einer sich selbst regulierenden Sozialordnung steht, können alle Bedürfnis-Ansprüche, Leidenschaften und Vorstellungen eintreten, besonders aber jeder Mißbrauch, alles »Unnatürlich«-Extreme: das Leben der Städter, Romanlektüre, Theaterbesuch, Diätfehler, Wissensdurst, sexuelle Leidenschaft und jene Gewohnheit, die ihrer Kriminalität wegen nur in Umschreibungen ausgesprochen wurde: die Onanie. Es versteht sich, daß gegenüber der »moral insanity« bei Arnold, die mit dem Wahnsinn droht, diese Konzeption der Hysterie eine unmittelbarere Wirkung hat, da sie schon bei dem unscheinbarsten Ansatz der Selbstbeobachtung und Selbstverständigung als ein Faszination und Zwang ausstrahlendes Interpretationsschema zur Verfügung steht.

Die Moralisierung der Sensibilität und die »Revolution der Gefühle«, die neue Konzeption der »nervous disorders« und die literarische Romantik sind nicht nur gleichzeitig, sie durchdringen sich nicht nur gegenseitig theoretisch und praktisch, sie entsprechen einander auch in ihren gesellschaftlichen Funktionen. Denn wie die ökonomische Revolution um die Jahrhundertmitte beginnt, so auch die Neuordnung des Bereichs des bürgerlichen Privatlebens – wie die Expansion nach außen, so die nach innen. Der Begriff »capital« gewinnt seinen Kurswert, während Sterne die Attribute »interesting« und »sentimental« in Umlauf setzt.[91] Die Literaten verlieren mit der Industrialisierung ihre öffentliche Bedeutung für Politik und Wirtschaft, ihre politischen Mäzene, und wenden sich dem Individuum, seiner Natur und Innerlichkeit, seinem Privatleben und seinem Selbstverständnis zu. Der Bürger als Eigentümer und als Mensch treten auseinander; in beiderlei Gestalt zwar – als Unternehmer und als Genie – freie Individuen, markieren sie zwei dem Anspruch nach sich widersprechende, in Wirklichkeit aber sich kompensierende Welten. Es etabliert sich ein Lesepublikum, eine bisher unbekannte allgemeine »Lesewut«, die über die Leidenschaft zur »nervous disorder« oder zur »Manie« führen mag. Smollet entwickelt die erste »Literaturfabrik«. Etwa 1780 ist die Buchproduktion durch das große Verlagswesen rationalisiert: Der Bedarf ist so groß geworden, daß man das Buch nur noch als Ware kalkulieren kann, die für einen anonymen Markt produziert wird, dessen Bedürfnisse man berücksichtigen muß und durch Konkurrenz erfolgreich befriedigen kann. Eins der Konkurrenzmittel ist die Kultivierung der Originalität; 1759 schrieb der Geistliche E. Young seine *Conjectures on Original Composition*.

Was aber sind die Bedürfnisse des breiten lesenden Bürgertums? Von der Jahrhundertmitte an wird nicht nur die äußerlich ausgegrenzte Unvernunft sichtbar, sondern wird auch die Unvernunft im Innern des Menschen thematisch. Die Vernunft wird nicht nur medizinisch durch Whytt entthront und als eine Instanz unter anderen in den Kreislauf der psychischen Gesetze einbezogen oder durch Arnold mit dem Kompaß der bürgerlichen Gesetze, der Gewohnheiten und der Religion versehen; sie wird auch den Literaten tief fragwürdig, so dem chronisch melancholischen S. Johnson in *Rasselas* (1759): »Of the uncertainties of our present state, the most dreadful and alarming is the uncertain continuance of reason. [...] No man will be found in whose mind airy notions do not sometimes tyrannise, and force him to hope or fear beyond the limits of sober probability. All power of fancy over reason is a degree of insanity.«[92] Die Kehrseite dieser betrauerten Relativierung ist die große Apologie des Rechts aufs Gefühl, und diese entspricht in der Tat dem Bedürfnis des Bürgers. »Die Romantik ist ihrem Ursprung nach eine englische Bewegung, so wie das moderne Bürgertum selbst, das hier zum erstenmal von der Aristokratie unabhängig zu Wort kommt, ein Ergebnis der englischen Verhältnisse ist. Sowohl die Naturpoesie Thomsons, die Nachtgesänge Youngs und die Ossianischen Klagelieder Macphersons als auch der sentimentale Sittenroman Richardsons, Fieldings und Sternes sind nur die literarische Form des Individualismus, der sich auch im laissez faire und in der Industriellen Revolution ausdrückt.« [93]

Kann der Bürger es anerkennen, daß der Mensch keineswegs vollkommen rational ist, so wird ihm auch das Sichtbarwerden der ausgegrenzten Unvernunft erträglicher – der Irre erscheint ihm nicht mehr als vollkommen irrational. Im Gegenteil, zwischen der sichtbaren Unvernunft der Irren und seiner eigenen unsichtbaren inneren Unvernunft findet der Bürger Gemeinsames: Gefühlsrausch, namentlich schmerzlicher Art, Leidenschaft, Sensibilität, unwiderstehliche Begierden und überhaupt die menschliche Unzulänglichkeit, das freie Spiel der Einbildungen, Träume und andere Aktivitäten der Nachtseite der Seele. Die Erfahrung dieses Gemeinsamen, für die die »nervous disorders« das Modell einer beliebig skalierbaren, verbindenden Brücke darstellen, wirkt nun nicht mehr so provozierend wie zu Zeiten Swifts, als die Irren noch ausgegrenzt waren. Sie kann vielmehr von vielen Autoren und einem breiten Lesepublikum geteilt bzw. nachvollzogen werden – leidend und genießend. Provozierend kann sie freilich werden, wenn etwa Sternes Tristram Shandy, »der Ritter des Steckenpferdes«, sich die Freiheit des Individuums aus der Welt des Narren borgt, der als Besonderer, als Sonderling die Beschränktheit des Menschen akzeptiert und so den Verzicht auf die rationale »Persönlichkeit« und auf die Erkenntnis des Absoluten ebenso erklärt wie auf das Expertentum der Leistungswelt: »I triumph'd over him as I always do, like a fool.«[94]

Der Individualismus als Forderung nach freier Entfaltung aller Fähigkeiten ist in der Tat einerseits Protest gegen die aristokratische Welt, und hier sind Literat und Unternehmer Bundesgenossen. Andererseits ist er Protest gegen das, was an ihre Stelle getreten ist, und dort steht der Literat durchaus gegen den Unternehmer, gegen die Nivellierung, Mechanisierung und Entpersönlichung in der bürgerlichen Wirtschaftsgesellschaft. In dieser Konstellation wird der Angriff gegen die kalkulierende Rationalität der Ökonomie irrational-emotionaler Emphase vorgetragen, und gegenüber einer die Natur ausbeutenden Gesellschaft gewinnt die eigene Natur moralische Qualitäten. So sind Suggestion und Übertreibung der eigenen Gefühle, die Selbstbespiegelung und das Ernstnehmen jeder Stimmung und Regung nicht mehr nur gegen aristokratische Distanz gerichtet, sondern sie fungieren zugleich als »Entschädigung für die Erfolglosigkeit im praktischen Leben«.[95] Unübertrefflich hat S. Richardson diese Bedürfnisse auf eine literarische Formel gebracht und wurde damit einer der erfolgreichsten Schriftsteller überhaupt. Bei ihm wird das Privatleben, das »Herzensproblem« einfacher, aber tugendhafter Bürger zu einem Seelendrama rührseliger Intimität, nervöser Empfindsamkeit und erbaulicher Selbstenthüllung. Hier besteht die äußere Welt nur noch aus Versuchungen, die es nach qualvollem Gewissenskampf durch innere Standhaftigkeit zu überwinden gilt; dann wenden sich auch die äußeren Umstände zum Guten. Pamela (1740), die bedrohte und sich doch rein erhaltende Jungfrau, die zur Belohnung von ihrem Herrn geheiratet wird, ist das Urbild aller späteren Wunschphantasien und moralisierenden Romane, worin Anständigkeit das kleinbürgerliche Mittel zum Zweck wird: die unmoralische Erfolgsmoral der Erfolglosen. Der Held bringt das unerfüllte Leben des Lesers zur Vollendung. Moralische Rechtfertigung der bürgerlichen Sozialordnung als der »natürlichen« und Ideologie für den Lebenskampf finden in dieser Psychologie zusammen. Dabei ist kaum einer dieser Literaten, der nicht zur Erklärung des Leidens seiner Helden wie seines eigenen Lebens das Schema der »nervous diseases« benutzt – die Gesellschaft, die zivilisierte, städtische Welt, ist ein einziges Reizspektrum, dem der empfindsame und damit moralische Bürger in erhöhtem Maße ausgesetzt ist, während derjenige, der davon gar nicht berührt wird, dafür kein »Organ« hat, der nur seinen Geschäften nachgeht, sich eben dadurch als unsensibel, gefühlsstumpf, un-sympathisch[96] und also im bürgerlichen Sinne als unmoralisch erweist, als Nichtbürger. Um so mehr erscheint jetzt der Stumpf- und Blödsinn nicht nur als Folge und irreversibles Endstadium des Irreseins, sondern zugleich als ein moralisches Kausalverhältnis: als schreckliche Strafe für die Schuld, daß man dem genußbereitenden Instrument der Empfindsamkeit nicht moralische Zügel angelegt hat, daß man den Versuchungen des künstlich-städtischen Lebens erlegen ist, die Leidenschaften maßlos werden und die Grenzen der bürgerlichen Norm und des Natürlichen hinter sich ließ. Die Empfindsamkeit, der Vorzug des Bürgers, stellt die moralische Aufgabe, die durch Beschränkung, Verzicht, zu lösen ist, was mit Erfolg belohnt wird. Versagt man, steigert sich die Empfindsamkeit ins Unnatürlich-Maßlose, ist Krankheit eine der möglichen Strafen. Die Übergänge sind fließend: »nervous disorders« – »madness« – »insensibility«/Stumpfsinn. Mit anderen Begriffen werden sie von Arnold dargestellt: »moral insanity« und »medical insanity«. Das Bewußtsein moralischer Schuld und die Vorstellung der seelischen Krankheit als Strafe gehen eine die moralische Ordnung sanktionierende und den Bürger bedrohende Verbindung ein. Es muß in diesem Zusammenhang gesehen werden, wenn Johnson schreibt: »No disease of the imagination [. . .] is so difficult of cure, as that which is complicated with the dread of guilt.«[97] Während die Wirtschaft der Rationalität, der Nützlichkeit und der Selbsterhaltung folgt, entwickelt James Vere, Kaufmann und Governor of Bedlam, 1778 mit Hilfe der »nervous disorders« die kompensierende bürgerliche Moral: Wenn die »moral instincts« ihre Herrschaft über die »lower order of instincts« (d. h. »self-preservation«, »self-love«) verlieren, entsteht »a sort of internal war, which divides the man against himself: and hence a large share of disquiet and restlessness will be the unavoidable consequence«.[98]

Wie aber siegen die bürgerlichen Romanhelden, ihre romantischen Autoren und wie siegen die Ärzte der »nervous disorders« in diesem innerlich-psychischen und zugleich sozialmoralischen Kampf? Ihnen ist ein Mittel gemein, das an Wirksamkeit und Popularität nicht zu übertreffen ist: die Flucht, der Rückzug aus der Alltagswelt, aus der Unrast der Städte, den Anstrengungen und Mißerfolgen des Berufs und aus den nervenaufreibenden Vergnügungen, kurz: aus der mit Verantwortung, Schuld und Krankheit beladenen Reizüberflutung, der die empfindsame Seele ausgesetzt ist.[99] Die Richtung dieser kulturkritischen Flucht liegt fest. Der Bürger kommt zum »Menschlichen« in sich, zu seiner inneren Natur, zur subjektiven Wahrheit über sich auf dem Weg über die Harmonie und Unschuld der unberührten äußeren Natur, und das Resultat entspricht der das Verhalten zur Norm hin temperierenden moralischen »Natürlichkeit«. Was mit Cheyne begann, wurde mit Richardson (dem man z. B. die Symptome einer »Bibliomanie« nachwies) zur Mode, zur physisch-moralisch therapeutischen Institution: das Hirtenleben, die Landpartie, Jagen, Fischen, Reiten, körperliche Gymnastik und der Englische Garten; hinzu kamen Milchkuren und sonstige naturgemäße Diäten. Seit die Nerven vibrierende, gespannte Saiten sind, besitzt auch die Musik die ideale Basis für eine sympathisch-regulierende Heilkraft (während die romantische Literatur im Gegenteil zur Überreizung führt).[100] Die reinigende Wirkung des Wassers, seit je mit dem Mythos der inneren Wiedergeburt verbunden, wird institutionalisiert: Bath wird im 18. Jahrhundert zu einem Zentrum des gesellschaftlichen Lebens.

Sind die bisher erwähnten Phänomene zum Teil bereits mit kleineren Reisen verbunden – eignen sich daher vor allem für den kleinen Spleen des Kleinbürgers –, so wird die Reise überhaupt, die große Reise das repräsentative Mittel gegen den großen Spleen der bessergestellten Bürger. Während man noch 100 Jahre zuvor durchs Reisen krank wurde (Heimwehkrankheit), und während wir bei Sydenham die Reise noch als mechanisch wirkendes Täuschungsmanöver fanden, wird sie um die Jahrhundertmitte zum beherrschenden Topos und zugleich zur Mode. Namentlich die Jugend wurde auf die große Tour nach Frankreich und Italien geschickt: Bildung, Vergnügen und die Kur des Weltschmerzes, der moralischen Skrupel und der unpassenden Absonderlichkeiten vor dem Eintritt in die Leistungswelt sind nicht mehr voneinander zu trennen. Flucht in die Natur und die in die Vergangenheit werden eins. Horace Walpole, Smollett, M. Green, Boswell, Beckford, Goldsmith und Sterne absolvieren das, was letzterer mit der *Sentimental Journey* (1768) zu epochaler Repräsentanz erhoben hat.[101]

Es versteht sich, daß die Armen an diesen Kulturprodukten nicht teilhaben, weder an den sublimeren Formen der »nervous disorders« noch an den kostspieligen und das »Menschliche« befreienden Mitteln ihrer Heilung. Ihnen bleiben – wenn überhaupt – die traditionellen entleerenden Medikamente und ähnliche Gewaltmaßnahmen, wobei freilich Wesleys Entdeckung des billigsten Heilmittels, der elektrischen Maschine, und ihre Anwendung auf die Armen einen integrierenden Fortschritt bezeichneten, der die Armen mit manchen besseren Bürgern auf eine Stufe stellte. Daß hiermit auch ein ärztliches Mittel der Integration der Leistungswelt geschaffen war, zeigt die Geschichte vom Heilungserfolg des Dr. W. St. Clare. Im Februar 1787 brach in einer Baumwollfabrik unter den weiblichen Arbeitern eine hysterische Epidemie mit Krämpfen und Angstanfällen aus. Sie griff sogar auf ein entferntes anderes Werk – sympathisch-infektiös – über. Die Fabrik (2–300 Arbeiter) mußte stillgelegt werden. Der herbeigerufene Arzt konnte jedoch mit seiner »portable electrical machine [...] by electric shocks« in kurzer Zeit alle Erkrankten heilen und so die Fabrik wieder in Gang bringen.[102]

Nicht weniger als die Romantik beeinflußt die schottische Moralphilosophie die Entstehung einer Medizin des menschlichen Geistes, der Psychiatrie. Das gilt für die theoretische Rechtfertigung der Besonderheit eines solchen wissenschaftlichen Bereichs ebenso wie für die Entwicklung einer pragmatisch-menschenfreundlichen Haltung der Ärzte dem Gegenstand ihrer Wissenschaft, den Irren, gegenüber und nicht minder für die Bestimmung der gesellschaftlichen Funktion der Psychiatrie. Wie der Romantik, so ist auch der schottischen Philosophie ein doppelter Protest immanent. Sie ist skeptisch gegenüber der Metaphysik, aber auch gegenüber dem Sensualismus. Sie wendet sich gegen die Absolutheit äußerer Autorität und will sie doch – nach dem Kriterium der Nützlichkeit – erhalten wissen. Das heißt, sie vertraut nicht einer sich aus den Bewegungen der bürgerlichen Gesellschaft von selbst ergebenden Autorität, sondern hält an der Tradition als Basis einer kontinuierlichen Entwicklung, eines naturwüchsigen Fortschritts fest. »Ihre Kritik hält sich im Einklang mit dem Konservatismus der Naturgeschichte selbst.«[103] Mit der Überlegenheit des Herzens über den Kopf, der Bestimmung der sozialen Tugend der »sympathy«, knüpfen die Schotten an Shaftesbury an, ebenso mit dem »common sense«, der ursprüngliche und natürliche Urteile und damit gesellschaftliches Dasein ermöglicht: »They serve to direct us in the common affairs of life, where our reasoning faculty would leave us in the dark.«[104] Freilich subjektivieren sie den »common sense«; er hat nicht mehr den medizinisch im Organismus bestimmbaren Ort wie bei Willis, bleibt nur per analogiam auf die Natur bezogen. Relativ abgelöst von ihr konstituiert »common sense« einen Bereich subjektiver Evidenz. Die schottische Philosophie »setzte an die Stelle von Erkenntnis im eigentlichen Sinne ein pragmatisch bestimmtes

Vertrauen auf die Gültigkeit des ›gesunden Menschenverstandes‹ und darauf, daß die Wahrheit immer in der Mitte liege. [...] Der common sense war gewissermaßen ein statistisches Mittleres aller in der Welt vorkommenden Überzeugungen«.[105] Es wird hier der Versuch unternommen, unmittelbar zu Aussagen über psychische und soziale Gegebenheiten zu gelangen, nur noch indirekt bezogen auf Kopf und Körper, auf rationale Erkenntis und Natur.

So finden wir schon Hutcheson um denselben Nachweis bemüht, den auch Battie, Arnold und Whytt anstrebten: daß es im menschlichen Subjekt einen Bereich gibt, in dem rational Durchschaubares und moralisch Beurteilbares eigenständig wird und gleichsam mit der Macht einer zweiten Natur agiert, gegen die der rationale Korrekturversuch ohnmächtig ist, ja nur noch der Rationalisierung dient: »... and commonly beget some secret Opinions to justify the Passions«.[106] Dies ist für Th. Reid bereits so selbstverständlich, daß er für sein Vorhaben – »anatomy of the mind«, »analysis of the human faculties« – nur die Introspektion in den eigenen Geist zuläßt. Aber auch diese komme, als Reflexion, immer zu spät, um den Berg der anerzogenen Vorurteile bis auf die »simple and original principles of the constitution« abzutragen.[107] Von hier aus zeichnen sich Wege ab, diese Art Psychologie für die Medizin nutzbar zu machen. Für J. Gregory, Professor der Philosophie und dann der Medizin in Aberdeen, ist das möglich über eine »comparative Animal Oeconomy of Mankind and other Animals«; denn in Übereinstimmung mit Whytt ist der Instinkt, im Gegensatz zur Vernunft, ein untrügliches Prinzip für den Menschen und eine sichere Basis für sein psychologisches Verständnis. Die guten, natürlichen Instinkte der Tiere und der Wilden sind für Gregory das Kriterium dafür, daß diese auch beim Menschen zu trennen sind vom »depraved and unnatural State, into which mankind are plunged«. Man sieht: nicht nur von Richardson, auch aus Schottland führen Wege zur Zivilisationskritik Rousseaus. Durch praktische Anwendung solcher »vergleichenden Beobachtung« wird namentlich die Psychiatrie zu einer »progressive art«, da »intimate knowledge of the Human Heart« und »employing one Passion against another« nur durchs Leben selbst, aber niemals durch ein Buch zu lehren ist.[108] In der Tat zeigt gerade die Funktionalisierung der Hysterie, daß die Psychiatrie von Anfang an auch in jener Bewegung steht, die den Ursprung des Übels in dem sieht, was durch die Zivilisation und: die bürgerliche Gesellschaft der Natur künstlich hinzu- und zugefügt wird, und die umgekehrt den Anspruch abgibt, nicht durch exakte Wissenschaft, sondern durch Wissenschaft als Kunst diese Mißstände wieder an eine heile Natur anzunähern, die sich indessen zumeist unter der Hand in den Normbereich des »common sense« als bürgerlich-moralischer Natürlichkeit verwandelt. Wichtigste Erkenntnis des schottischen Philosophierens für die Psychiatrie: die (psychischen) Gesetze des Herzens und seiner Störungen bilden eine eigene Realität, die aber ebenso real ist wie die der körperlichen Natur: »Although the fears of these patients are generally groundless, yet their sufferings are real. [...] Disorders in the imagination may be as properly the object of a physician's attention as a disorder of the body.« Auch Gregory sieht, daß mit den »armen Irren« und den bürgerlichen »nervous disorders« die psychische Medizin von ihrer Entstehung an in der Praxis zwei sozio-ökonomische Gruppen unterscheidet: »It is not unusual to find physicians treating these complaints with the most barbarous neglect, or mortifying ridicule, when the patients can ill afford to fee them; while at the same time, among patients of higher rank, they foster them with the utmost care and apparent sympathy: there being no diseases, in the stile of the trade, so lucrative as these of the nervous kind.«[109]

3. Reformbewegung und die Dialektik des Zwangs

a) Krise – die liberale und die konservative Antwort

Gemeinhin läßt man die Psychiatrie in England wie in Frankreich mit der Zeit der Französischen Revolution beginnen, namentlich mit der Eröffnung des »Retreat« bei York durch S. Tuke 1796. Es ist demgegenüber daran festzuhalten, daß das, was zwischen dieser Etablierung eines neuen Anstaltstyps und Conollys »No Restraint Movement« der 1840er Jahre geschah, nichts anderes war als die Entfaltung, Ausführung und Verwirklichung dessen, was in und nach der Mitte des 18. Jahrhunderts angestoßen worden war, durch Battie, aber auch durch Whytt, Cullen und Arnold, und was wesentlich im Rahmen der ökonomischen Revolution, der Romantik und der psychologisch-soziologischen Philosophie Schottlands zu begreifen ist. Das heißt, wir finden hier keinen Neuansatz, kein neues Paradigma, sondern in dem genauen Sinne eine Reformbewegung, wie auf der Basis der bestehenden bürgerlichen Gesellschaft in England in eben dieser Zeit die soziale »Reform Movement« stattfindet, in der durch die Revolution in Frankreich die bürgerliche Gesellschaft – und die Psychiatrie – sich konstituieren.

Nach dem politischen Rückschlag durch die Niederlage im Amerikanischen Unabhängigkeitskrieg beginnt mit Pitt d. J. (1783) eine allgemeine Diskussion um die Sicherung des Friedens und der Wirtschaft, um Sparprogramme, politische Freiheiten und Rechte und um Reformen in den verschiedenen sozialen Bereichen. Es gibt von nun an eine ständige Kontroverse über die Frage, wie weit Eingriffe des Staates zunächst in die Regulierung der sozialen, später auch der ökonomischen Ordnung der Gesellschaft schädlich oder nützlich, verboten oder notwendig seien. In dieser Diskussion entwickelt sich erst zum Begriff, was als »soziale Frage« den Inhalt der bürgerlichen Gesellschaft selbst antastet; und wie die »labouring poors« und die »poor lunatics« gemeinsam sichtbar geworden waren, so figurieren sie auch innerhalb derselben »sozialen Frage«, die sich die Öffentlichkeit jetzt programmatisch stellt. Zwar findet die »Arbeiterfrage« verständlicherweise mehr Interessenten als die »Irrenfrage«, doch bestehen zwischen beiden enge Beziehungen, und in manchen Aspekten sind die Lösungen der letzteren für die erstere wegweisend – namentlich was die Rolle des Staates angeht. Gemeinsam treten beide Fragen um die Mitte des 19. Jahrhunderts in der öffentlichen Diskussion – dem Anschein nach befriedet – zurück, und gemeinsam werden sie an dessen Ende wieder virulent werden.

In den letzten Jahrzehnten des 18. und den ersten des 19. Jahrhunderts war die Gesellschaft so weit von der Industrialisierung ergriffen, daß zumindest von weitblickenden Politikern und Schriftstellern nicht mehr zu übersehen war, daß die Arbeiter zu einem – wenn auch von den Bürgern unterschiedenen – Teil der bürgerlichen Gesellschaft geworden waren und damit auch ihre Zwangssituation und Armut gesellschaftlicher Art waren. Zwang und Armut konnten nicht mehr verharmlost werden als Judikatoren der jenseits der aufgeklärten und humanen bürgerlichen Gesellschaft angesiedelten ausgegrenzten Unvernunft. Sie waren nicht mehr Bestandteil einer unbefragten Naturordnung. Vielmehr waren sie Produkte der industriellen Wirtschaft, gehörten zu den Produktionsmitteln ihrer Waren, waren also Produkte der vernünftigen Gesellschaft und damit der Aufklärung. Die Vernunft der Gesellschaft, der Anspruch der Aufklärung, war fragwürdig geworden. Die Arbeitszeit stieg, die Löhne sanken, Frauen- und Kinderarbeit nahmen zu, Geldstrafen zur Einhaltung der Fabrikvorschriften und das Truck-System erhöhten den Zwang. Es fehlten Wohnungen, die Familien zerfielen, Schulbesuch war illusorisch. Unterernährung, Erschöpfung und Arbeitsunfälle erhöhten Morbidität und Sterberaten. Der Alkoholismus förderte die Verkümmerung. Die klassische Nationalökonomie wußte von keiner Hoffnung. Nach Ricardo konnte der Lohn ein kulturelles Existenzminimum nicht wesentlich übersteigen. Malthus empfahl den Arbeitenden 1798, sich zu dem übrigen Zwang auch noch dem »moral restraint« zu unterwerfen, um den Lohndruck durch Verhinderung eigener Nachkommen zu senken. Beide sprachen sich aus demselben Grund gegen Armengesetze und jede öffentliche Fürsorge aus. »So fand sich alles in allem gerade mit Konsolidierung der neuen, industriellen Verhältnisse die humanitäre Hoffnung der Aufklärungszeit enttäuscht.«[110] Die Wahrnehmung dieser Probleme wurde noch schärfer, als an den zyklischen Überproduktionskrisen, deren erste in die Jahre 1792/93 fällt[111], deutlich wurde, daß auch die konsolidierte kapitalistische Produktion selbst weder krisenfrei funktionierte noch gradlinig fortschritt, und als, ebenfalls 1793, der Verlauf der

Französischen Revolution zeigte, wie nahe der erhabenste Kampf um die Menschenrechte dem Terror sein kann – eine Erfahrung, die die Mehrheit der englischen Öffentlichkeit gegen jede revolutionäre Veränderung sozialer Verhältnisse einnahm. Äußere Zeichen sind weiter die Streiks von 1815, die Schlacht gegen die Arbeiter bei Manchester (1819), Kampf und Bekämpfung der Trade Unions ab 1824 und die Chartistenbewegung der 30er und 40er Jahre, deren Niederlage 1848 den Zeitpunkt einer relativen Integration der »Arbeiterfrage«, ja der »sozialen Frage« überhaupt bei steigendem Wohlstand markiert.

Das Unbehagen, das sich in England spätestens seit 1750 regte, konnte noch als Stadt-Land-Gegensatz verstanden werden, als Macht der Leidenschaften gegenüber der Rationalität und als Suche nach der moralischen Ordnung der Gesellschaft in Einklang mit oder zumindest in Analogie zu einer unmittelbaren Relation zwischen Natur und Vernunft. So konnten wir es im Roman über die menschliche Innerlichkeit der Frühromantik, in der moralphilosophischen Psychologie und in der Praxis und Theorie der beginnenden Psychiatrie sehen. All diese Formen konnten sich noch begreifen als Entwürfe zum Selbstverständnis der bürgerlichen Gesellschaft in ihrem Kampf um Emanzipation von der als Zwang empfundenen Herrschaft absolutistisch-rationalistischer Instanzen. Am Ende des 18. Jahrhunderts jedoch war nicht nur dieser Rechtfertigungsgrund dahin; Armut, Zwang, Unfreiheit und andere Formen der Unvernunft wurden nun auch innerhalb der Gesellschaft, und zwar als ihre Produkte, sichtbar. Wenn aber die Gesellschaft selbst ihre Leiden produziert[112] – und das wird nicht nur an den noch randständigen Arbeitern, sondern auch an dem vom Abstieg bedrohten Kleinbürgertum, an ruinierten Bauern und Pächtern und an bankrotten Unternehmern deutlich – und wenn, der Medizin zwischen Whytt und J. Brown zufolge, die Sensibilität, die Nerven- und Lebenskraft, also der Mensch mit seiner Anlage und mit seinen von ihm selbst produzierten Reizen die Krankheiten selbst hervorbringen, dann wird das Unbehagen an der Gesellschaft zur Krise ihres Selbstverständnisses. Ihre Geschichte ist nicht mehr Naturgeschichte, ist nicht mehr fraglos vernünftig, nicht mehr identisch mit natürlichem Fortschritt zu Freiheit und Reichtum aller. Das Denken, das sich dieser Krise stellt, hat zwischen zwei Wegen zu wählen, je nachdem, wie seine Diagnose der Situation ausfällt.

Sieht das die Krise reflektierende Denken hier primär und fortschrittsgläubig eine Stufe der Emanzipation der Gesellschaft, deren Mißstände zu überwinden sind, wenn man sie nur weitertreibt und wenn man davon ausgeht, daß die Ansprüche der Aufklärung erst noch zu verwirklichen sind, so wird dieses Denken zu einer konsistenten theoretischen Analyse kommen, die auf die Dynamik der Triebkräfte der Gesellschaft bzw. des Menschen baut und deren Naturgesetze zu erkennen sucht. Es wird einen technologischen Plan für die zu konstruierende Gesellschaft entwerfen, in dem

Autorität in der Rationalität der Organisation gleichsam aufgegangen ist. Dieser Ansatz hat jedoch den Kern seiner Schwierigkeiten darin, daß seine Übersetzung in gesellschaftliche Praxis scheitert – weder reicht die Rationalität der Menschen im allgemeinen hin, noch existiert eine soziale Klasse als subjektiver Träger, um dieses *liberale Modell* zu verwirklichen. An der Praxis entscheidet es sich, daß dieses Modell unter den gegebenen Bedingungen einerseits sozialen Utopien folgt, während seine theoretische Stärke andererseits Beihilfe leistet bei der Entstehung der akademischen Disziplinen naturwissenschaftlich betriebener Soziologie, Psychologie und Psychiatrie. Für diesen Ansatz sind J. Bentham und J. S. Mill ebenso zu nennen wie die meisten Vertreter der frühen »Sozialen Bewegung« (z.B. die Agrarsozialisten, der radikal-individualistische Dissenterprediger und Philanthrop W. Godwin)[113], die phrenologisch-naturwissenschaftliche Psychiatrie und, in der Literatur, die gegen Ausbeutung und Industriestädte protestierenden, humanistisch-atheistischen jüngeren Romantiker (Coleridge, Shelley, Byron), erst recht der unsentimentale Tory W. Scott, der den psychologischen Roman der Frühromantik naturalistisch-soziologisch zu Schilderungen von Klassendifferenzen und sozialen Ursachen der Charakterbildung entwikkelt.[114] Die Spielarten liberalen Denkens dieser Zeit garantieren zwar dem Industrialismus jeden Spielraum der Selbstentfaltung, sie erweisen sich aber als ohnmächtig zur praktischen Veränderung der mißlichen Folgen dieser Entwicklung. Sie kennen noch kein Mißtrauen gegen gesellschaftlichen Zwang, bekämpfen daher vornehmlich nur die Reste »alten« Zwangs, für den der Staat anzuschuldigen ist. Daher ihre Verdienste auch in Bereichen wie denen der Gefängnisreform.

Der andere mögliche Weg des Denkens nimmt seinen Ausgang von der Bestimmung der Krise als Zustand des Chaos und der Anarchie, der gerade nicht dem Staat und anderen traditionellen Autoritäten anzulasten ist, sondern der unbegrenzt wuchernden Freizügigkeit der gesellschaftlichen Bewegungen, damit aber den Ideen der Aufklärung selbst. Von dieser Diagnose aus kommt man dazu, entweder romantisch hinter die Aufklärung und den Industrialisierungsprozeß in traditionelle Gemeinschaftsbindungen zurückzustreben oder die Errungenschaften der bürgerlichen Gesellschaft im wesentlichen zu akzeptieren, sie aber durch Einbindung in gewachsene, hinzunehmende Autoritätsstrukturen zu stabilisieren. Hier besteht kein Vertrauen in die Rationalität, die sich durch die Dynamik der gesellschaftlichen und menschlichen Triebe und Bedürfnisse durchsetzen soll; was sich als Gesellschaft verselbständigt hat, soll in irrationale Instanzen eingebettet, von der der Natur entlehnten Autorität der Familie unterbaut, von moralischen Normen umgeben und aufs Maß beschnitten und von den gesetzten Institutionen des Staates und der Kirche überhöht werden. Dieses *konservative Modell* hat wie jedes derartige seine Schwäche in der Theorie, da sich schlecht mit rationalen Argumenten für die Restituierung einer Ordnung streiten läßt, die auf unbefragbare Autorität und Glaubenssätze verpflichtet werden soll. Daher setzt es sich in den Wissenschaften weniger über die Theorie, vielmehr über die praktische Anwendung durch, leichter auch in den normativen Disziplinen als in den kausal betriebenen Naturwissenschaften. Denn der theoretischen Schwäche des konservativen Modells korrespondiert die Stärke in der Praxis. Während die Ideen der Aufklärung und die Menschenrechte ebenso wie die Mechanismen der kapitalistischen Wirtschaft abstrakte Instanzen darstellen und Naturwissenschaften und gesellschaftliche Organisationspläne von der Formalisierbarkeit leben, sind die Einrichtungen, auf die hin das konservative Denken die Gesellschaft integrieren will, höchst konkreter Art; sie verfügen kraft Autorität über die Mittel, zu ihnen selbst zu erziehen (Familie, Staat, Kirche), bzw. sie sind die unmittelbaren Zwecke dieser Erziehung (sozialmoralische Verhaltensnormen). Jedenfalls baut dieses Denken auf die Medien unmittelbarer, praktischer Einwirkung, appelliert an die Eigengesetzlichkeit des menschlichen Innern, an seine normative Bindungsbedürftigkeit und arbeitet auf ordnungsstiftende Konstellationen hin, in denen die moralische Schuldfähigkeit des Menschen – auch jenseits der Strafgerichtsbarkeit – funktionalisiert wird, wie wir es in unserem Zusammenhang z. B. für die Entwicklung der Hysterievorstellungen nachzuweisen suchten. Freilich wird das konservative Modell an der Stelle ideologisch, an der das liberale utopisch wird, nämlich dort, wo sich herausstellt, daß es nicht in der Lage ist, die gesellschaftlichen Verhältnisse zu ändern, diese vielmehr der Entwicklung der kapitalistischen Wirtschaftsweise überläßt und sie rechtfertigt, indem es die Menschen an sie anpaßt und ihnen nur außerhalb ihres ökonomischen Daseins irrational-autoritäre Kompensationsmöglichkeiten verschafft: der ökonomisch erfolglose Bürger als autoritäres Familienoberhaupt, patriotischer Untertan, puritanisch-tugendhaft, krank an der Gesellschaft, im Jenseits belohnt. Es versteht sich, daß dieses konservative Modell an die traditionalistischen Momente der schottischen Moralphilosophie, die noch zugleich utilitaristisch sein konnte, und an die frühromantische Apotheose der bürgerlichen Innerlichkeit, der Flucht aufs Land und in die heroische Vergangenheit anknüpfen konnte, nicht minder an die entpolitisierende Spiritualisierung und an die praktisch-caritative Philanthropie der Methodisten und ähnlicher Bewegungen. Hierher gehören auch die verschiedenen, besonders die fürsorgerischen, sozialen Reformen, unter diesen die hier zu verfolgenden Entwicklungen der praktischen Psychiatrie, aber auch die gesetzlichen Eingriffe in die Wirtschaft, so die familienfördernde Beschränkung der Frauen- und Kinderarbeit (1819 und 1833), Gesetze über die Fabrikhygiene und Einsetzung von Fabrikinspektoren (1829) und die gesetzliche Beschränkung der Arbeitszeit (1847) – Maßnahmen, die eine erhebliche Vergrößerung der staatlichen Bürokratie erforderten. Die jüngere Romantik hat hier nicht weniger eine Funktion als maschinenstürmender

Antikapitalismus, als ästhetische Mythologisierung der realen Ausbeutung (Shelley, Coleridge) und, bei Wordsworth, als Feier der Reinheit der Natur und des Kindes und der Unbedingtheit der sittlichen Pflicht – und das erstmals didaktisch bewußt in einfacher Sprache. Ihren Höhepunkt erlebt die konservative Bewegung – immer in funktioneller Beziehung zur gleichzeitigen ökonomischen Expansion – im Viktorianischen Zeitalter, namentlich um die Jahrhundertmitte. »Die ideelle Reaktion gegen den wirtschaftlichen Liberalismus wird zu einer inneren Angelegenheit, einer moralischen Selbstrettung der Bourgeoisie. Sie wird von derselben Schicht getragen, die in der Praxis das Prinzip der Wirtschaftsfreiheit vertritt, und bildet im viktorianischen Kompromiß das den Materialismus und Egoismus ausgleichende Element.«[115] Nach der Niederlage des Proletariats entsteht sogar so »etwas wie eine Schicksalsgemeinschaft zwischen der Aristokratie und dem Volk«, in der wenn schon nicht Lord Ashleys, so doch Carlyles antiliberal-staatsautoritäre und romantisch-philanthropische Motive zumindest gleich stark waren. »Der Feudalismus Disraelis ist politische Romantik, die ›Oxford-Bewegung‹ religiöse Romantik, die Kulturkritik Carlyles soziale Romantik, die Kunstphilosophie Ruskins ästhetische Romantik; alle diese Lehren und Richtungen verneinen den Liberalismus und Rationalismus und nehmen ihre Zuflucht vor den Problemen der Gegenwart zu einer höheren, überpersönlichen, übernatürlichen Ordnung, einem Zustand, der dauert und der Anarchie der liberalen und individualistischen Gesellschaft nicht unterworfen ist.«[116] Obschon die Utilitaristen, Kapitalisten und Materialisten mit den Aufklärungsideen tiefer verbunden waren als ihre romantisch-konservativen Gegner mit ihrer irrationalen Autoritätssehnsucht, so steht doch zugleich außer Zweifel, daß gerade auch die letzteren die »aufgeklärte« Gesellschaft in ihrem außerökonomischen Bereich mitgeprägt haben, sowohl durch die Praxis der sozialen Reformen als durch die Etablierung einer den äußeren Zwang innerlich übersetzenden moralischen Ordnung.

Die »armen Irren« waren buchstäblich eine Erscheinung des Unbehagens und der sich anbahnenden Krise der Mitte des 18. Jahrhunderts. Nun, da an dessen Ende die Krise offenkundig ist, gehören auch sie zu den großen Gegenständen der öffentlichen Diskussion – die Zahl der Publikationen steigt sprunghaft an[117]; die Irren figurieren in den Themen der inneren Unvernunft der Menschen und der Gesellschaft; das bewußte Produzieren heilender Krisen spielt umgekehrt in der Therapie zunehmend eine Rolle[118], und – wie von der List der Vernunft in der Geschichte bestellt – verfällt 1788 die höchste Autorität, König George III., dem Wahnsinn, was sinnfällig macht, daß das Irresein eine allgemeine menschliche Möglichkeit ist und daher auch eine allgemeine Regelung verlangt. Gerade indem eine – unterschiedlich große – Eigengesetzlichkeit des Psychischen in der Psychiatrie zugelassen wird, tritt diese in den Kreis der Wissenschaften, die sich mit der

Krise konfrontiert sehen, mischen und differenzieren sich auch ihre liberalen und konservativen, aufklärungs- und stabilisierungswissenschaftlichen Elemente.

Auch in der Psychiatrie beginnt die Diskussion um die Reform nicht von paradigmatischen Neuansätzen der Theorie her, sondern als Antwort auf gesellschaftliche Bedürfnisse und auf die Frage nach den konkreten Chancen psychiatrischer Praxis. 1771 erschien das erste Buch über Krankenhäuser und andere Einrichtungen für die Armen[119], in dem auch Einrichtungen für die »armen Irren« berücksichtigt wurden und in dem durch den Autor, den Arzt J. Aikin, hierfür der Begriff »asylum« publik gemacht wurde, der sich in der Folge durchsetzte. Als Vorbild für den Bau weiterer »asylums«/Anstalten knüpfte Aikin an die schon erwähnte Einrichtung von Manchester an. Freilich läßt sich, was Aikin den humanen und »generous and disinterested zeal of individuals« nennt, im sozialen Kontext auch anders lesen. Mag man das Ergebnis einen humanen Fortschritt nennen können, so liegt ihm gleichwohl ein definiertes ökonomisches Interesse zugrunde; ja, es ist eine unabdingbare Voraussetzung für die industrielle Produktionsweise, nachdem sie in die Gesellschaft auch das Reservoir der ehemals ausgegrenzten Unvernunft einzubeziehen gezwungen ist, daß auch dieser Bereich »poliziert« wird, daß eine äußere soziale Ordnung gewährleistet und für ein Minimum an humanitären Einrichtungen gesorgt ist. Es müssen Differenzierungen und Unterbringungsmöglichkeiten geschaffen werden, die es dem Unternehmer gestatten, das Potential an Arbeitskraft zu überschauen, das ihm in diesem Bereich zur Verfügung steht, und die zugleich ein störungsfreies Funktionieren seines Betriebes – des öffentlichen Verkehrs überhaupt – garantieren. Aus diesem Grund müssen spezielle und abgesonderte Anstalten für die »armen Irren« errichtet werden, auch um die in ihrer Gesamtheit für den Arbeitsprozeß zu mobilisierenden Familien (Frauen und Kinder) von der Überwachung und Pflege eines verrückten Familienmitgliedes freizustellen.

Aikin begründet erstmals ganz offen die ökonomische Notwendigkeit von »asylums«; denn abgesehen von ihrem Leiden sind die Irren »a nusance and terror to others; and are not only themselves lost to society, but take up the whole time and attention of others. By placing a number of them in a common receptacle, they may be taken care of by a much smaller number of attendants; at the same time they are removed from the publik eye to which they were multiplied objects of alarm, and the mischiefs they are liable to do to themselves and others, are with much greater certainty prevented«. Öffentliche Irrenanstalten würden daher vielfältigen Nutzen haben: »instead of being a burthen, they would be a saving to the community, not only from the relief of private families, but that of parishes.«[120] Die bürgerliche Gesellschaft als wirtschaftende integriert die ehemals ausgegrenzte Unvernunft durch Differenzierung und durch Plazierung in Spezialanstalten. Sie erfaßt sie zwar rigoroser und lokalisiert sie »ordentlicher«, aber man kann nicht einfach – wie Foucault – sagen, daß sie damit die Irren vollends zum Schweigen und zum Verschwinden gebracht hat. Der Sachverhalt ist komplizierter. Dadurch, daß die Irren in den Bereich der Gesellschaft hineingenommen werden, daß sie in die Diskussion um die bürgerlichen Rechte einbezogen werden, ist die Gesellschaft zugleich leistungsfähiger, dynamischer, aber auch irritierbarer, labiler und normierungsbedürftiger geworden. Gerade insofern die Irren nun innerhalb der Gesellschaft stehen, muß diese der mit ihnen aufgenommenen Bedrohung mit den schützenden, differenzierenden und ordnenden Mitteln begegnen, die sie zur Verfügung hat. Ja, die Irren bleiben sogar in besonderer Weise sichtbar und auf die Gesellschaftsstruktur funktional bezogen, als u. a. an ihnen in ihrer Besonderheit sich die sozial-ökonomische und die moralische Ordnung der bürgerlichen Gesellschaft definiert, wie umgekehrt die Heilungsmöglichkeit zumindest eines Teils der Irren sich gerade in dem durch diese zweckrationalen ökonomischen Bedürfnisse geschaffenen Rahmen entwikkeln konnte. An Aikin ist zudem bemerkenswert, daß die Anstaltsgründung mit der Entlastung der Familie zum Zweck der Freisetzung von ökonomischer Arbeitskraft begründet wird, lange Zeit bevor das formale soziologische Argument lauten wird: nach dem Übergang von der agrarischen Groß- zur bürgerlichen Kleinfamilie sei es dieser unmöglich, für ein verrücktes (idiotisches, krankes, altes) Familienmitglied zu sorgen, was die Schaffung einer zunehmenden Zahl von Spezialeinrichtungen erfordere.

Einen bedeutenden und unmittelbar wirksamen Impuls empfing die Reform durch einen der Exponenten des »Reform Movement«, den Gefängnisreformer John Howard, dessen Bericht über Gefängnisse, Krankenhäuser und Irrenanstalten von 1789[121] gesamteuropäische Resonanz hervorrief. Howard, ein Freund Aikins, lieferte nicht nur eine Bestandsaufnahme der mißlichen Lage der »armen Irren«, er gab auch Richtlinien – ähnlich denen Aikins – für den Bau von »asylums«, half, die Irren als sie selbst sichtbar zu machen, indem er sie von den Insassen der Gefängnisse, Zucht-, Werk- und Armenhäuser differenzierte, und war persönlich Geldgeber und Urheber der Planungen des »lunatic asylum« in Liverpool. Diese Anstalt – ebenfalls eines Industriezentrums – bezeugt in mehreren Aspekten ihre Herkunft aus einer Verbindung von utilitaristischen und aufklärerischen Interessen. Ihr erster Arzt, J. Currie, schreibt 1789 in einem Exposé für den Bau: »In the institution of a Lunatic Asylum there is this singularity, that the interests of the rich and poor are equally and immediated united. Under other diseases the rich may have every assistance at their own homes, but under insanity, relief can seldom be obtained but from an establishment for the treatment of this particular disease.« Dieses Konzept von einer demokratisierenden Funktion des Irreseins hat ihren ökonomischen und zugleich humanitären Zweck: »It is the policy of an asylum to make these two classes connect with each other, so that the increased payments made by the rich, may serve to diminish in some degree, the demands on the poor.«[122] Andererseits kommt Currie aus seiner Auffassung vom neutralen Charakter des Irreseins als einer körperlichen Krankheit dazu, die Anstalt in Verbindung mit einem Krankenhaus zu bauen, während die meisten Anstalten in der ganzen ersten Hälfte des 19. Jahrhunderts aufgrund der romantisch-psychischen Anschauung vom Wesen dieser Störung fernab von den Städten in einer natürlichen und agrarischen Landschaft errichtet wurden.

Nirgends wird der Versuch, die Krise, die durch das Bewußtwerden der Eigengesetzlichkeit der sozialen Struktur der Gesellschaft und der psychischen des Menschen sichtbar geworden war, im utilitaristisch-rationalen Sinne zu lösen, deutlicher als bei dem anderen großen Reformer Jeremy Bentham (1748–1832). Sein Konstruktionsplan für die Organisation der Gesellschaft bezieht sich zugleich auf den Bereich der kapitalistischen Industrialisierung und auf die Gruppen der vordem ausgegrenzten Unvernunft: beide Bereiche sollen gleichermaßen gesellschaftlich integriert und bis zur Nützlichkeitsmaximierung objektiviert und verfügbar gemacht werden. 1791 legt er sein Konzept vor unter dem bezeichnenden Titel *Panopticon; or, the inspection-House: containing the idea of a new principle of construction applicable to any sort of establishment, in which persons of any description are to be kept under inspection.* Die Grundidee ist das Netz der Spinne; sie ist auf Gefängnisse, Zucht-, Armen-, Werk-, Waisen-, Korrektions-, Waisenhäuser und Altersheime ebenso anzuwenden wie auf Irrenanstalten und Industriebetriebe. Von einem zentralen Überwachungsraum gehen sternförmig Gänge aus, an denen entweder Arbeitsplätze oder Zellen aneinandergereiht sind. Auf diese Weise ist eine Überwachung durch eine oder wenige Personen möglich, d. h. maximale Effizienz der Kontrolle bei minimalen Kosten. Bei Irren- und ähnlichen Anstalten erlaubt dieses Prinzip sogar die Berücksichtigung der damals wichtigsten hygienischen Forderung, der nach frischer Luft, wodurch – vor der Zeit der Bakteriologie – ansteckende Krankheiten verhindert werden sollten.[123] Jede Zelle hat nach außen ein Fenster und ist nach innen durch ein Gitter gesichert. Bentham versteht sein Arrangement gerade für die Irren als Akt der Liberalisierung: Ketten und ähnliche, unmittelbar physische Zwangsmittel werden durch rationaleren architektonisch-organisatorischen Zwang ersetzbar. Nach Benthams Muster wurden in England bis 1851 zahlreiche Anstalten gebaut – stern-, H- oder halbkreisförmig –, in immer neuen Modifizierungen, riesige Kuppelbauten mit einem bis dahin unbekannten Fassungsvermögen. Auf dem Kontinent wurde dieses Modell zwar z. B. für die Gefängniskonstruktion übernommen, kaum jedoch für den Bau von Irrenanstalten, was mit dem späteren Beginn der Reform und mit der stärkeren romantischen Reformkomponente zusammenhängt.

Bentham leistete einen Beitrag zur rationalen Organisation nicht nur der äußeren Ökonomie der industriell erweiterten Gesellschaft, sondern auch der inneren, psychischen Ökonomie der Individuen. In Anknüpfung an die analytische Methode Th. Reids zur Erklärung der Naturgeschichte des Menschen sucht Bentham 1817 »the springs of actions« zu objektivieren, d. h. die Operationen, die auf den Willen »in the way of immediate contact« wirken. Diese Prozesse (»psychological entities«), in deren Konzeption Whytts Reflexautomatismen und die These der Schotten von der Gewohnheitsbildung eingehen, sind nicht die durchs Verstehen auf den Willen wirkenden Motive, sondern vielmehr deren natürliche Basis. Zur Bezeichnung der Wissenschaft für diese Zusammenhänge führt Bentham zwei Begriffe ein, die erst nach mehr als einem halben Jahrhundert – vor allem in Abhängigkeit von der Zunahme naturwissenschaftlich-neurologischen Wissens – aufgegriffen und dann zu psychiatrischen Kernbegriffen wurden: Psychodynamik und Psychopathologie. »Psychological dynamics (by this name may be called the science, which has for its subject these same springs of action, considered as such) has for its basis psychological pathologie.«[124] Pathologie hat hier noch nichts mit Krankheitslehre zu tun, sondern umfaßt die Zweck-Mittel-Beziehung von Lust und Unlust, ist Leidens-, Bedürfnis-, Mangel-, Interessenlehre, wird damit zur Basis der Lehre vom menschlichen Handeln und dient Bentham zum Beweis dafür, daß alle menschlichen Motive selbst- und interessenbezogen sind. »For there exists not [...] any motive, which has not for its accompaniment a corresponding interest, real or imagined.«[125] Dabei sieht Bentham sehr wohl, daß für uns oder andere inakzeptable »desires and motives« (bezogen auf die Trieblust der Ernährung, der Sexualität, an Reichtum, Liebe, Macht, an Freundschaft und Antipathie) gleichsam mit »fig-leaves« verdeckt, als »unseeming parts of the human mind« gedeutet und einem anderen Motiv zugeschrieben werden[126] – erste Andeutung des Konzepts der Projektion und der Verdrängung.

Gleichwohl folgte die Psychiatrie in der Praxis dieser Zeit überwiegend dem romantisch-konservativen Modell. Am Anfang dieser Seite der Reform stehen nicht zufällig zahlreiche Beziehungen zu den verschiedenen Kirchen: Das Retreat bei York ist eine Quäkergründung, das Wirken der Methodisten gegen psychische Störungen steht noch in voller Blüte, und eine Anzahl bedeutender, psychiatrisch tätiger Personen waren zugleich Geistliche und Ärzte (oder nur Geistliche), so B. Fawcett, W. Pargeter, W. Moore, S. Walker und F. Willis; sie mußten eine Affinität zur Psychiatrie in dem Maße haben, wie diese den psychischen (und selbstverschuldeten) Ursprung der psychischen Störungen betonte. Es weist in dieselbe Richtung, daß in dieser Epoche – den letzten zwei Jahrzehnten des 18. Jahrhunderts und den ersten des 19. Jahrhunderts – nicht nur viele Psychiater »men of letters« oder »medical journalists« waren, sondern daß auch etliche sich dichterisch hervortaten und dabei mit den romantischen Literaten in Verbindung traten, so W. Perfect (zugleich prominenter Freimaurer), Th. Bakewell, E. Darwin (Großvater von Charles D.), J. Ferriar, Th. Beddoes, Th. Brown, P. Earle und Th. Trotter. Zudem beruft sich das erste englische psychiatrische Buch, das deutsche Quellen heranzieht, auf ein Produkt der deutschen Frühromantik, das *Magazin für Erfahrungsseelenkunde*.[127] Endlich sind die hier aufgezählten psychiatrisch praktisch Tätigen großenteils dieselben, die die psychische Entstehung der Störungen betonen, die die Methode des »moral management« etablieren bzw. ausbauen, die Bedeutung der Erziehung propagieren, als neue Darstellungsmethode in ihren Büchern die Sammlung ausführlicher individueller Krankengeschichten betreiben und durch all dies zu erkennen geben, daß sie die Reform im Sinne der romantisch-historistischen Komponente der schottischen Moralphilosophie und der Psychiatrie Batties zu realisieren gedenken.

Ihnen kommt gleich zu Anfang ihres Wirkens ein historisches Ereignis zu Hilfe, das das englische Publikum auf ihre Seite zieht und gleichzeitig die Richtung der auf dem Kontinent soeben entstehenden Psychiatrie beeinflußt: die Wahnsinnsattacke des Königs George III. 1788/89 und der spektakuläre Heilungserfolg des Reverend, Arztes und Besitzers eines privaten Irrenhauses, Dr. Francis Willis (1717–1807). Das öffentliche Echo war um so größer, als die zugezogenen Ärzte wiederholt vor einem Parlamentsausschuß befragt und die Berichte in hohen Auflagen publiziert wurden. Willis' Situation war insofern besonders günstig, als er gegen den Widerstand der ärztlichen Kapazitäten erst konsultiert wurde, als deren Versagen offenkundig war, d. h. aber auch: als die Krankheit schon eine Zeitlang andauerte und ihr Abklingen wahrscheinlicher war. Willis versprach Heilung, sofern man seinem »moral management« folgen würde. Er führte die Krankheit auf zu große Anstrengung und »little rest« zurück und ordnete an, daß der König von seiner Familie und seinen Ministern völlig getrennt wurde. Medikamente wurden kaum angewandt (getreu Batties Generalformel »management did much more than medicine«), doch wurde dem König zeitweilig eine Zwangsjacke appliziert, und einigen Berichten zufolge wurde er auch geschlagen, um seinen Widerstand zu brechen. Das entscheidende und epochemachende Mittel Willis' war indes die Erregung eines heilsamen Angstgefühls (»wholesome sense of fear«); denn Voraussetzung für jede Heilung war die absolute innere Kontrolle über den Patienten. Dieser sollte dem Arzt mit Respekt und Furcht begegnen. Erst auf der Basis eines solchen Inferioritätsverhältnisses erlaubte das »moral management« für den weiteren Umgang humane Milde und eine weitgehende Freizügigkeit, wobei freilich als Drohung gegen etwaige Aufsässigkeiten die mechanischen Zwangsmittel stets bereitlagen. Wie aber bekommt der Arzt den Patienten in seine Gewalt? Allein durch den »Eindruck seiner Persönlichkeit«, insbesondere durch die Macht der fixierenden Augen.[128] Willis' Ruf eines magischen Heilkräftigen wurde durch den Umstand verstärkt, daß er sich nie schriftlich äußerte. So war das neugierige ärztliche und allgemeine Publikum nur auf mystifizierende, sekundäre Berichte angewiesen; ein Besucher schreibt 1795/96 etwa: »His usually friendly and smiling expression changed its character when he first met a patient. He suddenly became a different figure commanding the respect even of maniacs. His piercing eye seemed to read their hearts and divine their thoughts as they formed. In this way he gained control over them which he used as a means of cure.«[129] Als Edmund Burke im Parlamentsausschuß die Fähigkeiten Willis' bezweifelte, fixierte dieser den Philosophen zur Demonstration mit den Augen, worauf dieser – wie berichtet wird – ebenso überwältigt war wie sein Kollege und Dramatiker R. B. Sheridan.[130] Willis, der auch erstmals unkritische Heilungsraten von 9/10 seiner Patienten angab, erhielt als Belohnung für seine erfolgreiche Therapie des Königs eine der höchsten Pensionen der Medizingeschichte, die sich noch nahezu verdoppelte, als er einige Jahre später als Konsultant zur Königin von Portugal gerufen wurde.

Die nationale Bedeutung Willis' gab dem öffentlichen Interesse an der Reform des Irrenwesens im allgemeinen und der Anschauung von der psychischen Genese des Irreseins und vom »moral management« im besonderen großen Auftrieb. Kaum eine psychiatrische Veröffentlichung, die nicht zumindest auf die Heilung des Königs rekurrierte. Die Ärzte argumentieren nunmehr fast alle von dem Bezugsrahmen ihrer praktischen – privaten oder öffentlichen – Anstaltstätigkeit her, d. h. sie stehen unter dem Druck, Kriterien aktiven, verändernden Handelns anzugeben. Unter den gegebenen Umständen ist das nur möglich, wenn die Krankheitsursachen in der Psyche festgemacht werden. Entsprechend gewinnt als Sphäre möglicher Einwirkung unter den entfernteren Ursachen der psychische Bereich – die Leidenschaften des Patienten – überragende Bedeutung, bis zu dem Punkt, wo die ohnehin abstrakte Differenz zwischen nächsten und entfernteren Ursachen sich verwischt. Batties kritische Unterscheidung zwischen autochthonen und sekundären Krankheiten gerät mit dem Sieg des »moral management« in Vergessenheit.

Die krankmachende und zugleich heilsame Wirkung der Leidenschaften wurde zum beherrschenden Thema. Die Anwendung des »moral management« hatte sich nach der Eigenart der Individuen zu richten. Die größte Sammlung individueller Krankengeschichten lieferte W. Perfect, Besitzer eines »private madhouse«, ein Buch, das sehr populär wurde und zwischen 1778 und 1809 in fünf Auflagen erschien.[131] Das entscheidende Mittel wird die Person des Arztes, seine gleichsam magnetische Überlegenheit über den Patienten, und die Kraft, »to catch his eye«.[132] Die Schilderung eines Einzelfalls durch Pargeter ist besonders aufschlußreich, weil sie die Voraussetzungen der magischen Wirkungskraft des ärztlichen Auges mitberücksichtigt und damit sinnfällig macht, daß es sich dabei sehr wohl um eine machtgeschützte Besitzergreifung des menschlichen Innern handelt: »Ich nahm zwei Männer zu meinem Beystande mit, und da ich vernahm, daß er keine gefährlichen Waffen bei sich hatte, stellte ich die mit dahin gebrachten Leute an die Thüre, mit der Verordnung, sich ganz stille zu halten, und nicht sehen zu lassen; ich müßte denn ihres Beistandes nöthig haben. Nun öffnete ich plötzlich die Thüre – sprang in die Stube, und sah ihn gleich im ersten Augenblick starr an. Dann war die ganze Sache geschehen; er wurde alsbald ruhig, fing an, aus Furcht zu zittern, und wurde so folgsam, als man es von einem Wahnsinnigen nur immer erwarten konnte.«[133] Die körperliche Natur der Krankheit ist unbedeutend geworden. Während man nun auf den physischen Zwang verzichten kann, wird von dem Patienten verlangt, daß er sich selbst einem inneren moralischen Zwang – gleichsam freiwillig – unterwirft, eine fiktive Situation, in der der äußere Zwang für den Fall der Gehorsamsverweigerung unsichtbar vor der Tür bereitsteht.

Läßt sich nachweisen, daß die Theorie der psychischen Entstehung des Irreseins sich in engem Zusammenhang mit dem Handlungsbedürfnis der Reformbewegung von älteren Theorien ablöste und sich verselbständigte, so ist hierfür besonders charakteristisch, daß viele der traditionellen therapeutischen Methoden nun mit einer neuen, psychischen Interpretation beibehalten wurden. So will J. Ferriar, Arzt der Anstalt in Manchester, Brechmittel nicht mehr nur deshalb benutzen, weil sie die Entleerung von schädlichen Materien bewirken, sondern auch wegen der »uneasy sensations which they excite«. Auf diese Weise hat dieses alte Mittel durchaus seinen Platz in Ferriars Konzept des »moral management«, das bei ihm vor allem »a system of discipline« ist und den Patienten »sensible of restraint« machen soll. Für unordentliches Benehmen sind hier auch andere »punishments« vorgesehen, so Isolierung in einer verdunkelten Zelle bei Hungerkost, »till he shews tokens of repentance«. Entsprechend wird Besserung der Krankheit mit »regular behaviour« identifiziert, wofür die »reward« die Zulassung in einen besseren Raum ist, denn das ärztlich-moralische Heilungsziel ist »a habit of self-restraint«.[134]

Auch die »Rotatory Machine« erfuhr eine psychische Interpretation, und zwar durch ihren Erfinder selbst. Sie wurde 1804 von J. M. Cox, Arzt und Irrenhausbesitzer, beschrieben – nach technischen Hinweisen von J. C. Smyth (1790) und E. Darwin (1796). Freilich fanden wir das Prinzip schon bei Mandeville. Cox war ursprünglich somatisch orientiert. Nach seiner Grundidee war »insanity« eine den ganzen Organismus umfassend besetzende körperliche Krankheit, so daß sie gegen das Auftreten einer anderen Krankheit schützt. Daraus leitete er die Hypothese ab, durch die von außen aufgezwungene »introduction of some new disease into the system« würde die »animal oeconomy« so erschüttert, daß die bestehende »insanity« geheilt oder gebessert werden könnte. Eben diese neue, heilende Krankheit sollte durch einen Apparat künstlich produziert werden, der durch eine beliebig zu beschleunigende, aber individuell genau zu dosierende Drehung des in ihm befestigten Patienten Schwindel, Erbrechen, Kreislaufkollaps bis zur Bewußtlosigkeit und gelegentlich bis zu Krämpfen auslöst. Cox hielt die Erfolge dieser Therapie für überzeugend und nach ihm Psychiater in ganz Europa.[135] W. S. Hallaran rationalisierte die Drehmaschine in seiner irischen Anstalt Cork 1810 derart, daß vier Patienten gleichzeitig mit Umdrehungen bis zu 100/min. behandelt werden konnten.[136]

Trotz seiner somatischen Theorie gab Cox seiner Methode eine moralische Interpretation bei: »This is both a moral and medical mean in the treatment of maniacs.« Dieses »Herculean remedy« beruhigt nicht nur den Körper, sondern auch den Geist. Vor allem ruft es die heilsame »passion of fear« hervor, welche Wirkung man noch steigern kann, indem man die Prozedur im Dunkel vornimmt und dazu für ungewöhnliche Geräusche oder Gerüche sorgt. So können falsche Ideen korrigiert, krankhafte Assoziationen zerstört und »the force and effects of vicious mental habits« gebrochen werden.[137]

b) Das »Retreat« oder die Verinnerlichung des Zwangs

Die Institutionen bzw. therapeutischen Modelle, deren romantisch-konservativer, aber aktiv-praktischer Charakter im letzten Abschnitt beschrieben wurde, existierten und wirkten großenteils bereits, und sie standen unmittelbar in der Ausweitung der um die Mitte des 18. Jahrhunderts anhebenden Entwicklung, als das Retreat bei York gegründet wurde. Es ist daher mitnichten vertretbar, die englische Psychiatrie mit dem Retreat beginnen zu lassen. Freilich erreichte die Ausprägung der beschriebenen Charakteristika hier einen Grad, der dieses Modell zur Diskussion bzw. Nachahmung besonders geeignet machte. Die Entstehung des Retreat exemplifiziert sowohl die selbstverwaltende Spontaneität des englischen Bürgertums als auch die gesellschaftspolitische Aktivität der Religionsgemeinschaften in England in einer von der Psychiatrie des Kontinents nie erreichten Weise. 1791 verfiel ein weibliches Mitglied der »Society of Friends«, der Quäker-Gemeinde von York, dem Wahnsinn und wurde in die seit 1777 bestehende Irrenanstalt in York gebracht. Nachdem die Anstaltsleitung einen Besuch der Patientin ablehnte, starb sie wenige Wochen später unter zweifelhaften Umständen. Daraufhin beschlossen die Quäker von York 1792, ein eigenes Irrenhaus für ihre Gemeindemitglieder mit einem milderen Regime zu gründen. Einer von ihnen, der Yorker Bürger William Tuke, nahm die Aktion in die Hand, sammelte Erfahrungen durch Besuche der Anstalten von Manchester und St. Luke, führte Spendenaktionen durch, baute das Haus, und 1796 konnten die ersten Patienten einziehen. Die Oberaufsicht erhielten eine »matron« für die weiblichen und ein »superintendent« für die männlichen Irren. W. Tuke blieb als »virtually manager in chief« ständig interessiert. Ein Arzt sollte angestellt werden. A. Hunter, Arzt der bestehenden Yorker Anstalt, bewarb sich, wurde aber abgelehnt, da er einer zu autoritären Haltung verdächtig war und sich wissenschaftlich bisher nicht qualifiziert hatte. Ihm wurde der Apotheker Th. Fowler vorgezogen, der 1786 das Arsenik der ärztlichen Therapie dienstbar gemacht hatte. In bewußtem Gegensatz zu vielen Anstalten dieser Zeit stand das Haus der interessierten Öffentlichkeit zur Inspektion stets offen; auch prospektiven Superintendenten für andere Anstalten wurde erlaubt, hier zu wohnen und Erfahrungen zu sammeln. Das Ergebnis dieser freiwilligen Unterwerfung unter das Urteil der Öffentlichkeit war, daß bereits 1798 der erste rühmende Bericht über das Retreat von dem Schweizer Arzt G. C. de la Rive[138] erschien. Die Selbstdarstellung der Einrichtung erfolgte jedoch erst 1813 durch den Enkel des Gründers, Samuel Tuke, »Quaker philanthropist and merchant of York, treasurer of the Retreat«.[139]

S. Tuke berichtet in seinem Laien-Buch über diese Laien-Einrichtung, daß man sämtliche traditionellen, körperlich-medizinischen Mittel ausprobiert, aber als wirkungslos aufgegeben habe – mit Ausnahme des warmen Bades. Sein erstes Ergebnis ist daher: »The experience of the Retreat [...] will not add much to the honour or extent of medical science.« Tuke beeilt sich aber festzustellen, daß der Arzt dennoch nicht unnütz ist: »The physician, from his office, sometimes possesses more influence over the patients' minds, than the other attendants.« Der Arzt wirkt nicht mehr als Mediziner, sondern »from his office«, also durch die Autorität seiner beruflich-gesellschaftlichen Stellung. Die Kur der Irren folgt fast ausschließlich dem Prinzip des »moral treatment«, das damit – seit Batties Ansatz – die eindruckvollste Ausprägung erfährt. Ziel ist es, alle Irren der »salutary habit of selfrestraint« zuzuführen. Auf zwei Wegen ist diese tugendhafte Haltung der Selbstkontrolle zu erzwingen. Der eine ist die schon seit F. Willis gebräuchliche Erregung eines heilsamen Angstgefühls, wobei die Absonderung als Strafe für den Fall unordentlichen und gewaltsamen Betragens durchaus zur Verfügung steht. Der zweite Weg ist der Appell an »self-esteem«. Dieser wird praktiziert, indem die Anwesenheit fremder Besucher mit der Aufforderung an die Patienten verbunden ist, sich »zusammenzunehmen«, vor allem aber wird er in das einfache freundliche Gespräch zwischen Superintendent und Patient gekleidet, das auch in der Form regelmäßiger »tea-parties« organisiert wird. Hier erscheinen die Patienten in ihren besten Kleidern und haben sich in formvollendeter Konversation zu ergehen, d. h. auch den letzten Rest ihrer »deviations« durch Mobilisierung ihrer feinsten »moral feelings« zu überwinden – »to strengthen the power of self-Restraint«.[140]

Dieses Prinzip der Selbstachtung geht über das der Angst im Prozeß der Verinnerlichung von Zwang noch hinaus, obwohl beide der Befreiung von Zwang dienen. Selbstachtung beansprucht den Patienten als vom normalen gesellschaftlichen Verhalten ununterscheidbare soziale Persönlichkeit, als Subjekt im Dialog mit einem anderen Subjekt; denn hier – im Gegensatz zum Angstprinzip – ist es dem behandelnden Gesprächspartner ausdrücklich verboten, »in a childish, or [...] in a domineering manner« sich zu unterhalten; das Gegenüber ist als »rational being« zu nehmen. Die Fiktivität der Situation ist perfekt. Wurden bis zur Jahrhundertmitte die Bürger in medizinischen Büchern mittels rationaler Aufklärung aufgefordert, ihre »nervous disorders« selbst zu behandeln, so werden die Irren jetzt in eine Konstellation hineingezwungen, in der der vollendete Schein einer Selbstbehandlung erzeugt wird – die fiktive Emanzipation zu einer dialogfähigen Subjektivität und zu einer inneren Selbstbezwingung der eigenen »deviations«, Leidenschaften und Gewaltausbrüche auf dem Wege sozialen und moralischen Wohlverhaltens. Es ist dies die Veranstaltung einer von der Realität nicht gedeckten Subjektivierung der Irren und eben nicht ihrer Objektivierung, wie Foucault meint[141], denn gerade die objektive Verhinderung der Subjektivität und der Selbstbezwingung der Irren durch den tatsächlichen Krankheitsprozeß[142] einerseits und die reale Gewaltstruktur der Einrichtung andererseits wurden ignoriert, bestenfalls als Geheimnis ausgeklammert und ideologisch überhöht.

Dennochh stellt das Unternehmen der Quäker und der erwähnten ähnlich vorgehenden Ärzte den verdienstvollen Versuch dar, sich auf dem Wege des Verstehens dem Problem des Irreseins zu nähern; und S. Tuke ist berechtigt, in dieser Weise seine Aufgabe zu formulieren: »carrying out the noble experiment, as to how far the insane might be influenced through the medium of the unterstanding and the affections, and how far they may be beneficially admitted to the liberty, comfort, and general habits of the sane.«[143]

Zum genaueren Verständnis des Retreat und der ihm vergleichbaren Einrichtungen ist es erforderlich, die Autoritätsstrukturen sichtbar zu machen, die es ermächtigen konnten, die Irren durch Angst und Selbstachtung zur Subjektivität und zum »self-restraint« zu bewegen. Es sind dies dieselben Prinzipien, die wir im konservativen Reformprogramm zur Bewältigung der Krise der bürgerlichen Gesellschaft als wirksam fanden. Zur gleichen Zeit, als in Frankreich durch die Revolution die bürgerliche Gesellschaft entstand, sah sich England bereits vor der Aufgabe, die durch die industrielle Expansion der bürgerlichen Gesellschaft sichtbar gewordenen Kräfte entweder utilitaristisch zu organisieren oder konservativ zu integrieren. Romantisch faszinierte das Irresein als Produkt der Anarchie subjektiven Verhaltens, als korrumpierter Zustand der menschlichen Natur – so schon Gregory –, den es zur natürlich-moralischen Normalität zurückzuführen galt. Maßhalten, Ordnung und Gesetzlichkeit – so wird M.Jacobi die Methode des Retreat zusammenfassen in seiner deutschen Übersetzung Tukes.[144]

Ebenso bedeutend ist die Anleihe bei der natürlichen Autorität der Familie. Tuke wird nicht müde zu wiederholen, daß das Arrangement des Retreat das einer Familie ist. Die Patienten haben zu lernen, daß sie durch abweichendes Verhalten die Familie schädigen, und das Angstprinzip ist selbst aus der Natur der Familie abgeleitet: es ist in dem Maß zu erregen, »which naturally arises from the necessary regulations of the family«. Wie Kinder müssen die Irren unmittelbar nach einer Tat bestraft bzw. belohnt werden; sie müssen zuerst eingeschüchtert, dann auf dieser Basis ermutigt und zum Gespräch aufgefordert werden. Die Familie ist die Insel einer heilen, natürlichen Autoritätsstruktur in der anarchischen Gesellschaft. Foucault schreibt zu Recht über das Retreat: »Madness is childhood [...]. Apparently this ›family‹ placed the patient in a milieu both normal and natural; in reality it alienated him still more.«[145] Noch als die Armen wie die Irren längst in den Bereich staatlicher Ordnung übernommen waren, behielten die Anstalten für die letzteren die Gestalt einer simulierten Familie – psychologisch real, institutionell fiktiv –; und für die Irren konvergierte Vernunft mit der Figur des patriarchalischen Vaters. Seitdem gibt es den fatalen therapeutischen Trick: scheinbare Gleichberechtigung auf der verbalen Ebene bei eindeutig einseitiger Machtverteilung auf der Handlungsebene.

Darüber hinaus ist das Retreat religiös, nicht nur als Quäkergründung, sondern auch als Heilungsprinzip. Wie die Familie, so kann die Religion als Natur und als Ordnung angetragen werden. Da für den Gläubigen das Religiöse schlechterdings nicht als durch Krankheit zerstörbar gedacht werden kann, muß der Irre gerade in seiner Religionsfähigkeit beansprucht werden können. Religion als eine Möglichkeit auch für den Irren rechtfertigt es auch, ihn durch Angst und durch Gewissensdruck zum quasi-spontanen, moralischen Sieg über seine unordentlichen Begierden zu verpflichten. Vernunft soll für ihn zur Deckung kommen mit der heilen Welt des Religiösen. Damit wird die Anstalt freilich zu einem Milieu, »where, far from being protected, he will be kept in a perpetual anxiety, ceaselessly threatened by Law and Transgression«.[146]

Endlich wird auch die Heilkraft der romantischen, reinen, durch Stadt und Zivilisation unverbildeten Natur selbst in Dienst gestellt. Seit dem Retreat werden die Anstalten des 19. Jahrhunderts auf lange Zeit in einer »Landschaft« errichtet; de la Rive: »This house is situated a mile from York, in the midst of a fertile and smiling countryside; it is not at all the idea of a prison that it suggests, but rather that of a large farm; it is surrounded by a great, walled garden.«[147] Wie die übrigen Schäden des chaotischen gesellschaftlichen Fortschritts, so heilt die Natur auch das Irresein. Auch Arbeit gehört als Landarbeit zu dieser heilkräftigen, ursprünglichen Ordnung, freilich nur als wohltätige Bewegung und Beschäftigung, als Selbstzweck bzw. als Mittel des moralischen »self-restraint«.

So ist das Retreat in der Tat ein Rückzug, eine Flucht aus der Anarchie der bürgerlich-industriellen Gesellschaft. Freilich wird weniger diese angeklagt, als vielmehr die Individuen, die in ihr ihren unnatürlichen Neigungen, unvernünftigen Leidenschaften, ihrer unbegrenzten Freizügigkeit und unmoralischen Begehrlichkeit verfallen, zugleich schuldig und krank werden und nun durch ein pädagogisches Arrangement gereinigt, entsühnt und geheilt werden sollen. Tuke betont ständig den pädagogischen Charakter seiner Kurmethode, die freilich gerade nicht eine Erziehung des Kopfes, des Verstandes mit dem Mittel des Arguments ist; denn diese hatte sich als ebenso sinnlos erwiesen wie die Kette und die körperlich-medizinische Therapie. Vielmehr ist es eine Erziehung des Herzens, des Gemüts mit dem normativen Mittel der Integration in die moralische Ordnung. Die Vernunft wird der moralischen Praxis »nachgebildet«, nicht diese durch jene bestimmt. Die Ziel-Mittel-Spanne dieser Erziehung entspricht den Perspektiven der romantischen Bewegung: Familie, Landschaft, Religion und moralische Innerlichkeit. Wie diese gesellschaftliche Bewegung zwar die Besonderheit der menschlichen Individualität zu fassen vermag, als Preis dafür jedoch das objektive Fortschreiten des realen ökonomischen Prozesses mit seinen Folgen für die bürgerliche Gesellschaft nur hinnimmt, unberührt läßt, ihn lediglich ideologisch überhöht und moralisch kompensiert, so ist das Retreat nur auf die moralische Integration und Selbstbezwingung der Individuen aus, blendet aber die objektive Naturgeschichte der Krankheit selbst aus, die doch gerade diese Individuen an der Normalität hindert. Das heißt, die romantische Praxis ist kontemplativ, nicht wirklich verändernd, solange sie die Schuld für die Abweichungen allein in den Individuen sucht und sie durch eine aufwendige Veranstaltung des moralischen Appells wieder auf die normale Ordnung zu verpflichten bestrebt ist, ohne zugleich darauf zu achten, wie Menschen auch mit ihrer psychischen Störung ihr Leben leben können. Es macht dann letztlich keinen Unterschied für das Retreat, ob die akute und gewaltsame Phase eines Irren zur Heilung abklingt oder zur Ruhe und Folgsamkeit eines Endzustandes; das Störende und Gefährliche des Irreseins ist in beiden Fällen erfolgreich bekämpft, Ruhe und Ordnung sind wiederhergestellt worden. Es ist bezeichnend, daß das Retreat sich zwar als Ausbildungsstätte der »superintendents« anderer Anstalten versteht, an die Einrichtung eines klinischen Unterrichts für Medizinstudenten und Ärzte aber nicht denkt. Diese nicht- oder geradezu antimedizinische Seite der Reform verdankt sich ebenfalls Battie und hat für die Entfaltung der Psychiatrie und ihre gesellschaftliche Funktion ebensoviel Bedeutung wie die Gegenseite der somatischen Psychiatrie und des utilitaristischen Modells Benthams. In keinem Land ist die Entstehung der Psychiatrie anders vor sich gegangen als durch die Auseinandersetzung zwischen diesen beiden Positionen und den sie bedingenden gesellschaftlichen Bewegungen.

Zur »Humanität« der Quäker-Anstalt ist folgende Korrektur notwendig: Die offizielle Anstalt von York nahm *alle* Irren, also auch die schwierigen und aggressiven. Dann ist auch ein gewisses Maß an »Mißständen« unvermeidlich. Die Quäkergründung dagegen war eine elitäre Reform-Einrichtung, da sie die schwierigen Patienten nicht aufnahm, wodurch es leicht ist, sich ein humanes Image zu geben. D. Blasius hat denselben Vorgang am Beispiel Siegburg beschrieben. Solcher Selbstbetrug ist auch heute noch überall wahrnehmbar.

Das Retreat – obwohl das Muster einer freien Bürgergründung – trug mittelbar dazu bei, die Irren als eines der Produkte der gesellschaftlichen Anarchie in viel stärkerem Maße dem Schutz und der Autorität des Staates zu überantworten. Tukes Bericht von 1813 war zu einem beträchtlichen Teil die unmittelbare Ursache der Sensibilisierung der Öffentlichkeit für die Situation der Irren, die zur Aufdeckung der Mißstände in der Anstalt von York und im Bedlam führte. Dies wiederum bewirkte die umfangreiche »Parliamentary inquiry into madhouses 1815/16«.

Namentlich in drei Aspekten unterscheidet sich die Beurteilung dieses Ausschusses von früheren Untersuchungen, und zwar in liberaler Richtung. 1. wird die stärkere Entfaltung der wissenschaftlichen und heilenden Tätigkeit der Ärzte gefordert. 2. Während früher der Schutz der Öffentlichkeit vor den Irren im Vordergrund stand, liegt jetzt die Betonung auf dem Schutz der Irren – durch den Staat – gegen die Gewaltsamkeit, den Zwang der Anstalten, d. h. auf dem Schutz der individuellen Rechte gegen unberechtigte Eingriffe. 3. Das Kriterium, an dem Befunde ehestens als Mißstände klassifiziert werden, ist die Heilungsverzögerung. Das heißt, die Sorge der Parlamentarier dreht sich jetzt vor allem um die Minimisierung des Verlustes an Arbeitskraft und des Kostenaufwands für die Allgemeinheit. Die neue Begründung, Zwang sei inhuman, insofern er die Wiedereingliederung in den Arbeitsprozeß verzögere, ist eine Aufforderung an die Psychiatrie zur gesellschaftlichen Funktionalisierung der Irren.

Freilich wurde erst 1828 ein Gesetz durchgesetzt, das die ineffiziente Regelung von 1774 ersetzte und die Möglichkeiten der Kontrolle der Irrenhäuser beträchtlich erweiterte. Nunmehr mußte z. B. jedes Attest für die Aufnahme in eine Anstalt von zwei Ärzten signiert sein – mit Ausnahme der »Pauper Lunatics«, für sie genügte *eine* ärztliche Unterschrift. Auch auf der Gesetzesebene war also die alte diskriminierende Affinität von Armut und Irresein noch wirksam. Daß sie ebenfalls auf Kriminalität ausgedehnt blieb, zeigt die Entstehung der »Insane Offender's Bill« von 1800. Der Königs-Attentäter Hadfield wurde 1800 freigesprochen, weil sein Verteidiger, Lord Chancellor Thomas Erskine, das Gericht von einer vorliegenden »insanity« überzeugte. Da aber keine legale Basis für eine Unterbringung Hadfields bestand, wurde im Eilverfahren ein entsprechendes Gesetz durchgebracht, das die Einweisung der »criminal Lunatics« ins Bedlam oder in eines der öffentlichen »County asylums« vorsah. Das hatte zur Folge, daß z.B. über den Eingang des 1812 eröffneten »asylums« bei Bedford die Inschrift angebracht wurde: »Irrenhaus für die Grafschaft Bedford, eröffnet zur Aufnahme von verbrecherischen und armen Irren.«[148] Kaum etwas anderes zeigt eindrücklicher die nachgerade unaufhebbare Unterscheidung zwischen »armen Irren« und anderen Irren als die Befragung Th. Monros, Arzt am Bedlam, vor dem parlamentarischen Ausschuß 1815. Auf die Frage, warum er Ketten und Fesseln zwar im Bedlam reichlich anwende, nicht jedoch in seinem privaten Irrenhaus, antwortete Monro: »There is such a number of servants, there is no sort of occasion; I have forty odd patients, and as many servants.« Auf weiteres Insistieren, wie er dergleichen Zwangsmittel einschätze: »They are fit only for pauper Lunatics; if a gentleman was put into irons, he would not like it. [...] I am not at all accustomed to gentlemen in irons; I never saw any Thing of the kind: it is a thing so totally abhorrent to my feelings, that I never considered it necessary to put a gentleman into irons.« Das Irresein eines Mannes von Rang sei weit eher derart, daß er durch Zwang irritiert würde, als dasjenige eines Pauper Lunatic.[149]

Wie der Bericht Tukes das öffentliche Interesse zur Aufdeckung von Mißständen 1813/14 mobilisiert und die parlamentarische Untersuchung von 1815/16 initiiert hatte, so endete auch diese Phase mit einem Erfolg des Retreat. Einerseits wurde das gesamte Personal der Anstalt in York entlassen und das Retreat mit der Neuorganisation dieses »asylums« betraut. Andererseits wurde im Bedlam nicht nur Th. Monro entlassen, sondern auch der dortige Apotheker, John Haslam, der – mit einem hinreißend arroganten Charakter begabt – nur Spott für die modernen Irrenärzte übrig hatte, die angeblich ohne jeden Zwang auskommen, nur durch »strong impression and strange powers which lie within the magic circle of the eye« die Irren zu bezwingen vorgeben, in Wirklichkeit aber sich tobenden Patienten nur nähern, wenn diese durch eine Zwangsjacke gesichert sind, zudem nur in Begleitung einiger Wärter: »I have never been able to persuade them to practice this rare talent (such pantomime) tête-â-téte with a furious lunatic.«[150] Haslam war der einzige bedeutende Kritiker der romantischen Reformpsychiater, zugleich auch der einzige, der das theoretische Wissen der Psychiatrie in dieser Zeit bereicherte (s. u.).

Seit Tuke und dem parlamentarischen Untersuchungsbericht 1815/16 ist die Frage nach der schützenden und überwachenden Rolle des Staates nicht mehr verstummt. Selbst Thomas Bakewell, dessen privates Irrenhaus seit Generationen als »family business« betrieben wurde, schlug – vor dem Ausschuß gehört – als Reformmittel »National Hospitals, for the cure of Insanity alone« vor. Es komme entscheidend an auf eine »sweeping legislative measure, that should recognize every Lunatic as a Child of the State.«[151] Verstaatlichung der Irren zum Schutz ihrer Rechte und zum Schutz der Gesellschaft – in dieser Formel steckt das Mißtrauen, das die Psychiater seitdem gegenüber der Gesellschaft hegen, das sie hinderte, je problemlos liberal zu sein, und das sie als Vorkämpfer einer Politik staatlicher Eingriffe in eine Gesellschaft, die mit ihren Problemen nicht fertig wird, erscheinen ließ. Für George M. Burrows, Arzt und Irrenhausbesitzer, war es der Stolz der Briten, daß Wohltätigkeit, Wissenschaft und Kunst durch den bürgerlichen »common sense« der Nation zustande kamen, während im Ausland die Initiativen hierzu von der Regierung auszugehen pflegen. Lediglich bei den Irren müsse eine Ausnahme gemacht werden, sei der Eingriff des Staates, »die Einmischung der Gesetze« in die Selbstorganisation der Gesellschaft und in die Angelegenheiten von Individuen notwendig. Irre und Blödsinnige müssen »unter die Vormundschaft der Obrigkeit«. Nur so kann Schutz für Freiheit und Eigentum garantiert werden, kann – angesichts der durch Irre bedingten Gefahr und Unruhe – Selbstjustiz abgeschafft werden. Ebenso muß die Gründung und Einrichtung von Irrenanstalten staatlich geregelt sein, denn nur so kann das allgemeine Vorurteil von der Unheilbarkeit des Irreseins praktisch wirksam bekämpft werden; und dieses trägt die Hauptschuld daran, daß der bürgerlichen Gesellschaft so viele nützliche Mitglieder verloren gehen. Insgesamt verzeichnen die Privathäuser mehr Heilungen, da sie über mehr Mittel verfügen; also sind die öffentlichen »asylums« ökonomisch besser auszustatten, zumal dies der allgemeinen Ökonomie wieder zugute kommt. Staatlicher Überwachung bedarf aber auch die Anstaltsleitung; denn sie muß eine so unbeschränkte Gewalt über Kranke und Personal haben, daß – weil die Menschen nun einmal schwach sind – die Verführung zu Mißbrauch und Terror für sie nahe liegt. In diesem Zusammenhang weist Burrows als einer der ersten konkret auf die Bedeutung der Wärter hin; da sie moralisch hochqualifiziert sein müssen – was eine Voraussetzung für »moral treatment« ist –, sollen sie besser bezahlt werden, durch einen Anstaltsfonds gegen Alter, Krankheit und Tod versichert sein und ein besonderes Zeugnis erwerben können.[152] Endlich ist Burrows wohl der erste, der den moralischen Ansatz der romantischen Psychiatrie, wie er im Retreat und in Tuke verkörpert ist, als Erfahrung aufnimmt, um den darin enthaltenen theoretischen Absolutheitsanspruch ad absurdum zu führen: Denn da hier bewiesen ist, daß auch Quäker, also moralisch nahezu vollkommen lebende Menschen, irre werden, ist einerseits die schöne Theorie widerlegt, »daß Verrücktheit Seelenkrankheit sey«; andererseits: auch wenn die Erziehung und die Gewohnheiten optimal sind, »so kann dennoch keine menschliche Gesellschaft, so vortrefflich sie theoretisch und praktisch eingerichtet seyn möge, von menschlicher Gebrechlichkeit ganz frei seyn. Alles, was man einer höheren Moralität zugestehen kann, und wovon ich auch vollkommen überzeugt bin, ist: daß unter den Gliedern der Brüdergemeine weniger Geisteskranke als anderswo gefunden werden«.[153]

c) Versöhnung im System oder der unsichtbare Zwang

Die Befragungen und der Bericht des Untersuchungsausschusses 1815/16 und die Argumentation Burrows 1820 bezeichnen den – freilich weder personal noch zeitlich genau fixierbaren – Zeitraum, in dem die romantische und die utilitaristische Tradition nebeneinandertreten und jenes komplexe Verhältnis einzugehen beginnen, das die Psychiatrie des 19. Jahrhunderts ausmacht. Die vergangenen 30 Jahre waren von der romantischen Reformpsychiatrie bestimmt. Gerade weil die von ihr angeschuldigten unvernünftigen Leidenschaften und unnatürlichen Neigungen auf alle Verhaltensdeviationen bezogen werden konnten, waren die Irren zum Modell eines gesellschaftlichen Stabilisierungsinstruments geworden, das – teils von Geistlichen und anderen Laien im Rahmen einer fiktiven Familie und einer ideologisierten Natur patriarchalisch und »herzenspädagogisch« betrieben – zwar innerhalb dieser Konstellation die Person ernstnahm und sie von den Ketten befreite. Indem die Irren als Kinder einer erziehenden Familienautorität konzipiert wurden, waren sie aber dem freien Verkehr der Wirtschaftsgesellschaft entzogen, waren vor ihrem »laissez-faire« geschützt und störten ihrerseits nicht mehr deren reibungslosen Ablauf. Von hier aus war es nur noch ein kleiner Schritt, auch dem Staat die Vaterschaft anzutragen, da dieser die beiden reziproken Funktionen viel wirksamer wahrzunehmen imstande war. Auch hier blieb es bei der alten Beziehung zwischen den armen Irren und den armen Arbeitern. Man darf nicht vergessen, daß in dieser Zeit sowohl die ersten ernsthaften Arbeitererhebungen als auch die ersten Schritte zu einer gesetzlichen Beschränkung der Frauen- und Kinderarbeit (1819) erfolgten. Auch diese Bestimmungen lassen sich doppelt lesen: Der Staat greift in die Wirtschaftsgesellschaft ein und schützt die Arbeiter gegen sie; bzw. er garantiert ihren reibungslosen Ablauf gegen Störungen von seiten der Arbeiter. Und wie die patriarchalische Integration der Irren sich von der Erziehungsidee ableitet, so sind die Arbeitsbestimmungen von 1819 von Robert Owen und seiner Idee einer allgemeinen Nationalerziehung zur Verbesserung der Gesellschaft initiiert.[154] Aber für Burrows und die Psychiatrie der Folgezeit tritt die utilitaristische und die naturwissenschaftliche Position wieder stärker in den Vordergrund, während das konservative Reformmodell vor allem in der viktorianischen Zeit als eine Art von stabilisierendem Überbau der Anstaltspraxis beibehalten wird und erst später wieder Bedeutung für die Entstehung einer somatologisch unabhängigen Psychopathologie gewinnen wird. Für Burrows hat die Anstalt ihre gesellschaftliche Funktion darin, mehr Irre in kürzerer Zeit wieder in den Stand bürgerlicher Nützlichkeit zu versetzen. Er schlägt sogar eine Konkurrenz der Anstalten vor; sie sollen ihre jährlichen Heilungsquoten publizieren und dem öffentlichen Vergleich aussetzen. Er selbst benutzt die Methode der Statistik als einer der ersten in größerem Umfang –

sowohl zu einer Analyse des Anstaltserfolges als auch um seine Thesen zu beweisen, daß Irresein nicht unheilbar ist, daß es wie andere körperliche Krankheiten geheilt werden kann und daß es nicht mit der Zivilisation ständig ansteigt. Gegen die letztere pessimistische Behauptung wendet er ein, daß die Bedeutung der »besonderen Stimmung der Organisation, die man erbliche Anlage nennt«, übertrieben wird und zur Resignation führt.[155] Die Erblichkeit war besonders von den Romantikern betont worden. Dagegen entwickelt er eine Art Milieu-Theorie der Krisen: Nur bei plötzlich auftretenden ökonomischen, religiösen oder politischen »Umänderungen« (z. B. schlechte Ernte, Teuerung, Krankheit des Königs) steigt die Anzahl der Irren an, um nach dem Ende der Krise wieder auf den alten Stand abzusinken.[156] Dem statistischen Vergleich fällt auch die alte Idee zum Opfer, England habe die meisten Irren, Spleens und Suizide. Burrows ersetzt sie durch die pragmatische und sicher objektiv richtigere Erklärung, die Engländer hätten nur früher und mehr Aufmerksamkeit für die Irren übrig und mehr Wissen über sie gehabt.[157] Dahinter steckt indessen, daß das Irresein bereits so weit zur Krankheit distanziert ist, daß jene Art positiver nationaler Identifizierung unmöglich wird.

Für Burrows ist das Irresein letztlich nicht auf das »Innere des Menschen« – seine Anlage, Neigung, Leidenschaft, Unmoral – zurückzuführen, sondern es ist eine Krankheit mit einer äußeren, körperlichen Ursache. Beweismittel für diese Einsicht sind ihm vor allem a) für die Ätiologie: die Möglichkeit der Differenzierung körperlicher Krankheitsursachen und die Ergebnisse der Sektion, die Burrows wie schon J. Haslam und der Anatom A. D. Marshal (1815)[158] heranziehen; und b) für die Therapie: der Heilungserfolg körperlich angreifender Medikation. Die Spaltung zwischen Innen und Außen, Seele und Körper, Reaktion und Reiz, von der bei Th. Willis' »common sense« und »anima« noch wenig die Rede sein konnte, die sich aber durch das 18. Jahrhundert hindurch fortsetzte, mit den Begriffen der Nerven- bzw. Lebenskraft zunehmend künstlich verdeckt, ist nun offenkundig. Man kann jetzt zwischen Alternativen unterscheiden und wählen. Für die Psychiater, die sich dem Konzept der körperlichen Krankheit verschreiben, bedeutet diese Situation die Erfahrung einer großen Erleichterung und Befreiung. Sie haben als Ärzte wieder einen Sinn. Ihr Problem hat sich arbeitsteilig vereinfacht. Die Seite des Inneren und der Moral verweisen sie an die nach dem romantischen Prinzip betriebenen Anstalten. Sie selbst können nun einem Schema folgen, das ihnen erlaubt, eindeutige körperliche Ursachen zu suchen, das Irresein ätiologisch zu erklären und in verschiedene Krankheiten zu zerlegen und auf diesem von den erfolgreichen Naturwissenschaften vorgezeichneten Weg zu entsprechenden spezifischen Therapien zu kommen. Damit ist ihnen aber auch die optimistische Utopie möglich, eines Tages alle Ursachen oder *die* Ursache des Irreseins entdecken und damit das Irresein, als Form der menschlichen Unvernunft, radikal aufheben zu können. Dieses Schema und diese Utopie – mehr oder weniger in Kontrast oder verflochten mit dem romantischen Widerpart bzw. Überbau – bezeichnen den Weg der Psychiatrie durch das 19. Jahrhundert. Sie waren die Basis, auf der neue und direktere Beziehungen zur Medizin angeknüpft werden konnten, die, während der romantischen Reform verkümmert, noch für Battie selbstverständlich gewesen waren. Dies führte dann zur Anerkennung der Psychiatrie als medizinischer Disziplin und zur Professionalisierung der Psychiatrie überhaupt, zu welchem Zweck das Krankheitsmodell oft genug ideologisch überstrapaziert wurde. So wurden ab 1823 in London und Edinburgh regelmäßige psychiatrische Vorlesungen von Sir Alexander Morison gehalten. 1842 führte John Conolly den ersten klinischen Kurs in der Provinz (Asylum Hanwell) ein. Nichts bezeichnet das vor allem durch die romantische Reform bedingte Desinteresse am medizinischen Charakter der Psychiatrie (gegenüber ihrem pädagogischen Charakter) genauer als der Umstand, daß der klinische Unterricht im St. Luke's Hospital, von Battie 1753 eingeführt, Anfang des 19. Jahrhunderts eingestellt und erst 1843 wieder aufgenommen wurde. 1841 wurde die »Association of Medical Officers of Asylums and Hospitals for the Insane« gegründet, der nationale Zusammenschluß der Irrenärzte. 1853 gab dieser Verband seine erste Zeitschrift heraus, das *Asylum Journal of Mental Science*. Allerdings war bereits 1848 das mehr analytisch-theoretisch gehaltene *Journal of Psychological Medicine and Mental Pathology* von Forbes B. Winslow gegründet worden.

Für diese Phase der Entfaltung und Institutionalisierung der nunmehr eher somatisch-naturwissenschaftlich fundierten Psychiatrie, die ab 1820 auch maßgeblich von Frankreich beeinflußt wurde, ist ein gewisser Wandel in den Annahmen über das gesellschaftliche Bedingtsein des Irreseins bezeichnend. Analog der Tendenz, Ursache und Therapie im Körperlich-Äußeren anzusetzen, ersetzt man die romantische Anschuldigung der inneren Anlage und Leidenschaften der Menschen durch die Anklage des »Milieus«. Das betrifft jedoch nicht nur Burrows' politische, ökonomische und religiöse Krisen oder den ersten ärztlichen Protest gegen das Elend des industriellen Milieus durch Ch. T. Thackrah (1831)[159], sondern führte auch zur Kritik der bisherigen Anstalten, deren Milieu nun selbst – etwa von John Reid (1816) – als »nurseries for and manufactories of madness«[160] bezeichnet wurde, was durch Veränderung der äußeren Organisation der »asylums« behoben werden sollte.

Der theoretische und praktische Optimismus der nun gegenüber Battie einseitig somatologisch orientierten Psychiater fand eine Stütze in verschiedenen Entdeckungen zu Beginn des 19. Jahrhunderts, die die Annahme zu rechtfertigen schienen, psychische Störungen seien stets nur Symptome organischer Hirnkrankheiten: 1. die Erklärung der Pellagra und ihrer psychischen Symptome[161], 2. die Differenzierung des alkoholbedingten Delirium tremens von anderem Wahn[162], 3. der Zusammenhang von Irresein und Hirnbefund bei der (später als syphilitisch erkannten) Progressiven Paralyse, den Burrows 1828 als Erkenntnis der Franzosen bekannt machte[163], 4. der Nachweis des Unterschieds zwischen motorischen und sensiblen Nerven durch Ch. Bell 1811, wodurch es zur Verbesserung der neurologischen Theorie und in Verbindung damit zu einer das 19. Jahrhundert determinierenden Neuformulierung der Assoziationspsychologie kam. In dieselbe Richtung wirkte der Evolutionismus des Ethnologen W. Lawrence, der – als atheistisch und gesellschaftszerstörend denunziert – mit seiner vergleichenden Anatomie und Physiologie 1819 ebenfalls zu der These gelangte, der Geist sei nur Ausdruck der »functions of the brain«.[164]

Gerade im Zusammenhang mit der Ethnologie gewinnt ein weiteres soziales Problem öffentliches Interesse: der Eingeborenenschutz. Auch hieran sind Psychiater aus theoretischen bzw. praktischen Gründen (Evolutionismus bzw. »Reform Movement«) von Anfang an beteiligt: Der andere bedeutende Ethnologe der Zeit, James C. Prichard, war psychiatrisch tätiger Arzt, und auch er hatte die evolutionistischen Thesen seiner *Physical History of Mankind* zwischen der 2. (1826) und 3. Auflage (1836–47) des herrschenden Moralismus wegen religiös einzukleiden.[165] Während die erste ethnologische Vereinsgründung, die »Society for the protection of aborigines« (London 1838), noch primär reformpolitisch engagiert war, waren Formalisierung und Professionalisierung von Begriff und Institution »Wissenschaft« jetzt so weit fortgeschritten, daß bereits fünf Jahre später das Bedürfnis nach einer wissenschaftlich-neutraleren Gegengründung, der »Ethnological Society of London«, bestand.

In diesen Jahren sind Psychiater wenigstens an fünf sozialpolitischen Bewegungen beteiligt: der Bewegung für die Armen und Arbeiter, der Gefängnisreform, dem Eingeborenenschutz, der neuen Pädagogik und der Reform des »Irrenwesens«. Alle diese Bewegungen werden mit emphatischem Emanzipationsanspruch vorgetragen, alle haben freilich auch ihre – meist unbemerkten – integrativen Implikationen, auf der wissenschaftlichen wie auf der institutionellen Ebene, wie wir dies an der »Irrenreform« exemplifizieren. Alle beinhalten romantische und liberale, moralisierende und naturwissenschaftliche Komponenten, verwirren sich namentlich in historistischen, naturgeschichtlichen und evolutionistischen Geschichtsauffassungen. Zudem bestehen viele Zwischenbeziehungen in der Sichtweise der jeweiligen Adressaten dieser Reformbewegungen. Das Bild des Kindes beispielsweise wird auf die armen Arbeiter, die Gefangenen, die Eingeborenen und die Irren übertragen, wobei etwa »arm« nicht nur ökonomisch, sondern von jetzt ab auch sentimental verstanden sein kann und »Kind« bewunderte Reinheit und Eigengesetzlichkeit oder bemitleidete und zu verändernde Rückständigkeit heißt. Die Expansion der Gesellschaft – die ökonomische in die Kolonien und die naturgeschichtliche in ihre Ursprünge – hat die zu integrierenden bzw. zu emanzipierenden Formen der Unvernunft um den Wilden und das Kind bereichert. Insofern schreibt G. Rosen, freilich ohne zwischen romantischem und liberalem Modell zu differenzieren, mit Recht: »Irrationality and madness were now the consequence of historic development and a changing social environment. As civilization developed and spread through the inexorable march of progress, irrationality and insanity were conceived as due to a separation of man from nature, to a deranged sensibility arising from a loss of immediacy in his relation with nature. Madness was the obverse of progress.«[166]

Für die theoretische Fundierung psychiatrischen, aber auch verwandten (anthropologischen, psychologischen, soziologischen) Forschens und sozialen Handelns war Galls und Spurzheims Phrenologie von großer Bedeutung. Der schottische Arzt Andrew Combe (1797–1847) lernte sie 1818 in Paris kennen und machte sie 1831 in England bekannt.[167] Diese Lehre, die die menschlichen Eigenschaften, vor allem die Triebe, exakt in den verschiedenen Hirnregionen des Menschen zu lokalisieren suchte, schuf damit für die Erklärung des Irreseins eine physiologisch-hirnpathologische, »materialistische« Basis, ließ aber zugleich eine körperliche und eine – zwar funktionell bezogene, im übrigen aber eigenständige – psychische und soziale Ätiologie und Symptomatik zu. Combes Bestimmung des Irreseins als »functional derangement of the brain« läßt das Adjektiv »funktionell« zwischen den Bedeutungen »psychogene Störung« oder »Folge organischer Schädigung« bis heute oszillieren. Auf diesem und anderen Fundamenten konnte der erwähnte Prichard 1835 sein forensisch berühmt gewordenes Konzept »moral insanity« vs. »intellectual insanity« entfalten – die größte und problematischste Expansion des Zuständigkeitsbereichs der Psychiatrie für psychisch Krankhaftes in dieser Zeit. Denn unter diesem Titel konnten potentiell alle sozial abweichenden Verhaltensweisen als krank demarkiert werden. Was Arnold mit seiner »moral insanity« vs. »medical insanity« noch der Gesundheit zurechnete, wurde nun psychiatrisch »abnormisierbar«. Prichards Definition der »moral insanity«: »a morbid perversion of the feelings, affections, and active powers, without any illusion or erroneous conviction impressed upon the understanding: it sometimes co-exists with an apparently unimpaired state of the intellectual faculties. There are many individuals living at large [...] of a singular, wayward, and eccentric character.«[168] Die Bestimmung dessen, was am Verhalten natürlich ist, wird kraft wissenschaftlicher Autorität nahezu unangreifbar, da es sich auch hierbei um eine organische Hirnkrankheit handeln soll. Nach 50 Jahren wird sich aus dieser widersprüchlichen Konstellation das psychiatrische und forensische Problem der Psychopathie entwickeln. Im übrigen bringt die Überzeugung von der körperlichen Bedingtheit des Irreseins Prichard zu der Auffassung, der Glaube, daß es eine Krankheit des Geistes gebe, sei in England nur noch in der – jetzt durch das Monopol wissenschaftlichen

Spezialwissens als laienhaft disqualifizierbaren – Öffentlichkeit zu finden, nur in für einen Engländer absurden Vorstellungen wie denen des deutschen romantischen Heinroth.[169]

Unproblematischer war eine andere Expansion des psychiatrischen Interesses, die man ebenfalls der somatischen Orientierung zuschreiben muß – jetzt endlich wurden auch die Blödsinnigen, Idioten und Epileptiker in einer differenzierten Weise sichtbar, für die psychiatrische Wissenschaft wie für die gesellschaftliche Aktivität zu ihrem Schutz und ihrer Integration. Sie lebten bisher weithin noch so ausgegrenzt wie die Irren bis 1750, da auch die meisten »asylums« sie von der Aufnahme ausschlossen. Diese abstrakt-reinste Form der Unvernunft, die vergleichsweise die geringste soziale Gefahr und Störung, aber auch den geringsten ökonomischen Nutzen zu repräsentieren schien, wurde etwa um 1820 mit zunehmender ökonomischer Rationalisierung der Gesellschaft gleichfalls als störend und als schutzbedürftig wahrgenommen und von der Psychiatrie alsbald als so weit heilbar erkannt, daß man diesen Menschen sogar größere ökonomische Nützlichkeit und mehr Verläßlichkeit als den Irren zusprechen konnte. Auch hier hat sich Burrows 1820 verdient gemacht, den von allen Einrichtungen ausgeschlossenen »Zustand der Fallsüchtigen, Stumpf- und Blödsinnigen« beklagt, angemerkt, daß in England wohl noch kein Armer von Epilepsie genesen sei, und besondere Anstalten für sie verlangt.[170] Ihm haben sich die folgenden Psychiater angeschlossen, einzelne Formen differenziert, auf Anstaltsgründungen hingewirkt und für ihren pädagogischen Eros hier angesichts leichterer Lenkbarkeit in der Tat ein dankbareres Objekt als in den Irren gefunden. 1847 wurde in London durch pädagogisch interessierte Philanthropen und mit Hilfe John Conollys ein erstes Haus ausschließlich für Idioten errichtet, genau 150 Jahre, nachdem Defoe diese Forderung vorgebracht hatte. Kurz darauf wurde 1855 das schloßähnliche »Asylum for Idiots, Earlswood« eröffnet, wo in den ersten Jahren Conolly ohne Entgelt arbeitete.

Man sieht, daß die Entwicklung der Psychiatrie zu einer – nach dem Verständnis des 19. Jahrhunderts – eigenständigen Wissenschaft in Verflechtung mit verschiedenen sozialpolitischen Bewegungen und mit Hilfe von Anleihen aus anderen medizinischen und nicht-medizinischen Disziplinen erfolgte. Die Entstehungsphase der Psychiatrie in England findet ihren Abschluß im Non-Restraint System, das mit dem Namen John Conollys verbunden wird. Die romantisch betriebenen, meist privaten Anstalten, die in der viktorianischen Epoche gleichwohl fortwirkten, hatten daran ebensowenig noch einen Anteil wie an der zunehmend naturwissenschaftlichen Forschungsarbeit. Die ausgeprägte Form des »moral management« hatte sogar, wie unlängst wenigstens für die USA des beginnenden 19. Jahrhunderts nachgewiesen, die soziale Distanz zwischen armen und reichen Irren, die zuvor gleich schlecht behandelt worden waren, erheblich vergrößert.[171]

Das Non-Restraint System hingegen ist primär ein Produkt der öffentlichen Anstalten, ihres naturwissenschaftlichen und milieutheoretischen Denkens und ihrer utilitaristischen Überzeugung von der vorrangigen Bedeutung der äußeren Organisation.[172] Diese Bewegung muß man daher mit Bentham beginnen lassen, mit seinem Einfluß auf den Anstaltsbau bis 1850 und seinem Prinzip der Verbindung von größtmöglicher Freiheit und Bewegung ohne persönlichen Zwang mit effektiver Überwachung. In diesem Rahmen ist – auch nach Jetter[173] – die Logik der Entwicklung der mechanischen Mittel der Therapie zu sehen – die Ketten wurden durch die Zwangsjacke ersetzt; an deren Stelle trat die Coxsche Drehmaschine und Schaukel; damit aber gerade der tobende Patient für seine Unruhe und Bewegungsdrang noch mehr Freiheit habe, sich »austoben« könne, um zu einem Ausgleich zu kommen – die klassische liberale Vorstellung –, verdrängte seit etwa 1820 zunehmend die Polsterzelle (»padded room«) die früheren Instrumente.

Eine Konsequenz hieraus war die Ersetzung der romantischen Beschäftigungstherapie als moralischer Selbstzweck durch vollwertige Arbeit; sie hielt den Patienten in ständiger und ihm seine soziale Nützlichkeit nicht nur fiktiv demonstrierender Bewegung, deren Produkte durch Verkauf zudem den Anstaltsbetrieb verbilligen konnten. Nach Hallaran verwirklichte dies exemplarisch William Ch. Ellis, ärztlicher Direktor des County Asylum, Hanwell. Seine phrenologische Auffassung verbot ihm selbst erzieherische Strafen, da der Patient hirnkrank sei, und ermöglichte es ihm, den Patienten individuell zu behandeln. Er stellte Lehrkräfte ein, um nicht-ausgebildete Patienten einen Beruf erlernen zu lassen. Die Arbeitsprodukte wurden in Anstalts-Bazaren oder außerhalb der Anstalten verkauft. Für Ellis war der Zusammenhang von Armut und Irresein evident: Armut und Arbeitslosigkeit führen zu Irresein, und Irresein verstärkt die Armut. Dieser erste systematische Vertreter einer Sozial- bzw. Arbeitspsychiatrie sah durchaus das Risiko des Übergangs vom Anstaltsmilieu in die Arbeitswelt; er führte den Probe-Urlaub vor der Entlassung ein und benutzte einen Fonds zur Reintegration der Entlassenen in die Arbeitsordnung. So war Ellis auch der einzige Psychiater, der 1834 vor dem Parlament zur Lage der »Labouring Classes« gehört wurde. Nie zuvor waren die Irren so rigoros dem Nützlichkeitsprinzip der Wirtschaftsgesellschaft angepaßt worden, der daher auch keine psychiatrische Leistung zuvor so plausibel erscheinen konnte: Ellis war der erste, der als Psychiater geadelt wurde.[174]

Im Zusammenhang mit diesen Tendenzen kam die absolute Beseitigung des Zwangs nicht erst durch Conolly auf, sondern bereits im öffentlichen Lincoln Asylum. Hier begann der leitende Arzt, Edward P. Charlesworth, seit 1823 systematisch Jahr für Jahr die Indikationen für die Anwendung von Zwangsmaßnahmen einzuengen. Diese allmähliche Reform ging freilich in eine Revolution über, als 1835 ein Haus-Chirurg angestellt wurde:

Robert Gardiner Hill (1811–1878). Er nahm eine Untersuchung des Anstaltsmilieus vor, die sich in seiner Beschreibung wie ein exaktes soziologisches Experiment liest: »Finding that good effects invariably followed a milder treatment, I made statistical tables with great labour; I tabulated the results of different modes of treatment; I considered the several cases individually; I lived amongst the patients; I watched their habits. [...] At length, I announced my confident belief that under a proper system of surveillance, with a suitable building, instrumental restraint was in every case unnecessary and injurious. I mentioned this opinion to Dr. Charlesworth and the Governors; I adopted it as a principle; I acted upon it; and I verified my theory by carrying it into effect.«[171] Die Ergebnisse dieses Experiments mit teilnehmender Beobachtung, Vergleich mehrerer Versuchsreihen, Einzelfallstudien und statistischer Bearbeitung war: Nachdem die Zahl der Zwangsanwendung/Jahr zwischen 1834 und 1838 von 647 auf 0 reduziert waren, stiegen die Heilungsquoten, erfolgten keine Suizide mehr, hörten die Zwischenfälle auf, herrschte Ruhe in der Anstalt, wurden Leidenschaftsausbrüche selten, gab es keine Ressentiments und kein Rachebedürfnis gegen die Wärter mehr, hatten auch die schon Stumpfsinnigen reinliche Gewohnheiten und waren alle Insassen »much more happy«. 1839 veröffentlichte Hill die ersten Ergebnisse. Er faßte die Liste der organisatorischen Maßnahmen zusammen, die mit der absoluten Befreiung von allem »personal restraint« an dessen Stelle in Funktion zu setzen seien: »improved Construction of the Building, [...] classification – watchfulness – vigilant and unceasing attendance by day and by night – kindness, occupation, and attention to health, cleanliness, and comfort, and the total absence of every description of other occupation of the attendants.« [176] Es ist dies eine Komposition von anderweitig bereits erprobten Prinzipien, jedoch ist ein entscheidendes hinzugefügt: die Allgegenwart der Wärter. Äußerer und innerer Zwang wird ersetzt durch Menschen, die primär weder schlagen noch strafen noch moralisch erziehen, sondern die einfach nur da sind. Daß die Wärter Tag und Nacht zu wachen hatten, war ebenso neu wie das Verbot einer anderweitigen Beschäftigung für sie, ganz abgesehen davon, daß es ihnen nun absolut untersagt war, ihre natürlichen Aggressionen gegen unwillige oder bösartige Irre anders als in Freundlichkeit umzusetzen. In ihrer ohnehin ökonomisch miserablen, sozial verachteten und beruflich lebensgefährlichen Situation waren die Wärter jetzt die Leidtragenden der Befreiung der Irren, des neuen Systems. Kein Wunder, daß Hill nicht zuletzt an ihnen gescheitert ist. Er wurde diffamiert als Utopist, Visionär, Spekulant und Quacksalber, er wurde der Veruntreuung und der sinnlosen Lebensgefährdung anderer bezichtigt. Trotz seiner Erfolge, und obwohl Dr. Charlesworth ihn stützte, stellte sich die entsetzte Öffentlichkeit gegen ihn, wähnte, die Irren würden wieder losgelassen – was zeigt, welche Bedrohung und Störung allein die Vorstellung der »freien Irren« für die industrielle Gesellschaft darstellt und welchen Ängsten und Zwängen die (zugleich philanthropen) Anstaltsgründungen abhelfen sollen. Schließlich wurden die Wärter zum Ungehorsam gegen ihn aufgefordert. 1840 mußte Hill seine Stellung aufgeben. Er zog sich in die Privatpraxis zurück, verbittert, bei der Suche nach anderen Stellungen weiterhin denunziert und ohne öffentliche Anerkennung.[177]

Doch noch 1839 besuchte ihn ein Professor, weltgewandt, mit Beziehungen bis zur Queen, von allseitigem sozialem Aktivismus und romantisch genug, um dem puritanischen Organisationsplan Hills und Ellis' eine Familienideologie hinzuzufügen – John Conolly fuhr 1839 zwischen Berufung und Antritt seiner Stelle im Hanwell Asylum zu Hill ins Lincoln Asylum, lernte dort das Non-Restraint System kennen, kopierte es ab 1839 in Hanwell, hatte Erfolg damit, und an ihn und seinen Namen knüpfte sich der Weltruhm. Conolly wuchs in Armut auf, wurde Familienvater und führte in Frankreich ein bohèmehaftes und literarisierendes Leben, noch bevor er einen Beruf hatte, kehrte dann nach England zurück, studierte Medizin bis 1821. In Stratford-on-Avon – er war Shakespeare-Schwärmer – betrieb er fünf Jahre eine Praxis, war Ratsherr und zweimal Bürgermeister und seither zeitlebens medizinjournalistisch liberal-fortschrittsüberzeugt tätig und an der Verbesserung der Lage der »working class« engagiert. Er wirkte in der »Society for the Diffusion of Useful Knowledge«, gründete eine Hilfseinrichtung für Arme, schrieb viele populäre, über die Gesundheit aufklärende Artikel, auch ein Buch über Cholera und eine Serie, die speziell an die Arbeiter adressiert war. Er gehörte zu den Gründern bzw. ersten Mitgliedern der British Medical Association (1832), der Medico-Chirurgical Review; der phrenologischen Gesellschaft in Warwick, der Ethnological Society, der Medico-Psychological Association, der National Association for the Promotion of Social Sciences, der ersten großen Idiotenanstalt in Earlswood. Wenn man noch hinzufügt, daß er zunächst fünf Jahre als Medizin-Professor in London lehrte, daß er ab 1842 den ersten klinischen psychiatrischen Unterricht in Hanwell gab, auch die Ausbildung der Wärter förderte, einer der gesuchtesten Psychiater war – sowohl therapeutisch, beratend als auch forensisch –, daß er viel für die Installierung des freien psychiatrischen Sachverständigen tat, daß er Präsident der beiden konkurrierenden psychiatrischen Gesellschaften war und daß er dem Non-Restraint System zumindest seine weiterwirkende Form gab, dann läßt es sich vertreten, in Conolly die Person zu sehen, die die Verflechtung der Psychiatrie in die meisten gesellschaftlichen Probleme repräsentiert, wie sie Mitte des 18. Jahrhunderts mit der Industrialisierung sichtbar wurden und mit der »Reform Movement« Mitte des 19. Jahrhunderts zu einem vorläufigen Abschluß kamen, die aber auch den relativen Abschluß der Entwicklung der Psychiatrie zur Wissenschaft und ihrer Professionalisierung spiegelt, d. h. der Entwicklung, die mit Batties Paradigma angestoßen war – all dies, ohne einen eigenen bedeutenden theoretischen Beitrag zur Psychiatrie zu leisten, um so mehr aber den gesellschaftlichen Bedürfnissen entsprechend, in die die Psychiatrie von ihrem Anfang an hineingestellt ist.[178]

Worauf basiert Conollys System des Non-Restraint? Irresein ist ihm phrenologisch Hirnstörung, bedingt duch äußere körperliche oder soziale Faktoren. Deren wichtigste – für Pathogenese wie für Anstaltsorganisation als Therapie – sind Ernährung, körperliche Gesundheit und Erziehung, jetzt wieder als Training des Geistes begriffen. Dies wird von Conolly auch gesamtgesellschaftlich verstanden: bei Vernachlässigung dieser Faktoren entsteht nicht nur Irresein (eher bei Frauen, da sie vom geistigen Training ausgeschlossen sind), sondern es mißlingt auch die Kinderaufzucht, und die Massen werden elend und unmoralisch.

Die psycho- und sozialhygienische Organisation der Anstalt nach diesen drei Faktoren garantiert den therapeutischen Erfolg. An die Stelle des Zwangs – 600 Zwangsinstrumente werden in Hanwell außer Funktion gesetzt – tritt Reorganisation des Äußeren: Ernährung (den Reichen weniger, den Armen mehr als gewohnt), Ventilation, Bäder, Erhöhung der Zahl und Bezahlung der Wärter. Für alle Einzelheiten werden Regeln erlassen, Register geführt, Statistiken ausgearbeitet. Gleichsam »zwanghafte« Reinlichkeit wird Gebot. Wie der mechanische, so wird auch der verinnerlichte moralische Zwang überflüssig. Der Direktor vermittelt nicht mehr »heilsames Angstgefühl«, sondern ist primär Arzt, ansonsten wohlwollend und stets gesprächsbereit. Anerkannt wird Conolly freilich, weil er aus den Fehlern Hills gelernt hat; er ergänzt sein System durch einen dem Viktorianismus angepaßten Überbau, räumt den Autoritäten Familie, Schule und Kirche therapeutischen Raum ein. So ist der Arzt auch Familienvater für seine »crazy children«. Da für Conolly gut erzogene Bürger nur selten an Irresein erkranken, werden ihm nun die »armen Irren« zu »poor illiterate Patients«. Erziehung soll die abweichenden Bedürfnisse der Irren an die soziale Norm anpassen. Das liberal-utilitaristische Modell mit dem konservativ-romantischen im System des Non-Restraint versöhnend, wird auch Ellis' rigorose Arbeitstherapie gemildert – nur noch die Hälfte der Patienten ist dazu geeignet – und durch »social activity« (Gartenvergnügungen, Konzerte, selbst Tanzveranstaltungen) ersetzt. Endlich wird die Öffentlichkeit eingeladen; die traditionelle Isoliertheit soll aufgehoben, Vorurteile sollen zerstört und den Irren soll das Gefühl des Ausgestoßenseins genommen werden.

Die sichtbar gewordenen »armen Irren« sind also seit Batties Zeiten emanzipiert vom äußeren und jetzt auch vom inneren Zwang. Der Zwang ist unsichtbar geworden. Er hat sich etabliert im System des Non-Restraint, im hygienischen Reglement, in der sozialen Organisation des Milieus – analog dem gesetzlich kontrollierten Fabrikbetrieb für die »Labouring Poors «. Zugleich werden die Irren integriert, zunächst in die romantische Fiktion der Familie, und jetzt hat sich diese zur öffentlichen Anstalt als der sozialen und in sich abgeschlossenen Fiktion der Gesellschaft selbst ausgeweitet, ähnlich der Integration der »Labouring Poors«, deren Selbstemanzipation um diese Zeit scheiterte. Die Mitte des 19. Jahrhunderts bringt der bürgerlichen Gesellschaft Englands bei wachsendem Reichtum das relative Unsichtbarwerden der sozialen Spannungen, den – scheinbaren – sozialen Frieden, in der »Arbeiterfrage« wie in der »Irrenfrage«. In dieser Zeit, 1847 dem Jahr der Fabrikgesetze, beschließt Conolly sein erstes Buch über das Non-Restraint System mit einer Vision über den sozialen Frieden, der durch sein System in Hanwell, der fiktiven Gesellschaft für die Irren, einzieht: »Calmness will come; hope will revive; satisfaction will prevail. [...] Almost all the disposition to mediate mischievous or fatal revenge, or self-destruction, will disappear. [...] Cleanliness and decency will be maintained or restored; and despair itself will sometimes be found to give place to cheerfulness or secure tranquillity.« Es ist dies der Ort, »where humanity, if anywhere on earth, shall reign supreme.«[179] Erst gegen Ende des 19. Jahrhunderts wird sich zeigen, wie viele Probleme in der Irren- wie in der Arbeiterfrage um die Jahrhundertmitte künstlich harmonisiert, verdeckt oder verdrängt worden waren, wie weit das Gleichgewicht zwischen sozialer Emanzipation und Integration nur zu einer mehr oder weniger perfekten Simulierung der möglichen Freiheit gekommen war.

Anmerkungen

1 Mit dem Begriff des »armen Irren« belegt die Umgangssprache heute noch denjenigen, den man so mit einer superlativen Mischung aus Verachtung, sozialer Anihilierung, Mitleid und gutmütigem Nicht-Ernstnehmen zu demarkieren trachtet. Diese Arbeit will die historische Realität dieses Schlüsselbegriffs wieder aufdekken. Der »arme Irre« war zunächst ein Begriff der administrativen Vernunft, die die Spielarten der Unvernunft einzuordnen suchte. Später bezeichnet er sowohl die Zugehörigkeit der »Irrenfrage« zur »sozialen Frage« als auch die heute noch spürbare sentimental-harmonisierende Komponente der philanthropischen Bestrebungen. Endlich besagt bereits dieser Begriff, daß Psychiatrie als Wissenschaft nirgends über die je vereinzelten begüterten Irren entstehen konnte, sondern nur da, wo die Irren als Masse, d. h. als arme Irre, der bürgerlichen Gesellschaft sichtbar wurden: als Ordnungsaufgabe, als Objekt der Emanzipation und damit in Zusammenhang als Gelegenheit, durch den Vergleich der Vielheit von Einzelfällen zu wissenschaftlichen Ober- und Ordnungsbegriffen zu kommen. Auch so wird deutlich, daß die Psychiatrie von Anfang an Emanzipations- und Integrationswissenschaft zugleich gewesen ist. – Auf den Zusammenhang weist – freilich die Widersprüche harmonisierend – Kisker hin. (Vgl. Kisker, »Die Verrücktheit, die Armut und wir«.)

2 »Gesetz zur wirksameren Bestrafung der Spitzbuben, Vagabunden, hartnäckigen Bettler und Landstreicher«, Hunter/Macalpine, S. 299 f.

3 Koselleck, *Kritik und Krise*, S. 11.
4 Hauser, *Sozialgeschichte der Kunst und Literatur*, S.46 f.
5 Habermas, *Strukturwandel*, S. 71.
6 A.a.O., S. 72 f.
7 A,a.O., S. 74 und 78.
8 A.a.O., S. 106–108.
9 Ders., *Theorie und Praxis*, S. 47.
10 Ders., *Strukturwandel*, S. 69. (So subsumiert Locke unter dem Begriff ›Eigentum‹ life, liberty und estate zugleich.)
11 A.a.O., S. 70.
12 Mandeville, *Die Bienenfabel*.
13 Gadamer, S. 21 f.
14 Meinecke, *Die Entstehung des Historismus*, S. 19–26.
15 »Zur Heilung der Irren ist nichts wirksamer und notwendiger als ihre Ehrfurcht denen gegenüber, die sie als ihre Peiniger erleben. [...] Tobende Irre werden schneller und sicherer geheilt durch Strafen und harte Behandlung in einem engen Raum als durch ärztliche Kunst und Medikamente. [...] Man halte die Ernährung dürftig und wenig schmackhaft, die Kleidung leicht, die Betten hart und die Behandlung streng und rigide.« (Willis, *An Essay of the Pathology of the Brain and Nervous Stock*, zit. nach Hunter/Macalpine, S. 191 f.) Dies steht in scharfem Gegensatz zu der eher liebevollen Therapie für die Melancholischen, während die Geschichtsschreibung in Vernachlässigung der Praxis und der gesellschaftlichen Bedingungen meist nur die Nähe zwischen Melancholie und Manie in der theoretischen Erklärung durch Willis vermerkt.
16 F. Glisson gesteht 1677 dem lebendigen Körper eine eigene Kraft zu, die Fähigkeit, auf Reize hin in Bewegung zu geraten, d. h. Irritabilität oder Reizbarkeit – auch unabhängig von der Nerventätigkeit. Damit wird dem Körperlich-Inneren, dem unbewußten Leben, eine Selbsttätigkeit gegeben, die Willis' rational geleitete Nervenspirits gleichsam zu einem sekundären Überbau des Bewußten herabsetzen. Um so mehr gibt diese »natura energetica« Glissons dem »inward sentiment«, dem »Herz« Shaftesburys die medizinisch-psychosomatische Basis. Vgl. hierzu Glaser, *Das Denken in der Medizin*, S. 54.
17 Sydenham, *Dissertation*, S. 367 f.
18 »Wie der Körper aus Teilen zusammengesetzt ist, sichtbar den äußeren Sinnen, so ist ohne Zweifel auch das Innere, die Seele nach dem klaren Arrangement der Spiritis komponiert, sichtbar nur dem inneren Sinn, dem Verstand; und da dies Innere engstens mit dem Temperament (Stimmung) des Körpers verbunden ist, ist es in dem Maße gestört, wie seine konstitutiven naturgegebenen Teile stark oder schwach sind.« (Sydenham, a.a.O. S. 376).
19 Foucault, S. 149.
20 »Daher leiden Frauen häufiger als Männer an Hysterie; denn die Natur hat sie mit einer zarteren und schwächlicheren körperlichen Konstitution ausgestattet, da sie zu einem leichteren Leben und zum Vergnügen der Männer bestimmt sind, die ihrerseits robust konstituiert sind, um die Erde bebaucn, wilde Tiere töten und derlei gewaltsame Unternehmungen durchführen zu können.« (Sydenham, S. 376).
21 Sydenham, S. 401.
22 Hunter/Macalpine, S. 223 f.

23 Mit Hysterie mehr oder weniger identifiziert werden Hypochondrie, Melancholie, Spleen, Vapours, Lowness of spirits u. a.

24 Diesen Begriff benutzt Ackerknecht. Vgl. Ackerknecht, *Kurze Geschichte*, S. 28.

25 Peardon, Vorwort zu Lockes *The Second Treatise of Government*, S. IX.

26 »Der Charakter der Briten variiert am stärksten. Dies verdanken sie dem Spleen (der Milz), dem Ingredienz ihrer Konstitution, die auf dieser Insel fast einzigartig ist, zumindest dem Grad nach. Daher stammt die Unterschiedlichkeit an Disposition und Genie, worin diese Erde so fruchtbar ist. Unsere Nachbarn sind ärmer an Witz und Originalen als wir. [...] Ein Engländer muß nicht ins Ausland reisen, um den Geist der verschiedenen Nachbarn kennenzulernen. Er soll nur von Temple-Bar nach Ludgate fahren, so wird er [...] in 24 Stunden die Dispositionen und den Geist aller Nationen Europas treffen.« (Blackmore, *A Treatise of the Spleen and Vapours*, S. 261 f.).

27 »[...] die Reichhaltigkeit unserer Ernährung, der Reichtum und Luxus der Bürger (durch ihren universalen Handel), die Inaktivität und sitzende Arbeitsweise der besseren Klasse (die von dem Übel am meisten befallen ist) und die Lebensart in großen, menschenreichen und folglich ungesunden Städten«; befallen werden nicht »Narren, schwache, schwerfällige, stupide oder stumpfe Menschen«, sondern solche »mit den lebendigsten und geschwindesten Organen, mit dem kühnsten und durchdringendsten Geist und vor allem mit dem empfindlichsten Gefühl und Geschmack, für Lust wie für Schmerz«, was sich »aus Lebensökonomie und Naturgesetz« ergibt. (Cheyne, »The English Malady«, S. I–II bzw. 262).

27a Hieraus ergibt sich die uns stets begleitende Frage: ob Aufklärung und Romantik nicht Gegensätze, sondern zwei Seiten derselben Bewegung sind, wenn man sie vollständig wahrnimmt?

28 »[...] deren Köpfe durch die riesigen Reichtümer verdreht waren, die der Zufall ihnen plötzlich in den Weg geworfen hatte, als solche, die durch jenen schrecklichen Zusammenbruch völlig ruiniert waren. Derart ist die vernunftzerstörende Kraft der unersättlichen Habgier.« (Mead, *Medical Precepts and Cautions*, S. 88 f.).

29 »[...] einen Menschen zu beraten, so redegewandt man es auch versuchen möchte« (Robinson, *A New System of the Spleen*, S. 399 f.).

30 Irre »verknüpfen bestimmte Ideen ganz verkehrt und halten sie fälschlich für Wahrheiten«; und es besteht darin »der Unterschied zwischen Schwachsinnigen und Irren, daß Irre durch falsch verknüpfte Ideen zu falschen Sätzen kommen, aber von diesen aus richtig räsonnieren, während Schwachsinnige kaum oder gar nicht zu Sätzen kommen, aber von diesen aus ebenso wenig räsonnieren.« (Locke, *An Essay concerning Human Understanding*, Bd. II, Kap. 11, § 12–13.)

31 Locke, Bd. II, Kap. 33, § 1–13.

32 Defoe, *An Essay upon Projects*, S. 178–181; zudem schlägt er vor, die Bürger sollten die Idioten mit Hilfe ihrer eigenen Narrheit unterhalten (»to maintain Fools out of our own Folly«), nämlich mit Hilfe der Lotterie (S. 184 f.); Arme und Idioten sollten daraus gleichermaßen Nutzen ziehen. In dem zu errichtenden Fool-House sollte es keine Klassendifferenzen geben, sondern alle sollten als Arme gelten, Schaustellung sollte verboten sein, und die sollten vom Anstaltsleiter bestraft werden dürfen, die ihren Spaß (»sport«) mit den Insassen treiben wollten (S. 187–189).

33 »[...] alle privaten Irren-Häuser sollten sofort aufgehoben werden. [...] Für die

Behandlung der wirklichen Irren sollten lizenzierte Irren-Häuser in günstigen Stadtteilen etabliert werden, unter geeigneter Kontrolle und Inspektion; und niemand sollte in ein Irrenhaus kommen ohne Grund, Untersuchung und öffentlichen Beschluß.« (Defoe, *Augusta triumphans*, zit. nach Hunter/Macalpine, S. 267.)

34 Mit Vorliebe wird auf den Gesellschaftszustand bezogene Kritik und Satire von Literaten, die mit psychiatrischen Begriffen operieren, als schizophrene Gemütsarmut interpretiert. Dies dürfte auch Gabel fälschlich Swift unterschoben haben, besonders wenn er Swifts Ironisierung der medizinischen Anschauungen über Konsumptionskrankheiten durch einen »balbinarischen« Mund für schizophrene Sprachstörungen nimmt (Gabel, »Formen der Entfremdung«, S. 33). Bei Gabel ist dieser geistreiche Kurzschluß bergsonsch gebahnt, wie aus dem Zusammenhang (S. 34) hervorgeht.

35 »Er stiftete sein Kapital
Zu baun ein Irrenhospital;
und zeigt' in bissiger Manier
's tät nirgends so not wie grade hier.«
(Swift, *Ausgewählte Werke*, Bd. II, S. 548).

36 Swift, Bd. III, 4. Teil, Kap. 7, hier nach Starobinski, *Geschichte der Melancholiebehandlung*, S. 38.

37 Swift, Bd. I, S. 206–220; hier nach N. O. Brown, *Zukunft im Zeichen des Eros*, S. 246; Brown interpretiert Swifts Kot-Visionen psychoanalytisch auf den Punkt, wo sie zum reinen Gegensatz zu Defoes optimistischer Begeisterung für die Naturausbeutung werden (S. 225–251).

38 Zuvor (1728) war nach dem Willen des Stifters Thomas Guy in dem nach ihm benannten Londoner Krankenhaus die erste derartige Abteilung eingerichtet worden.

39 Swift, Bd. I, S. 477–496.

40 Hofmann, *Ideengeschichte der sozialen Bewegung*, S. 22 f.

41 Mottek, *Wirtschaftsgeschichte*, Bd. II, S. 72.

42 A.a.0., S. 67–77.

43 Hofmann, *Ideengeschichte*, S. 15.

44 Habermas, *Theorie und Praxis*, S. 47.

45 A.a.O., S. 217 f.

46 Hunter/Macalpine, S. 357.

47 A.a.O., S. 300.

48 Eine der wenigen medizinischen Arbeiten, die in dieser Zeit aus den privaten Irrenhäusern kamen, war die des Quacksalbers und Irrenhausbesitzers Th. Fallowes: *The best Method for the Cure of Lunaticks*; dieser pries hier »the incomparable Oleum Cephalicum« als universales Heilmittel für Irre, das freilich nur eine der vielen Substanzen war, mit denen durch Erzeugung von Entzündungen der Kopfhaut das Irresein ausgetrieben werden sollte.

49 Holborn, H., »Der deutsche Idealismus in sozialgeschichtlicher Bedeutung«, in: Wehler (Hrsg.), *Moderne deutsche Sozialgeschichte*, S. 101.

50 Maurois, *Die Geschichte Englands*, S.496–499.

51 Wesley, *The desideratum*, S. III–VI.

52 »Warum bedenken nicht alle Ärzte, wie sehr körperliche Störungen durch die Seele verursacht oder beeinflußt werden?«, zit. nach Hunter/Macalpine, S. 424.

53 »Mehr Mediziner, die diesen Zweig der Medizin zu ihrem Spezialstudium machen, mögen mit Recht erwarten, daß dadurch die Behandlung dieser schrecklichen Krankheit sicherer, schneller und billiger wird.« (Hunter/Macalpine, S. 404.)

54 Battie, *A Treatise on Madness*, S. 7.

55 »Getäuschte Imagination ist nicht nur ein fragloses, sondern auch ein wesentliches Merkmal des Irreseins und unterscheidet es präzis von allen anderen Störungen; oder nur der ist irre, der voll und unveränderlich von der Existenz oder Erscheinung von etwas überzeugt ist, was nicht existiert oder ihm nicht wirklich erscheint, und der nach dieser irrigen Überzeugung handelt. Irresein oder falsche Wahrnehmung ist also ein außernatürlicher Zustand bzw. eine Störung der Empfindung.« (Battie, S. 4–6.)

56 Leibbrand/Wettley, S. 339.

57 Nicht weniger aber auch der von Johnson wiederentdeckte Shakespeare: »The lunatic, the lover, and the poet are of imagination all compact« (*Sommernachtstraum*, V, 1).

58 Battie, S. 27–32.

59 A.a.O., S. 33–38.

60 A.a.O., S. 39–58.

61 A.a.O., S. 59–67.

62 A.a.O., S. 68–86.

63 A.a.O., S. 4.

64 A.a.O., S. 2.

65 »Mit Vergnügen sehen wir, als Menschen, also, daß Irresein – im Gegensatz zu manchen Denkfaulen – nicht schlechter zu behandeln ist als viele andere schlimme, hartnäckige und doch nicht als unheilbar abgetane Störungen, und daß man diese unglücklichen Menschen mitnichten aufgeben, schon gar nicht in einsamen Gefängnissen als Kriminelle oder Gesellschaftsschädlinge verkommen lassen darf« (A.a.O., S. 93).

66 A.a.O., S. 94–99.

67 Das Bedlam Hospital war während vier Generationen von einer Familie, der Monro-Dynastie, beherrscht – ungefähr zeitgleich zur hannoverschen Dynastie des englischen Königshauses. Die Ärzte dieser Familie setzten in der Versorgung und Behandlung der Irren lediglich die Tradition fort. Bedeutung haben sie eigentlich nur als Mäzene für Londoner Maler und Dichter.

68 »Die Natur des Irreseins ist derart, daß sehr wenig Nützliches darüber gesagt werden kann. Seine nächsten Ursachen werden für immer unerkannt bleiben. Die Fürsorge betrifft die allgemeine Betreuung so sehr wie die Medikamente. Aus eigenem Antrieb hätte ich nie etwas veröffentlicht, wenn ich mich nicht zu einer Antwort auf die unwürdigen Angriffe des Dr. Battie auf meine Vorgänger gezwungen sähe« (zit. nach Leigh, S. 50 f.).

69 »Mit Sicherheit kann die Imagination getäuscht sein, wo nicht der mindeste Verdacht des Irreseins besteht, etwa in der Trunkenheit oder bei hypochondrischen und hysterischen Störungen« (zit. nach Hunter/Macalpine, S. 413).

70 Der Roman wurde zuerst publiziert in Form von monatlichen Beiträgen für *The British Magazine* 1760/61.

71 Hierzu vgl. Leigh, S. 9 und Hunter/Macalpine, S. 451–456.

72 Leigh, S. 11–14.

73 Der Begriff der Neurose – von Cullen eingeführt – behielt über 100 Jahre seine Bedeutung als Störung der Nervenfunktion ohne grobe, sichtbare strukturelle Schädigung, bis er psychologisch verinnerlicht die Bezogenheit auf die Nerven verlor. Dies wurde durch die Verselbständigung der Spezialität Neurologe seit Ende des 19. Jahrhunderts forciert und setzte sich endgültig nicht etwa mit Freud durch, sondern, ironischerweise, als es für die Psychiatrie galt, das Zittern und andere »neurotische« Reaktionen, mit denen viele Soldaten den Technisierungsprozeß des Ersten Weltkrieges beantworteten, als psychische Anpassungsstörung – und nicht als organisch bedingt – zu entlarven. Besonders in Deutschland, aber auch in anderen kriegführenden Ländern, war dies eine wissenschaftliche Erkenntnis, die aber zugleich auch als Beitrag zur Stärkung des Wehrwillens aufgefaßt und gefeiert wurde sowie als Beitrag zur Stützung der Staatsfinanzen, da sie eine Handhabe gegen »Rentenjäger« bot. Dies ist eines der erhellendsten Beispiele für die soziologische und politische Verflechtung des Erkenntnisprozesses in der Psychiatrie.

74 »Zwang muß auch als Heilmittel angesehen werden, ist nützlich und sollte vollständig angewandt werden, und die Zwangsjacke entspricht jedem Bedürfnis besser als alles Bisherige.« (Cullen, *First Lines of the Practice of Physic*, S. 151.) Die erste ausführliche Beschreibung der Zwangsjacke, d. h. der Einrichtung, die am besten den Übergang vom physischen Zwang als Schutz gegen die Unvernunft der Irren zum physischen Zwang als Heilmittel symbolisiert, liefert MacBride. (*A Methodical Introduction to the Theory and Practice of Physick.*) Dieses Instrument war aber schon Ende der 1730er Jahre in England in Gebrauch. Es fand zudem Eingang in die frühromantische Romanliteratur durch S. Richardsons *History of Sir Charles Grandison* (1754) und durch T. Smolletts *Sir Launcelot Greaves* (1762); vgl. Hunter/Macalpine, S. 449.

75 »Bisweilen kommt man dazu [zu Ehrfurcht und Schrecken] erst durch Peitschen und Schlagen, wobei das erstere, obwohl es härter zu sein scheint, sicherer wirkt als Schläge auf den Kopf« (Cullen, *First Lines of the Practice of Physic*, Bd. IV, S. 154).

76 Über Browns Einfluß auf die Psychiatrie s. Leibbrand, *Romantische Medizin*, bes. S. 50–56.

77 Arnold, *Beobachtungen über die Natur, Arten, Ursachen und Verhütung des Wahnsinns oder der Tollheit*, S. 17 f.

78 A.a.O., S. 28.

79 A.a.O., S. 29 f.

80 A.a.O., S. 31.

81 Hartley schrieb an der Wende zu der in diesem Abschnitt behandelten Phase »Observations on Man, his Frame, his Duty, and his Expectations«, in denen ebenfalls »madness« nicht mehr nur Verstandesstörung ist, sondern in dem umfassenderen Rahmen der Beziehungen des Menschen zu sich selbst steht. Theoretisch kombiniert er Locke und Newton, d. h. er setzt die Ideenassoziationen mit der Vibration der Nerven (via Korpuskeln oder Fluidum) in Wechselbeziehung.

82 Arnold, S. 70. An Heimweh knüpft das Irresein nach Arnold nur dort an, wo es besonders selten ist: in den weniger zivilisierten, d.h. nicht »polizirten» Gebieten Europas, während in gesitteten Gebieten »aus rohen und eifrigen Patrioten wohlwollende, aber weniger warme Weltbürger« geworden sind (32 f. und 215 f.). Freilich verkennt Arnold – wie alle anderen – die wirkliche Ursache der Seltenheit

des Irreseins in nicht »polizirten« Gebieten: das soziale Sichtbarwerden der auch zuvor schon vorhandenen Irren verhält sich proportional zur politisch-ökonomischen Entwicklung der Gesellschaft. So erklärt sich das die Psychiater von nun an immer wieder irritierende und sie zum Kulturpessimismus treibende Phänomen, daß mit der Zahl der Irrenanstalten die Zahl der Irren zuzunehmen scheint.

83 A.a.O., S. 247 f.

84 »Ketten sind ausschließlich für die armen Patienten da, deren finanzielle Lage ihnen eine Aufwartung verbietet, wie sie das Gebot der Sicherheit verlangt.« (Arnold, *Observations on the Management of the Insane*, zit. nach Hunter/ Macalpine, S. 469.)

85 Eine Zusammenfassung der neurologischen Entdeckungen Whytts: Ritter, *Zur Entwicklunsgeschichte der neurologischen Semiologie*, S. 510.

86 Whytt, *An Essay on the Vital and other Involuntary Motions of Animals*, S. 290.

87 S. 389.

88 Whytt, *Observations on the Nature* ..., S. 111.

89 »Von jetzt an wurde man krank durch zu starkes Fühlen; man litt am Unmaß der Solidarität mit der Umgebung. Man war nicht mehr seiner geheimen Natur unterworfen; man war das Opfer von allem, was an der Umgebungsoberfläche Körper und Seele anspricht. Ergebnis: man war zugleich unschuldiger und schuldiger« (Foucault, S. 157).

90 »Das bürgerliche Ideal der Natürlichkeit meint nicht die amorphe Natur, sondern die Tugend der Mitte. Promiskuität und Askese, Überfluß und Hunger sind trotz der Gegensätzlichkeit unmittelbar identisch als Mächte der Auflösung« (Horkheimer/Adorno, *Dialektik der Aufklärung*, S. 45).

91 Maurois, *Geschichte Englands*, S. 501 f.

92 »Die schlimmste und alarmierendste Unsicherheit unseres gegenwärtigen Zustandes ist die kümmerliche Beständigkeit der Vernunft. Kein Mensch, dessen Kopf nicht manchmal eitle Gedanken tyrannisieren und ihn zum Hoffen oder Fürchten jenseits der Grenzen einer anständigen Wahrscheinlichkeit zwingen. Alle Herrschaft der Einbildungskraft über die Vernunf ist ein Grad des Irreseins« (Johnson, *Rasselas*, Bd. II, S. 115–117).

93 Hauser, S. 57 f.

94 *Tristram Shandy*, S. 512 f.

95 Hauser, S. 64.

96 Ein Wandel vollzieht sich darin, daß Sympathie aus einer objektiven, durch die somatische Nerventheorie gestützten Kategorie der Fähigkeit des »Mitschwingens« mit anderen und anderem zunehmend verinnerlicht wird zum subjektiven Gefühl, daß mir jemand sympathisch/unsympathisch ist.

97 »Keine Krankheit der Einbildungskraft ist so schwer anzugehen wie die, die mit der Komplikation des Schuldgefühls einhergeht« (Johnson, S. 141 f.).

98 Vere, J., *A Physical and Moral Enquiry* ..., S. 32–34.

99 Bedenkt man die Menge der Institutionen des bürgerlichen Privatlebens, die, wenn auch heute weitgehend industrialisiert, dieser Haltung ihren Ursprung verdanken, läßt sich ausweiten, was Hauser von der Kunst der englischen Romantik sagt: »Der ›gute Geschmack‹ ist nicht nur ein historisch und soziologisch relativer Begriff, er hat auch als ästhetische Wertkategorie nur eine beschränkte Geltung. Die Tränen, die man im 18. Jahrhundert über Romane, Theaterstücke, Musikwerke vergießt, sind nicht nur das Zeichen eines Geschmackswandels und der Ver-

schiebung der ästhetischen Werte vom Exquisiten und Zurückhaltenden zum Drastischen und Aufdringlichen, sie bezeichnen zugleich den Anfang einer neuen Phase in der Entwicklung jener abendländischen Sensibilität, deren erster Triumph die Gotik war und deren Höhepunkt die Kunst des 19. Jahrhunderts sein wird. Diese Wendung bedeutet einen viel radikaleren Bruch mit der Vergangenheit als die Aufklärung selber, die ja nur die Fortsetzung und die Vollendung einer seit dem Ende des Mittelalters im Gange befindlichen Entwicklung darstellt. Einer Erscheinung wie dem Anfang dieser neuen Gefühlskultur gegenüber, die zu einem völlig neuen Begriff des Dichterischen führt, versagt der bloße Geschmacksstandpunkt« (S. 75 f.).

100 N. Robinson ist einer der ersten, die die Musiktherapie auf nerventheoretischer Basis in Mode brachten. Ein Kapitel seines Buches *A new System of the Spleen* lautet: »Powers of Musick in Soothing the Passions, and allaying the Tempests of the Soul, under the Spleen, Vapours, and Hypochondriack Melancholy.«

101 Sterne, L., *Empfindsame Reise durch Frankreich und Italien*, Goldmann München, Bd. 2493; zu diesem Absatz auch Starobinski, S. 75–8.

102 »Country news«, in: *The Gentleman's Magazine*, Bd. 57, Teil I, S. 268.

103 Habermas, *Theorie und Praxis*, S. 218.

104 »Sie leiten uns im sozialen Leben, wo der Verstand uns im Dunkel lassen würde« (Th. Reid, *The Philosophical Works*, Bd. II, S. 774 ff.).

105 Spaemann, *Ursprung der Soziologie*, S. 54 f.

106 Hutcheson, *An Essay on the Nature and Conduct of the Passions and Affections*, S. 63.

107 Reid, Th., *An Inquiry into the Human Mind*, S. 12.

108 Gregory, *A Comparative View* ..., S. 13–15.

109 »Obwohl die Ängste dieser Patienten meist grundlos sind, ist ihr Leiden gleichwohl real. Störungen der Einbildungskraft verdienen die Aufmerksamkeit des Arztes so sehr wie die des Körpers. [...] Nicht selten behandeln Ärzte diese Beschwerden mit barbarischer Nachlässigkeit oder beißendem Hohn, wenn die Patienten sie nicht gut bezahlen können, während sie gleichzeitig Patienten aus höheren Klassen mit äußerster Fürsorge und offener Sympathie stützen. Keine Krankheiten sind – ökonomisch gesehen – so lukrativ wie die nervlich bedingten« (Gregory, *Observations on Duties and Offices of a Physician*, zit. nach Hunter/Macalpine, S. 438).

110 Hofmann, *Ideengeschichte*, S. 7–12.

111 Mottek, *Wirtschaftsgeschichte*, S. 75.

112 Ein erster, auch historisch verstandener, theoretischer Ansatz für eine Soziologie der gesellschaftlich selbst produzierten Leiden liegt vor in H. P. Dreitzel, *Die gesellschaftlichen Leiden und das Leiden an der Gesellschaft*, Stuttgart 1968.

113 Hofmann, *Ideengeschichte*, S. 23–38.

114 Hauser, S. 217–220.

115 A.a.O., S. 353.

116 A.a.O., S. 354.

117 Nach der weitgehend vollständigen psychiatrischen Bibliographie des 18. Jahrhunderts in England von Leigh, a.a.O., S. 84–93, heben sich von der Grundtendenz der allmählichen Zunahme der Veröffentlichungen zwei sprunghafte Anstiege ab, die in zeitlichem Zusammenhang mit den beiden, von uns angenommenen, qualitativen Veränderungen in der Entwicklung der Psychiatrie stehen: Von

den 40er zu den 50er Jahren erfolgt ein Anstieg von sechs auf 17 Publikationen pro Jahrzehnt, von den 70er zu den 80er Jahren von elf auf 27 Publikationen.

118 So lautet der bezeichnende Titel einer Arbeit von J. Bell: *The general and particular Principles of Animal Electricity and Magnetism, showing how to magnetise and cure different Diseases, to produce Crises, as well as Somnambulism, or Sleep-walking* (London 1792).

119 Aikin, *Thoughts on Hospitals.*

120 »[...] schädlich und ängstigend für andere; und sie sind nicht nur selbst für die Gesellschaft verloren, sondern nehmen auch die volle Zeit und Aufmerksamkeit anderer in Anspruch. Bringt man sie aber in einer gemeinsamen Einrichtung unter, bedürfen sie nur einer viel kleineren Zahl Wärter; damit sind sie zugleich aus der Öffentlichkeit, in der sie so vielfältig Anstoß erregen, entfernt, und dem Unheil, das sie sich und anderen zufügen, ist um so sicherer vorgebeugt. [...] Statt einer Last würden öffentliche Irrenanstalten ein Segen für die Gemeinschaft sein, eine Entlastung für die privaten Familien wie für die Gemeinden« (a.a.O., S.65 ff.).

121 Howard, *An Account of the principal Lazarettos in Europe.*

122 »An der Institution einer Irrenanstalt ist dies einzigartig, daß die Interessen der Reichen und Armen gleich und identisch sind. Im Falle anderer Krankheiten haben die Reichen jeden Beistand durch ihre Familien; aber für das Irresein ist Hilfe einzig von einer Institution zur Behandlung dieser besonderen Krankheit zu erwarten. [...] Nach der Politik einer Irrenanstalt sind diese beiden Klassen so zu vereinigen, daß die höheren Sätze für die Reichen einen Teil der Kosten für die Armen decken.« (J. Currie, »Two Letters on the Establishment of a Lunatic Asylum at Liverpool«, in: *The Liverpool Advertiser*, 29. August and 12. November 1789; zit. nach Hunter/Macalpine, S. 518 f.) – Hier zeigt sich die Tendenz, Irresein nicht nur als Krankheitsprozeß zu neutralisieren, sondern auch hinsichtlich der Klassenlage. Letzteres ist bis heute nicht gelungen: So weisen Hollingshead and Redlich in *Social Class and Mental Illness* eindrucksvoll die Differenz der Diagnose und Therapie je nach der Klassenzugehörigkeit für die USA nach. Die Realität der Klassengesellschaft setzt sich bis heute über die Absicht Curries hinweg.

123 Die Bedeutung, die man der schädigenden schlechten bzw. der heilenden frischen Luft gab, führte zur selben Zeit – auch im Rahmen der Reform Movement – zur Einrichtung getrennter Fieberabteilungen für ansteckende Krankheiten in den Krankenhäusern; vgl. hierzu und überhaupt zur panoptischen Idee: Jetter, »Ursprung und Gestalt panoptischer Irrenhäuser«. Bentham glaubte, damit überhaupt die Lösung gefunden zu haben für das Hauptproblem seiner Zeit: wie man möglichst viele Menschen mit möglichst geringen Mitteln möglichst billig und wirksam kontrollieren könne.

124 »Psychodynamik (damit sei die Wissenschaft bezeichnet, die die Ursprünge des Handelns selbst zum Gegenstand hat) hat als Basis Psychopathologie« (Bentham, »A Table of the Springs of Action«, S. 1)

125 »Denn es gibt kein Motiv, das nicht von einem korrespondierenden Interesse begleitet wird, real oder vorgestellt« (S. 15). Danach wäre Psychopathologie die Basis der Psychologie, zumindest wenn letztere als Psychdynamik bzw. als Lehre von der psychischen Entwicklung verstanden wird.

126 A.a.O., S. 32.

127 Crichton, *An Inquiry into the Nature and Origin of Mental Derangement.*

128 Dieses Mittel als moralische Macht des Menschen über Menschen wurde also in England schon praktiziert, bevor Mesmers Magnetismus dorthin drang. Die erste englische Schrift hierüber war die schon erwähnte von John Bell (vgl. Anm. 118). Erst in der Zeit des Viktorianismus war England romantisch genug, um dem Magnetismus breitere Wirksamkeit zu gestatten.
Wenn man es recht bedenkt, befolgt auch die Psychoanalyse dieses Prinzip: Brechung des Widerstandes bis zur Unterwerfung (Übertragungsneurose) und anschließende Belohnung.
Heute sind wir offenbar wieder eher in der Lage, der »Erweckung des heilsamen Angstgefühls« mehr Sinn abzugewinnen: Wir sehen die Symptome psychischer Störungen als Folgen der Angstabwehr des Patienten, bemühen uns, ihn dazu zu bringen, seine Angst nicht abzuwehren, sondern anzunehmen, da er nur auf diesem Weg sein Lebensproblem (wofür die Angst ein Signal ist) erkennen und lösen kann. Der Unterschied zu Francis Willis besteht vielleicht nur darin, daß wir versuchen, dieses heilsame Angstgefühl nicht aufzuzwingen, sondern von innen entstehen zu lassen, obwohl wir nicht selten auch den Weg von Willis gehen, wenn wir uns selbst ehrlich gegenüber sind.

129 Aus einem anonymen Bericht (»Détails sur l'établissement du docteur Willis, pour la guérison des Aliénés«, in: *Bibliothèque Britannique*, *Littérature*, Genf 1796; zit. nach Hunter/Macalpine, S. 538): »Seine gewöhnlich freundlich lächelnde Mine wechselte ihren Ausdruck, wenn er zum erstenmal einen Patienten sah. Er wurde plötzlich ein anderer, den Respekt selbst der Manischen verlangend. Sein durchdringendes Auge schien in ihren Herzen zu lesen und ihre Gedanken zu erraten. So bekam er sie unter seine Kontrolle, was er als Heilmittel verstand.« – Ohne Zweifel verkörpert Francis Willis zum erstenmal jenes Image des Psychiaters perfekt, nach dem dieser mit besonderen, geheimnisvollen und an die Person gebundenen Kräften begabt ist und Kontakt bzw. Rapport herzustellen vermag, wo dies anderen Menschen unmöglich ist, ein Image, das in der Folge mit immer anderen theoretischen Motivationen sich aufladen ließ. Nicht zufällig ist dieses Image zuerst in privaten Anstalten entstanden, z. B. in Willis' Anstalt und in Tukes Retreat; denn hier spielte schon zu dieser Zeit der privatwirtschaftliche Konkurrenzdruck eine erhebliche Rolle, weshalb sie auch – wie andere Unternehmen – in Tageszeitungen und Zeitschriften Anzeigenwerbung für ihre besonderen Leistungen machten. Die hier unterstellte Macht über Menschen erhielt überdies ihre besondere Weihe dadurch, daß es sich bei diesen Unternehmern – wie erwähnt – häufig um Geistliche handelte.

130 Leigh, S. 71 f.

131 Perfect, *Methods of Cure, in some particular Cases of Insanity and Nervous Disorders.* Auch Perfect gehört zu den Ärzten, die sich oft auf Battie berufen.

132 Wenn bis heute etwa der »flackernde Blick« für Laien und manche Ärzte angeblich die Blitzdiagnose Wahnsinn stellen läßt, so korrespondiert das dieser Tradition, die gleichsam in einem Kampf »Aug in Aug« mit den Augen auch die Person des Kranken in Besitz nehmen will.

133 Pargeter, *Theoretisch-praktische Abhandlung*, S. 36 f.

134 Ferriar, *Medical Histories and Reflections*, zit. nach Hunter/Macalpine, S. 543 bis 546. Ferriar hat auch den Begriff der »hysterical conversion« zur Bezeichnung eines Symptomwechsels eingeführt.

135 Cox, *Practical Observations on Insanity*. Die Idee der gegenseitigen Ersetzbarkeit qualitativ verschiedener Krankheiten im psychiatrischen Bereich geht auf R. Mead, *Medical Precepts and Cautions*, zurück. Beobachtungen von Krankheiten, die synchron verlaufen, alternieren oder sich ausschließen, betreffen einen empirischen Bereich, der immer wieder zu pragmatischen therapeutischen Experimenten reizte. Zum größten Erfolg auf diesem Wege kam man um die Wende zum 20. Jahrhundert, als man lernte, die progressive Paralyse mit Hilfe der Malaria zu behandeln.

136 Hallaran, *An Enquiry into the Causes*.

137 Cox, S. 137 ff.

138 de la Rive, *Letter to the Editors of the Bibliothèque Britannique*.

139 Tuke, S., *Description of the Retreat*.

140 Zu diesem Absatz vgl. Hunter/Macalpine, S. 687–690.

141 Foucault S. 249 f. F. prangert vor allem die Unterwerfung der Patienten unter das Regime ständiger vergegenständlichender Beobachtung an; aber diese Voraussetzung naturwissenschaftlich-medizinischer Erkenntnis wurde hier vielmehr gerade aufgegeben, die distanzierende Haltung abgelehnt.

142 Es ist daran zu erinnern daß zu dieser Zeit noch keine technischen oder andere naturwissenschaftlichen Möglichkeiten bestanden, die heutigen endogenen Psychosen (manisch-depressives Irresein, Schizophrenie) von psychopathologischen Bildern anderer Herkunft zu sondern: so von hirnsklerotischen, senilen, endokrinologisch, toxisch-infektiös, epileptisch, syphilitisch bedingten Psychosen; auch die späteren psychopathischen Zustände, Reaktionen auf der Basis des Schwachsinns, psychogene Reaktionen, Verhaltensstörungen usw. gingen zum nicht geringen Teil in das Irresein ein, zumal mit der Zeit der Anstaltsgründungen auch das Interesse an der Hysterie und ihren Äquivalenten nachließ.
Hiermit beginnt die Neigung psychiatrischer Einrichtungen, die kein festes Einzugsgebiet mit Aufnahmepflicht haben, in Wirklichkeit nur leichter kranke Patienten aufzunehmen, um dadurch den Schein erwecken zu können, diese Patienten vollständig zu verstehen und sich zu Unrecht mit ihrer gegenüber den pflichtversorgenden Anstalten größeren Humanität zu brüsten.

143 »Ausprobieren, wie weit die Irren durchs Medium des Verstehens und der Gefühle beeinflußt werden könnten und wie weit es zuträglich wäre, sie zur Freiheit, zum Glück und zu den allgemeinen Gewohnheiten der Gesunden zuzulassen« (Hunter/Macalpine, S. 685).

144 Jacobi, *Sammlungen für die Heilkunde der Gemütskrankheiten*, Bd. I, S. 30.

145 »Irresein ist Kindheit. Scheinbar versetzt diese ›Familie‹ den Patienten in ein normal-natürliches Milieu; in Wirklichkeit entfremdete es ihn noch mehr« (Foucault, S. 252–254).

146 »[...] Milieu, wo er alles andere als geschützt, sondern in ständiger Angst gehalten wird, ewig bedroht vom Gesetz und dessen Übertretung« (Foucault, S. 245).

147 »Diesess Haus liegt eine Meile von York entfernt, inmitten einer fruchtbaren und freundlichen Landschaft; es erweckt nicht im geringsten den Eindruck eines Gefängnisses, sondern eher den eines großen Gutshofes, umgeben von einem ausgedehnten, umzäunten Garten« (de la Rive).

148 Laehr, *Gedenktage der Psychiatrie*, S. 95. Die ersten Spezialanstalten für »Criminal Lunatics« allein entstanden in Dundrum/Dublin (1851) und in Broadmoor (1863).

149 In der Privatanstalt »ist so viel Personal, daß es keine Gelegenheit für Zwangsanwendung gibt. [...] Zwangsmittel sind nur für arme Irre geeignet; ein Gentleman würde es nicht schätzen, in Ketten gelegt zu werden. Ich bin absolut nicht gewöhnt an Gentlemen in Ketten, habe dergleichen nie gesehen: dies ist so abscheulich für meine Gefühle, daß ich es nie für notwendig gehalten habe« (zit. nach Hunter/Macalpine, S. 703).

150 »Ich habe nie einen dieser Irrenärzte überreden können, seine seltene Begabung (solche Pantomime) einem tobenden Irren gegenüber zu praktizieren« (zu Haslams Biographie vgl. Leigh, S. 94–114 und 121).

151 Bakewell, Th., *A Letter, adressed to the Chairman of the Select Committee of the House of Commons*, Stafford, Chester 1815 (zit. nach Hunter/Macalpine, S. 707).

152 Burrows, *Untersuchungen über gewisse die Geisteszerrüttung betreffende Irrtümer*, S. 8 ff., 114–124.

153 A.a.O., S. 79.

154 Hofmann, *Ideengeschichte*, S. 33 u. 37 f.

155 Burrows, *Untersuchungen*, S. 24.

156 A.a.O., S. 29.

157 A.a.O., S. 39–45.

158 Marshal, *Untersuchungen des Gehirns im Wahnsinn*; besonderes Gewicht für die Entstehung des Irreseins wird hier auf die Schädigung der Hirngefäße gelegt.

159 »[...] daß 50 000 Menschen durch die Fabriken und die sozialen Zustände und durch die Inadäquatheit dieser Zustände und Arbeitsbedingungen in Großbritannien jährlich sterben, als Opfer des unnatürlichen Gesellschaftszustands, Menschen, die ihrem natürlichen Geschick nach am Leben wären.« (Thackrah, *The Effects of Arts, Trades, and Professions*, Einleitung. T. war Armenarzt in Leeds und verfaßte hiermit den ersten ärztlichen Protest gegen die industriell-kapitalistische Wirtschaft, vom romantischen Standpunkt des natürlichen Lebens aus geschrieben. Zwei Jahre danach wurden die ersten, wirksameren Fabrikgesetze erlassen.)

160 Reid, J., *Essays on Insanity, Hypochondriasis, and other Nervous Affections*, S. 58 ff.

161 Holland, *On the Pellagra.*

162 Sutton, *Tracts on Delirium tremens.*

163 Burrows, *Commentaries on the Causes, Forms, Symptoms, and Treatment, moral and medical, of Insanity*. Freilich hatte bereits der oben erwähnte Bedlam-Apotheker John Haslam die progressive Paralyse psychopathologisch zumindest annähernd beschrieben. Haslam nimmt eine damals ganz unzeitgemäße Position vorweg, die erst 100 Jahre später psychiater-typisch wird: die Kombination ständigen, nämlich täglichen, Aufenthalts unter den Irren und kaltdistanzierter, verobjektivierender Beobachtung der Irren. Dies war die Voraussetzung seiner lange unerreichten Virtuosität der Beschreibung und Differenzierung psychopathologischer Zustände und Prozesse. Er umriß neben der progressiven Paralyse auch das manisch-depressive Irresein, die Zwangsneurose, kinderpsychiatrische Zustände und vor allem die vollständige Symptomatik der Schizophrenie, die von der psychiatrischen Allgemeinheit doch erst Ende des 19. Jahrhunderts »gesehen« werden konnte. Zugleich führte er die systematische Hinzuziehung der Hirnsektionsergebnisse in die Diagnostik ein. Seine Definition der »insanity«

berücksichtigt ein Element, das heute noch eine zentrale Schwierigkeit der Psychiatrie ausmacht: »insanity« ist »an incorrect association of familiar ideas which is independent of the prejudices of education, and is always accompanied with implicit belief, and generally with either violent or depressing passions» (*Observations on Insanity*, S. 10). Er legt hierbei den Akzent darauf, daß für eine Diagnose nur die »familiar ideas« bewertet werden dürfen, die scharf zu unterscheiden sind von den Vorurteilen, die dem speziellen sozialen Milieu des Patienten entstammen; d. h. er sieht den Unterschied zwischen pathologischen Vorstellungen und den Vorstellungen, die nur dem untersuchenden Psychiater aufgrund sozialer Klassendifferenzen fremd erscheinen. Haslam setzt die Tradition der intellektuellen insanity-Auffassung fort; Leidenschaften sind ihm nur sekundäre Symptome. Zwar lehnt Haslam Bestrafung als absurd ab, da es sich beim Irresein um eine Hirnkrankheit handelt; dagegen hat er gegen Zwangsmaßnahmen, auch Fesseln, als »protecting and salutary restraint« (S. 126) keine Bedenken, weshalb er den in Emotionsproblemen denkenden, emanzipationsbegeisterten, freilich nur den Zwang moralisch verinnerlichenden Psychiatern seiner Zeit als reaktionär erschien.

164 Lawrence, W., *Lectures on Physiology, Zoology, and the Natural History of Man*, London 1819, S. 111 ff.

165 Mühlmann, *Geschichte der Anthropologie*, S. 80.

166 »Unvernunft und Irresein waren nun Folge der historischen Entwicklung und des Wandels der sozialen Verhältnisse. Im Maße wie die Zivilisation durch den ungeheuren Fortschritt sich entwickelte und ausdehnte, wurden Unvernunft und Irresein der Trennung des Menschen von der Natur zugeschrieben, der Entordnung der Sensibilität (Empfindungsvermögen, Vernunft) durch Verlust der Unmittelbarkeit der Beziehung des Menschen zur Natur. Irresein wurde zur Kehrseite des Fortschritts« (Rosen, *Social Attitudes to Irrationality and Madness*, S. 240).

167 Combe, »Observations on Mental Derangement«. Im einzelnen wird die Phrenologie im Zusammenhang mit Frankreich behandelt.

168 »[...] eine krankhafte Perversion der Gefühle, Neigungen und Handlungskräfte, ohne jede Sinnestäuschung und irrige Überzeugung des Verstandes, was durchaus mit völliger Normalität der intellektuellen Fähigkeiten einhergehen kann und worunter viele Individuen mit ungewöhnlichem, unberechenbarem und überspanntem Charakter fallen« (Prichard, *A Treatise on Insanity*, S. 12 f.).

169 Neuburger, *British and German Psychiatry*, S. 139.

170 Burrows, *Untersuchungen*, S. 68–73.

171 Dain and Carlson, »Social Class and Psychological Medicine in the United States«, 1789–1824.

172 Die zunehmende »Verstaatlichung« der Irren in öffentlichen Anstalten schlägt sich in der Gesetzgebung nieder. Das Gesetz von 1808 gab den Grafschaften zunächst nur die Erlaubnis, öffentliche Anstalten zu bauen. Als dies dem gesellschaftlichen Bedürfnis gegenüber ohne zureichende Wirkung blieb, wurden die Grafschaften durch ein neues Gesetz 1845 zum Anstaltsbau verpflichtet. Dieses letztere Gesetz geht auf die Aktivität A. Ashley Coopers, des Earl of Shaftesbury zurück, der das spätromantisch-antikapitalistische Engagement der Konservativen an allen unterprivilegierten Gruppen um die Mitte des 19. Jahrhunderts in England repräsentiert.

173 Jetter, »Ursprung und Gestalt panoptischer Irrenhäuser«, S. 35.

174 Ellis, *A Treatise on the Nature, Symptoms, Causes, and Treatment of Insanity*. – Ellis und andere Direktoren der »pauper lunatic asylums« brachten bis zu 3/4 ihrer armen Irren zu regelmäßiger Arbeit, wobei trotz der Ablehnung der bisherigen Strafen für moralische Unbotmäßigkeiten jetzt die arbeitsunwilligen Irren der Behandlung durch Instrumente – etwa der Drehmaschine oder der elektrischen Maschine – unterzogen wurden. Dies bezeichnet den sozialen Charakter des psychiatrischen Fortschritts: die Individuen waren weder in eine formal-administrative noch in eine moralische Ordnung hineinzuzwingen, sondern der Weg von der Unvernunft zur Vernunft führte nun über die Unterwerfung unter die Arbeitsordnung der Leistungsgesellschaft.

175 »Als ich merkte, daß mildere Behandlung beständig günstige Wirkungen zeitigte, stellte ich mit großer Mühe Statistiken auf, trug darin die Ergebnisse der verschiedenen Behandlungsmethoden ein, verfolgte jeden einzelnen Fall, lebte mitten unter den Patienten, beobachtete ihr Verhalten. Auf die Dauer gab ich meiner Überzeugung Ausdruck, daß unter einem geeigneten Überwachungssystem und in einem adäquaten Gebäude Zwang durch Instrumente in jedem einzelnen Fall überflüssig und schädlich sei. Ich gab diese Erkenntnis Dr. Charlesworth und den Aufsichtsräten bekannt und machte sie zum Prinzip. Ich handelte nach ihr und verifizierte meine Theorie durch ihre Wirkungen« (Hill, *A Concise History of the entire Abolition of Mechanical Restraint and of the Non-Restraint System*, S. 57–58).

176 »Bessere Konstruktion des Gebäudes, [...] Klassifizierung der Kranken, Wachsamkeit – schlaflose und ständige Anwesenheit (der Wärter) bei Tag und Nacht –, Freundlichkeit, Beschäftigung, Sorge für körperliche Gesundheit, Reinlichkeit und Bequemlichkeit und absolutes Verbot jeder Art anderer Arbeit für das Personal« (Hill, *Total Abolition of Personal Restraint*, S. 37–38).

177 Hill, *A Concise History* ..., u. a. S. 58 ff. Auch Battie und Haslam wirkten gleichsam »zu früh«, wurden zunächst vergessen. Auch so kann man zu der Ansicht kommen, daß die englische Psychiatrie überhaupt für den Kontinent, namentlich für Deutschland, »zu früh« kam, weshalb die Psychiatriegeschichtsschreibung bisher das erste, nämlich das englische Paradigma der Psychiatrie, zu vergessen neigte.

178 Zu Conolly in biographischer Hinsicht vgl. Leigh, S. 210–267 und Hunter/ Macalpine, S. 805–809, 1030–1038. Seine beiden wichtigsten Schriften: *On the Construction and Government of Lunatic Asylums* (1847) und *The Treatment for the Insane without Mechanical Restraints* (1856).

179 »Ruhe wird einziehen; Hoffnung wird sich wieder regen; Zufriedenheit wird herrschen. Fast alle Neigung zu boshafer oder unheilvoller Rache oder zu Selbstzerstörung wird verschwinden. Sauberkeit und Sittsamkeit wird regieren oder hergestellt werden; und selbst Verzweiflung wird sich bisweilen in sorglose Gelassenheit und Frohsinn verwandeln« (Conolly, *On the Construction*, S. 143).

III. Frankreich

1. Theoretische und praktische Vorarbeit zur Aufhebung des Ancien Régime

Herrschte im bürgerlichen England die Institution der Ausgrenzung der Unvernunft niemals uneingeschränkt, so war dies im absolutistischen Frankreich durchaus der Fall. Die Dauer ihrer Herrschaft läßt sich genau bestimmen. Sie begann 1656 mit dem königlichen Dekret zur Errichtung des Hôpital général in Paris und endete – wie die des Absolutismus selbst – mit der Revolution. Da die Hôpitaux généraux Einrichtungen des Absolutismus waren, war ihrem Vorsatz, die Bettlermassen in ihnen zur Arbeit zu erziehen, bei dem niedrigen Entwicklungsstand der bürgerlichen Wirtschaft nur wenig Erfolg beschieden. Colbert machte noch große Anstrengungen, die Hôpitaux zu Manufakturen zu entwickeln – ohne überzeugende Resultate. Um so deutlicher traten die anderen Funktionen dieser Institutionen hervor: sie dienten dem Absolutismus als Mittel der Herrschaftsausübung und des Willens, die Untertanen zur Moral zu erziehen. Daher fanden sich die Armen und die Irren in ihnen in der Gesellschaft von politischen oder bloß unmoralischen Gefangenen, ob es sich dabei nun um den unbotmäßigen Sohn handelte oder um den Marquis de Sade. Die »lettre de cachet«, die leicht zu erlangen und kaum anzufechten war, genügte, um eine aus den verschiedensten Gründen mißliebige Person in ein Hôpital zu verbringen.[1] Diese Institution war – nahezu autonom und unangreifbar – zwischen die Polizei- und die Gerichtsgewalt geschaltet, ein drittes innenpolitisches Machtinstrument des Absolutismus, dienstbar zugleich der Herrschaft und der Fürsorge, der Bestrafung und der Erziehung zu Ordnung, Arbeit, Moral und Vernunft. Die Direktoren hatten entsprechend der universalen Funktionen dieser Anstalten stellvertretend für den Monarchen absolute Befugnisse: »They have power of authority, of direction, of administration, of commerce, of police, of jurisdiction, of correction and punishment«[2]; alle klassischen Zwangsmittel standen zu ihrer Verfügung.

Das Hôpital général, als Modell der absolutistischen Herrschaft selbst, konnte somit die Forderung Montesquieus nach Gewaltenteilung exemplarisch rechtfertigen und wurde in der Kritik während der zweiten Hälfte des 18. Jahrhunderts zum Symbol des Kampfes gegen die Tyrannei. Da der absolute Staat mit Hilfe dieser Anstalten alle wichtigen sozialen Probleme auszugrenzen versuchte, um die bestehende Gesellschaft als vernünftig und moralisch deklarieren zu können, blieben die eigentlichen »sozialen Fragen« in ihrer konkreten gesellschaftlichen Bedeutung weithin unsichtbar. Sie wurden vielmehr bis gegen das Ende des 18. Jahrhunderts nur als Formen der »politischen Frage«, der Veränderung der Staatsform und der Befreiung des Individuums diskutiert. Erst im Augenblick der Krise, in den Jahren vor und während der Revolution, wurden sie in ihrer Eigengesetzlichkeit sichtbar. Das gilt für die Armen ebenso wie für die Irren. Auch als sich die literarische zur politisch kritisierenden Öffentlichkeit entwickelte, machte sie sich die Lage der Irren noch lange nicht zum Gegenstand. Ebensowenig wurden die Irren von der medizinischen Wissenschaft als besonderes Problem wahrgenommen. Obwohl die Hôpitaux généraux auch die Verwaltungsfunktion der Fürsorge hatten und daher Ärzte angestellt waren, fanden die Irren nicht deren spezielles Interesse. Nur weil dies in England gerade nicht so war, konnten in Frankreich die Vorstellung von der Häufigkeit des Irreseins, der Melancholie, des Spleens oder des Suizids bei den Engländern und damit die Bezeichnung »Morbus Anglicus« entstehen. Ansätze des Interesses an den Irren finden wir erst, als um die Mitte des 18. Jahrhunderts jener Prozeß einsetzte, den wir in England Jahrzehnte zuvor verfolgen konnten, d. h. als ein zunächst sensualistisch, dann sensibel sich selbst reflektierendes Bürgertum einen Raum räsonnierender Öffentlichkeit schuf und wenigstens die bürgerlich gehobenen Formen der Unvernunft (hysterie, vapeurs, maladies nerveuses, hypochondrie, mélancolie) zuerst sichtbar und zulässig, dann faszinierend wurden.

In diesem Rahmen entwickeln sich seit 1750 alle Elemente, die in England zur Praxis und Wissenschaft der Psychiatrie geführt haben und die in Frankreich dazu führen werden. Sie bleiben jedoch in eigentümlicher Weise verdeckt und getrennt voneinander; es scheint, daß sie sich so lange nicht zu einem praktisch-theoretischen Paradigma konkretisieren konnten, als die Hôpitaux généraux, das Herzstück des Absolutismus, das soziale Sichtbarwerden der Irren verhinderten, d. h. als die bürgerliche Gesellschaft sich ihrer selbst zwar bewußt, aber noch nicht politisch mächtig war. Solange die bürgerlichen Kritiker die Unvernunft noch auf die äußeren Autoritäten des Absolutismus beziehen konnten, war es unvorstellbar und vor allem unnötig, die Unvernunft als Problem bzw. als Produkt der bürgerlichen Gesellschaft selbst zu bedenken. Die vorlaufenden Elemente bzw. Bedingungen des Paradigma sind: die bürgerliche Öffentlichkeit unter dem Absolutismus, der medizinische Vitalismus, der Sensualismus, die Romantik Rousseaus und die Medizin der Nervenstörungen, der Physiokratismus und die vergeblichen Versuche der Irrenreform.

a) Vitalisten und Aufklärer

»Auch in Frankreich entsteht, allerdings erst seit etwa der Mitte des 18. Jahrhunderts, ein politisch räsonierendes Publikum. [...] In der ersten Hälfte des Jahrhunderts befaßt sich, trotz Montesquieu, die Kritik der ›Philosophen‹ vorab mit Religion, Literatur und Kunst; erst im Stadium ihrer enzyklopädischen Publikation entfaltet sich die moralische Intention der Philosophen, zumindest indirekt, zur politischen.«[3] Im letzten Jahrhundertdrittel werden die Clubs, ursprünglich von Bolingbroke und anderen emigrierten oder reisenden Engländern angeregt, zu Einrichtungen der öffentlichen Kritik. Hier entsteht aus der belletristischen die materialistische, moralische oder ökonomische Diskussion der Gesellschaftsverfassung und der Natur. Von hier aus werden die Physiokraten Turgot und Malesherbes 1774/76 in die Regierung berufen – »gleichsam die ersten Exponenten der öffentlichen Meinung«[4]; und hier, freilich auch in den ebenfalls aus England importierten Logen (1789 waren es über 600) und Kaffeehäusern (in Paris 1788 etwa 1800), befindet sich die Öffentlichkeit, an die Necker 1781 und nach ihm Calonne ihre Darlegung der Staatsfinanzen, den »Compte rendu«, adressieren. Seither verfügt die gehobene Bourgeoisie ebenso über das Instrument einer politisierenden Öffentlichkeit, wie sich in ihren Händen allmählich das ökonomische Potential sammelt. Im selben Maße wird die Macht des Königs und seiner Bürokratie, des Adels und des Klerus zunehmend formal.

Uns muß vor allem interessieren, wie es dieses Bürgertum mit der inneren Kehrseite der äußeren Etablierung seiner politischen und ökonomischen Potenz hielt: mit seiner Seele, seiner Natur und deren Störungen. In der Medizin gehen seit 1750 die entscheidenden Impulse von Theophile Bordeu und seiner vitalistischen Schule von Montpellier aus. Bordeu und seine Nachfolger Barthez und Bichat kamen zu ihrer Position aus einer doppelten Ablehnung. Für sie war der cartesianische Rationalismus, der dualistisch die tote Materie des Körpers und die Seele schied, nach dem Stand der physiologischen Experimente (Glisson, v. Haller, Whytt) nicht mehr akzeptabel. Aber ebensowenig mochten sie sich mit dem Animismus Stahls begnügen, der alle Forschung – etwa über die Möglichkeit der bewußten wie der unbewußten Bewegung – für wenig sinnvoll hielt und sie metaphysisch verdeckte, indem er die hier aufgeworfenen Probleme als unmittelbare Wirkung der vernünftigen Seele zu lösen gedachte. Während seit Stahl zahlreiche deutsche Mediziner über den »Urgrund alles Lebendigen« philosophieren, ersetzen Bordeu und Barthez Stahls »anima« durch den neutraleren Begriff »la nature« bzw. durch ein »principe vital«. Die Annahme einer solchen Grundkraft – als einer Art regulativer Idee – entlastet durch Formalisierung von aller metaphysischen Problematik und legt damit das Gebiet der lebenden Materie, des Organischen, zur empirischen Erforschung frei. Die Verwirklichung auch dieser Möglichkeit fällt freilich in die Zeit nach der Revolution: Francois-Xavier Bichat geht in seiner *Anatomie générale* 1801 von der strukturellen Eigenart und Eigenvitalität aller Organe und Gewebe aus, präzisiert die Begriffe v. Hallers, indem er animalische und organische Sensibilität und Kontraktilität differenziert und legt so das histologische und chemisch-physikalische Fundament für die Vorherrschaft der französischen Medizin im 19. Jahrhundert.[5] In der Argumentation der Schule von Montpellier verliert der Körper seine mechanische Erklärbarkeit, da die Gesetze für die tote Materie den Phänomenen des Lebens nicht gerecht werden; er gewinnt dafür eine wissenschaftlich zu berücksichtigende Autonomie. Die Seele büßt ihre cartesianische Sonderstellung ein, wird zum dynamischen Erklärungsprinzip für die belebte Natur, das »principe vital«. Die Physiologie, die so begründet wird, folgt keinem mechanischen, sondern einem »vitalistischen Materialismus«.[6] Sie bedarf keines rational deduzierten natürlichen Systems, wie zuletzt von Sauvages 1763 entwickelt; vielmehr hat sie mit der Beschreibung der Tatsachen zu beginnen, die durch die äußere und innere Empfindung gegeben sind und denen ihre je besondere lebendige Eigenart durch das »principe vital«, durch die Natur zugeteilt wird, die nun zu analysieren ist. Das gilt für die Analyse der Organe und Gewebe[7], deren besondere Struktur auch die Art einer Krankheit determiniert, nicht weniger als für die der Leidenschaften, Instinkte, Gedanken und anderen Gegenstände einer Psychologie, der im Rahmen dieser Physiologie ein zwar von den Gesetzen des Lebens abhängiges, aber eigenes, für die empirische Forschung freies Feld eingeräumt ist.

Die analytische Methode, der fortan und namentlich seit der Revolution die vitalistischen Mediziner ebenso wie die Ideologen und Psychiater folgen, liefert Condillacs Adaptation des Lockeschen Sensualismus[8]: Im Gegensatz zu Descartes hat die Wissenschaft nicht mit einer Definition, sondern mit der »Faktensammlung« zu beginnen, hat die Vorstellungen von einem Faktum auf ihre Elemente zu zerlegen und sie nach der Erfahrung wieder zusammenzusetzen. Dies ist die analytische oder historische Methode oder die Genealogie der Vorstellungen.

Das »Seelenleben« besteht im wesentlichen aus den Empfindungen, bei Helvétius aus der »sensibilité«, entfaltet sich nach den äußeren Umständen, nach der Erziehung; allenfalls der Hunger bzw. das Eigeninteresse als Triebkraft ist angeboren. Trotz ihrer Interessenpsychologie haben diese Aufklärer kaum Zugang zu den psychischen Krankheiten. Sie erscheinen ihnen – wie für Locke – als Verstandesstörungen. Seele, d. h. »sensibilité«, ergibt sich unmittelbar aus der Organisation der belebten Materie, kann zwar – z. B. in der Verstandesstörung – in ihre bloße Potenz zurücktreten, aber nur mit dem Leben zugleich verlöschen. De Lamettrie – immerhin Arzt – begnügt sich gar zur Erklärung des Irreseins mit der Säfteverderbnis, wie sie der alte Galen definiert hat.

Dies ist ein Indiz für die Andersartigkeit der Struktur der bürgerlichen Öffentlichkeit etwa gegenüber dem zeitgleichen England. Während Arnold das Thema der Leidenschaften mit dem Leiden der etablierten bürgerlichen Gesellschaft an sich selbst in Verbindung bringen und zur Erklärung des Irreseins benutzen kann, wird in Frankreich dieses Thema noch als politisches Argument benötigt, im Kampf für eine solche Gesellschaft gegen die äußeren Autoritäten der Monarchie und der Kirche, gegen den Priesterbetrug, ein Kampf, von dem die meisten französischen Aufklärer auch persönlich – durch Gefängnis, Emigration, Bücherverbrennung – betroffen sind. So schreibt Holbach 1770 über die Schuld an der Zerrüttung der »öffentlichen Meinung«: »Die Höfe sind die wirklichen Brutstätten der Verderbnis der Völker. [...] Diejenigen, denen es obliegt, uns zu führen, sind entweder Betrüger oder selbst in ihren Vorurteilen befangen, und sie verbieten uns, der Vernunft Gehör zu schenken. [...] So werden die Leidenschaften, die unserer Natur eingegeben und für unsere Erhaltung notwendig sind, zu Werkzeugen unserer eigenen Vernichtung und der Zerstörung der Gesellschaft, deren Fortbestand sie dienen sollten.« Die Menschen wagten nicht nur nicht, »das Glück von den Königen zu fordern, deren Aufgabe es gewesen wäre, sie glücklich zu machen«, sie ließen sich obendrein durch die betrügerischen Priester von der Vernunft abhalten, durch die »Religion, deren Grundlage immer nur die Unwissenheit und deren Richtschnur immer nur die Einbildungskraft war. [...] Nicht etwa die Natur hat die Menschheit unglücklich gemacht, auch wollte nicht etwa ein beleidigter Gott, daß sie in Tränen lebt, und keineswegs hat eine erbliche Verderbnis die Sterblichen böse und unglücklich gemacht. Vielmehr sind diese bedauernswerten Erscheinungen einzig und allein dem Irrtum zuzuschreiben. [...] Wenn es ein allgemeines Heilmittel gibt, das man auf die verschiedensten und schwierigsten Krankheiten der Menschen anwenden kann, dann zweifellos nur eines, nämlich die Wahrheit, die aus der Natur geschöpft werden muß«.[9]

In diesen noch rationalistischen Rahmen von Irrtum und Wahrheit der Natur, in der die Bewegungen des Körpers und der Leidenschaften der Moral entsprechen, spannt auch die *Encyclopédie* die »folie« : Irresein ist der Irrtum, dessen man nicht mehr gewahr wird, das Abgehen von der Vernunft, »im Vertrauen und in der festen Überzeugung, ihr zu folgen. [...] Wirkliches Irresein liegt dann vor in allen Zerrüttungen unseres Geistes, in allen Illusionen der Selbstliebe und in all unseren Leidenschaften, wenn sie den Grad der Blindheit erreicht haben; denn Blindheit ist das entscheidende Merkmal des Irreseins«.[10] Also nicht Selbstliebe oder Leidenschaften selbst produzieren Irresein, sondern deren Illusion bzw. die Verblendung. Irresein ist Irrtum, ist Verstandesstörung, deren Ursachen in den täuschenden, körperlichen und moralischen, äußeren Umständen zu suchen sind bzw. darin, daß der Mensch die vernünftige und moralische Natur verkennt.

Irrtum, Vorurteil, Täuschung, Dogmatismus – für die Aufklärer im absolutistischen Frankreich ist das mehr als die subjektive Meinung, die analytisch leicht auflösbar ist. »Der Irrtum, mit dem es die Aufklärung zu tun hatte, ist vielmehr das falsche Bewußtsein einer Epoche, das in den Institutionen einer falschen Gesellschaft verankert ist und ihrerseits herrschende Interessen befestigt. Die massive Objektivität des Vorurteils, der die Rede von Kerkermauern angemessener wäre als die eines Gespinstes, wird handgreiflich in den Repressionen und Versagungen der vorenthaltenen Mündigkeit.«[11] Gegen solche Unvernunft kann die Aufklärung nur bestehen, wenn sie den Mut, den Willen zur Vernunft in ihr eigenes Interesse aufnimmt. »Die Vernunft wird fraglos gleichgesetzt mit dem Talent zur Mündigkeit und mit der Sensibilität gegenüber den Übeln dieser Welt. Sie ist für das Interesse an Gerechtigkeit, Wohlfahrt und Frieden immer schon entschieden.«[12] Daher muß Einsicht in die Gesetze der Natur zugleich Anweisungen für das moralisch richtige Leben vermitteln. Freilich ist die geforderte Mündigkeit die bürgerliche. Daher werden die »Kerkermauern« der Hôpitaux généraux nur durch das Prisma ihres Anspruchs gesehen. Sie sollen fallen, sofern sie die Freiheit der Bürger verhindern. Die Irren und die Armen, die der bürgerlichen Mündigkeit entweder gar nicht oder – als Arbeiter – nur beschränkt teilhaftig werden können, werden nicht als sie selbst sichtbar. Da die Irren wenig Interesse wecken, werden sie in das rational deduzierte Schema der Verstandesstörung einbezogen, kommen sie nicht einmal in den Genuß von Condillacs analytischer Methode, Beobachtung und Faktensammlung. Dies Interesse entsteht erst, als mit der Revolution die bürgerliche Gesellschaft ihrer selbst mächtig wird, mit der zu organisierenden bürgerlichen Freiheit deren Grenzen zu reflektieren hat und der Möglichkeit der an sich selbst leidenden Gesellschaft inne wird. Es ist dies allerdings dieselbe Zeit, in der die Natur als physisch-moralische Klammer der vitalistischen Medizin und der Aufklärung nicht mehr fraglos gültig ist, in der die Wissenschaften von der belebten Natur sich arbeitsteilig und positivistisch zu objektivieren beginnen und in der es nicht mehr dieselbe Vernunft ist, die aus derselben Natur die Gesetze des moralischen Lebens gewinnt. Doch konnte auch dann erst die Schwäche der sensualistischen Aufklärung offenkundig werden, die der Objektivität der absolutistischen Gewalt und Unvernunft nur das Vertrauen in eine ähnlich objektive Vernunft und statisch-unhistorische Natur entgegenzustellen vermochte, wodurch ihre Psychologie der Empfindung in die Gefahr kam, zu einem passiven und zur verändernden Tätigkeit des Subjekts untauglichen Empfangen von Eindrücken der Objekte und Umstände zu werden, ähnlich wie Marx später an Feuerbachs Materialismus kritisieren wird, »daß der Gegenstand, die Wirklichkeit, Sinnlichkeit, nur unter der Form des Objekts oder der Anschauung gefaßt wird; nicht aber als sinnlich menschliche Tätigkeit, Praxis; nicht subjektiv«.[13]

b) Rousseau und Mesmer

Rousseau hat diese Kritik nicht geleistet, aber er hat auch nicht nur die Aufklärung in ihrer Kehrseite gezeigt, wie es häufig heißt, sondern zugleich ihre Position erheblich erweitert und praxisnah gemacht. Hatte Diderot in *Rameaus Neffe* erstmals der Öffentlichkeit ein Wesen vorgestellt, dessen Platz jenseits der Mauern des Hôpital général war, das sich als ignorant, faul, impertinent und verrückt bezeichnet, so lebte Rousseau eine solche asoziale, vagierende, an den Nerven und an sich selbst leidende Existenz oder demonstrierte sie zumindest der Öffentlichkeit als Individualität.[14] Die Aufklärer sprachen philanthropisch für das Volk, ergriffen seine Partei, führten jedoch das Leben der oberen und nicht zuletzt der aristokratischen Schichten. »Rousseau ist der erste, der als einer aus dem Volk selber spricht und der auch für sich spricht, wenn er es für das Volk tut«; er ruft nicht nach Reformen, »er ist der erste wirkliche Revolutionär«, der sich zeitlebens dazu bekennt, Kleinbürger, Deklassierter, Plebejer zu sein.[15] Rousseau, von Richardsons moralisch-sentimentalen Romanen angeregt, hat in Frankreich das literarische Publikum irreversibel weit über den Kreis der »guten Gesellschaft« hinaus erweitert, zugleich aber die politische Öffentlichkeit, was dazu beitrug, daß – mehr als in England – die niederen Klassen Träger der Revolution wurden und der bürgerliche Impuls der Revolution zeitweilig über sich hinaustrieb. Rousseau erweitert und verkehrt zugleich die aufklärerische Kritik, lenkt sie von außen nach innen, zeigt, daß Zwang und Unterdrückung nicht so sehr dem absolutistischen Staat anzukreiden, sondern vom Menschen und der Gesellschaft – und gerade der wissenschaftlich aufgeklärten – selbst produziert sind. Das führt ihn über die Negation der Theorie zum Primat einer unmittelbaren Praxis und läßt ihn die Revolution nicht mehr nur als bruch- und problemlosen Fortschritt sehen, sondern als Umsturz mit rational nicht vorausplanbaren Folgen: als Krise. »Rousseau, der als erster seine Kritik nicht nur gegen den bestehenden Staat, sondern mit gleicher Schärfe gegen die den Staat kritisierende Gesellschaft gerichtet hatte, erfaßte ihr Wechselverhältnis auch als erster unter dem Begriff der Krise.«[16] Und es ist es Rousseau, der vermutet, daß der Absolutismus und der aristokratische Rationalismus nicht mehr mit den Mitteln der Aufklärung zu bekämpfen sind, ja, er hegt den Verdacht, daß die Waffe der aufklärenden Vernunft selbst dem Arsenal des Gegners entstammt. »Er wendet sich gegen die Vernunft, weil er im Prozeß der Intellektualisierung auch den der Vergesellschaftung erkannte.«[17] Daher kann er das Unbehagen an der rationalen Kultur, die Degeneration und nicht Fortschritt ist, viel radikaler und wirksamer artikulieren, als es der englischen Frühromantik möglich war. Sein »ordre naturel« war nicht der Gesellschaft immanent, wie der der Physiokraten, sondern transzendierte sie; aus ihm werden die Revolutionäre die Unschuld und das gute Gewissen ihres Handelns ableiten, da Rousseau »die Kräfte des Herzens und des Gefühls und der ›volonté générale‹ für die politische Auseinandersetzung bereitstellte«.[18] Allerdings wird auch der etablierten bürgerlichen Gesellschaft Rousseaus »Natur« immanent sein, die dann die durch rationale Gesetze zu beherrschende, auszubeutende und in ungleich verteiltes Eigentum umzusetzende bürgerliche Natur nur noch partiell kulturkritisch-antikapitalistisch bekämpft, viel mehr aber zu einem sie rechtfertigenden Überbau wird, d. h. sie wird der objektivierten, entäußerten Natur das moralische Moment nehmen und ihr als verinnerlichte, subjektive, bürgerliche Natürlichkeit gegenüberstellen, moralisch-ästhetisch zur Sehnsucht nach dem »einfachen Leben«, zur »Natur als Stimmung«, zur historischen Feier lebendiger Individualität stilisiert, den Prozeß der Verdinglichung, Entfremdung und Zerstückelung von Natur und Mensch – so interpretiert sie die kapitalistische Produktionsweise und ihre Folgen – überhöhend, subjektiv durch die Idee der »schönen Seele«, der Spontaneität und Originalität, objektiv in der eigengesetzlichen Totalität des Kunstwerks.[19]

Rousseaus Programm, soweit es für die Psychiatrie wirksam wurde, ist bereits in seiner ersten bedeutenden Arbeit enthalten, der Preisschrift auf die Frage der Akademie von Dijon, ob die Wissenschaften und Künste der Moral förderlich seien. Sein *Discours sur les sciences et les arts* (1750) stellt die emphatisch verneinende Antwort dar. Hier heißt es, daß Wissenschaft und Philosophie den Müßiggang und damit die Quelle der meisten Übel fördern, Glauben und Tugend zerstören und »die Feinde der öffentlichen Meinung sind«, worunter hier die eingewurzelten Sitten und Meinungen des schlichten und guten Volkes, gerade nicht mehr das Räsonnement der aufgeklärten Öffentlichkeit, verstanden werden.[20] Wissenschaft und Literatur steigern zudem das Interesse an Handel, Geld und Luxus, dadurch die Ungleichheit der Menschen, untergraben die wahre Moral und den Bestand der Nation; sie korrumpieren den Geschmack; sie »entnerven« den Körper und lassen den Geist die Spannkraft verlieren. Die Bürger werden untauglich zum Soldaten. Schließlich verderben sie die Erziehung der Kinder, deren Verstand mit »absurden Dingen gefüttert« wird, während Herzensbildung, Pflichterfüllung, Unschuld, Unwissen, Armut und die unmittelbare, spontane gute Tat denunziert werden.[21] – Nichts hat die konkrete Gestaltung des Paradigmas der Psychiatrie in Frankreich so beeinflußt wie Rousseau und die mit ihm einsetzende »Manie der Selbstbeobachtung und Selbstbespiegelung«.[22]

Jedem dieser Gedanken Rousseaus werden wir in der psychiatrischen Theorie und Praxis wiederbegegnen. Er richtet die Aufmerksamkeit von außen nach innen, auf das an seinem Selbst leidende Individuum, das seinen Zwangszustand und seine psychisch-moralische Entfremdung von der moralischen Natur, sein psychisches Leiden selbst verschuldet hat: durch Müßiggang, »sitzendes Dasein«, durch rationale Erziehung, Luxus, ökonomischen Egoismus, Leidenschaften, Naturferne, durch Abgehen von Religion, Patriotismus, Geschmack und Herzensbildung, durch Revolution bzw. durch die mit ihr einhergehende sittliche »Entwurzelung«. All das wird in unendlichen Variationen bis heute – nach psychiatrischer Ätiologie – psychische Störungen produzieren, ständig im Kampf mit der positivistisch-naturwissenschaftlichen Gegentendenz. Entsprechend bedeutsam ist Rousseaus Einfluß auf die therapeutische Grundhaltung. Die Schritte der »seelischen Gesundung« führen über die romantischen Fluchtwege in die Innerlichkeit des Gefühls, ins maßvolle Herzensglück, in die moralische Natürlichkeit, zurück zum Landleben und zum körperlichen Tun. Es ist der Weg der Erziehung des Herzens, der die durch die Gesellschaft und die einseitige Überanstrengung des Verstandes bedingten Schäden fernhält bzw. beseitigt und so den »ursprünglichen, natürlichen Menschen« wieder zur Entfaltung bringen will. Rousseau selbst hat zur Kur seiner Grillen 1737 eine »englische Reise« nach Montpellier unternommen und sich wohl nicht zufällig bei diesem Unternehmen als Engländer ausgegeben.[23] Er glaubte an »morale sensitivé« und hoffte, die Handlungen und das Herz der Menschen durch harmonisierende sinnliche Reizmittel der Außenwelt – Farben, Töne, Landschaften – unmerklich lenken zu können. Gerade die von ihm so verehrte Musik erscheint ihm »als das vorzüglich geeignete Mittel, welches, ohne durch das Sieb vernunftmäßiger Vorstellungen filtriert zu sein, die affektive Region erreicht: sie wirkt unmittelbar auf die Seele«.[24]

Die »Sprechstundenpsychiatrie« der Nervenstörungen, der Hypochondrien, »vapeurs« und Melancholien, die nach 1750 einen dem Publikumsbedürfnis entsprechenden Aufschwung erfährt und zunehmend rousseauisch orientiert ist, stützt sich bereits auf die neuen Modelle des Nervensystems der Physiologen: auf die vitale Qualität der Sensibilität oder auf die Hypothese der Nerven als gespannte und erschlaffende, Vibrationen fortleitende Saiten. Gerade die letztere Vorstellung erleichtert Analogien zu psychischen Vorgängen. Einerseits sind der psychische Zustand bzw. seine Störungen auf diesem Wege als Spannungen, Spannkraft, Aufmerksamkeit, »at-tention« bzw. Erschlaffung und Zerstreuung zu fassen; gerade hierdurch konnte die Manie, als ständige Vibration der Sensibilität durch die über-spannten Nervenfibern, zur Melancholie, bei der die Außenweltbeziehung durch Erschlaffung oder durch bis zur Unbeweglichkeit angespannte Fibern verhindert wird, in ein polares, antithetisches Verhältnis gebracht werden; und so konnte Pierre Pomme (1763) Hysterie und Hypochondrie als zu große – sympathische – Nähe des Organismus zu sich selbst durch Zusammenschrumpfen des Nervensystems erklären.[25] Andererseits bietet die Spannungstheorie – zugleich mechanisch und als Tätigkeit einer Nerven- oder Lebenskraft vorstellbar – die anschauliche Möglichkeit, die verschiedensten therapeutischen Mittel nach dem Modell der Musik wirken zu lassen: als unabhängig von der Vernunft unmittelbar angreifende und regulierende Kraft, die die Harmonie und den optimalen mittleren Tonus der Nerven-Saiten-Spannung bzw. das Mittelmaß der moralischen Natürlichkeit wiederherstellt. P. J. Buchoz entwickelte 1769 eine Theorie, den verschiedenen Zuständen der Melancholie durch entsprechende gegenwirkende musikalische Qualitäten zu begegnen. Es ist dies dieselbe Zeit, in der die Musiker ihrerseits eine »Affektenlehre« konstruierten, nach der jede affektive Regung ihren klanglichen Ausdruck finden soll.[26]

Anne-Charles Lorry (1726–1783) steht mit seinem Werk über die Melancholie von 1765 auf der Grenze zu den neuen Nerventheorien.[27] Er stellt zwei Formen der Melancholie auf, die traditionell durch gallige Säfteverderbnis bedingte »melancholia humoralis« und die moderne »melancholia nervosa«. Sein theoretisches Interesse gehört jedoch vornehmlich der letzteren Form, die eine Störung der festen, solidären Teile und zugleich gegenüber der humoralen Form grundlos (»sans matière«) ist. Die Nerventheorie dient ihm als Basis für die Annahme, daß Melancholie häufig in Manie übergeht – eine theoretische Brücke von höchster praktischer Bedeutung, weil über sie das Interesse von der bürgerlichen Modekrankheit der Melancholie sich auf die jenseits der Kerkermauern der Hôpitaux généraux befindlichen eigentlichen Irren ausdehnen kann. Nach Härte oder Weichheit der Fasern lassen sich unter den Individuen – auch das rousseauisch – ein Soldaten- und ein Dichtertypus unterscheiden. Wie sehr von jetzt an die Melancholie dem Individuum und seinem Organismus selbst zur Last gelegt wird, zeigt sich daran, daß es für Lorry keine parasitären Stoffe mehr gibt, die man therapeutisch zum Abzug zwingen muß, weshalb der traditionelle Aderlaß und die Abführmittel nutzlos sind. Das Gesundheitsideal ist vielmehr die »gleichmäßige Spannung« (»Homotonie«): Glück und Wohlbefinden liegen im Gleichgewicht des Tonus aller Nervenfibern, in einer Mittelspannung, die sich elastisch den Lebensansprüchen anzupassen versteht. Die meisten therapeutischen Mittel, die er angibt – Reisen, Bäder, Konversation, Spiele –, stehen im Zusammenhang mit der Mode des Badelebens, dessen Heilkraft schon Bordeu pries – einschließlich der kleinen galanten Abenteuer. Spa wurde nach 1750 das französische Bath.

Mit Simon-André Tissot und seinem Hauptwerk von 1778–80[28] sind die Melancholie und die Nervenstörungen endgültig auf das Nervensystem bzw. auf die Sensibilität gebracht und im Sinne Rousseaus moralisch konzipiert. Tissot und andere »Sprechstundenpsychiater« bekennen sich auch zu diesem Einfluß. Derselbe Nerv vermittelt nach Tissot Empfindung und Bewegung. Die erstere Funktion erklärt er mit der Theorie der Reizfortpflanzung durch sich stoßende kleine Körper, die letztere mittels der Annahme einer sich wellenförmig fortpflanzenden Bewegung des Nervensafts. Die »Sensibilität« wird auf die psychisch-moralischen Qualitäten übertragen. Nervös leidende Menschen haben ein zu sensibles Nervensystem und zugleich eine zu gefühlvolle Seele, ein zu unruhiges Herz, beziehen alle Ereignisse der Außenwelt sympathisch mitfühlend unmittelbar auf sich. Diese extreme Resonanzfähigkeit kann bis zum Empfindungsverlust führen, wenn nämlich das Nervensystem in einen so hochgradigen Zustand der Irritation und der Reaktion geraten ist, daß es die erlittenen Eindrücke nicht mehr verarbeiten und interpretieren kann – auch dies eine theoretische Brücke, die die gemeinsame Darstellung von nervösen Leiden und Irresein erlaubt. Mit diesem Begriff der Sensibilität kann dem Individuum die Schuld an seinem nervösen Leiden zugeschrieben werden; es ist die moralische Strafe dafür, daß das Individuum die unnatürlichen Reize des gesellschaftlichen Lebens den stets heilsamen Wirkungen des natürlichen Daseins vorgezogen hat.

Damit hat sich Rousseaus Kritik an der Degeneration der Kultur, aber auch sein Naturheilverfahren durchgesetzt. Der Arzt ist nicht mehr in Mündigkeit unterweisender Aufklärer, sondern gegen die selbstverschuldete Naturabweichung und Unmündigkeit wetternder Moralist. Gegen Irresein ist für Tissot »ein reines und makelloses Gewissen ein vorzügliches Vorbeugungsmittel«. Ideale Gesundheit konvergiert mit moralischer Genialität. Zum festen Bestand jeder Kulturkritik gehört seitdem die Überzeugung von der ständigen Zunahme der nervösen Leiden – oft benutzt als Menetekel des sittlichen und nationalen Verfalls. So wird ein Aspekt des wenigstens theoretisch sichtbar werdenden Irreseins in die Kosten des zivilisatorischen Fortschritts hineingearbeitet; Matthey, ein anderer Rousseau nahestehender Arzt, erinnert die Menschen an die Schwäche ihrer Vernunft, da ein Zufall oder ein heftiges Gefühl ihrer Seele sie in rasende Idioten verwandeln könne.[29] Die Therapie für die degenerierende Gesellschaft wie für das leidende Individuum ist die Rückkehr zu den harmonisierenden Rhythmen des »natürlichen Lebens« und der körperlichen Arbeit – eine Befreiung von den sozialen Zwängen nicht zu tierischer Willkür, sondern zu Gesetz und Wahrheit der moralischen Natürlichkeit. So stellt es Tissot dar, und so beschreibt der romantische Exotiker Saint-Pierre die Selbstheilung von der Krankheit seiner Einbildungskraft, die er der Anleitung Rousseaus und nicht den Ärzten verdanke.[30] Es ist kein Zufall, daß zu dieser Zeit, am Ende des 18. Jahrhunderts, das belgische Dorf Gheel »wiederentdeckt« wurde, in dem seit dem Mittelalter stets mehr als die Hälfte der Einwohnerschaft aus Irren bestand, die fast ohne Anwendung von Zwang und ohne aktive Therapie mit den bäuerlichen Familien zusammenlebten und -arbeiteten. War dieses Arrangement zuvor als eine Maßnahme der Ausgrenzung der Irren aufgefaßt worden, so konnte es nach Rousseau uminterpretiert und als eine Idylle gepriesen werden, in der die Irren dem ganzen Spektrum der Heilkraft der Natur ausgesetzt und daher zumeist auch binnen Jahresfrist gesund würden. Damit war das natürlich-moralische Element der Familie als heilsam für den Irren erkannt, noch bevor die französischen Anstalten wie die englischen sich als »Familie« verstanden.

Das theoretische Sichtbarwerden der Irren beruht auf dem Denkbedürfnis nicht so sehr der Aufklärer, sondern vielmehr des Krisenbewußtseins Rousseaus. Das Irresein symbolisiert in optimaler Weise die Abweichung der Menschen vom früheren einfachen Dasein, die jetzigen sozialen Zwänge und die drohende Degeneration der Kultur. Die Unvernunft des Irreseins existiert nun theoretisch innerhalb der Gesellschaft verinnerlicht und umfassender; zum Produkt der Gesellschaft bzw. des sozialen Individuums erklärt, erscheint das Irresein jetzt als Form der Entfremdung (»aliénation«) des Menschen von seinem natürlichen Ursprung, seinem Selbst, seiner Natur, von den Gesetzen des Herzens, von seiner geschichtlichen Bestimmung. Unter diesem Titel wird Pinel das erste Paradigma der Psychiatrie in Frankreich etablieren. Als Form der Entfremdung repräsentiert das Irresein die Folgen des Bruchs mit der Unmittelbarkeit der Natur, insofern der Mensch sich an den künstlichen und degenerierten Zustand der Gesellschaft entäußert und verkauft hat. In einem solchen Denkschema wird – seit durch die Interpretation des Nervensystems als Sensibilität Lebenskraft im menschlichen Organismus alles mit allem ohne »ständische« Schranken in Beziehung zu setzen ist – sogar eine ganz periphere ärztliche Indikation zur Warnung vor den schwerwiegenden moralischen und politischen Folgen für die Gesellschaft: So wirkt kaltes Wasser günstig im Sinne einer Straffung und Harmonisierung des Tonus des Nervensystems und des ganzen Organismus und ist damit – im Gegensatz zu heißen Getränken – heilsam für nervöse Leiden. Daraus ergeben sich für J.-B. Pressavin (1770) weltgeschichtliche Folgerungen: »Die meisten Männer werden mit Recht kritisiert, weil sie degeneriert sind, indem sie die Schlaffheit, die Gewohnheiten und Neigungen der Frauen angenommen haben; es fehlt nur noch die Ähnlichkeit der körperlichen Konstitution.« Exzessiver Genuß heißer Getränke – dies ist ein Angriff auf die öffentlichkeitsbildenden Kaffeehäuser – »beschleunigt die Metamorphose und macht die beiden Geschlechter fast gleichartig, sowohl körperlich als auch moralisch. Wehe der menschlichen Rasse, wenn dieses Vorurteil seine Herrschaft auf das gemeine Volk ausdehnt; es wird dann keine Bauern, Handwerker und Soldaten mehr geben, denn bald werden sie der Stärke und Spannkraft beraubt sein, die für diese Berufe erforderlich sind«.[31] Verweiblichung, nervöse Leiden und Aufklärung galten als Zeichen der Zeit; indessen mögen sie der guten Gesellschaft noch anstehen, solange man das einfache Volk vor ihnen bewahrt und als moralisch-ökonomisches Gegenbild seine Unverderbtheit und seine Arbeit zur Verfügung hat.

Das Frankreich dieser Zeit ist der Boden für den ersten spektakulären und skandalreichen Höhepunkt der »Sprechstundenpsychiatrie«, für die Bewegung des animalischen Magnetismus, den Mesmerismus.[32] Franz Anton Mesmer (1734–1815), Sohn eines Jagdhüters des Fürstbischofs von Konstanz, studierte vor der Medizin zunächst Theologie, Philosophie und

Jurisprudenz. Nach seiner Dissertation *De planetarum influxu* 1766 und nach Heirat einer reichen Witwe eröffnete er 1768 in einer großen Wiener Barockvilla eine Praxis. Hier ermöglichte der musikbesessene und auch in musikalischen Kategorien theoretisierende Mesmer die Erstaufführung von Mozarts *Bastien und Bastienne* (1768). 1774 gelang ihm die erste, seinen Ruhm begründende Heilung einer hysterischen Jungfer durch einen Magneten. Seit 1775 hat Mesmer seine Kurmethode und deren wahrhaft weltanschauliche Basis mehrfach dargestellt. In Deutschland fand er jedoch fast nur Ablehnung. Sowohl die medizinischen Gesellschaften als auch das Publikum waren noch zu rationalistisch, um dem magisch-materialistischen Romantiker folgen zu wollen. Als 1777 noch der Verdacht eines Heilungsbetruges hinzukam, war die Feindseligkeit so stark, daß er emigrieren mußte; noch einmal, nach der Revolution, kehrte er nach Wien zurück, mußte es aber unter der Beschuldigung des Jakobinismus bald wieder verlassen.[33] In Paris wird Mesmer ab 1778 zum Gegenstand affektgeladener Kontroversen der Wissenschaftler und der Öffentlichkeit; Lafayette und George Washington gehören zu seinen Parteigängern, und seine umfangreiche Heiltätigkeit nimmt auch dann nicht ab, als 1784 eine königliche Kommission den Streit zu Mesmers Ungunsten entscheidet. Ihr gehören die führenden naturwissenschaftlichen Gelehrten der Zeit – Franklin, Bailly und Lavoisier – an sowie der Arzt und Menschenfreund J.-I. Guillotin, dessen nach ihm benannter Maschine die zwei Letzterwähnten die Schmerzlosigkeit ihrer Hinrichtung während der Revolution verdanken. Dieses Gremium kommt zu dem Schluß, daß das von Mesmer behauptete Fluidum nicht existiere und daß seine sensationelle Wirkung durch Einbildung, Berührung, Nachahmung und Täuschung zu erklären sei. Eine rein psychische Realität, also Suggestion, zu akzeptieren, fiel dieser Kommission freilich genauso schwer wie Mesmer.

Die neue Wissenschaft Mesmers ist aus einer Reihe traditioneller Motive zusammengesetzt; doch die alte Heilkraft des Magneten mußte im Zeitalter der Elektrizität und zumal Galvanis[34] zur spekulativ-dynamischen Neuinterpretation einladen; die humoraltheoretische Idee der Krise im Krankenprozeß, der kritischen Tage und des Einflusses des Mondes und der Gezeiten hatte schon Bordeu im Zusammenhang mit der Lebenskraft der Nerven ins moderne medizinische Denken eingebracht.

Da für Mesmer Mensch und Universum aus denselben Substanzen bestehen, unter dem Einfluß der Gravitation, des Klimas und des Mondes stehen, findet er die Annahme eines »Fluidums« – zugleich feine Materie und Kraft – gerechtfertigt, das die Bewegung der Himmelskörper wie der Nerven und deren wechselweise Beeinflussung erklärt. Was früher Geistern, Göttern und Dämonen zugeschrieben wurde, ist jetzt mit diesem »Lebensmagnetismus« als Wirkung natürlicher Kräfte entdeckt, erlaubte es, den Aberglauben zu eliminieren. Durch die Reizbarkeit, Irritabilität der Nerven vermag der Mensch der »tonifizierenden« Schwingungen des Fluidums und der Natur, als Inbegriff der Harmonie der Bewegungen, teilhaftig zu werden. Krankheit ist Behinderung der Irritabilität, daher Disharmonie, falsche oder schlaffe Stimmung und Spannung der Nerven-Saiten. Allein die Natur kann heilen, und die einzige Methode des Menschen, ihre Heilkraft zu verstärken, ist der Magnet, der das Abbild der Natur ist und dieselben Eigenschaften (z. B. Polarität) wie der menschliche Körper hat. Mit dem Magneten läßt sich der Lebensmagnetismus übertragen, durch Musik vermitteln, konzentrieren, in Spiegeln reflektieren und speichern, provoziert man die »heilsamen Krisen« – beispielsweise muß man Irre, Epileptiker und Hysterische in Anfälle hineintreiben –, da nur durch »vollständige Revolution« Heilung erreichbar ist. Im Grunde hat Mesmer nur versucht, die Ideen seiner Zeit, die Sensibilität, Irritabilität, Saitentheorie der Nerven, die Annahmen entfernter »sympathischer« Wirkungen, die vitalistische Lebenskraft, die Unmittelbarkeit der Natur bei Rousseau und Tissot durch die physikalische Analogie mit der Gravitation, der Elektrizität und dem Magnetismus in ein einziges rationales und natürliches Erklärungsschema zusammenzuzwingen. Er verstand sich daher stets als Aufklärer, plädierte noch in seinem letzten Werk *Mesmerismus oder System der Wechselwirkungen* 1814 für eine demokratische Staatsordnung und eine dem Vernunftkult der Revolution ähnliche Religion.

Das Vage und Universale solcher Vorstellungen mit ihren moralisch-praktischen Implikationen ist freilich nur die andere Seite des Exakten der sich auf empirische Strenge beschränkenden Naturwissenschaften: beides Teilprodukte der Auflösung der klassischen Einheit von Natur- und Moralwissenschaft, derselben Bewegung, in der die bürgerliche Gesellschaft sich gegen den absolutistischen Staat verselbständigt und in der sich ein arbeitsteilig-widersprüchliches Verhältnis zwischen Theorie und Praxis – gerade in der entstehenden Psychiatrie deutlich – etabliert. Mesmers Aufklärungsabsicht, die irrationalen Kräfte des Lebens und der Natur in eine rationale Über-Theorie einzubringen, verkehrt sich – in die Praxis übertragen – zu Spiritualismus und Magie.[35] Aufklärung – so beginnen die Zeitgenossen zu sehen – ist keine gradlinig-rationalisierende Bewegung, sondern eine des Aus- und Gegeneinandertretens von Rationalem und Irrationalem.[36] Die Praxis Mesmers entwickelt sich in Verinnerlichung und Technisierung des ursprünglichen Ansatzes. Zunächst benutzt er tatsächlich – seiner Theorie folgend – einen Magneten. Aber schon 1776 »verlegt« er die spezifische Heilkraft aus dem Magneten in den Organismus des »Magnetiseurs«, der durch Berühren und Streichen Fluidum den Patienten vermittelt. Schließlich tritt an die Stelle des Berührungskontakts die bloße Konzentration des Willens. Eine der von Mesmer ausgehenden Bewegungen wird sich daher »die Volontisten« nennen. Als spezifisch etabliert sich die Wechselwirkung zwischen zwei Individuen, von denen eines durch die Gabe der Ausstrahlung, das andere durch die der Empfänglichkeit ausgezeichnet ist, wovon sich nicht nur alle möglichen Varianten des Spiritismus ableiten, sondern auch ein Element der psychotherapeutischen Situation des 19. bzw. 20. Jahrhunderts. Die andere Entwicklungslinie ist die Technisierung des Arrangements, dem die Behavioristen auch heute allein die heilende Wirkung zuschreiben.[37] Mesmers Erfolg, d. h. die wachsende Nachfrage, macht eine Art Großbetrieb erforderlich. Zur Unterbringung der in Behandlung befindlichen Patienten werden mehrere Häuser, Hotels und ein Spital unterhalten. Für die Behandlungssäle erfindet der Meister das »Baquet«, einen Zuber mit Wasser, Eisenpfeilspänen, zerstoßenem Glas, aus dem Eisenstangen herausragen, mit denen die Patienten durch Bänder in Verbindung gebracht werden – also die Nachbildung einer elektrischen Batterie. Neben den Behandlungssälen wird der gepolsterte »Krisensaal« zum Abreagieren der Krisensymptome (Anfälle von Lachen, Weinen, Schreien, Toben, Schluckauf, Krämpfe und Ohnmacht) eingerichtet. Ein weiterer Arzt und Diener (»schöne Jünglinge« – für die meist weibliche Klientel) werden eingestellt, dürfen auch selbst magnetisieren. Orchestermusik, Gesang, mitunter eine Naturidylle als Kulisse, das lilafarbene Gewand und der goldene Stab des nach langem, die nervöse Spannung maximierendem Warten eintretenden Meisters komplettieren den Zauber, der diverse Krisensymptome und deren kontagiöse Verbreitung produziert. Rousseaus »morale sensitive« ist verwirklicht. Im Kommissionsbericht von 1784 vergißt Bailly daher auch nicht den Hinweis auf die Gefahr für die Sitten, da das enge und sinnliche Vertrauensverhältnis zwischen Magnetiseur und seinen sensiblen Klientinnen in der Behandlung einem Orgasmus nahekomme.

Zur Industrialisierung des Unternehmens gehört die Einrichtung einer Art Werbeabteilung durch einen Bankier und einen Advokaten. 100 Aktien zu je 100 Louisdor wurden in einer Subskriptionsaktion gezeichnet. Die Aktionäre bildeten den Geheimbund auf Gegenseitigkeit: »Ordre de l'Harmonie«; sie hatten die Lehre geheimzuhalten, die Mesmer ihnen anzuvertrauen sich verpflichtete. Eine Geste für die Armen zeigt gerade die Differenz zur proletarisch-moralischen Elektrizitätsbewegung Wesleys. In der Pariser Vorstadt segnet Mesmer einen Baum mit seinem Lebensmagnetismus zur kostenlosen Heilung der leidenden Armen, was ihm den Ruf eines Wohltäters der Menschheit einträgt. Ein Symbol für Rousseaus moralische Polarisierung der Gesellschaft: Während die Besitzenden – aristokratische Damen und neureiche, großbürgerlich-kapitalistische Herren – durch Aktien Tochtergesellschaften sogar in Amerika gründeten, verpflanzt das naturnahe, schlichte Volk Stecklinge des Lebensbaums in die Provinz. – Erst die Revolution machte dem Treiben ein Ende. Während die gute Gesellschaft ihre privaten Krisen künstlich produzierte und sie motorisch in Polstern abreagierte, verschärfte und entlud sich die politische Krise der wirklichen Gesellschaft, und die motorische Verarbeitung dieser Krise nahm die

Form des bürgerlich-vernünftigen Umsturzes der Gesellschaftsordnung an, verbunden mit den Krisensymptomen des Emigrierens auf der einen, des Guillotinierens auf der anderen Seite.

Mit diesen wirklichen Bewegungen verschwanden die nervösen Leiden, die »vapeurs« und Hypochondrien und die modisch gefühlvollen Melancholien für einige Zeit, wie dies seither in Zeiten politischen Umbruchs und in Kriegszeiten stets zu beobachten war. Mit dem Schwinden der Klientel war aber auch diese Ära der »Sprechstundenpsychiatrie« vorbei; die Arrangements Mesmers entsprachen keinem Bedürfnis mehr. Um so mehr war freilich nun Deutschland für ihre Grundlagen empfänglich geworden, und später werden sie in anderen Formen auch in Frankreich wieder aufleben.

c) Scheitern der Physiokraten-Reformen

Nicht anders als in England waren das Auftreten der nervösen Leiden, dieser milderen Formen der Unvernunft, die Identifizierung der Aristokratie und der gehobenen Bürger mit ihnen und ihre gesellschaftliche Funktionalisierung – als Statussymbol oder als Symbol der sozialen Degeneration – ein deutliches Zeichen dafür, daß die entscheidende der ständischen Grenzen, die der Ausgrenzung der Unvernunft, nicht mehr fraglos gültig war. Dem Begriff der nervösen Störungen selbst lag ja bereits eine Entwicklung der Wissenschaft zu weniger rationalen und dynamisch-subjektiveren Konzepten wie denen der Sensibilität, der Herzensgesetze und der Lebenskraft zugrunde; oder allgemeiner gefaßt: »Der vielfach noch abstrakte Aspekt des Pflanzen-, Tier- und Menschenreiches, systematisch und klassifizierend, angelegt in dem ständischen Bewußtsein des vorrevolutionären 18. Jahrhunderts, wird mit dem aufsteigenden dritten Stand erschüttert. [. . .] Damit weicht die klassifizierende, an unverbrüchlichen Bindungen und Trennungen, an zeitlosen Notwendigkeiten interessierte Betrachtung der historischen Erklärung. Die Dinge verlieren ihren festen Beziehungspunkt in der Vernunft und geraten in den beweglichen, trügerischen, gefährlichen, der Erde stärker angenäherten Aspekt des Lebens.«[38] Noch deutlicher sprengen die nervösen Störungen die ständischen Schranken, wo sie der egalisierenden Kategorie der bürgerlichen Arbeit gegenübergestellt und als Strafe für das Privilegium des Nicht-Arbeitens interpretiert werden. Mercier (1783) formuliert das schärfer als Rousseau: »C›est le supplice de toutes les âmes efféminées que l'inaction a précipitées dans des voluptés dangereuses et qui, pour se dérober aux travaux imposés par la nature, ont embrassé tous les fantômes de l'opinion. [. . .] Ainsi les riches sont punis du deplorable emploi de leur fortune.«[39]

Wenn aber Untätigkeit eine Verletzung des »ordre naturel« ist, die zu moralischem und physischem Übel führt (und dies viel eher als umgekehrt), dann – so die Erkenntnis der Physiokraten – war es erst recht wichtig, die Schranken gegen die negativ Privilegierten, die Ausgrenzung der Unvernunft in Zweifel zu ziehen und möglicherweise aufzuheben. Hier wie anderswo war die Zwangspolitik des Merkantilismus gescheitert. Aller Arbeitserziehung zum Trotz herrschte in den meisten Hôpitaux généraux und Staatsgefängnissen eine korrumpierende und zu allen erdenklichen Übeln führende Untätigkeit. Die physiokratische Vernunft erkannte die merkantilistische Voraussetzung als falsch: nicht aus Unmoral entstand Untätigkeit, denn man lernte zu beobachten, daß erst ökonomische Krisen Arbeitslosigkeit, Betteln und Vagabundieren ansteigen ließen, nicht minder den scheinbaren Mangel an Arbeitsinteresse. Untätigkeit und Armut überhaupt konnten als ökonomische, nicht mehr als moralische Frage begriffen werden.[40]

Unter diesem neuen Aspekt wurden die Hôpitaux und ihre Insassen wieder sichtbar, wurden sie zu einem prononcierten Thema der öffentlichen Meinung, die die Physiokraten zu einem kritischen Instrument des gegenüber dem Staat eigenständigen »public éclairé« erhoben hatten.[41] Die Sichtweise der die Gesetze des »ordre naturel« erkennenden Vernunft trug mehr als die kulturkritische Rousseaus zur Veröffentlichung und endlich zur Sprengung oder wenigstens Umfunktionierung der »Kerkermauern« der Hôpitaux, Staatsgefängnisse, Korrektions- und Arbeitshäuser, deren es den Angaben der Revolutionäre nach 2185 gab[42], bei – und das in vier Hinsichten: 1. der Entdeckung der Korruption, 2. der Differenzierung, 3. der ökonomischen Nutzbarmachung und 4. der Politisierung der sozialen Frage.

1. Die Entdeckung der Untätigkeit in den Hôpitaux und der wirklichen ökonomischen Ursachen von Armut und Bettelei führte dazu, diese Einrichtungen nicht mehr nach ihrer beabsichtigten Funktionsweise – Erziehung zur Arbeitsmoral und abschreckende Demonstration des Zwangs für das Publikum – zu beurteilen, sondern nach ihrem als durch und durch korrumpiert erkannten Zustand. Mercier sah hier einen Ort, der die Gewalt, die Erniedrigung und das Unglück der Gesellschaft in sich konzentriert, in dessen Umgebung selbst die Luft verdorben ist und der zugleich Abscheu und Mitleid erregt.[43] In dieser Situation entsteht die öffentliche Meinung, die bis heute Richtiges – die Gefahr des Hospitalismus, daß das Milieu von Anstalten den Zustand ihrer Insassen zu verschlechtern vermag – mit Falschem – der Umgang mit Irren macht irre – unentwirrbar vermischt. Mirabeau kritisiert 1788: »Je savois, comme tout le monde, que Bicêtre étoit à la fois un hôpital et une prison; mais j'ignorois quel' hôpital eût été construit pour engendrer des maladies, et la prison pour enfanter des crimes.«[44]

Dies war der »Sumpf«, in dem die giftigen Blumen gediehen, mit denen – so glaubte man – ein Sade die nackte Gewalt in die Gesellschaft zu tragen beabsichtigte.[45] Es ist unter diesen Umständen nicht erstaunlich, daß z. B. 1780 bei einer Epidemie in Paris das Gerücht entstand, der Herd des Übels, das die Stadt verderbe, sei das Bicêtre und seine Insassen. Erst eine polizeilich-ärztliche Kommission stellte fest, daß zwar im Bicêtre ein durch die schlechte Qualität der Luft bedingtes putrides Fieber umging, dieses aber nicht die Ursache der Epidemie in der Stadt sei.[46] Dennoch waren dergleichen Ereignisse ein wirksames Motiv dafür, daß der ärztliche Programmpunkt der Anstaltsreformbewegung Ende des 18. Jahrhunderts vor allem ein hygienischer war. Die Qualität der Luft, das Wetter und Klima spielten hier die entscheidende Rolle. Die natur- und moralphilosophischen Hypothesen über die Wirkung der Atmosphäre, der Luft usw. begünstigten die Tendenz der Neutralisierung der Anstalten, um ihren verderblichen, kontagiösen Einfluß zu verhindern. Man verlegte die Anstalten – in Übereinstimmung mit dem romantischen Denken – aufs Land oder umgab sie wenigstens mit einem »cordon sanitaire«, also mit einem Garten oder Park und legte größtes Gewicht auf die Lüftung der Zellen und ihre trockene Lage. Die gesellschaftsschützende Absicht der hygienischen Vorkehrungen geriet gegenüber ihrem humanitären Effekt freilich in Vergessenheit.[47]

2. Zur Zeit der Regierungsbeteiligung Turgots und Neckers wird 1776 nicht nur eine Kommission eingesetzt, die die Notwendigkeit der Verbesserung der Hôpitaux prüfen sollte, was z.B. den Neubau der Salpêtrière (1789) zur Folge hatte[48], sondern der Innenminister Malesherbes suchte selbst die Staatsgefängnisse auf und ließ die Gefangenen, die ihm irre zu sein schienen, in andere Häuser bringen, wo sie nach seinen Vorschriften geheilt werden sollten. Das Interesse an der ausgegrenzten Unvernunft führt zur Differenzierung; denn es ist die unterschiedslose Vermischung der Internierten, die das Erkennen des »nutzbar zu machenden Teils« verhindert, die aber auch jede Ordnung, Besserung bzw. Gesundung unmöglich macht. Diese zweckrationale Sicht bringt es freilich mit sich, daß die Irren die letzten sind, die in das Blickfeld des öffentlichen Interesses geraten. Von ihnen sagt Mirabeau in seinen *Lettres de Cachet* 1778, im Kontrast zu seinem Protest und seinem emanzipatorischen Engagement hinsichtlich der anderen ausgegrenzten Gruppen: »Il est trop vrai qu'il faut cacher à la société ceux qui ont perdu l'usage de la raison.«[49] Die Irren bleiben als das größte Problem für die theoretischen Aufklärer übrig. Dies wird erst die Praxis der Revolution ändern.

3. Für die Physiokraten und ihre ökonomischen Gesetze des »ordre naturel« bewies die Institution der Ausgrenzung der Unvernunft nur die Unvernunft der merkantilistischen und moralischen Zwangspolitik, des Absolutismus selbst. Anstatt die Armen, Bettler und Vagabunden, die Gefangenen, Schelme und Lumpen, die Libertinen, Zuchtlosen und Ungehorsamen auszugrenzen und in den Hôpitaux »brachliegen« zu lassen, sind sie vielmehr als Arbeitspotential in die sich damit ausdehnende bürgerliche Gesellschaft zu integrieren und unter Quesnays ökonomisches Gesetz des Laissez-faire zu bringen, d. h. als Befreite unter den humaneren Zwang gerin-

gen Lohns zu stellen, um ihr rationales Interesse an Arbeit zu erregen. Da das erste Gut der Nation der Besitz von Menschen ist, hatte schon Mirabeaus Vater, der »ami des hommes«, 1758 gefordert, die Hôpitaux zu entvölkern und z. B. die »filles de joie« durch Manufakturen in »filles de travail« zu verwandeln.[50] In der Konkurrenz der Nationen garantiert gerade die »Nutzbarmachung der Armen« die billige Produktion und damit den Sieg. »Les Pauvres sont les agents nécessaires de ces grandes puissances qui établissent la vraie force d'un Peuple.«[51] Es ist die Folge namentlich dieser Bewegung, daß mit den Armen auch die armen Irren – für die reichen ist wie in England in Privatanstalten, den »petites maisons«, gesorgt – sichtbar und der dieser Integrationsstufe entsprechenden Emanzipation vom unmittelbaren, physischen Zwang teilhaftig werden, wie die Armen als »Freie« nun dem ökonomischen Zwang ausgesetzt werden.

4. Den sozialen Reformen stand indessen noch die politische Gewalt entgegen. Der Kompromiß der Physiokraten bestand in der Unterscheidung zwischen ihrem Erkennen und dem Handeln des Monarchen, zwischen Wissenschaft und Administration, Theorie und Praxis.[52] »Zu einer Zeit, da die englische klassische Nationalökonomie bereits den industriellen und merkantilen Liberalismus predigte, mußten sich die französischen Physiokraten noch mit der Forderung eines agrarpolitischen Liberalismus bescheiden. [. . .] Die soziale Frage erschien hier in besonderem Maße als politische Machtfrage.«[53] Die Hôpitaux waren daher in Frankreich eindeutiger als anderswo Herrschaftsinstrumente, und die Internierung der politischen Gefangenen und der Personen mit aufsässigem oder sonst auffälligem Verhalten erlaubte der Kritik eine unmittelbare Polarisierung zwischen den Menschenrechten des Individuums und dem sie unterdrückenden Staat. So konnte der englische Arzt R. Jones über seinen Besuch des Bicêtre von 1785 noch entsetzt berichten: »I could not forbear exhibiting my sensibilities, and my feelings, at seeing such a number of unfortunate persons chained down to their solitary abodes, without any other Cause, from what I can learn, than the peculiarity of their conduct, or eccentricity of their behavior.«[54] Zwar ist das formal-naturrechtliche Interesse für die Situation der Gefangenen und für die Verbesserung der Gefängnisse in allen Ländern früher erwacht als das für die Irren (Howard kam vor Tuke, Malesherbes vor Pinel und, in Deutschland, Wagnitz vor Reil), aber in Frankreich ergab sich aus der politischen Kampfsituation darüber hinaus eine direkt gegen die Irren gerichtete Tendenz. Es häuften sich die Proteste von Gefangenen wie von Anstaltsdirektoren, die das erzwungene Zusammenleben mit Irren als zusätzliche und daher illegitime Strafe empfanden. Die Irren sind also nicht nur Opfer der Hôpitaux, sondern zugleich Symbol und Mittel der absolutistischen Gewaltherrschaft. Das ist der Grund, weshalb sie, während die anderen Gruppen allmählich in die Gesellschaft integriert werden, fast allein übrig bleiben und von den Hôpitaux zunehmend Besitz ergreifen, bis

diese, die »Lettres de Cachet« und damit die absolutistische Institution der Ausgrenzung der Unvernunft selbst durch die Revolution fallen.

Wir sprachen vom Kompromiß der Physiokraten. Koselleck stellt unter Berufung auf Tocqueville fest, daß dauerhafte Ergebnisse der Revolution – Zentralisierung der Verwaltung, ihre Bevormundung des Volkes, Einebnung der Privilegien, Mobilität des Eigentums und Grundbesitzes – bereits im Ancien Régime angelegt waren, und daß die Revolution lediglich vollendete, was die alte Verwaltung zwar anstrebte, aber durchzuführen nicht imstande war. »Die Verwaltung des alten Staates förderte die Revolution so sehr, wie die Revolution selber eine kontinuierlich zunehmende Macht der Verwaltung provozierte. Zwei sich scheinbar widersprechende Trends – gesellschaftlicher Revolution und staatlicher Verwaltung – erweisen sich damit als die sich gegenseitig bedingenden und fördernden Momente ein und desselben Prozesses.«[55] In diesem Rahmen mag es nicht erstaunlich sein, daß – im Gegensatz zu England – von den wissenschaftlich und praktisch tätigen Ärzten sowenig auf die Lage der Irren Bezug genommen wird und daß statt dessen zwei mit der Verwaltung und Inspektion von Hôpitaux betraute Ärzte nahezu die einzigen waren, die sehr konkrete Vorstellungen über die Notwendigkeit einer besonderen Reform des »Irrenwesens« und über die Modi ihrer Ausführung zur Diskussion stellten: Colombier und Doublet veröffentlichten ihre für die Anstaltsdirektoren bestimmten *Instructions sur la manière de gouverner les insensés et travailler à leur guérison* 1785. Sie kommen zu dem Ergebnis, daß es in Frankreich so gut wie keine für die Bedürfnisse der Irren und für ihre Heilung geeignete Einrichtung gibt. Die Reformvorstellungen der Verfasser gehen von der Architektur und vom Differenzierungsprinzip aus. Jede Institution – und jede Provinz sollte über eine verfügen – soll aus vier Gebäuden bestehen, die alle einen eigenen Garten besitzen. Um Irre behandeln zu können, sind drei Kategorien von Räumen erforderlich; die Patienten müssen differenziert werden danach, ob sie toben, ruhig sind oder sich im Genesungsstadium befinden. Bei Tobenden ist Zwang anzuwenden. Jeder Patient muß in einem eigenen Raum schlafen, der gut zu lüften und gegen Feuer sicher sein muß. Badeeinrichtungen müssen leicht zu erreichen sein. Bereits hier wird besonderer Wert auf die sorgfältige Auswahl des Wartungspersonals gelegt; die Beschreibung ihrer wünschenswerten Eigenschaften ist pragmatisch, nicht romantisch: körperlich stark, human, geduldig, geistesgegenwärtig und geschickt sollen sie sein. Zu ähnlichen Ergebnissen gelangte der Arzt Tenon, der im Auftrag der Pariser Akademie der Wissenschaften einen Bericht über die Pariser Hôpitaux schreiben sollte, zu diesem Zweck mit Colombier zusammenarbeitete und nach England reiste, um die dortigen besseren Anstalten zu studieren. 1788 publizierte er seine Studie, die die Aufmerksamkeit der Regierung ebenso dringlich auf den Zustand der Irren zu lenken wünschte wie die seiner beiden Vorgänger. Diese Regierung aber war nicht mehr in der Lage, zu verwirklichen, was als notwendige Reform von der eigenen Verwaltung bereits konzipiert war. Nach der Revolution indessen werden nicht nur Pinel und Esquirol sich in ihrer praktischen Reform ausdrücklich auf Colombier und Doublet beziehen, sondern das französische »Irrenwesen« wird das am meisten zentralisierte und am straffsten verwaltete Europas werden.

2. *Revolution und Emanzipation der Irren*

Über keinen Psychiater ist so viel und so viel Widersprüchliches geschrieben worden wie über Philippe Pinel. In der psychiatrischen Ahnenverehrung gilt er in der Regel als Befreier der Irren und als Begründer der Psychiatrie schlechthin. Dieser Ruf wurde ihm zuteil, obwohl die Abschaffung der Ketten schon vor ihm in Genf durch Joly 1787 und in Pisa durch Chiarugi 1789 erfolgte und 1792 das Retreat gegründet wurde. Daher glaubt heute z. B. Panse [56], daß Pinel seinen Ruhm nur der Revolution verdanke, für Wyrsch[57] hat Pinel bestenfalls praktische Bedeutung, und Foucault verkehrt Pinels Befreiung ins Gegenteil, sieht in ihr vielmehr die Unterwerfung der Irren unter einen umfassenderen Zwang. Noch umstrittener ist Pinels theoretischer Ansatz. Im psychiatrischen Erbstreit, ob das Irresein psychisch oder somatisch zu verstehen sei, wird Pinel ebenso gern zu den »Somatikern« gerechnet – so von Kraepelin[58], Gruhle[59] und Wyrsch[60] – wie zu den »Psychikern« – so von Ackerknecht[61], Leibbrand/Wettley[62] und Ey.[63] Im übrigen waren selbst zahlreiche Daten zu Pinels Biographie bis vor kurzem ungeklärt[64], von der legendären Ausschmückung seiner Befreiungstat ganz zu schweigen. Diese Unsicherheiten geben Anlaß, wie bisher zunächst die soziale und politische Situation der Irren während der Revolution sowie bestimmte Aspekte der medizinischen Entwicklung und der Philosophie dieser Zeit zu betrachten, bevor wir uns an eine Bestimmung des Paradigma Pinels wagen.

a) Arme und Irre in der Revolution; Medizinreform

Eine der Kommissionen, die die revolutionäre »Assemblée constituante« im August 1789 einsetzte, sollte das Betteln und die Armut untersuchen. In diesem Rahmen berichtete der Herzog de la Rochefoucauld im Dezember 1789 über den Zustand der Hôpitaux généraux. Diese Untersuchungen waren notwendig als unmittelbare Folge der Erklärung der Menschen- und Bürgerrechte (26. August); denn von jetzt an war jede Freiheitsberaubung unzulässig – mit Ausnahme der gesetzlich vorgesehenen Fälle. Alle Hôpitaux waren aufgehoben bzw. auf ihre Brauchbarkeit im Rahmen der neuen Gesetze zu prüfen. Die neugewonnene bürgerliche Freiheit bedeutete nicht nur Aufhebung des Zwangs, sondern auch Umwandlung des willkürlichen in gesetzlichen Zwang, erforderte eine Neubestimmung der für die Sicherheit unabdingbaren Grenzen der Freiheit. Hier liegt eine der Wurzeln für die Konstituierung des »fait psychiatrique«.[65] Der Bericht Rochefoucaulds sieht wie seine vorrevolutionären Vorgänger in der Promiskuität der Unvernünftigen den Kern aller Übel. Daher sollen auch für die Irren spezielle Einrichtungen zur Verfügung stehen. Der Herzog fordert deshalb zum Zweck der Differenzierung der Unvernünftigen eine allgemeine Krankenhausreform und gibt damit zugleich der Forderung nach einer Medizinreform den ersten Anstoß.[66]

Im März 1790 erfolgt in Verwirklichung der Menschenrechtsdeklaration der Beschluß der Constituante, alle durch »Lettres de Cachet« oder sonstwie Internierten binnen sechs Wochen freizulassen – ausgenommen die verurteilten oder angeklagten Kriminellen und die Irren. Die Lage der letzteren soll aber innerhalb von drei Monaten in jedem Einzelfall durch Verwaltungsbeamte und Ärzte überprüft werden; je nachdem sollen sie in Freiheit gesetzt oder »in zu diesem Zweck geeigneten Krankenhäusern versorgt werden«.[67] So geschieht es, daß am 29. März 1790 die ihrer selbst mächtig gewordene bürgerliche Gesellschaft – unter ihren Vertretern der Bürgermeister und Astronom Bailly – sich in die Salpêtrière und das Bicêtre begibt, um die Ausgrenzung der Irren aufzuheben, um sie zur bürgerlichen Freiheit zu befreien und in die bürgerliche Gesetzmäßigkeit zu integrieren. Aber eben darin lag die Schwierigkeit: Die formale Freisetzung der als unvernünftig Ausgegrenzten oder sonstwie Unterdrückten des Ancien Régime – der Armen, Irren und Verbrecher ebenso wie die der Frauen, Kinder und Juden – war die utopische Vorwegnahme eines Ziels, dessen inhaltlich-gesellschaftliche Verwirklichung zunächst als automatisch erhofft, dann moralisch-pädagogisch erstrebt und endlich in verschieden großem Umfang zum lebenslangen Kampf der bürgerlichen Gesellschaft selbst wurde. Dieses Problem offenbarte sich an der Situation der Irren exemplarisch – es existierten keine »geeigneten Krankenhäuser«, und es existierte keine Psychiatrie, weder als Institution noch als adäquate Theorie, noch in Gestalt anwendbarer praktischer Vorstellungen. Es bildete sich das soziale Vakuum einer bloß formalen Befreiung. Wie die Vollendung der von Turgot begonnenen Gewerbefreiheit viele Handwerker ruinierte, wie die Abschaffung der feudalen Frondienste zur Verarmung vieler Kleinbauern führte und wie die Armen als Arme den großbourgeoisen Siegern der Revolution als Werkzeuge der Industrialisierung zufielen, so verschlechterten sich zunächst auch die Bedingungen für die Irren. Da zahlreiche Hôpitaux und auch die von der Kirche zum Teil vergleichsweise human betriebenen Häuser[68] abgeschafft wurden, wußte die Verwaltung keinen anderen Rat, als die »freigewordenen« armen Irren in der Salpêtrière und im Bicêtre zu konzentrieren; in der Provinz blieb häufig das Gefängnis der einzige Aufbewahrungsort. Es ist daher nicht verwunderlich und beleuchtet vielmehr den eigenartigen Zeitraffer-Charakter der Französischen Revolution, daß fast gleichzeitig mit dem menschenfreundlichen, aber undurchführbaren Beschluß vom März 1790, die Irren freizulassen oder ihnen spezielle Hilfe zu gewähren, aus der Notlage heraus zum Schutz der Bevölkerung ein Gesetz erlassen wurde, das die Irren als schädlich, gefährlich und »tierhaft« definiert – eine Gleichzeitigkeit zweier Positionen, zwischen denen in England die Entwicklung fast des ganzen 18. Jahrhunderts liegt. Bei dem Gesetz handelt es sich um den 3. Artikel der vom 16. bis 24. August 1790 erlassenen Bestimmungen. In ihnen werden die Kommunalverwaltungen verantwortlich gemacht für »le soin d'obvier ou de remédier aux évènements fâcheux qui pourraient être occasionés par les insensés laissés en liberté«; dasselbe gilt für die im selben Artikel aufgeführten umherschweifenden schädlichen und gefährlichen Tiere.[69] Die Sorgepflicht wird im Gesetz vom 22. Juli 1791 bekräftigt und auf die Verwandten der Irren erweitert. Mit einer Strafandrohung versehen wird dieser Text noch im *Code Pénal* Napoleons erscheinen.

Andererseits haben die beiden die Irren betreffenden dekretierten Aktivitäten vom März und August 1790 durchaus Gemeinsames. Beide lassen die Einsicht erkennen, daß die revolutionäre Befreiung nicht durch das freie Spiel der Kräfte allein sich verwirklichen kann. Vielmehr bedarf die mit der Freisetzung erreichte Naturordnung der staatlichen Organisation und Kontrolle und der administrativ geplanten Reform. Im Gegensatz zur englischen (und zur amerikanischen) Revolution weiß man in der Französischen durch Rousseau, daß man auf die Selbstregulierung der egoistischen Interessen nicht ohne weiteres rechnen kann, da die Menschennatur gesellschaftlich korrumpiert ist, und man weiß, daß die Armen und prospektiven Arbeiter bereits maßgebliche Mitträger der Revolution sind. Daher muß die politische Revolution die soziale Reform anzielen und zugleich politisch umgreifen durch administrative Kontrolle, soziale Integration und Mobilisierung moralischer Antriebe.

Ein Ausdruck dieses Strebens nach sozialer Reform ist die Medizinreform, von der Pinel nur einen Aspekt anzeigt, und es ist nicht erstaunlich, daß diese Reform – radikal empirisch im theoretischen Ausgangspunkt und eng orientiert an den administrativen Erfordernissen – gerade in den Jahren der Revolution ihren Anfang nahm. Allerdings ergab sich ein Widerspruch – die jakobinischen Revolutionäre waren extrem mißtrauisch gegen die positivistischen Naturwissenschaftler, ließen dies einige auch noch unter der Guillotine wissen; die medizinischen Reformer dagegen waren zunächst »gute Revolutionäre«, zogen sich aber seit der Zeit des Nationalkonvents zurück auf ihre Reform. Die geistige Herkunft der Medizinreformer, die sich zugleich als Erziehungsreformer verstanden, ist mit dem Salon der Witwe des Helvétius bezeichnet. Mindestens vier der Reformer verkehren dort: Cabanis, Pinel, Thouret und Roussel; hier wird ihnen die enzyklopädistische (durch Diderot, d'Alembert, Condorcet, Condillac, Holbach) wie die physiokratische (durch Turgot) Tradition vermittelt; und hier treffen sie den Chemiker Lavoisier sowie Franklin und Jefferson, die viel zur anglophilen Ausrichtung des Kreises beitragen.[70] Entscheidend für die medizinischen Reforminteressen wurde der Ideologe und Arzt Mirabeaus, Cabanis. 1791 schon hatte Guillotin in der Nationalversammlung vorgeschlagen, die Medizinschulen mit Krankenhäusern zu verbinden. Im selben Jahr beteiligte sich Pinel an einem Preisausschreiben über die beste Behandlung der Irren. Obwohl er den Preis nicht erhielt, wurde sein Beitrag der Anlaß dafür, daß er mit Hilfe seiner Freunde Cabanis, Thouret und Cousin am 13. September 1793 zum »médecin chef de l'hospice de Bicêtre« ernannt wurde, wo er seine psychiatrische Reform beginnen und 1795 in der Salpêtrière fortsetzen konnte. Breitere Reformmöglichkeiten ergaben sich, als der Nationalkonvent 1793 neben verschiedenen anderen Institutionen aus der Zeit des Absolutismus auch die medizinischen Fakultäten auflöste und als nach Robespierres Ende 1794 das reforminteressierte Großbürgertum wieder an Macht gewann. Jetzt wurde der Ideologe Garat Erziehungsminister. Es wurden mehrere »écoles de santé « in Frankreich gegründet. Die Pariser Schule wurde mit drei Krankenhäusern verbunden: für chirurgische, für innere und für seltene und komplizierte Krankheiten; das letztere Krankenhaus war zugleich ausdrücklich als Forschungsinstitut konzipiert, wurde allerdings erst 1815 fertig. Die medizinische Erziehung sollte von nun an den Ideen Cabanis' und Fourcroys folgen: Die Lehre hatte am Krankenbett stattzufinden, es galt, den Studenten die Fähigkeit der klinischen Beobachtung beizubringen. Dies wurde die Grundformel für jede medizinische Ausbildung seither. Garat beauftragte Cabanis, ein Buch über die Medizinreform zu schreiben, das er 1804 veröffentlichte. Wie arbeitsteilig ihre Reform war, konnte den Gründern noch nicht auffallen, da es für sie noch selbstverständlich war, mehrere Fächer zu beherrschen und zu lehren. So lehrten ab 1794 an der Pariser Medizinschule unter Thouret als erstem Direktor: Pinel Hygiene und Physik, später innere Pathologie, Cabanis Medizin, später Gerichtsmedizin und Medizingeschichte. Um das Gerüst der Institutionen für Frankreichs Vormacht in der Medizin im 19. Jahrhundert nahezu perfekt zu machen, gründeten 1796 u. a. die genannten Ärzte die »Société médicale d'émulation«.

b) Die Medizin der Idéologues

Pierre J. G. Cabanis (1757–1808) ist nicht nur die treibende Gestalt der Medizin- und Erziehungsreform, er liefert auch die medizinische Theorie, die für die Schule der Ideologen und deren positivistische Nachfolger wie für die Medizin gleichermaßen grundlegend war. Bei ihm erhält sich das reformierend-administrative Element auch politisch, erschöpft sich noch nicht in »angewandter« Wissenschaft. Er kehrt nach der Schreckensherrschaft in die Politik zurück, wird Unterrichtsminister und Verwalter der Pariser Krankenhäuser, sitzt im Rat der Fünfhundert, wird Senator und unterstützt Napoleon bei seinem Staatsstreich, wofür dieser ihm allerdings wenig Dank weiß, als er die Tätigkeit der Ideologenschule der Zersetzungsgefahr wegen verbietet. In den Salon der Madame Helvétius und unter dessen Einfluß geriet er bereits durch seinen Vater, einen mit Turgot befreundeten Advokaten und Grundbesitzer. Er wurde später von Madame Helvétius adoptiert, erbte ihren Salon, in den sich die Ideologen zurückzogen, als ihre Arbeit im »Institut National« die politische Billigung verlor.

Ausgangspunkt der Ideologen ist Condillacs Methode der Faktensammlung und analytischen Reduktion der Phänomene sowie das Instrument der »klinischen« Beobachtung und Beschreibung der Vitalisten.[71] Dagegen treten der Sensualismus des ersteren und die spekulative Lebenskraft der letzteren zurück. Erstes wesentliches Ergebnis der Anwendung dieses Konzepts auf die Medizin ist Pinels *Nosographie philosophique ou la méthode de l'analyse appliquée à la médecine*, Paris 1798. Dieses Kompendium wird zum Programm der »klinischen Schule« Frankreichs; denn damit formulierte Pinel »mit der größten Bestimmtheit den hier zum ersten Mal klar und präzis betonten Gedanken von der ›Analytischen Methode‹ (Condillac) als maßgebend auch für die pathologische Forschung aus und wurde damit der Vorläufer des berühmten Bichat«.[72] Dieser berief sich in der Tat in seinem *Traité des membranes*, Paris 1800, auf Pinel, als er behauptete, die Organe des Menschen seien auf einfache Gewebe zurückzuführen, und die pathologischen Veränderungen richteten sich nach der Art der Gewebe, nicht der Organe. Solche ersten Ansätze zu einer positivistischen Medizin (und Pinels Psychiatrie) lagen vor, als Cabanis seine *Rapports du physique et du moral de l'homme*, Paris 1802, publizierte.[73] Es ist dies der Versuch, die Revolution durch die Reform einzufangen und zu vollenden, durch Tatsachenforschung der befreiten Gesellschaft auch die Gesetze für Tugend, Glück und Vollkommenheit zu geben – zugleich gegen cartesianischen Dualismus, sensualistische »tabula rasa« und vitalistische Lebenskraft, zugleich deterministisch und voluntaristisch, materialistisch und idealistisch. In der etablierten bürgerlichen Gesellschaft kann es nicht mehr um die Erklärung falscher Ideen durch Priestertrug gehen, sondern allein um ganzheitliche Bewußtseinsanalyse. Die drei Zweige der einen Wissenschaft vom Menschen, der Anthropologie, sind: Physiologie, Ideenanalyse und Moral.[74] Physiologie bildet die Basis jeder Psychologie und Moralphilosophie, denn – so Cabanis – wie der Magen verdaut, produziert das Gehirn die Ideen. Daher schaffen die Ärzte das Fundament für den vernünftigen Aufbau der Gesellschaft, für alle sozialen Reformen, und ihre Medizinreform hat nationale Bedeutung.

Dieser Physiologismus befreite die Medizin von zahlreichen Systemen und Theorien und erweiterte ihr damit den Raum, in dem sich für lange Zeit mit Erfolg Tatsachen erforschen ließen. Als Basis für Ideenanalyse und praktisch-politische Intentionen vermochte er jedoch mitnichten seinen fortschritts-optimistischen Anspruch zu erfüllen: Die Tätigkeit ärztlicher Faktensammlung und Störungen regulierender Praxis geriet – auf die Gesellschaft übertragen – zu dem Versuch, diese als den nur immer vollkommener zu organisierenden Status quo zu interpretieren. Der Unterschied zu den vorrevolutionären Aufklärern liegt darin, daß die bürgerliche Gesellschaft nicht mehr gegen äußere despotische Gewalt und gegen betrügerisch gesetzten ideellen Schein freizukämpfen ist, sondern daß sie nun verwirklicht zu sein scheint. Dann ist aber auch die Natur nicht mehr ein die Gesellschaft transzendierender Bezugspunkt, der dem Handeln das Recht verbürgt, sondern wird immanent, wird verfügbare physio-logische Basis, ist nur noch von Störungen, die nun vornehmlich ihren Ursprung in sich selbst haben, zu bewahren bzw. gegen sie präventiv zu organisieren. Hier beginnt die Gesellschaft, sich nur noch an sich selbst zu messen, wie auch immer ihr wirklicher Zustand beschaffen sein mag, nicht mehr an einer nun als spekulativ denunzierten, objektiven Wahrheit und Verbindlichkeit der Ideen, der Vernunft. Die bürgerliche Gesellschaft als solche ist Natur, Vernunft, Ordnung, Identität, Moral; und wo sie abweicht, wo sie noch unnatürlich, unvernünftig, unordentlich, entfremdet, unmoralisch ist, bedarf sie bloß der politischen Vervollkommnung zu sich selbst – mit den Mitteln der administrativen Technik, der Hygiene, der Erziehung, der Mobilisierung der moralischen und der Sozialisierung der sprengenden Antriebe.[75] Die Ideen, das Bewußtsein des Individuums wie der Gesellschaft werden von den Ideen-Erklärern, den Ideo-logen, auf das, was physiologisch unter und vor ihnen bereits aktiv ist und handelt[76], auf ihre Ursprünge zurückgeführt und so an diesen, die der Mensch nicht gemacht hat, sondern die ihn machen, objektiviert.

Cabanis ist auf der Suche nach der Physiologie der Ideen und des Bewußtseins bereits erfolgreich: So handelt der Mensch, bevor er sich dessen bewußt wird, er denkt, bevor er darüber reflektiert. Eine große Reihe individueller Unterschiede sind vorgegeben: des Geschlechts, Alters, der Krankheiten, Temperamente, des Klimas und der Diät, des Charakters und der Arbeitsordnung als Summe physischer Gewohnheiten. Jedermann ist bereits mit individuell starken oder schwachen Organen ausgestattet. Diese prägen die Ideenformation, und die Bedürfnisse sind von der Art der Organe abhängig. Kinder kennen vor der eigentlichen Sprache eine eigene Zeichensprache. Wie diese Chiffren, so sind auch Physiognomie, Pantomine und vor allem Sympathie sozial verbindlich, stellen das große sozialisierende Potential dar, das die Härte der sprengenden physischen Bedürfnisse mäßigt und von dem der Grad der Vollkommenheit des Individuums und seiner Irritation abhängt. So sehr Cabanis den Unterschied zwischen Sensibilität und Irritabilität für einen Streit um Worte hält und so sehr er Condillac ankreidet, daß er die Instinkte geleugnet habe[77], sowenig kann er die Schwierigkeit nachvollziehen, die der Abbé Sieyès hatte, als er in der Deklaration der Menschenrechte die ersten Prinzipien sozialer Beziehung – »faculté« und »besoin« – trennte; für Cabanis mögen sie in der Moral unterschieden sein, die Physiologie bringt sie jedoch an ihrer Quelle zusammen.

Erziehung ist nur die Fortsetzung der schaffenden Physiologie mit anderen Mitteln: durch Eindrücke und Gewohnheitsbildung erzeugt sie gleichsam neue Organe, leistet notwendige Korrekturen. Energetisch-schaffend ist das Körperlich-Innere des Menschen konzipiert. Das Gehirn selbst ist ein zweiter Mensch im Menschen. Schlaf ist ebenso aktive Leistung des Gehirns wie der Exzeß an motorischer Energie im manischen oder epileptischen Anfall, da ja die Sinne dabei nicht mehr Eindrücke als sonst empfangen haben. Entgegen dem passiven Sensualismus ist für Cabanis das Nervensystem in erster Linie »aktiver Handler infolge seiner Energie«, erst sekundär »Aufnehmer der Eindrücke«. Das Nervensystem selbst bindet er an aktiv-materielle Quellen zurück – die Nervenaktivität ist abhängig von dem umgebenden Gewebe und den Gefäßen, von bestimmten aktivierenden Säften, wobei Cabanis – etwa hinsichtlich der männlichen sexuellen Aktivität – die Hormone »vorahnt«, weiter vom Phosphor und von der galvanischen Elektrizität[78], womit ein chemisches und ein physikalisches Reduktionsraster gesetzt ist. Und endlich wird der Absolutismus des Nervensystems der sensualistisch-rationalistischen Psychologie von Cabanis auf die alte Konstitutionslehre relativiert, wobei er in Modifizierung der morphologischen Typologie Hallés (1797) die vier hippokratischen Typen beibehält und sie um einen nervigen und einen muskulären Typus ergänzt. Hier sollen die Ursprünge für viele Gewohnheiten und für erbliche, daher therapieresistente Krankheiten liegen.[79]

In diesem Rahmen wird verständlich, daß die Entstehung der nervösen Störungen, des Irreseins und der Wahnarten (»délires«) nach Cabanis nicht nur durch Unordnung der äußeren Eindrücke ausgelöst wird, sondern auch über die inneren Empfindungen, durch Krankheit innerer Organe, wobei dann eine unmittelbare Heilung unmöglich ist. Wie in der Zeit vor der »Nerven-Ära« sind besonders empfänglich die Zwerchfellgegend (mit Magenmund), die Hypochondrien (mit Leber und Milz) und die Genitalzone.[80] Das Irresein manifestiert sich über dynamisch-sympathische Beziehungen zwischen Empfindungsherden der inneren Organe und dem Gemeinsinn bzw. dem Hirn. Jedenfalls verändert sich nicht nur die Ideenordnung, sondern es denaturieren auch deren Fundamente: Geschmack, Neigungen, Affektionen, Gewohnheiten und Willensstrebungen. Wo die Entstehung mehr unbewußt, über die inneren Organe, »automatisch« vor sich geht, ist auch die Therapie auf Manipulationen angewiesen, die gar nicht über das Bewußtsein des Patienten gehen, ihn vielmehr unmittelbar affizieren und verändern. Hierzu die überaus charakteristische Beschreibung Cabanis' der Wirkung der Musik: »Die in gewisser Hinsicht allgemeine Macht der Musik über die lebendige Natur beweist, daß die dem Ohr zugeordneten Erregungen bei weitem nicht alle auf Wahrnehmungen, die vom Denkorgan aufgefaßt und verglichen wurden, sich zurückführen lassen: es existiert in diesen Erregungen etwas viel Direkteres. [...]. Es gibt besondere Tonassoziationen und sogar ganz schlichte Töne, die von allen Sinnesfähigkeiten gleichzeitig Besitz ergreifen und die auf dem Wege der unmittelbarsten Wirkung unverzüglich in der Seele gewisse Gefühle erregen, die von ursprünglichen, ungewußten Gesetzen des Organismus ihnen zugeordnet scheinen. Zärtlichkeit, Melancholie, düstere Trauer, lebhafte Heiterkeit, an Wahnsinn grenzende Freude, kriegerische Glut, Raserei können bald erweckt, bald beruhigt werden durch Gesänge von bemerkenswerter Einfachheit: diese Wirkung wird um so sicherer eintreffen, als die Lieder schlichter und die ihnen unterlegten Texte kürzer und leichter zu begreifen sind. All diese Eindrücke gehören offenbar in das Gebiet der Sympathie, und das Denkorgan nimmt daran nur insofern wirklichen Anteil, als es das Zentrum der Sensibilität ist.«[81]

Cabanis' Naturalisierung der spekulativen Momente ermöglichte der positivistischen Medizin ihren Siegeszug. Die Naturalisierung der utopischen Antizipation einer vernünftigen Gesellschaft hingegen stellte für die wirkliche bürgerliche die Gefahr der unterschiedslosen ideologischen Rechtfertigung ihres jeweiligen Zustands auf Dauer.[82] Als Napoleon in der Tätigkeit der Ideologen, d. h. in jeglicher Analyse des Bewußtseins, Gefahr für eine Positivität sah, die er lieber den Gesetzen des Herzens anvertraut sah, verkannte er, »daß die Bewußtseinsanalyse der idéologues keineswegs mit Herrschaftsinteressen so unvereinbar war. Ihr war bereits ein technisch-manipulatives Moment beigesellt. Seiner hat die positivistische Gesellschaftslehre niemals sich entäußert und ihre Befunde stets für einander entgegengesetzte Zwecke bereitgehalten«.[83]

c) Pinel: historistisches Paradigma und Befreiung zur administrierten Moral

Das Verständnis für die Etablierung der Psychiatrie in Frankreich wird durch einige Fragmente aus Pinels Biographie gefördert.[84] Philippe Pinel (1745–1826) wurde in einem Dorf im Languedoc geboren. Der Vater war Chirurg (ein Stand, der sich erst 1743 von den Barbieren getrennt und noch keine volle bürgerliche Gleichberechtigung hatte) und Kommunalpolitiker. 1762 bezog Pinel als Theologe das Collège der jansenistisch-enzyklopädisch interessierten Doctrinaires in Lavour, wo er Philosophie – auch die Rousseaus – studierte und die niederen Weihen erhielt. Ab 1767 besuchte er ein ähnliches Collège in Toulouse, wo er sich ab 1770 besonders der Medizin und der Mathematik zuwandte. 1773 promovierte er zum Lizentiaten mit Praxiserlaubnis über das bezeichnende Thema »De la certitude que l'étude des mathématiques imprime au jugement dans son application aux sciences«. Trotz des Abschlusses studiert er weitere fünf Jahre in Montpellier bei Sauvages, Bordeu und Barthez. Der vitalistische Einfluß bleibt dauerhaft. Ab 1778 setzt er seine Studien in Paris fort, stets mit der gleichen Lernbegierigkeit, Ungebundenheit und unwillig, soziale Verantwortung zu übernehmen. Seinen Lebensunterhalt bestreitet er, wie schon zuvor, durch Erteilen von Privatunterricht, namentlich in Mathematik. Er unternimmt eine Art Pilgerfahrt zu Rousseaus Grab, wohnt Sitzungen des Mesmer-Schülers D'Eslon bei, wird Mitglied der Gesellschaft der Enzyklopädisten und verkehrt in dem illustren Personenkreis des Helvétius-Salons. Benjamin Franklin beeindruckt ihn so sehr, daß er mit dem Gedanken spielt, nach Amerika auszuwandern. Er übersetzt Bücher aus dem Englischen, u. a. Cullen.

Endlich, mit 39 Jahren und nach 22 Studienjahren, zeigt er Ansätze zur bürgerlichen Sozialisation. Ab 1784 gibt er die *Gazette de Santé* heraus (bis 1798) und schreibt selbst Artikel aus dem Bereich der Hygiene, der medizinischen Spezialität, die seit dem Interesse der Physiokraten an der Leistungsfähigkeit der Bevölkerung größte politische Bedeutung hat.[85] Ebenfalls ab 1784 nimmt er eine Hausarztstelle an in einem jener Petites Maisons, die als Privatanstalten – die betreffende gehört dem Tischler J. Belhomme – für die psychischen Krankheiten der Reichen reserviert sind. Hier lernt er die ersten Irren kennen und verfolgt den Verlauf ihrer Krankheit mit täglichen, systematischen Eintragungen. Es versteht sich, daß er bei Beginn der Revolution ein begeisterter Verfechter der Interessen des Dritten Standes ist. Er wird städtischer Verwaltungsbeamter. Der revolutionäre Elan findet seine Grenze zur Zeit des Konvents, des allgemeinen Terrors und der Hinrichtung des Königs. Gemeinsam mit seinem Freund Cabanis sucht er ein Versteck für den verfolgten Condorcet. Es ist dies die Zeit, in der er sich aus der öffentlich-politischen Tätigkeit zurückzieht und – wie erwähnt – in der Medizin- und Erziehungsreform tätig wird, den Lehrstuhl für Hygiene übernimmt, die Arztstelle im Bicêtre bekommt und hier die »Befreiung der Irren« ins Werk setzt. Im Kaiserreich steigt sein Ansehen. Pinel wird beratender Arzt Napoleons, 1804 Ritter der Ehrenlegion; er kauft sich ein Landhaus mit einem kleinen Gut, wird Bürgermeister; seine Praxis wächst, er wird bei seinen Studenten populär, bis er 1822 bei einer Säuberung der Medizinschule von Liberalen zwangspensioniert wird.

Das Buch, durch das Pinel zum Begründer der französischen – und deutschen – Psychiatrie wurde, erscheint 1801: *Traité médico-philosophique sur l'aliénation mentale ou la manie.*[86] Noch deutlicher als mit Cabanis' *Rapports* liegt hier der Versuch vor, die bürgerlich-liberalen Errungenschaften der Revolution auf dem Weg der sozialen Reform zu integrieren und abzusichern – sowohl gegen die Restauration feudalistischer Einrichtungen und rationalistischen Denkens als auch gegen alle weitertreibenden Elemente der Revolution, die nach Pinel die »perversen Instinkte des niederen Volkes«, der Armen, freisetzen. Am Beispiel der Irren wird für Pinel die bürgerliche Kategorie der individuellen und gesellschaftlichen Identität und der Behandlung und Prävention ihrer Entfremdungsformen zum zentralen Problem. Dabei hat die Praxis den Vorrang vor der Theorie, die Beobachtung, Beschreibung, Sammlung »praktischer Tatsachen«, das Zusammenleben mit den Irren, die »innere Polizei« der Anstalten und die moralische Behandlung vor dem Diskurs der natürlichen Systeme und vor Theorie und Gesetzen, die allein durch das Räsonnement gewonnen wurden. Es besteht für ihn kein Zweifel, daß die Möglichkeit zu solchem Vorgehen eine Errungenschaft der Revolution ist – sie brachte die Befreiung der Wissenschaft von religiösen Institutionen, privater Habgier (Übergang von privaten zu öffentlichen Anstalten) und öffentlichen Vorurteilen; sie machte die Freiheit der Gedanken möglich, den freien Unterricht, einschließlich der Erziehung durch Beobachtung im Krankenhaus und die Erkenntnis der Bedeutung der sozial-moralischen Therapie gegenüber der bloßen Anwendung tradierter Medikationen.[87] Und es war ebenfalls die Revolution, die über den Einfluß der Instinkte, Leidenschaften und sozialen Bedürfnisse auf die animalische Ökonomie des Individuums wie auf die der Gesellschaft sowie auf die Entstehung des Irreseins aufklärte. Auch produzierte die Revolution nicht nur eine große Zahl psychischer Entfremdungen, indem sie die Leidenschaften bis zum Extrem entfesselte, sondern sie brachte auch die Erkenntnis der Notwendigkeit von Ordnung und Erziehung, d. h. die Einsicht der Verwaltung und Regierung, daß Anstalten zu errichten seien, die – in diesem Sinne – der Menschenliebe dienen, zugleich uninteressiert und im Interesse der Ordnung. So lokalisiert Pinel die Psychiatrie in dem Raum zwischen der Medizin und der Wissenschaft von der Lenkung des Staates und der Gesellschaft. Nötig sei eine feste Regierung des öffentlichen Wohls, der sein Buch die erforderlichen Vorschläge an die Hand geben solle.[88]

Was Pinel praktisch und theoretisch anstrebt, kann er zunächst nur in den Bemühungen des bürgerlichen Englands entdecken. Daher beruft er sich fast nur auf die Engländer: auf Crichton, Cullen, Haslam, auf die Tätigkeit Ferriars in Manchester, Fowlers im Retreat und Francis Willis'. Wie für alle Schriftsteller der Revolutionszeit steht auch für ihn die Heroenzeit der Antike im Hintergrund; auch Hippokrates ging individualisierend-beschreibend vor und sah seine Medizin in engem Zusammenhang mit allem übrigen Geschehen. Wenn man den Einfluß der Revolution auf Pinel auf einen Begriff bringen will, so ist es ein großes Staunen darüber, welches Ausmaß an vom Sensualismus ungeahnter Kraft des Verstandes, des Willens und der Triebe der Mensch in der Geschichte aus sich heraus freizusetzen vermag, konstruktiv wie destruktiv, ein Staunen, in dessen Interpretation Pinel tief ambivalent ist. Seinen Nachfolgern wird freilich auf den Wegen, die Pinel selbst weist, dieses Staunen abhanden kommen.

Aus dieser Erfahrung der Revolution, aus Elementen des Vitalismus wie des enzyklopädischen Sensualismus, aus physiokratischem Vertrauen in die Administration, aus rousseauschem Glauben an die Natur und die »moralische Erziehung«, aus Momenten der romantischen Reformpsychiatrie Englands, aus der Ordnungs- und Reinigungsintention der Hygiene in sozialem und ökonomischem Interesse und aus der ständigen medizinischen und philosophischen Diskussion im Ideologen-Kreis, dem Pinel letztlich zuzurechnen ist[89], resultiert das erste französische Paradigma der Psychiatrie, Pinels historistische Variante der klinischen Position, Methode und Praxis, ob er sie gleich für voraussetzungslos hält. Wichtigste Bedingung für die Möglichkeit einer Psychiatrie bleibt freilich die Aufhebung der absolutistischen Ausgrenzungseinrichtungen durch die Revolution; denn erst dadurch ergaben sich Bedürfnis wie Notwendigkeit der sozialen Integration der freigewordenen Unvernunft, der Armen und Irren, zu ihrer maximalen ökonomischen »Nutzbarmachung«; gleichzeitig konnten erst *öffentliche* Einrichtungen der bürgerlichen Gesellschaft für die Armen die Gelegenheit zur Etablierung einer »exakten« Wissenschaft geben, da erst so eine objektivierende soziale Distanz zum Untersuchungsgegenstand in der Beziehung Bürger–Arme garantiert war sowie eine genügend große Zahl an Objekten, an »Fällen«, was die Formulierung empirisch gewonnener Gesetze oder Typen ermöglichte. Daß diese Umstände essentiell für die Spezialisierung auch der übrigen medizinischen Disziplinen waren, hat unlängst Lesky beschrieben: »Armenordination ist im 18. wie auch noch vielfach im 19. Jahrhundert der Weg zur Fachspezialisierung gewesen.«[90]

Pinel schafft sich den Raum für seinen wissenschaftlichen Ansatz, indem er zunächst alle bestehenden Systeme (Cullen, Sauvages), aber auch die großzügigen Reduktionen der Ideologen abweist, damit die Irren nicht länger als unheilbar und als »séquestrés de la societé« dem medizinischen Desinteresse wie der Ausgrenzung unterworfen bleiben. Der Irrenarzt (»aliéniste«) als »gewissenhafter Historiker« darf vielmehr zunächst nur ein unstrukturiertes Chaos der Störungsäußerungen gänzlich unbekannter Art *beobachten*, wobei die psychologische Ideenanalyse der Ideologen durch die der moralischen Affektionen zu ergänzen ist. Das wissenschaftliche Motiv Pinels für seine innere Anstaltsreform beruht darin, daß methodisch kontrollierte und vergleichbare Beobachtung nur dann möglich ist, wenn die »Fälle« sich ohne Ketten, jedoch im Rahmen einer strikten, unveränderlichen und von äußeren Störungen freien Ordnung des Anstaltsbetriebs »frei« bewegen können, der Beobachter täglich mit ihnen zusammen ist und die Historie der Erscheinungen verfolgt. Nur durch solche historische Darstellung der Symptome und deren Verknüpfung mit der in jedem Fall genau zu erfragenden Biographie kommt man zu »Tatsachen«, d. h. zu je individuell verschiedenen Entstehungs- und Entwicklungsgeschichten der Symptome. Aus diesen – und nicht etwa aus dem Inhalt (z. B. Liebe) eines Wahns, sondern formal-genetisch – sind in einem zweiten Schritt Krankheitsformen zu ermitteln. Wie für Pinel das Irresein zur Historie und Philosophie des menschlichen Geistes gehört, so ist für ihn die Philosophie dieser Krankheit die Historie ihrer Symptome, ihres Fortschreitens, ihrer Verschiedenheiten und ihrer Behandlung.[91]

Pinel konzipiert Irresein nicht nur als Krankengeschichte, sondern zugleich vornehmlich als Störung der Selbst-Mächtigkeit, Selbstbeherrschung, Selbsterhaltung, Identität, weshalb »Entfremdung« (»aliénation«) als Oberbegriff für die Formen des Irreseins – teils synonym mit »Manie«[92] – gewählt wird. Dies schlägt sich in den Begriffen nieder, mit denen Pinel seine zahlreichen Krankengeschichten vorstellt, und demonstriert zudem ein weiteres Mal, daß Irresein mögliche Unvernunftform der auf Selbst-Mächtigkeit, Identität bauenden bürgerlichen Gesellschaft geworden ist. Wie der bürgerliche Vernunftbegriff selbst im 19. Jahrhundert weithin voluntaristisch akzentuiert wird, so wird die Unvernunft des Irreseins aus der sensualistischen Verstandesstörung seit Pinel zunehmend zur Willensstörung, zur unkontrollierbaren Herrschaft nicht von außen erklärbarer, nicht zu hemmender, destruktiver, automatischer Triebenergien, hervorbrechend aus dem Innern, der Konstitution, der Tiefe der individuellen Ökonomie, was sich entlädt in Wutausbrüchen oder Passivität, in Fremd- oder Selbstzerstörung. Auch hier gehen die Erfahrungen der Revolution ein. Und so entsteht Pinels Begriff der »Manie raisonnante«: der Exzeß an Muskel- wie Willenskraft bei ungestörten Verstandesfunktionen, eine Beobachtung, die – verwandt der vorrationalen Beziehung (Destutt) zwischen gewollter Aktion und Widerstand der Umwelt – Pinel veranlaßt, die idealistische Einheit des Verstandes, z. B. bei J. J. Winkelmann, ebenso wie Condillacs Statuenmodell, d. h. die Bezogenheit aller Ideen auf Empfindungen, in Zweifel zu ziehen. Dieser historistische, voluntaristische, konstitutions- und vermögenspsychologische Charakter der Beschreibungen wird deutsche Ärzte und Philosophen bei Pinel die Anknüpfungspunkte finden lassen, die sie im Sensualismus nicht fanden.

Nicht minder aber konnte sich die somatische Schule in Deutschland auf Pinel stützen. Denn obwohl für Pinel der Zugang zu den »aliénations« nur über die Beschreibung und Analyse der psychischen Symptome verläuft, handelt es sich für ihn gleichwohl um körperliche Krankheiten, die ihren primären Sitz nicht so sehr in dem die Außenwelt vermittelnden Nervensystem und Gehirn haben, sondern in den Selbst-Empfindungen und daher in der Anlage der inneren Organe, namentlich in der Magengegend bzw. in den dort befindlichen Nervenganglien, die auch die »korrespondierenden« vegetativen Symptome – von Appetitlosigkeit und Verstopfung bis zur Schlaflosigkeit – produzieren. Daher ist für Pinel die idealtypische Form der »aliénation« die regelmäßig verlaufende Manie, die ganz aus der inneren Anlage sich entfaltet und eigengesetzlich – als Selbst-Entfremdung – abläuft und therapeutisch (von außen) nahezu unangreifbar ist, während äußere Ursachen hier eher etwas über ihre eigene Wirkung Hinausgehendes auslösen und eigentlich nur bei den unregelmäßig verlaufenden Manien, die allerdings überwiegen, eine Rolle spielen. In Pinels Ursachenkatalog stehen deshalb Vererbung, Anlage, Konstitution an erster Stelle; den 2. bis 7. Platz nehmen die psychischen Ursachen ein (von unglücklicher Liebe und falscher Erziehung bis zu religiösem Fanatismus und Aberglauben); dann erst folgen die physischen Ursachen, oft mechanischer Art. In der Befragung der Berufsstände auf ihre Anfälligkeit für Irresein zeigt sich, wie sehr »Wissenschaft« sich schon als positiv bewertete, weil realistische Lebenshaltung etabliert hat: an die Stelle der rousseauischen Gegenüberstellung »Dichter gegen Bauer und Soldat« tritt die Auffassung, daß Geistliche, Mönche und Künstler am ehesten, die naturwissenschaftlichen Ärzte und Mathematiker selten die Unvernunft der »aliénation« aus sich heraus entwickeln.[93]

In der Ordnung der fünf Krankheitsformen setzt sich freilich bei Pinel das Gewicht der Tradition durch: sie erfolgt – der eigenen klinischen Beschreibung zum Trotz – nach dem Prinzip der Verstandesstörung. Melancholie als 1. Form ist die Herrschaft einer exklusiven Wahnidee über die übrigen gesunden Verstandesvermögen, ist also partielle Verstandesstörung, meist Größen- oder Kleinheitswahn. Die 2. Form – mit dem provozierenden Titel »manie sans délire« – stellt den eigentlichen Extrakt der Erfahrungen und Revolutionserlebnisse Pinels dar; es ist dies eine reine Willensstörung bei ungestörtem Verstand, d. h. eine Körperspannung ohne äußere Ursachen, die sich lediglich in einem spontanen, blinden Trieb äußert, in einer (abnormen, affektiv perversen, als kriminell verbotenen) Handlung, die dennoch Krankheit ist, eine Konstruktion, die unter wechselnden Bezeichnungen bis heute die Diskussionen der Psychiater wie der Juristen vor allem über die menschliche Freiheit mit nicht zuletzt politischer Brisanz erfüllt.[94] Es bleibt das prägende Moment des Paradigmas Pinels, daß mit seiner Befreiung der ausgegrenzten Unvernunft zur Ordnung der bürgerlichen Gesellschaft diese Unvernunft selbst über die rational und vergleichsweise leicht abgrenzbare Verstandesstörung hinaus ausgedehnt wird auf den Gesamtbereich menschlichen Handelns und seiner Abnormitäten, Abweichungen, Entfremdungen und seiner Tendenz, Ordnung unordentlich zu transzendieren; hier aber lassen sich bloß Normen setzen, keine unbezweifelbaren, als objektiv vernünftig behaupteten Grenzen bzw. Gesetze mehr formulieren; in diesem Bereich des individuell wie politisch zu Interpretierenden erfolgt gleichzeitig mit der Befreiung und Einordnung der Unvernunft des Irreseins eine unerwartete Komplizierung der Verflechtung dieser voluntaristisch erweiterten Unvernunft mit der bürgerlichen Gesellschaft.[95] Die 3. Krankheitsform ist die »normale«, die häufigste Form der »aliénation«, die Manie mit »delir« (Wahn), deren periodischer Verlauf betont wird und bei der eine oder mehrere Verstandesfunktionen betroffen sind. Während die Manie falsche Urteile bildet, produziert die 4. Form – die Demenz – gar keine Urteile; es ist ein Bild anarchischen, folgenlosen Kommens und Gehens der Ideen und Gefühle, ohne Bezug zu Empfindungen äußerer Objekte, eine Geschäftigkeit ohne Zweck, eine automatische Existenz, eine zumal »moralische Desorganisation«. Die 5. Form schließlich ist der Idiotismus als mehr oder weniger vollständige Verkümmerung der Verstandes- und Willensfunktionen, angeboren oder erworben. – Seine historische Methode ließ Pinel häufig ein Fortschreiten von der 1. bis zur 5. Krankheitsform beobachten, worauf sich später die Befürworter der Einheitspsychose stützen werden.

Pinels »Befreiung der Irren« war in einem solchen Maße eine praktische Notwendigkeit sowohl für die wissenschaftliche als auch für die administrative Objektivierung der ausgegrenzten Unvernunft, daß man das bisher für Pinel allein reklamierte Motiv der Philanthropie dahingestellt sein lassen kann. Die Irren waren durch die Menschenrechtsdeklaration »frei« und »gleich« geworden, zugleich aber einem gesellschaftlichen Chaos ausgesetzt. Was den Armen widerfuhr, galt erst recht für die Irren. Die politische Befreiung in der bürgerlichen Gesellschaft ist noch nicht die gesellschaftliche. Die Irren sanken sogar auf der Gesetzesebene auf den Status wilder Tiere herab; statt die dekretierten neuen »geeigneten Anstalten« zu bauen, wurden nur die alten geschlossen; der allgemeine Hunger der Revolutionszeit traf die Irren am härtesten. Die männlichen Irren aus Paris und Umgebung wurden im Bicêtre, das bis 1836 zugleich Gefängnis war[96], konzentriert, die weiblichen in der Salpêtrière. In dieser Situation war die Kettenabnahme nicht mehr nur politisch-revolutionäre Befreiung – wenn auch die Ketten »Symbol der Zwangsherrschaft der einen Menschen über die anderen«[97] waren –, sondern eine Notwendigkeit der sozialen reformierenden Integration der Befreiten – mit den Mitteln, die in der neuen, sich selbst organisierenden Gesellschaft möglich waren. Mit der Kettenabnahme verschwand – nach Pinel – der Geist des Aufruhrs. Die Bedingungen für die Errichtung der Ordnung, der »inneren Polizei«, der moralischen Behandlung und der wissenschaftlichen Beobachtung waren mit einem Schlage gegeben. Die Legende dieser Befreiung ist zum Ruhm des Philanthropen Pinel immer wieder erzählt worden.[98] Der gelähmte jakobinische Schrekkensmann Couthon inspiziert das Bicêtre 1793, um unter den Irren nach »suspekten Volksfeinden« zu suchen. Die Beleidigungen und Obszönitäten der Angeketteten sind ihm bald zuwider. Als Pinel ihn um die Erlaubnis bittet, sie loszulassen: »Bürger, bist du denn selbst ein Narr, daß du solches Vieh loslassen willst?« Pinel insistiert: »Bürger, ich bin überzeugt, daß diese Irren nur deswegen so unerträglich sind, weil sie der frischen Luft und der Freiheit beraubt sind.« Couthon zieht sich mit den Worten zurück: »Mach mit ihnen, was du willst, aber ich fürchte, du wirst selbst das Opfer deines Vorurteils werden!« Am selben Tag nimmt Pinel 40 Irren die Ketten und den Wärtern die Ochsenziemer ab. An die Stelle der Ketten treten zumeist Zwangsjacken oder ähnliches; denn das System Conollys wird erst nach weiteren 60 Jahren aus England importiert werden.

Aber der Weg für Pinels »traitment moral« ist frei. Es besteht freilich in der Einführung einer nachgerade drakonischen Ordnung und einer auf sie verpflichteten Moral. Denn wie für die Väter der revolutionären Verfassung, so gilt auch für Pinel, daß es Freiheit nur als administrativ organisierte und im Zusammenhang mit der Mobilisierung der moralischen Antriebe in der bürgerlichen Gesellschaft geben kann.[99]

Der administrierende Charakter der Methoden der Pinelschen Praxis geht aus der vorstehenden Skizze der Zeitumstände und daraus hervor, daß Pinel selbst Beamter war; der eigentliche Träger der neuen Behandlung scheint auch nicht so sehr Pinel selbst gewesen zu sein als vielmehr der Verwaltungsleiter, der Directeur de police intérieure J.-B. Pussin mit seiner Frau, dessen Stellung in Frankreich seither noch stärker ist als die des »superintendent« bzw. der »matron« in England. Pinel unterstreicht selbst mehrfach die große psychologische und therapeutische Begabung des Ehepaars Pussin, und der Zeitgenosse Ideler glaubt sogar, daß Pinel hauptsächlich die Rolle des »beobachtenden Zuschauers« gespielt habe.[100] Gleichwohl hat Pinel die Behandlungsmethoden in seinem Buch in unmittelbarem Zusammenhang mit seiner Theorie in allen Einzelheiten abgehandelt. Im Gegensatz zu der gleichzeitigen romantischen Reformpsychiatrie Englands im Retreat will der antiklerikale Pinel in seiner Anstalt kein religiöses »Milieu« schaffen; im allgemeinen fördere der oft abergläubische Inhalt der frommen Bücher eher die Entstehung des Irreseins. Andererseits wird der moralisierende Gehalt der Religion durchaus benutzt, um zu den Werten der bürgerlichen Ordnung, zur sozialen Moral, zu Arbeit und Familie zu erziehen. Es besteht nun ein wichtiger Zusammenhang zwischen dem theoretischen und dem praktischen Ansatz Pinels darin, daß einerseits die

Krankheit, die moralische Entfremdung aus dem Patienten selbst hervorbricht, daß andererseits aber eine primordiale moralische Struktur in demselben Individuum dennoch erhalten ist, die es nun von außen zu stabilisieren gilt. Es ist also Pinels scharfer klinischer Beobachtung nicht entgangen, daß das Handeln und Fühlen jedes Wahnsinnigen einem Doppelspiel entspricht. Daher sind die Institutionen der Ehe und der harmonischen Familie sowie die der harten körperlichen Arbeit und der sexuellen Moral in der Lage, psychische Krankheiten zu heilen, ja, ihnen vorzubeugen. Daraus ergibt sich für Pinel, daß die beiden Klassen, die nicht identisch mit solchen Moralvorstellungen des Dritten Standes sind, besonders gefährdet sind – die Aristokraten, die zu stolz sind, sich dem Gesetz der mechanischen Arbeit zu unterwerfen, sind deswegen besonders schwer zu behandeln, und die Krankheit heilt bei ihnen am langsamsten; auf der anderen Seite sind die Familien der unteren Klasse durch Unzucht, ständigen Streit und durch Elend zerrüttet, und diese Verhältnisse bilden die ergiebigste Quelle für psychische Krankheiten. Es stellt sich also heraus, daß es die Erziehung zu den Normen des Dritten Standes ist, die allen Mitgliedern der bürgerlichen Gesellschaft, auch den Angehörigen der anderen Klassen, die psychische Identität garantiert und sie von Entfremdungen frei hält. Aber mögen auch die Aristokraten – die Reichen, Mächtigen und Boshaften – schwer zu heilen sein, die größte Potenz für die Entstehung der psychischen Krankheit bleibt die Tiefenstruktur sowohl des Individuums, dessen Instinkte die vernünftigen Hemmungen durchbrechen, als auch der Gesellschaft, deren untere Klasse mit ihrem aggressiven Triebleben von den bürgerlichen Institutionen noch nicht integriert ist. Die Korrespondenz zwischen Irren und Armen ist auf der neuen gesellschaftlichen und wissenschaftlichen Ebene wiederhergestellt.

Diesen Gegebenheiten hat die Therapie Rechnung zu tragen. Innere polizeiliche Ordnung und Behandlung stehen in unmittelbarem Zusammenhang, stellen eine relative Vereinigung des liberalen und des romantischen Reformmodells der Engländer dar. Es wird eine strenge Differenzierung der Krankheitsformen in der Anstalt betrieben. Eine bis auf die Minute invariable Ordnung des Tageslaufs wird administriert. Eine große Zahl von Wärtern muß ständig im Einsatz sein, um dem Patienten auch ohne Worte zu demonstrieren, daß sein Toben, seine Gewaltsamkeit und sein Widerstand keine Erfolgsaussicht haben, zwecklos sind. Die äußeren Umstände der Anstalt müssen so organisiert sein, daß sie den zwingenden Eindruck der souveränen Übermacht ihrer Administration erzeugen – mit Strafmöglichkeiten im Hintergrund, die aber ärztlich kontrolliert bleiben. In diesem »human kontrollierten« Rahmen ist Freiheit für die Irren möglich, soweit sie mit der eigenen Sicherheit und der der anderen vereinbar ist. Diese einheitliche Ordnung wirkt bereits selbst beruhigend und heilsam auf die Kranken. Unmittelbarer therapeutisch und pädagogisch wirksam ist aber das System der regelmäßigen körperlichen Arbeit. Dieses bringt Pinel sogar für alle nach Auflösung der Hôpitaux verbliebenen nationalen großen Einrichtungen dieser Art – für Irrenanstalten, Gefängnisse und Altersheime – in Vorschlag als das vielleicht einzige sichere Mittel für Gesundheit, Moral und Ordnung. Arbeit, verstanden als methodisch geregelte Bewegung, greift den Kern der »aliénation« an: die blinden Bewegungsausbrüche und das ihr gleichwertige Gegenstück, das Versinken in Untätigkeit und Stupor. Daher sollten alle Anstalten – physiokratisch-rousseauisch – in eine Art Agrarbetrieb verwandelt werden.

Dies ist ein System, mit dem Pinel zu allen Normen der bürgerlichen Wirtschaftsordnung zugleich zu erziehen vermag: zum Wert des Eigentums, da der Boden der Anstalt gehört und die Patienten lernen, sich und die Anstalt durch die Produkte ihrer eigenen Arbeit zu ernähren; zur Arbeitsteilung, da die Patienten zu den verschiedenen, auch handwerklichen Arbeiten eingeteilt werden; zum Wettbewerb, da an ihrer Leistung der Grad ihrer gesundheitlichen Besserung abgelesen wird; nicht zuletzt aber werde durch dieses Regime der natürliche Instinkt des Menschen, die Erde fruchtbar zu machen, und der der Selbsterhaltung geweckt.[101]

Um die Natur geht es auch bei der Therapie selbst, freilich nicht so sehr um sie als rational deduzierte Vernunft, auch nicht um ihr romantisches Potential, moralische Gefühle zu induzieren, sondern eher um die ihr zugeschriebene Energie sozialisatorischer Antriebe. Daher heißt das erste therapeutische Gebot Pinels: Abwarten, Geduld. Man muß der Natur Zeit lassen, ihre Wirkung zu entfalten. Dann ebbt der Ausbruch allmählich ab, und die sozialen Instinkte und damit die Vernunft gewinnen wieder die Übermacht. Aber man darf auch nichts den zahlreichen störenden, äußeren Zufällen überlassen, man muß der Natur in der Richtung ihrer eigenen Intention helfen, um den guten und sozialen Willen gegenüber dem zerstörenden zur Herrschaft zu bringen. Das gelingt oft nur dadurch, daß die gesamte Anstaltsadministration in eine manipulierende Konstellation gebracht wird, die – durch indirekte Einwirkung auf das Bewußtsein – das entfremdete Verhalten zur sozial-moralischen Identität zurückzwingt und so das außer sich geratene Individuum wieder mit dem gewünschten, akzeptablen Selbst zur Deckung bringt. Diesem Schema folgt die unendlich variantenreiche Methode des pädagogischen Betruges; man geht zum Schein auf den Wahn der Irren ein, erzeugt eine fiktive Komplizität, die es um so sicherer erlaubt, ihn in einer daraufhin getroffenen Veranstaltung zu zerstören. Wer etwa glaubt, keinen Kopf zu haben, muß eine schwere Bleikappe tragen, bis er widerruft. Wer eine Schlange im Bauch hat, bekommt ein Brechmittel, und dem Erbrochenen wird heimlich ein solches Tier zugesetzt. Für den schuldgeplagten Melancholiker wird eine fiktive Gerichtssitzung inszeniert, die ihn freispricht. Ein Patient hat den Größenwahn, Christus zu sein; es wird der Befehl erteilt, daß niemand mit ihm sprechen darf; der Patient – auf sich selbst zurückgeworfen – fühlt sich in seiner sozialen Isolierung tief erniedrigt und gibt seine Idee nach einiger Zeit auf, um wieder in die Gemeinschaft aufgenommen zu werden. Wer König zu sein vorgibt, wird darauf hingewiesen, daß sein Nachbar das auch zu sein behauptet und doch machtlos und Gegenstand allgemeinen Spottes ist. Kurz, dem Kranken wird ein Spiegel gegeben, mit dessen Hilfe er sich selbst demystifizieren soll. Auch das Theater wird diesen Absichten nutzbar gemacht. Es soll nicht nur durch das bloße Spektakel die fixen, exklusiven Ideen des Melancholikers zerstreuen oder durch den Theatercoup die depressive Interesselosigkeit gewaltsam auflösen, sondern es wird auch versucht, die Wahnwelt eines einzelnen Patienten in perfekter Illusion darzustellen, um sie nach dieser Objektivierung ad absurdum zu führen; bei diesem Rollenspiel wirken Arzt und alle Anstaltsangestellten mit. Bekanntlich führte diese Einrichtung dazu, daß der Direktor der Anstalt Charenton die Irren selbst Theater spielen ließ und de Sade zum Spielleiter für die z. T. öffentlichen Aufführungen machte, bis der leitende Arzt, Royer-Collard, 1808 über den skandalösen Verfall der Moral und der Autorität dem Polizeimeister berichtete.[102]

Das Gemeinsame dieser Techniken ist es, die Menschen als Irre scheinbar zu akzeptieren, um sie unmittelbar mit sich selbst zu konfrontieren. Diese Konfrontation ist notwendig, um sie darf kein Irrer in seinem Heilungsprozeß herumkommen; das »traitement moral« Pinels ist durchaus verwandt mit der »moralischen Unbestechlichkeit« seines Zeitgenossen Robespierre. In der Entstehung der bürgerlichen Gesellschaft, in der die Einsicht ein Gemeinplatz ist, daß sie – radikaler, weil politischer als in England – ihre Leiden selbst produziert, verankert Pinel auch das psychische Leiden tiefer im Menschen als seine englischen Kollegen. Wenn aber der Mensch seine destruktiven Impulse und fixen Ideen als Täter selbst erzeugt und zugleich ihr Opfer wird, kann er Heilung nur dadurch erlangen, daß er sich selbst überantwortet wird. So kommt er zu der Einsicht, daß er sein eigener Gefangener ist. Indem er damit die genetische Schuld an der sozialen Entfremdung seines Selbst akzeptiert hat, ist das Ziel des »traitement moral« erreicht: dem Patienten ist die moralische Verantwortung zurückgegeben, seine sozialen Triebe sind mobilisiert, er kann seine zerstörenden Kräfte meistern und zu seiner und der sozialen Identität zurückkehren. Wie sehr in Pinels System der Arzt seine therapeutische Kraft zugleich als strafender Richter und milder Vater seinem Streben nach Reproduktion der Normen der bürgerlichen Ordnung in der Anstalt entlehnt[103], läßt sich auch am negativen Beispiel aufzeigen. Von den humanen Wohltaten seiner Anstalt schloß Pinel die Kranken aus, die die bürgerlichen Normen an den empfindlichsten Punkten überschritten. Gar nicht erst aufgenommen wurden »Ungehorsame aus Gründen eines religiösen Fanatismus«, d. h. Personen, die die anderen Kranken aufsässig machen, weil sie meinen, man müsse

Gott mehr gehorchen als den Menschen. Innerhalb der Anstalt mit Dunkelhaft bestraft wurden Kranke, die sich dem allgemeinen Gesetz der Arbeit nicht unterwerfen und dadurch andere Patienten aufreizen, und solche, die Eigentumsdelikte begehen. Esquirol wird noch eine vierte idiosynkratische soziale Übertretung hinzufügen: während die alte Methode des »Untertauchens« der Kranken bis zur Erstickungsangst im allgemeinen seit Pinel als barbarisch und sadistisch abgelehnt wird, soll sie zulässig sein, wenn das Irresein auf die widernatürliche und zuchtlose Gewohnheit der Onanie zurückzuführen ist.[104]

Foucault hat Pinel und Tuke in Parallele gesetzt. Das ist in dieser Allgemeinheit nicht zulässig. Tukes romantische Reform steht in keinem Zusammenhang mit einer analytisch-wissenschaftlichen Absicht und bezeichnet im übrigen nur eine Phase innerhalb der Entwicklung der englischen Psychiatrie, die in Frankreich mit Pinel erst begann. Pinel ist daher allenfalls vergleichbar mit dem, was zwischen Batties »Revolution« und Tukes Reform in England geschah, denn er suchte beides zugleich zu leisten. Bei allen historisch-gesellschaftlichen und -wissenschaftlichen Unterschieden bestehen vielmehr zwischen Battie und Pinel funktionelle Gemeinsamkeiten, die sie zur Begründung eines psychiatrischen Paradigmas disponieren. Beide waren bereits in einem anderen medizinischen Fach arriviert, hatten ein bedeutendes internistisches Werk publiziert und waren längst sozial angesehen, bevor sie im Augenblick, als die gesellschaftliche Ausgrenzung der Irren aus ökonomischen bzw. politischen Gründen hinfällig wurde, zum erstenmal in ihrem Land die Irren sozial sichtbar machten – und zwar indem beide sie zunächst lange Jahre beobachteten, dann die sozialen Bedingungen für die Irren durch praktische Aktivität umwälzten und eine psychisch-moralisch orientierte Behandlung einführten und erst danach ihren wissenschaftlichen Ansatz zusammen mit ihrer therapeutischen Methode in ihrem jeweils einzigen psychiatrischen Buch veröffentlichten. Zudem suchten beide das Irresein, gegen die jeweilige theoretische Tradition, im psychischen (und körperlichen) Innern des Menschen zu lokalisieren. Endlich ist beiden gemein, daß sie trotz ihrer langfristigen Bedeutung nur wenig direkte Schüler hatten und daß die Verwirklichung des praktisch-reformierenden Aspekts ihres Paradigmas erst Jahrzehnte später verallgemeinernd in Angriff genommen wurde.

3. *Psychiatrisch-soziologischer Positivismus*

Seit der Revolution und insbesondere seit Cabanis' medizinischer Funktionalisierung des Geistes und Pinels historisch-vergleichender Methode war es nahezu selbstverständlich, daß sich medizinische Untersuchungen von

Störungen und ihrer Heilung nicht nur auf Individuen, sondern auch auf die Gesellschaft erstreckten. Man glaubte, der utopisch-gefährlichen Metaphysik der Philosophen des 18. Jahrhunderts nicht mehr zu bedürfen, und war zugleich mißtrauisch gegen ihre das Bestehende transzendierende Kraft geworden. Statt dessen dominierte die Sehnsucht nach Beherrschung der durch die Revolution entfesselten gesellschaftlichen Anarchie bei gleichzeitiger Sicherung der revolutionären Errungenschaften. Herrschaft und Sicherheit aber schienen im Vorgehen der Naturwissenschaften bereits verwirklicht zu sein, und zwar in dem Maße, wie diese sich von der Philosophie abgewandt und auf die positiven Tatsachen gestellt hatten. Nach diesem Modell, so wurde allenthalben gefordert, sollten nun auch die politischen, sozialen und moralischen Erscheinungen zu theoretisch gesicherten Tatsachen erhoben und praktisch beherrschbar gemacht werden. Hierzu bot sich die Medizin als die Wissenschaft der menschlich belebten Natur an: die Physiologie mit ihrer Reduktion der Phänomene nicht so sehr auf ihre äußeren als vielmehr auf ihre inneren Bedingungen; die Hygiene in ihrer Ausrichtung auf vorhersehende und vorbeugende Organisation und auf Erziehung; die Lehre von den geistig-moralischen »aliénations«; hinzu trat alsbald die anatomisch fundierte Trieblehre der Phrenologie. Diese Medizin hatte von sich aus schon zu sehr den Anspruch ihrer naturalistischen Expansion auf den sozialen Bereich vorgetragen, als daß es dazu noch des enzyklopädischen Gesetzes Comtes bedurft hätte, in dem die logische und genetische Reihenfolge der Wissenschaften so angeordnet ist, daß der zu schaffenden Soziologie unmittelbar die Physiologie vorangeht und innerhalb dieser wieder die des Hirns und der Nerven.

Die direkten und indirekten Nachfolger Pinels sehen sich also dem öffentlichen Bedürfnis ausgesetzt, wissenschaftliche Aussagen über die politischen und sozialen Tatsachen zu produzieren und damit als »chefs scientifiques« des Volkes neben die »chefs industriels« zu treten, wie Comte es schon 1820 formuliert.[105] Dabei ist es in der Tat eine wesentliche gemeinsame Voraussetzung beider »chef«-Eliten, daß sie es mit dem »Volk«, mit der Masse der Armen und ihrer Integration zu tun haben. Denn so wie die wissenschaftliche Medizin auf die große Zahl, die »Armenordination« und – wie wir bei Pinel sahen – sogar auf das Wohlverhalten der Armen angewiesen ist, um ungestörte, kontrollierte und vergleichbare Beobachtungen anstellen zu können, so sind die Armen, das Volk in der Revolution nicht nur sichtbar geworden, sondern haben auch eigene »Instinkte« und Willenskräfte geäußert; um so mehr werden sie, auf deren Arbeit man angewiesen ist, zum Kernproblem der kapitalistischen Wirtschaft und der Industrie, die seit 1820 und vor allem nach der Juli-Revolution sich in sprunghafter Expansion befindet und bemüht ist, nach der politischen nun auch die ökonomische Rekapitulation des »englischen« 18. Jahrhunderts zu leisten. So konkretisiert sich das allgemeine Krisenbewußtsein immer wieder vor allem als soziales, in der Frage nach der Stellung der Armen bzw. der Arbeiter und ihrer Integration in die bürgerliche Gesellschaft. Das gilt für den Traditionalismus der Konservativen wie de Bonald ebenso wie für den Industrialismus von St. Simon und seinen Schülern bis Comte. Gerade den letzteren geht es bei der Lösung der Krisenprobleme – Versöhnung von Revolution und Reform, Fortschritt und Ordnung, Gesellschaft und Staat – weniger um die Veränderung der objektiven Verhältnisse, der ökonomischen bzw. der staatlichen Ordnung, als vielmehr um die Veränderung der Subjekte und ihrer Gesinnung, um die Aufhebung der geistigen und moralischen Anarchie, um die Selbstvervollkommnung in der Geschichte, um den Fortschritt der (wissenschaftlichen) Ideen und die organisierende Herrschaft der Gelehrten, um eine – bisweilen romantische – organische Harmonisierung der tätigen Seele des Gesellschaftskörpers und vor allem um eine umfassende Erziehung, in deren Dienst auch eine funktionalisierte immanente (bzw. neukatholisch-sozialistische) Religion gestellt wird.

In diese Ideen und Intentionen sind die psychiatrisch interessierten Ärzte eng verflochten, seit sie die psychischen Erscheinungen positiv-eigengesetzlich deuten. Es ergeben sich vielfältige wechselseitige psychiatrisch-soziologische Beeinflussungen, die wiederum die Basis bilden für die vergleichsweise starke politische Aktivität der französichen Psychiater im 19. Jahrhundert.[106] So sieht man den Charenton-Arzt P. P. Royer-Collard als liberalen Abgeordneten und Kammerpräsidenten (1828) gegen die Klerikalisierung der Erziehung zu Felde ziehen. Enge Verbindungen bestehen zwischen Comte, Gall und dem Physiologen Broussais. Eine ganze Gruppe ist vom St. Simonismus beeinflußt, wobei Ideen des Fortschritts, der Vererbung, der Hygiene, des Katholizismus und des Sozialismus eine liberalromantische Verbindung eingehen. Das gilt für P. J. B. Buchez, den Präsidenten der Nationalversammlung von 1848 und Genossenschaftstheoretiker, und für die Psychiater U. Trélat, L. Cerise und besonders A. Morel, von dem das psychiatrische Paradigma der Degeneration stammt und der wieder mit R. Lamennais in Beziehung stand. In den achtziger Jahren wird der Irrenreformer P. Brousse zugleich Führer des nach ihm benannten sozialistischen Parteiflügels, und ein Anstaltsdirektor (L. Lucipia) wird gar Mitglied der Commune von 1871 und als solches verbannt. Zur politischen Aktivierung mag auch beigetragen haben, daß die erste Generation der Psychiater als Militärärzte in den revolutionären bzw. napoleonischen Armeen durch Europa zogen, so G. Ferrus, J. Esquirol und F. Broussais. Endlich weist die soziale Herkunft vieler Psychiater auf die durch die Revolution angestoßene Umwälzung der Gesellschaftsstruktur hin. Im Gegensatz zu anderen Ländern stammte eine bemerkenswerte Zahl von ihnen aus armen Verhältnissen und mußte sich ihr Studium z. T. selbst verdienen, sei es, daß sie »Kinder des Volkes« waren (E. Georget, F. Leuret, F. Fodéré), sei es, daß die Väter durch die Revolution umkamen bzw. verarmten

(Broussais, Ferrus). Andere Psychiater kamen aus Familien des Handels und der Wirtschaft (Esquirol, Gall, Morel).[107]

Aus diesen Gründen wurden die Psychiater der Zeit der Bourbonen und des Bürgerkönigs in dem Maße, wie sie das psychiatrische Paradigma zu verwirklichen suchten, auch in die Bemühungen um die wissenschaftliche Lösung der sozialen und politischen Krise hineingezogen, was für die sich jetzt parallel entfaltenden Wissenschaften der Psychiatrie und der Soziologie konstitutive Bedeutung hatte. Pinel hatte noch, unmittelbar unter dem Eindruck der Revolution stehend, nur zur bürgerlichen Gesellschaft erziehen wollen. Für seine Nachfolger stand die soziale Kritik der nunmehr bestehenden bürgerlichen Gesellschaft am Anfang; sie sollte durch wissenschaftliche Analyse der Reform unterzogen werden, wobei die restaurativ-stabilisierenden Intentionen von den liberal-emanzipierenden oft nicht zu trennen sind.

a) Restauration und psychiatrische Reform

Jean-Etienne-Dominique Esquirol (1772–1840) hat das Paradigma Pinels in der Zeit zwischen seiner Dissertation (1805) und der von ihm initiierten Irrengesetzgebung (1838) theoretisch und praktisch durchgeführt. Er fühlt sich nicht mehr wie Pinel als – wenn auch skeptischer – Mitträger der Revolution; ihm ist auch deren Errungenschaft, die Freiheit des wissenschaftlichen Denkens, bereits selbstverständlich. Vielmehr ist ihm gegenwärtig, daß er der Revolution wegen das Studium unterbrechen mußte, daß er vor Revolutionstribunalen Verdächtige verteidigte, und vor allem, daß die große soziale Krise, die er organisatorisch zu lösen sich bemüht, der Revolution anzulasten sei. So gehört Esquirol zu den Royalisten und zu den gemäßigten Konservativen der Restaurationszeit. Das hatte zur Folge, daß er von seinem Posten, Inspecteur de l'Université (ab 1823), im Verlauf der Juli-Revolution abgesetzt wurde. Wie Pinel begann er als Theologe, studierte in Toulouse und Montpellier und bildete sich namentlich in der Mathematik. 1796 kam er nach Paris, wurde Pinels Schüler und 1810 sein Nachfolger als leitender Arzt an der Salpêtrière. Danach bekleidete er dieselbe Stellung ab 1826 in Charenton. Zeitweilig leitete er zugleich die Privatanstalt in Ivry, eine Zuflucht für romantisch verzweifelte Literaten ebenso wie für Comte, bis ihm die Doppeltätigkeit verboten wurde.[108]

Esquirol besorgte allein die Organisation fast aller Einrichtungen, die zur wissenschaftlich-administrativen Institution der Psychiatrie gehören, und realisierte damit das Modell Pinels. 1814 richtete er den ersten klinischen Unterricht über psychische Krankheiten ein. Die Aufzählung der Schüler erübrigt sich, es waren nahezu alle französischen Psychiater bis zur Jahrhundertmitte. 1818 inspiziert er im Auftrag des Innenministeriums die Irreneinrichtungen von 13 Städten. Seine Denkschrift bringt es vor die Öffentlichkeit, daß die gefeierte Emanzipation der Irren – mit Ausnahme des Pariser Bereichs – auf das Papier der Menschenrechtsdeklaration und des angehängten Gesetzes beschränkt geblieben war. Esquirol spielt in der Beschreibung darauf an, daß nicht einmal der Status »wilder Tiere«, wie er im *Code Napoléon* den Irren zugemutet wurde, garantiert war: »Diese Unglücklichen werden ärger mißhandelt als Sträflinge, und ihre Lage ist schlimmer als die des Viehs. Fast überall hat man die Geisteskranken in den feuchtesten und ungesundesten Gebäuden untergebracht. Ich sah sie mit Lumpen bedeckt und nur im Besitz von etwas Stroh, um sich gegen die feuchte Kälte des Pflasters zu schützen, auf dem sie liegen. Ich sah sie bei grober Kost, der Luft zum Atmen, des Wassers zum Stillen des Durstes beraubt und der einfachsten Lebensmittel bar, der Gewalt und der rohen Behandlung von wahren Kerkermeistern preisgegeben. Ich sah sie in engen stinkenden Winkeln ohne Luft und Licht, angekettet in Höhlen, in die man sich scheuen würde, jene wilden Tiere einzusperren, die eine luxuriöse Verwaltung unter hohen Kosten in den Hauptstädten unterhält.«[109] Esquirol erreichte mit diesem Bericht, daß 1819 ein ministerielles Zirkular herauskam, das erstmals Schutzbestimmungen nicht gegen, sondern für die Irren enthielt[110]: die berüchtigten Zellen im Souterrain werden verboten; Räume für die Irren müssen gedielt sein und Fenster haben; keine Zusammenlegung mit anderen Insassen der Krankenhäuser oder Gefängnisse; mehrmals täglich muß Essen gereicht werden; Ketten sind durch Zwangsjacken zu ersetzen; Ochsenziemer sind verboten; und sogar der Therapie wird indirekt gedacht: täglicher Arztbesuch ist vorgeschrieben. Esquirol entwickelte aber auch ein eigenes architektonisches Modell für Irrenanstalten, das – einer Anregung Cabanis' folgend – die Massenunterbringung durch kleinere und hygienisch bessere Wohneinheiten ersetzen und dem therapeutischen Zweck eher dienlich sein sollte. Nach seinem Muster wurden zahlreiche Anstalten in Frankreich und auch in anderen Ländern gebaut. Die innere Ordnung, die er in Charenton einführte, verwirklichte Pinels Ansatz, nahm ihm aber einiges von seiner revolutionsklassizistischen Strenge. Dieses Regime wurde vorbildlich für den Kontinent, bis ihm die englische Non-Restraint-Bewegung den Rang ablief; denn auf Zwang verzichtete zuvor niemand, auch Esquirol nicht. Ferner wirkte er in den dreißiger Jahren an staatlichen Maßnahmen zur Förderung der öffentlichen Gesundheit und Hygiene mit. Seine beiden letzten für die Institutionalisierung der Psychiatrie wichtigen Leistungen fallen in das Jahr 1838. Es handelt sich einerseits um sein Lehrbuch, das erste repräsentative seit Pinel, andererseits um das Irrengesetz des Bürgerkönigs, das von Esquirol zumindest maßgeblich beeinflußt ist – es zeigt in mehrfacher Hinsicht Ambivalenzen, die für die politische Entwicklung – zugleich freilich auch für die problematische Stellung der Irren in der bürgerlichen Gesellschaft – bezeichnend sind. Die

Intentionen des Gesetzes sind durchaus freiheitlich, stützen sich auf Ideen der Revolution. So wird die bisher obligate Entmündigung vor der Anstaltseinweisung abgeschafft. Damit ist die Integrität der Irren als freier Bürger garantiert. Aber wie wir schon bei den geistigen Vätern der Revolution sahen: Freiheit soll nur als politisch verwaltete sein. So geht auch aus diesem Gesetz die Verwaltung als Sieger hervor. Es können nur solche Irre aufgenommen werden, die die öffentliche Ordnung oder die Sicherheit anderer Personen bedrohen. Zudem erfolgen die Aufnahmen, abgesehen vom ärztlichen Attest, ausschließlich durch den Polizeipräfekten in Paris, in den Departements durch die Präfekten, und jede Entlassung bedarf der Einwilligung des Präfekten, auch gegen den Willen des Arztes. Die Begriffe der Behandlung und der Heilung finden in dem Gesetz keine Berücksichtigung. So wird die Unvernunft der Irren auch auf dem Boden des bürgerlichen Gesetzes weiterhin als Störung der Ordnung und Sicherheit konzipiert, die es staatlicherseits in Schach zu halten gilt. Im übrigen fühlen sich die Ärzte durch diesen administrativen Zentralismus in ihrer Bewegungsfreiheit und Kompetenz beeinträchtigt, zumal sie sich als Psychiater gerade erst zum Glauben an die Heilbarkeit des Irreseins durchgerungen haben und hierbei den ersten noch keineswegs gemeingefährlichen Stadien der Krankheit die größten Heilungschancen einräumen. Daß sich dieses Gesetz vor allem gegen die armen Irren auswirkt, versteht sich; denn den vermögenden Irren stehen die Privatanstalten offen. Unter diesen Umständen ist die vom Gesetz deklarierte Gleichstellung des ökonomisch-administrativen und des ärztlichen Direktors der Anstalt, die beide vom Innenminister eingesetzt werden (sie entspricht dem positivistischen Modell der Doppelherrschaft von Ökonomen und Gelehrten), mehr oder weniger formal. (Es sei hinzugefügt, daß die USA, die mit ihrer revolutionären Verfassung den liberaleren Weg gegangen sind, auch dieses Problem von Anfang an so gelöst haben, daß die Anstaltsdirektoren stets Ärzte waren.) Nach der Jahrhundertmitte wurde dieses Gesetz zum politischen Zündstoff, als in der Öffentlichkeit wiederholt der Verdacht geäußert wurde, daß die Regierung sich mit ihm die Anstalten zu einem politischen Werkzeug gemacht habe, wobei der Vergleich mit dem Hôpitaux généraux nahelag.[111] Bereits der Titel des Lehrbuchs von 1838 zeigt an, daß die an dem Gesetz auffallenden Ambivalenzen in der Tat den gesellschaftlichen Ort der Irren als einen Teil der sozialen Frage zwischen der Medizin und der staatlichen Verwaltung zum Ausdruck bringen bzw. den Ort der Psychiatrie zwischen Naturwissenschaft und der Wissenschaft von den moralischen und politischen Erscheinungen; der vollständige Titel der im selben Jahr erschienenen deutschen Übersetzung lautet: *Die Geisteskrankheiten in Beziehung zur Medizin und Staatsarzneikunde*.[112] An die Stelle des Begriffs der »aliénation«, den Esquirol in seiner Dissertation von 1805 noch bevorzugt hatte, ist der der Geisteskrankheiten (»maladies mentales«) getreten. Damit ist nicht allein gegen Pinel der Krankheitscharakter des Irreseins stärker hervorgehoben; vielmehr sind die historistisch zusammengehaltenen Elemente des Pinelschen Paradigmas auseinandergetreten und haben eine – wenn man so will: positivistische – relative Eigengesetzlichkeit gewonnen. Einerseits ist das Irresein deutlicher eine körperliche Krankheit geworden. Sie wird im Gehirn lokalisiert, was zugleich dem Verstand und seinen Störungen wieder eine größere Rahmenbedeutung verschafft. Diese Verlagerung war nach dem noch zu besprechenden Erfolg der anatomischen Psychiatrie Bayles und der Phrenologie fast unumgänglich. Andererseits ist das eigentliche Substrat der Psychiatrie nun noch weniger körperlicher Art, denn den klinischen Beobachtungen bieten sich vor allem psychische bzw. moralische Erscheinungen an. Die Frage nach den letzten Ursachen tritt zurück hinter die Analyse der inneren und äußeren psychischen und sozialen Bedingungen der gleichwohl in ihrem Wesen körperlichen bzw. Gehirn-Krankheit. In dieser von Pinel selbst angestoßenen Entwicklung kommt nicht nur der Körper zu größerer Selbständigkeit, sondern auch die Subjektivität des erkrankten Individuums. Dies scheint nicht unabhängig zu sein von der Etablierung der neuen universalwissenschaftlichen Methode. Kliniker, Ideologen und Positivisten sind sich darin einig, daß man metaphysische Ursachenspekulation und bloßen Empirismus nur vermeiden sowie die Gesetze der Beziehungen der Erscheinungen nur finden kann, wenn die Beobachtung zum obersten wissenschaftlichen Prinzip erhoben und namentlich die Einbildungskraft ihrer traditionellen geistigen Herrschaft beraubt wird. Comtes Formel für das »positive oder reale Stadium« lautet: »Principal caractère: La Loi ou Subordination constante de l'imagination à l'observation«; dies sei die Revolution, durch die im Mannesalter unseres Geistes »ein völlig normaler Geisteszustand herbeigeführt wird«.[113] Die Herrschaft der Beobachtungsfähigkeit bzw. des für sie konstitutiven Vermögens der Aufmerksamkeit setzt Esquirol aber nun auch bei seinen Patienten als den Begriff des normalen Geisteszustandes an. Zu schwache Energie der Aufmerksamkeit macht die Manie aus, zu sehr fixierte die Monomanie. Das gilt nicht nur für den Verstand, sondern auch für den affektiven Bereich, für die Anteilnahme. Abnorme oder kranke Zustände sind hier die Indifferenz des Herzens bzw. die die moralisch-natürliche, mittlere Spannung verlassenden Leidenschaften, die zivilisationsbedingt deformiert werden. Neben die Beherrschung des Verstandes durch die Aufmerksamkeit und Beobachtung tritt seine notwendige Lenkung durch die sittliche Achtung der bestehenden Beziehungen, durch Moral und Religion; denn die Entwicklung der moralischen Kraft entspricht der des Verstandes.[114] Mehr noch als bei Pinel ist Irresein für Esquirol unmoralische Veränderung der Leidenschaften, Willenstörung, so daß für ihn ein gestörtes Ichbewußtsein im Sinne eines »homo duplex« möglich ist. Daß diesen Vorstellungen das Nervenmodell der im mittleren Tonus gespannten Saite (»at-tention«) unterlegt wird, dient ihrer intendierten anthropologischen Ganzheitlichkeit und stärkt ihre Überzeugungskraft.[115]

Diesen Ansatz bringt Esquirol in seine allgemeine Gesellschaftsanalyse ein, zu der er sich optimal ausgerüstet fühlt; denn die Irrenanstalt ist für ihn das vergröberte Abbild der bürgerlichen Gesellschaft. Deren Triebstruktur, Physiologie läßt sich hier unmittelbar studieren, da alle vorkommenden Varianten der Leidenschaften von den Irren in aller Offenheit präsentiert werden, während sie in der übrigen, normalen Gesellschaft erst mühsam unter ihren Rationalisierungen aufgespürt werden müssen. Die Irren sind somit für Esquirol »die interessantesten Glieder der Gesellschaft«[116]; in ihnen erkennt der Wissenschaftler den wahren Zustand der Gesellschaft. Die Diagnose fällt kulturpessimistisch aus – in Frankreich besteht seit der Revolution geistig-moralische Anarchie. Namentlich die Staatsform der Republik wirkt schädlich, da sie gerade den künstlichen, nicht den natürlichen Instinkten entsprechenden Leidenschaften (Ehrgeiz, Habsucht, Egoismus, Müßiggang, Spekulation, Machtgier) freien Raum gibt. Ähnlich wirken alle »öffentlichen Bewegungen«, da sie übertriebene (= künstliche) Mobilisierung der Energien bedeuten. Heilsam dagegen sind Despotie ebenso wie Eigentum, und als vorbeugende Mittel gegen Selbstmord empfiehlt Esquirol Beschränkung der öffentlichen Meinungsbildung, ein Verbot für Zeitungen, Bücher und Theater, sich diesem Thema zu widmen.[117] Esquirol kommt jedoch – gegenüber seinen Vorgängern – zu »soziologischeren« Ansichten. Revolutionen und ähnliche »politische Unglücksfälle« wirken nur für kurze Zeit erregend. Viel gefährlicher, weil irreversibel, ist die Umwälzung der Sitten, der moralischen Ordnung in den letzten 30 Jahren. Die soziale Frage ist für ihn ungleich alarmierender als die politische; sie verhalten sich zueinander wie die fatale chronische Krankheit zur (potentiell heilsamen) akuten. Die Interpretation folgt den Traditionalisten. Die Ideen der Freiheit und Reform schaffen »gefährliche Neuerungen« und stiften Unruhe. In den Städten wuchern Leidenschaften und Krankheiten in dem Maße, wie die Intelligenz einseitig ausgebildet wird und zu viele Empfindungsmittel angeboten werden, wobei freilich England seine Zivilisationsexzesse mit der größten Zahl der Irren bezahlt. Die Spekulation wird in beiderlei Gestalt verdammt, da sie das Maß des Bestehenden sprengt: sowohl die materielle des Kaufmanns als auch die ideelle des Theoretikers, durch die die Vernunft sich der Herrschaft der Moral und der Religion entzieht. Entscheidend ist der Verfall der Erziehung, die ausschließlich intellektuell oder zu gefühlvoll erfolgt. An falscher Erziehung liegt es, wenn in eine höhere Klasse aufsteigende Söhne zu Geisteskrankheiten neigen.[118] Ähnlich gibt Esquirol der »lockeren Erziehung« der Mädchen die Schuld daran, daß die Frauen, die doch die Sitten bewahren sollen, ihre »heutige Zügellosigkeit«, die sich in Romanlektüre, Toilette und Frivolität ausdrückt, damit büßen, daß sie viel häufiger als die Männer dem Irresein verfallen.[119]

Während bei den Armen Irresein eher über äußere Bedingungen (körperliche Krankheiten z. B.) entstehe, geschehe dies bei den Reichen eher über die inneren, also über Vererbung und moralische Bedingungen. Dies ist eines der Dokumente für die Realität der sozialen Distanz zwischen bürgerlichen Ärzten und armen Irren. Armen gegenüber wird wissenschaftliche Erfahrung primär durch distanzierte Beobachtung gesammelt; bei Reichen bzw. Angehörigen der eigenen Klasse tritt neben die ökonomische Schiene der privaten Bezahlung die zusätzliche Kontaktschiene der sozial gleichen Sprache zwischen Patient und Psychiater in den Vordergrund. Esquirol kann daher über die Pathogenese in seiner eigenen Klasse durchaus verstehende Angaben machen: Kaufleute werden durch Spekulationen und »überspannte Projekte« irre, Beamte durch berufliche Abhängigkeit, Dichter und Schauspieler durch einseitige Beanspruchung der Einbildungskraft, Offiziere durch Abhängigkeit vom Glück, Angehörige des Hofes und Reiche allgemein durch Müßiggang. Aber gleichsam um seinen Informationsmangel über die Armen zu kompensieren, warnt Esquirol davor, demgegenüber die Tugend des Volkes zu preisen, wie dies bei manchen Philosophen üblich sei. Vielmehr habe die Erziehung in den oberen Klassen zwar Fehler, aber in den unteren fehle sie ganz, sei die Verderbnis allgemein, nähmen die meisten Laster, Verbrechen und Geisteskrankheiten der Gesellschaft ihren Ausgang, was den Fortbestand der Affinität zwischen den klassischen Formen der Unvernunft – Unmoral, Verbrechen, Armut, Irresein – auch in der emanzipierten bürgerlichen Gesellschaft demonstriere.[120] Während Pinel noch historistisch den inneren Bedingungen und dem »Gewordensein der Erscheinungen« nachspürte, ihre Veränderlichkeit und Individualität unermüdlich kasuistisch belegte und seine naturwissenschaftlichen Hypothesen in Distanz davon hielt, ist Esquirols Zeit diejenige, in der – seit der expandierenden Industrialisierung und dem Erfolg der naturwissenschaftlichen Medizin etwa ab 1820 – die historischen und praktischen zu positiven Tatsachen werden, auch die inneren Bedingungen naturwissenschaftlich erfaßt und gleichartige Verläufe statistisch als gesetzmäßige »Prozesse« fixiert werden. Comte formuliert die Universalität der Methode und zugleich die modern-positivistische Begrenztheit ihrer Aufgabe, ihren Gegenstand: »Ob es sich nun um die geringsten oder die höchsten Wirkungen, um Stoß und Schwerkraft oder um Denken und Sittlichkeit handelt, wahrhaft erkennen können wir hier nur die verschiedenen wechselseitigen Verbindungen, die ihrem Ablauf eigentümlich sind, ohne jemals das Geheimnis ihrer Erzeugung zu ergründen.«[121] Diese Einheit der wissenschaftlichen Erkenntnis des Menschen ist für Comte »mit unwiderstehlicher Vernünftigkeit unmittelbar auf die notwendige Unveränderlichkeit des menschlichen Organismus gegründet, dessen mannigfache charakteristische physische, moralische und intellektuelle Anlagen auf allen Stufen der sozialen Leiter wesentlich dieselben sein und unter sich immer gleichmäßig geordnet bleiben müssen, da die mehr oder weniger ausgedehnte Entwicklung, die ihnen der soziale Zustand gewährt, ihre Natur niemals ändern [...] kann.«[122]

Ebenso bleibt für Esquirol die unmittelbare Ursache des Irreseins ein Geheimnis der Natur[123], und ebenso konstatiert er eine Fülle von »Abläufen« in den von ihm beobachteten Erscheinungen, die weniger Historie – wie bei Pinel –, sondern eher naturalistisch-gesetzmäßige »Prozesse« darstellen; es beginnt der säkulare Vorgang der »Klinifizierung« der Unvernunft der Irren. So exemplifiziert Esquirol geradezu das Dreistadiengesetz Comtes am Suizid – dieser unterstand erst dem religiösen, dann dem bürgerlichen Gesetz, fällt jetzt aber unter das medizinische Gesetz, ist Krankheit.[124] Ähnlich steht es mit der religiösen Form der Melancholie, der Dämonomanie – zunächst wurden die von ihr Besessenen als Hexen verfolgt, dann entlarvten die Aufklärer die sie bedingenden falschen religiösen Ideen als Priestertrug, jetzt gelten diese Erscheinungen ebenfalls als Krankheit, sind aber aufgrund des »allgemeinen Unterrichts« selten, finden sich ehestens noch in den unteren Klassen und in Deutschland. Seine zugleich somatische und soziale Analyse bringt Esquirol aber auch zu der kritischen Ansicht, daß an die Stelle der Angst vor Dämonen heute die Angst vor der Polizei und deren Verfolgungen getreten ist.[125] Überhaupt hält er wie Comte Kriege für nicht mehr zeitgemäß und für psychisch »schädlich«.

Ein Prozeß wird für Esquirol die Geschichte selbst; sie ist Zunahme der intellektuellen und Abnahme der moralischen Ausbildung der Menschen. In Zusammenhang damit wird die soziale Stufenleiter als Prozeß intellektueller und moralischer Energieakkumulierung konzipiert. Daher findet sich bei den Reichen – aufgrund ihres Energiemaximums – moralische und intellektuelle Ätiologie des Irreseins (überspannte Leidenschaft bzw. Aufmerksamkeit) am häufigsten; und ihre Heilung gelingt am leichtesten, weil sie nicht nur über die größten ökonomischen Mittel, sondern auch über die stärkste Willensenergie verfügen[126] – was zeigt, daß die naturalistische Hochachtung für den wirtschaftlichen Erfolg im Frankreich des Enrichessez-vous nicht auf die Sozialutopisten beschränkt ist, wenn Esquirol sie auch durch moralische Kulturkritik kompensiert.

Prozeßhaft fortschreitend denkt Esquirol sich auch das Irresein, sei es in der Folge der Krankheitsformen (Melancholie – Monomanie – Manie – Demenz), sei es in der naturnotwendigen Verschlimmerung von der funktionell-psychischen zur strukturell-körperlichen Schädigung, wenn der Prozeß nicht durch eine »heilsame Krise« unterbrochen wird – von seiten der Natur (Auftreten einer neuen Körperkrankheit oder Leidenschaft) oder von seiten des Arztes (Produktion einer Krankheit, z. B. Einimpfen der Krätze, oder Erziehung, z. B. Manipulation einer Leidenschaft). Als Prozeß wird schließlich auch die individuelle Alterung aufgefaßt. Dabei nimmt Esquirol den Krankheitsbeginn als das naturnotwendige Fazit der bisherigen sozio-somatischen Biographie, d. h. der Erziehung, wobei der Determinismus auf ein möglichst frühes Lebensalter rückdatiert wird, also auf die Trias Vererbung – Konstitution – frühkindliche Erlebnisse, eine Tendenz, die bis heute zwar gegensätzliche, aber erfolgreiche, freilich auch schwer falsifizierbare Theorien immer wieder befördert hat. Haben die erziehenden Institutionen – Familie, Kirche, Staat – bis zur Pubertät versagt, so sind die dann erwachenden Leidenschaften nach Esquirol schutzlos dem chaotischen Gesellschaftszustand ausgeliefert, werden spekulativ-überspannt oder indifferent-energielos, wodurch nicht nur Irresein, Laster und Verbrechen entstehen, sondern auch der Verfall der Zivilisation unterhalten wird.

In diesem Rahmen sind die drei neuen begrifflichen Differenzierungen Esquirols – 1) Idiotie, 2) Halluzination, 3) Monomanie – zu begreifen.

1) Pinel hatte Demenz und Idiotie unzulänglich unterschieden. Wenn nun Demenz zur Endstufe des Krankheitsprozesses definiert wird, dann läßt sich Idiotie trotz ähnlicher Symptome als theoretisch bedeutsamer, formaler Gegensatz konstituieren: Idiotie ist keine Entwicklungsstufe, sondern das Fehlen oder der vorfristige absolute Stillstand der Entwicklung, kein Werden, sondern ein Sein, keine Krankheit, sondern ein Zustand; der Demente ist ein verarmter Reicher, der Idiot ist stets arm geblieben.[127]

2) Während bei der Illusion die Sinne einen wirklichen Gegenstand vor sich haben und nur der Verstand sich durch eine Störung über ihn täuscht, handelt es sich nach Esquirol bei der Halluzination um eine »Empfindung ohne Sinne«; d. h. hier arbeitet das Gehirn mit solcher Energie, daß Ideen ohne Intervention der Sinne bzw. Außenwelt realisiert oder personifiziert werden, und das mit so unmittelbarer Überzeugung, daß der Halluzinierende dieser Wahrnehmung im Handeln folgen muß.[128] Dies wird als ein gegenüber dem Wahn (délire) durchaus eigenständiges Phänomen konzipiert und stellt einen wichtigen Schritt innerhalb der Tendenz dar, im psychischen Bereich sinn- und außenweltlose, selbständige Mechanismen zu entdecken. Ey erblickt hierin den »entvitalisierenden« Sündenfall der Psychiatrie, ihren Abstieg zu einem seelenlosen, undynamischen Mechanizismus und Atomismus, zur Vivisektion.[129]

3) Die Monomanie endlich ist der Inbegriff von Esquirols soziologischer Zeitdiagnostik und brachte – neben der Phrenologie – die Psychiatrie in Frankreich in die öffentliche Diskussion; und doch knüpft er hier nur an Arnolds und Prichards »moral insanity« und Pinels »manie sans délire« an. Während die Melancholie die traurige, nach innen gerichtete Variante (der Wille zum Nichtwollen) des partiellen Irreseins ist[130], ist die Monomanie dessen nach außen umschlagende Variante, die expansive, Projektion der Störung ins Verhalten. Der Tradition folgend kennt Esquirol drei Unterformen: 1. »M. intellectuelle« (Determination durch *ein* falsches Prinzip); 2. »M. affective« oder »manie raisonnante« (Gefühlsstörung als unpassendes Verhalten mit Rationalisierung); und 3. »M. instinctive« (Willensstörung als dranghafte Tat wider die eigene Vernunft). In den je übrigen Ver-

mögen sind diese Kranken gesund, »normal«. Für Esquirol ist die Monomanie die Krankheit seiner Zeit, die Krankheit der Extremisierung, der Vereinzelung und Vereinseitigung der Menschen, die Krankheit des Fortschritts, der zu starken Wendung nach außen, der Expansion, der Entäußerung der menschlichen Natur; sie ist »die Geisteskrankheit der Zivilisation« und damit ein schlagendes Beispiel dafür, daß eine »Krankheit« eher durch soziale als durch ärztliche Beobachtung konzipiert werden und also auch »entstehen« kann.[131] – Monomane sind einseitig intelligent, egoistisch, exaltiert, expansiv, getrieben von Leidenschaften und Einbildungskraft, von Spekulation und Zukunftsillusionen. Entscheidend ist die gegenüber dem intellektuellen Fortschritt verzögerte Erziehung des Herzens: Unvernunft wird nun gesehen im Rahmen einer ersten psychiatrischen »cultural lag«-Theorie.[132]

Rigider als bei Pinel war mit der Monomanie ein auch politisches Instrument an die Hand gegeben, mit dem alle als fremd und ungewöhnlich anmutenden, aus der sozialen Norm herausfallenden Handlungen als Form des Irreseins, als Krankheit zu diskriminieren waren. Andererseits konnte dieses Konzept für die Interessen des einzelnen Individuums jedoch auch von Vorteil sein. Es erlaubte dem Psychiater, einen Angeklagten vor Gericht zu exkulpieren. Namentlich die (instinktive) Mordmonomanie – also der ganz unverständliche Mord, der dem im übrigen völlig normalen, gesunden Täter schlechthin fremd zu sein schien – bewog die Juristen zu dem Kassandraruf, Charenton solle die Bastille ersetzen, zerrüttete für die Politiker die Grundlagen des Staates, gefährdete für die Philosophen die Einheit des Geistes. Esquirol verteidigte sich, die Monomanie sei keine Frage der Theorie, sondern eine »Tatsache«, die endlich Kranke und Verbrecher zu differenzieren lehre. Er fühlte sich in der Nachfolge jener Ärzte, die Ende des 15. Jahrhunderts erstmals eine »Hexe« gegen das Inquisitionsgericht mit den Worten verteidigten: »nihil a daemone, multa ficta, a morbo pauca«, indem er diesen Spruch zeitgemäß naturalisierte: »nihil a crimine, nulla ficta, a morbo omnia.« Die Provokation und das Verdienst Esquirols sind auf dem Hintergrund zu sehen, daß die Gerichte bis dahin im allgemeinen jemanden bestenfalls aufgrund imponierenden Tobens oder absurder Narrenhaftigkeit als Irren exkulpierten.[133]

Die Kreation der Monomanie steht weiter in Zusammenhang mit der sich abgrenzenden Etablierung der Psychiatrie wie der Soziologie als wissenschaftliche Disziplinen. Während Comte seine Soziologie durch Monopolisierung der historischen Methode von der Physiologie abhob, fand in der Psychiatrie eine ähnliche Dissoziation statt – die somatisierend-naturwissenschaftliche Tendenz strebte auf der einen Seite danach, die Irren als Personen vom Stigma der Unvernunft zu befreien, da diese zur körperlichen Krankheit zu entmythologisieren, zu neutralisieren sei, was damals zugleich das mächtigste Motiv der Humanisierung der Irrenbehandlung war.

Die andere Seite desselben Vorgangs machte jedoch einen anderen Bereich des Irreseins um so schärfer sichtbar, einen Bereich, in dem Krankheit nahezu mit der Person des Irren identifiziert wurde, in dem nicht mehr eine Krankheit, sondern ein Mensch, seine Entwicklung, sein »Schicksal« zu beschreiben war, nicht mehr ein pathologischer Prozeß, sondern ein abnormer Zustand. Dieser Zustand war auf jeden Fall als Schwäche zu definieren – auf der intellektuellen Ebene als Idiotie, auf der moralischen als Monomanie, beides gleichzeitig erstmals von Esquirol der Öffentlichkeit bekanntgemacht. Es war daher schon im Ausgang enthalten, daß im Verlauf der endlosen Diskussion Campagne 1869 formulierte: »Il y a des idiots et des imbéciles par le coeur comme il y a des idiots et des imbéciles par l'intelligence.«[134]

Zwar haben sich die eigentlichen Irren, die heutigen Psychosen, nie völlig von der Unvernunft zur bloßen Krankheit emanzipieren und von den Monomanen, den Schwachen des Herzens, den moralisch Schwachen trennen können.[135] Gleichwohl sind es die Monomanen, die die Formen der Unvernunft repräsentieren, die in ihrer jeweiligen Einseitigkeit prononciert den sozialen und moralischen Normen der bürgerlichen Gesellschaft korrespondieren. Denn das Konzept der Monomanie liefert die Formeln, mit denen in der Folge die »Übertreter« der Normen in ihrer konstitutionellen Fixiertheit klinisch-psychiatrisch, zugleich moralisch, politisch oder juristisch »festgestellt« werden. Die Monomanie ist der Rahmen für das »zu große«, daher anstößige Ausmaß z. B. an Selbstbewußtsein, Überheblichkeit (Megalomanie), Liebesbedürfnis (Erotomanie), Rechtsanspruch (Querulanz), für die Neigung zum Trinken (Dipsomanie), Stehlen (Kleptomanie), zur Brandstiftung (Pyromanie) usw., aber auch für Süchtige aller Art, Homosexuelle und sexuell »Perverse«, Rückfall- oder Gewohnheitsverbrecher und endlich für das Heer der sonstwie Abnormen, der späteren Psychopathen. Zur politischen Dimension dieser Zusammenhänge mag der Hinweis genügen, daß seit der Jahrhundertmitte immer wieder die Führer gescheiterter – nicht etwa erfolgreicher! – Revolutionen als Psychopathen u. ä. bezeichnet bzw. »begutachtet« worden sind.[136] Freilich wird das Begriffsschema auch für die Übertreiber der Normen »nach oben« benutzt; so werden Geniale häufig als einseitig, moralisch schwach, egoistisch und – um einen weiteren Begriff Esquirols zu benutzen – als spekulativ beschrieben.

Für Esquirol sind die Monomanen also das Ergebnis der einseitig intellektuellen Evolution des Menschengeschlechts, der Dialektik der Zivilisation und des Fortschritts und entlarven diesen als unmoralisch. Daher erscheint in seinen Beispielen gerade die Megalomanie, der Größenwahn, in dem der Mensch sich in besonderem Maße von seiner Natur und von der überkommenen Moral des Herzens entfernt, als unheilbar. Auch hier ist Esquirol politischer Traditionalist. Es ist nicht unabhängig von diesem Unbehagen an der Kultur, daß er ausgerechnet bei Comte Megalomanie und Unheilbarkeit diagnostizierte, als dieser 1826 Patient seiner Privatanstalt war.[137] Comte rächte sich, indem er über den »berüchtigten Esquirol« und dessen krankmachende »absurde Behandlung« schrieb und triumphierte, daß ihn bald darauf »die innere Kraft meines Organismus« über Krankheit und Heilmittel spontan siegen ließ.[138] Esquirol wiederum hielt seine Unheilbarkeitsdiagnose durchaus nicht davon ab, im Jahr darauf mit Broussais und A. v. Humboldt den Vorlesungen des Positivisten beizuwohnen, was – wie wir sahen – nicht ohne Wirkung auf sein Denken blieb. Als der alte Comte auch postulativ das Herz, die Gefühle und die Liebe über den Verstand stellte, war Esquirol, der das begrüßt hätte, schon tot.

Esquirols Idee der Verengung, die aus der Schwäche, noch das Ganze zu fassen, zur Einseitigkeit und Einsamkeit führt, brachte ihm und der Monomanie die Popularität in einer romantisch gestimmten Öffentlichkeit, die zugleich in den Wissenschaften die Spezialisierung und in der Wirtschaft die Arbeitsteilung sich ausdehnen sah und die im Individualismus der unheilbaren Verzweiflung Chateaubriands und bald darauf in der anti-bourgeoisen L'art-pour-l'art-Doktrin ihren literarischen Ausdruck fand. Die Monomanie wurde zum Modell für Daumiers politische Karikaturen, vor allem aber für Balzacs Romane. Die Figuren Balzacs sind Monomane, stehen in ihren Handlungen unter der Herrschaft, unter dem Zwang einer einzigen spezifischen Leidenschaft, und gerade diese Einseitigkeit macht sie unverwechselbar. Für Esquirol wie für Balzac sind die Monomanen Beispiele dafür, Psychisches auf eine unreduzierbare und – körperlich bzw. sozial – materielle Wirklichkeit zu gründen. So sind sie bei Balzac zugleich unvergleichbare Naturerscheinungen und bloße Agenten einer sozialen Gruppe, da für ihn »das Individuum nur in Beziehung zur Gesellschaft vorhanden ist«.[139] Es verwundert daher nicht, daß er sich mit dem Gedanken trug, in einer »Pathologie des sozialen Lebens« den Kapitalismus als Krankheit der Gesellschaft medizinisch darzustellen. »Er stellt als Diagnose eine Hypertrophie des Gewinn- und Machtstrebens fest und erklärt das Übel mit dem Egoismus und der Irreligiosität des Zeitalters. Er erblickt in allem die Folgen der Revolution und führt die Auflösung der alten Hierarchien, namentlich die des Königtums, der Kirche und der Familie, auf den Individualismus, die freie Konkurrenz und den maßlosen, hemmungslosen Ehrgeiz zurück.«[140] Dies entspricht genau Esquirols Zeitdiagnose. Die Rettung liegt für beide, obwohl der so bedrohliche Fortschritt für sie unaufhaltsam und im übrigen nicht ohne Faszination ist, in den Mächten der Vergangenheit (Familie, Liebe, Religion und Monarchie) und in der Erziehung zu ihnen.

Esquirols Therapie ist entsprechend stärker als bei Pinel moralische Erziehung. Um so mehr erscheint es wie die Rache Esquirols für das Unbehagen, das er an dem Fortschritt der Zivilisation und der bürgerlichen Gesellschaft empfindet, daß er gerade für die Monomanen als therapeutische Maßnahme u. a. »geistreich ausgedachte Widerwärtigkeiten« empfiehlt.[141]

b) Somatismus und Fortschritt

Die somatische Fundierung der Psychiatrie, die ihren weiteren Fortgang im 19. Jahrhundert bestimmte, erfolgte während der Wirkungszeit Esquirols durch eine Reihe anderer Ärzte, die keineswegs alle Psychiater und auch nicht von Esquirols rückwärtsgewandten Kulturpessimismus beschwert waren; vielmehr war für sie die Unvernunft des Irreseins theoretisch eine schon jetzt oder in Zukunft materiell greifbare Krankheit, und praktisch war das Problem der Irren wie das der Gesellschaft eher eines der rationalen Organisation als der Erziehung der Herzen. Teils waren sie Materialisten, teils wurden sie von ihren Gegnern nur so genannt, weil sie im positivistischen Sinne Naturwissenschaft trieben. Einige waren Atheisten, andere Neukatholiken, die einen Liberale, die anderen simonistische Sozialisten, und die meisten waren emanzipationsfreudig, ohne Skepsis gegenüber dem Fortschritt, und Produzenten von Tatsachen – zumal für Comte.

Franz Joseph Gall[142] (1758–1828), Kaufmannssohn aus der Umgebung Pforzheims, studierte Medizin und eröffnete nach dem Examen 1785 in Wien eine Praxis. Gleichzeitig begann er mit neurologischen und hirnanatomischen Forschungen. Bereits 1791 beschäftigt er sich in einer romantisch-naturphilosophischen Schrift mit dem Instinkt, der ihm als »Eigenschaft der ganzen organischen Natur« erscheint, die als »ein allgemeines Gesetz, eine einzige Kraft« alle Wesen beherrscht.[143] Bald darauf beginnt Gall, seine Ergebnisse in Privatvorlesungen vor die Öffentlichkeit zu bringen. Auf kirchlichen Druck werden sie ihres atheistischen und materialistischen Gehaltes wegen von der Regierung verboten. 1805 muß Gall mit seinem Schüler J. G. Spurzheim Wien verlassen. Nach einer europäischen Vortragsreise wählt er Paris als lebenslangen Emigrationssitz, während Spurzheim ab 1813 die neue Lehre in die angelsächsischen Länder trägt. War für Mesmer der Pariser Boden romantisch bereitet, so für Gall naturwissenschaftlich, namentlich was seine vergleichend-historische Methode betrifft, obwohl auch Napoleon bei Gall materialistische Gefahren wittert, jedoch von seinen Leibärzten, Corvisart und Larrey, beruhigt wird.

Gall hat seine Lehre, für die sich später der Begriff der Phrenologie durchsetzte, nach verschiedenen Veröffentlichungen in einem sechsbändigen Werk 1822–25 zusammengefaßt.[144] Wie sehr die Technik von den in einer Gesellschaft möglichen Ideen abhängig ist, läßt sich deutlich an Galls hirnanatomischer Methode zeigen. Er legte seine Hirnschnitte nicht rein mechanisch wie seine Vorgänger, sondern suchte evolutionistisch den Weg von den älteren Schichten bis zu den jüngsten des Groß- und Kleinhirns nachzuvollziehen. Auf diese Weise gelang es ihm, in der scheinbar einheitlichen Masse des Hirns abgrenzbare Strukturen zu entdecken, Fasersysteme und die Verläufe verschiedener Nervenbahnen bis zum Großhirn. Damit waren die Voraussetzungen für Galls Grundannahme gegeben – das Gehirn ist keine Einheit, sondern besteht aus einer Anzahl unabhängiger, aber miteinander in funktionellem Zusammenhang stehender Organe. Zur genaueren Bestimmung der Beziehungen zwischen Struktur und Funktion kam Gall durch den systematischen Vergleich der Gehirne von Erwachsenen und Kindern, Kranken, Irren, Tauben, Idioten, Verbrechern und Hochbegabten sowie von verschiedenen Tieren.

Vergleichende Anatomie und Psychologie kombinierend, verläuft für Gall die Entwicklung der Intelligenz parallel zur zunehmenden Ausdehnung und Komplexität der Oberfläche der Hirnrinde, die damit nicht mehr bloß Hülle oder Sekretionsorgan, sondern Sitz und Organ der Seele ist. An die Stelle der Einheit des Gehirns tritt die Einheit von Struktur und Funktion – der Zahl der besonderen Hirnorgane korrespondiert die Zahl der angeborenen psychischen Fähigkeiten, Kräfte, wobei den Instinkten wie den Verstandeskräften dieselbe eine Kraft, wie schon nach der Schrift von 1791, zugrunde liegt, deren Verständnis allein den Menschen von den Tieren unterscheidet. Gall kennt 27 Organe bzw. Grundfähigkeiten. Freilich hat jeder Phrenologe seinen eigenen Katalog. Nach Gall sind nun die Fähigkeiten trotz organisch-angeborener Fundierung nicht determiniert, sondern stellen Potenzstufen dar, die sich dem erziehend-entwickelnden Zugriff geradezu anbieten. Irresein ist eine Fixierung, der Verlust der Herrschaft über ein Organ aufgrund seiner erhöhten Tätigkeit bzw. Reizung. Praktisch anwendbar macht Gall die Phrenologie durch die Kraniologie, die er konstruiert nach Prinzipien der Ästhetik, genauer der Physiognomie, die aus der äußeren Gestalt der Körperteile (Gesicht, Hand, Fuß bzw. Körperbau insgesamt) das Seelisch-Innere zu erschließen sucht. Da nämlich für Gall das Seelische die Form des Gehirns und damit die Schädeldecke – auch mit biographischen Veränderungen – modelliert, kann man durch Beobachtung und Messung des äußeren Schädels und seiner Vorwölbungen die Qualität der einzelnen psychischen Kräfte bestimmen.

Die Phrenologie ist eines der aufregendsten Beispiele dafür, daß eine Theorie aus gesellschaftlich zulässig gewordenen Ideen und einer von ihnen geleiteten Technik ungemein produktiv wirken kann, obwohl die formulierten Einzelannahmen falsch, teilweise grotesk sind. Daß der menschliche Geist von seiner materiellen Organisation abhängt und daß die einzelnen Fähigkeiten lokalisierbar sind, hat sich seither – die erste Möglichkeit wissenschaftlicher Verifizierung ergab sich erst 50 Jahre später durch Brocas Entdeckung des Sprachzentrums – immer wieder mit einem utopischen oder berechtigten liberalen Glauben an den Fortschritt verbunden und wurde zugleich stets mit berechtigtem Zweifel oder dem ideologischen Argument der sozialen Gefährlichkeit bekämpft.

Galls Lehre mußte allem evolutiven, vergleichenden und differenzierenden Denken Auftrieb geben: Psychiater fanden hier für alle Zustände des offenbaren Zerfalls der geistigen Einheit eine zugleich psychische und somatische Erklärungsgrundlage, also für Träume, Somnambulismus, Halluzinationen und für das partielle Irresein der Monomanie. Sie konnten mit Hilfe dieser Theorie funktionelle von strukturverändernden Krankheiten scheiden. Der Neurologie wurde durch Gall überhaupt eine Startmöglichkeit gegeben. Psychologen sahen hier erstmals eine Chance, statt mit der Assoziationstheorie Fähigkeiten nur formal zu bestimmen, zu materiellen Aussagen über wirkliche Zustände zu kommen.[145] Galls Methode verlangte zudem, sich in die Besonderheiten jedes Individuums zu vertiefen, um diese mit der kraniologischen Beobachtung vergleichen und so zu einer Charakterdiagnose vordringen zu können, was wesentlich zu einer individualisierenden und damit humaneren Behandlung der Irren beitrug. Anwendbar war dieses Verfahren auch auf die Erziehung der Kinder und die moralische Besserung der Kriminellen an Stelle einer bloßen Strafe. Endlich dachte Gall an eine Staatspsychiatrie, die auf der Basis seiner Prinzipien den Zustand der Gesellschaft und namentlich der armen Klassen vernünftiger zu machen vermöchte.

Gall und Comte waren mit Broussais befreundet, der für die französische klinische Schule die erste physiologische Heilkunde entwickelte, indem er mit Hilfe der Reizungstheorie Browns das Fieber und den irritativen Entzündungsvorgang (besonders des Magen-Darm-Trakts) zu der Grundtatsache erklärte, aus der alle Krankheiten abzuleiten seien. Comte nannte ihn den ersten positiven Pathologen. Auch das Irresein war für Broussais zunächst funktionell-entzündliche Irritation des Instinkt- und Intelligenzorgans, also des phrenologisch konzipierten Gehirns, ehe daraus eine strukturelle Läsion wird.[146] Gegenüber den ideengläubigen Philosophen seiner Zeit beharrt der Somatiker Broussais darauf, daß Begriffe wie Ich, Bewußtsein, Vernunft und Geisteskrankheit entontologisiert werden müßten, da es sich hierbei um Aktionen der nervösen und lebenslang wechselnden Hirnmaterie handele. Auf dieser Basis wandte er sich gegen die forensische Verantwortlichkeit der Irren, und sein funktioneller und dynamischer Materiebegriff förderte die Ansicht, in das Irresein, selbst in dessen erbliche Prädisposition, durch physische, moralische und intellektuelle Maßnahmen therapeutisch eingreifen zu können.[147]

Die Entwicklung der Somatisierung der Grundlagen der Psychiatrie des 19. Jahrhunderts kam jedoch erst zu einem relativen Abschluß, als die erste für die Psychiatrie relevante rein naturwissenschaftliche und in ihrem Erkenntniswert irreversible Entdeckung gelang: A. L. J. Bayle wies 1822 in seiner Dissertation, die sich auf nur sechs Beobachtungen stützte, nach, daß die psychischen Erscheinungen einer bestimmten Form des Irreseins (Größenwahn und intellektuelle Schwäche) sowie zunehmende Lähmung auf die hirnpathologisch faßbare chronische Entzündung einer Hirnhaut – »Arachnoiditis« – kausal zurückzuführen sind. Unter den Ursachen dieser Entzündung erwähnt Bayle zwar auch die Syphilis, aber als obligate Ursache wird sie erst nach 40 Jahren vermutet, während der Nachweis des Erregers dieser heutigen progressiven Paralyse noch knapp 100 Jahre dauert.[148]

Bayles Entdeckung war einmal aufregend, weil wenigstens für eine bestimmte Form der Unvernunft des Irreseins endlich die langersehnte »nächste Ursache« – und zwar als anatomische – gefunden war.[149] Zum anderen war Demenz jetzt nicht mehr nur Schwächung psychischer Kraft, sondern auch anatomisch sichtbare Destruktion. Damit war freilich die psychisch konzipierte Krankheitslehre Pinels und Esquirols zumindest in ihrer Einheitlichkeit bedroht. Die progressive Paralyse wurde zum Modell einer sich immer ausschließlicher als Naturwissenschaft verstehenden Psychiatrie, für die namentlich in der zweiten Jahrhunderthälfte der Anspruch charakteristisch war, alle psychopathologischen Erscheinungen nach dem Vorbild Bayles neutralisieren und in einer somatisch-rationalen Erklärung aufgehen lassen zu können.

In seinem enzyklopädischen Schema räumte Comte der Psychologie nicht einmal einen Platz unter den Wissenschaften ein, da sie ihm rein spekulativ und introspektiv, also nicht kontrollierbar, vorzugehen schien. Um so mehr ließ er sich von den somatisch orientierten Medizinern – Gall, Broussais, mit Abstand Cabanis, Bichat – die physiologische Grundlage seiner Soziologie schaffen. Wie Comte zu den ersten Mitgliedern der Pariser »Société phrénologique« von 1831 gehört, so soll ihm in seiner positiven Philosophie die Phrenologie den Übergang zwischen den beiden organischen Wissenschaften – Biologie und Soziologie – vermitteln. Gall ist für ihn der erste, der ein positives Studium des »transzendentalen Teils der Biologie«, der geistigen und moralischen, d. h. der zerebalen Verrichtungen, ermöglicht[150], da es diesem gelungen sei, den cartesianischen Dualismus von Geist und Materie in der triebtheoretischen Identifizierung von Intellekt und Instinkt zu überwinden. Die der Erziehung offenen Potenzen der Triebanlagen sichern Comtes Lehre der Triebdialektik ab. Demnach treibt das natürliche, an der Hirnoberfläche ablesbare Übergewicht der begehrlich-egoistischen über die geistig-sozialen Triebe das Handeln der Menschen an und hält es von Spekulation und selbstmörderischer Nächstenliebe fern, während andererseits allein die Erziehung der geistig-sozialen Triebe den Triebdruck ihrer Gegenpole zu ermäßigen vermag, wodurch erst Kultur und Moral entstehen. So vollzieht sich die soziale Dynamik innerhalb der sozialen Statik, findet sich der soziale Fortschritt in den Rahmen der gesetzmäßigen sozialen Ordnung gesperrt – in Analogie der Beziehung von Physiologie und Anatomie. Trotz der phrenologischen Fundierung der Soziologie hebt Comte diese als eigenständig von der Physiologie ab. Gall und namentlich Cabanis werden getadelt, wenn sie die

Soziologie zum »bloßen Anhängsel der Biologie« machen und historisch-soziale Veränderungen mit der Natur des Menschen verwechseln – so Gall, wenn er die Unveränderlichkeit der kriegerischen Neigungen der Menschheit behauptet, während doch die Geschichte deren deutliche Abnahme lehre.[151] Das Denken der Physiologen bleibt für Comte vergleichend, das der Soziologen dagegen ist historisch.[152]

Welche Folgen ergaben sich nun für die praktische Situation der Irren in dieser Zeit, die den Fortschritt in der Aufgabe erblickte, die positive, industriell-wissenschaftliche Ordnung der Gesellschaft zu organisieren, und die das Mittel des wissenschaftlichen Fortschritts, den Verstand, ebenso wie dessen Störungen, das Irresein, so nachdrücklich somatisch und speziell im Gehirn (»cerebristisch«) lokalisierte? Eben diese Intentionen sind der Ausdruck dessen, daß die wissenschaftliche Tätigkeit in Frankreich seit den zwanziger Jahren sich zu einer in sich selbst bedeutsamen und akzeptierten gesellschaftlichen Institution verselbständigte, die schon durch ihre theoretische Aktivität sich für gerechtfertigt hielt und zur Organisation der bürgerlichen Gesellschaft beitrug, indem sie die gesetzmäßige Ordnung der Tatsachen etablierte. Erst von da aus konnte die Frage nach der praktischen Anwendbarkeit der Ergebnisse gestellt werden. Der Vorrang der Tatsachenforschung und ihrer Theoretisierung zeigt sich namentlich in der Psychiatrie nach Pinel. Es besteht hier ein deutlicher Gegensatz zu den englischen Psychiatern, die von Battie bis Conolly ihre theoretischen Vorstellungen viel eher von Fragen der praktischen Behandlung her entwickelt haben, wobei nur an G. Hills empirische Untersuchung mit rein therapeutischer Absicht erinnert sei.

Für die Irren hatte dieser Szientismus in Frankreich zunächst ihre theoretische Objektivierung und Differenzierung zur Folge. Dazu stehen vor allem zwei Modelle zur Verfügung: Irresein kann sein eine Krankheit des Gehirns (Gall, Bayle, Georget[153]) oder ein Zurückbleiben in der Entwicklung (Gall, Esquirol, Voisin[154]). Aber nicht nur Gall brachte die cerebristische und die evolutionistische These zusammen. So schrieb Pinels Sohn, Scipion, 1833 ein von Comte beeinflußtes Buch *Physiologie de l'homme aliéné appliquée à l'analyse de l'homme social*. Er entwirft eine neunstufige Skala »vom Primitiven bis zum Vernunftmenschen«, erschließt die den Stufen zugehörigen geistigen Eigenschaften über eine parallel-laufende Skala möglicher Störungen vom gänzlichen Fehlen aller Fähigkeiten über die verschiedenen Formen des Irreseins bis zur Herrschaft des vernünftigen freien Willens. Diesem Schema läßt er anatomische Hirnschäden korrespondieren. Die Leidenschaften bilden wieder eine, diesmal soziale Skala – der kleine Mann kennt nur kleine Neigungen, während die großen Leidenschaften für die großen Intelligenzen da sind. Dieser elitäre Zug mündet in einer Apotheose des Willens: »Le libre arbitre est le seul point de contact entre Dieu et l'homme. [...] La volonté est, sans contredit, la plus inconcevable des opérations intellectuelles; elle se refuse à toute analyse: comme la vie elle est, ou elle n'est pas; elle fait la destinée de l'homme. Mais, sa destinée, il est maître de la vouloir. Le fatalisme n'est qu'ignorance stupide de soi-même [...] les aliénés ne peuvent plus vouloir; ils sont pires que néant, ils sont le néant en vie.«[155] Dieses System S. Pinels, das eine Synthese fast aller Tendenzen dieser Zeit darstellt, ist vom Christentum überwölbt, das ihm in dieser anarchischen Zeit das einzige Integrationsmittel zu sein scheint.

Neben der Objektivierung führt der positivistische Ansatz zu einer weiteren Differenzierung der Irren, so etwa nach Krankheitseinheiten (nach dem Modell Bayles), nach individuellen Besonderheiten (der Monomanie gemäß), nach Graden eines destruktiven Prozesses (z. B. S. Pinel) oder nach Krankheitsstadien (akut vs. chronisch). In dem Maße, wie die Psychiatrie eine medizinische Spezialität unter anderen wird und zugleich von der Soziologie zur theoretischen Basis der Organisation der bürgerlichen Gesellschaft gerechnet wird, wird zum Mittel auch der praktischen Integration der Irren, daß sie weitgehend – nie ganz – Patientenstatus erhalten; sie gelten als Kranke unter anderen Kranken. Ihre Differenzierung bleibt nicht nur theoretisch, sondern die Anstalten führen sie auch in der Organisation der Unterbringung durch. Neue Einrichtungen kommen hinzu. So entspricht dem evolutionistischen Ansatz das Interesse sowohl an der Idiotie als auch an geistigen Störungen der Kinder, und F. Voisin richtet 1833 im Bicêtre eine entsprechende Abteilung ein.[156] G. Ferrus fordert eine Spezialeinrichtung für kriminelle Irre, um sie aus den Gefängnissen und die Anstalten von ihnen zu befreien. Das Irrengesetz von 1838 wendet das napoleonische Prinzip der regionalen sozialen und gesundheitlichen Versorgung der Bevölkerung auch auf die Irren an – die Anstalten sind jeweils für ihr Département gleichsam verantwortlich, d. h. sowohl für die Irren als auch für den Schutz der Öffentlichkeit vor Störungen durch Irre.

Die positivistische, somatisch orientierte Kritik bringt den Irren endlich eine weitere Stufe der Emanzipation, der moralische Aktivismus in der Therapie tritt zumindest zurück. Im Zuge der somatischen Neutralisierung zur Krankheit wird das Irresein aus dem moralischen Zusammenhang der klassischen Unvernunft herausgelöst. Die Patienten werden nicht mehr durch Erregen von Furcht und durch abenteuerliche Quälereien dazu gezwungen, eine moralische Schuld zu akzeptieren, um so auf den Weg der Heilung gebracht zu werden, ohne daß freilich wesentlich andere praktisch-therapeutische Begegnungsformen an die Stelle traten, eher der Glaube an die Wirkung von Organisationsformen. Als F. Leuret 1840 noch einmal die Methode der Einschüchterung und eine sehr schmerzhafte Dusche empfahl, um den Widerstand der Patienten zu brechen und sie zu zähmen[157], galt er bereits allgemein als rückschrittlich.

Allerdings ist das nur die eine Seite. Wie früher schon erörtert, muß es richtiger heißen, daß die Unvernunft des Irreseins einerseits in einer körperlichen Krankheit, lokalisiert wurde, während sie andererseits, namentlich im Fall der Monomanie und ihrer Nachfolger, um so tiefer im Menschen verankert wurde, als Vererbung, Anlage, Konstitution oder frühkindliche Traumatisierung. Was dort als Krankheit vom Menschen abgelöst wurde, wurde hier als Abnormität um so mehr mit ihm identifiziert. Was dort entschuldigt wurde, wurde hier zur Lebensschuld. Das ist nicht nur im juristischen Sinne gemeint. Vielmehr entstand hier ein abstrakter Gegensatz, der in der zweiten Jahrhunderthälfte gerade wegen dieser Abstraktheit sich eignete, in die Dichotomie Klasse vs. Rasse einzugehen, und der nicht wenig zur Entstehung der Degenerationstheorie beitrug.

Schließlich hat das Zurücktreten des moralischen Aktivismus noch eine andere Kehrseite; denn es stand nun zur Debatte, ob auf Grund der somatischen Forschungsergebnisse ein therapeutischer Nihilismus an seine Stelle treten solle. Zwei Wege beschritt man, um dieser zunehmend deutlichen Schwierigkeit Herr zu werden, die beide von der soziologisch-positivistischen Idee der Organisation des Fortschritts vorgezeichnet waren. Einmal verstärkte und systematisierte man die hygienischen Maßnahmen. Ferrus verwirklichte 1833 den Traum Pinels und richtete einen landwirtschaftlichen Betrieb für die Anstalt St. Anne ein, ein oft nachgeahmtes Modell. Aber regelmäßige Arbeit, Arbeitsstundenplan, minutiöse Ordnung des gesamten Tagesverlaufs, gemeinsame Mahlzeiten, Abstimmung der Diät, Regulierung des Schlafes, Gymnastik, Spiele im Freien, Sauberkeit usw. hatten jetzt nicht mehr eine Moralisierung der Irren zum Ziel, sondern ein allgemeines und umfassendes Ordnungsmilieu sollte die Patienten umgeben und sich auf die Dauer ihrem gestörten Organismus ordnend und harmonisierend mitteilen.

Der andere Weg war der der Erziehung. Hier wirkten vor allem die von St. Simon geprägten Buchez, Trélat und Cerise, deren religiös überhöhte sozial-emanzipatorische Aktivität neben dem Proletariat und den Frauen auch den Irren galt. Ph. J. B. Buchez, von Karl Marx mit Lasalle verglichen[158], gab 1825 zusammen mit dem Esquirol-Schüler Trélat eine hygienische Schrift heraus, entwickelte eine evolutionistische Fortschrittslehre und verfaßte *Studien zur Entwicklung des Irreseins*. Er folgt darin Gall und Bichat und sieht die Ideen im Rahmen einer zweifachen objektiven Ordnung: der nervösen Materie und der spiritualistischen Ordnung der Zeichen der Sprache. So wird das Gehirn für ihn zum Organ der Zeichen und damit der menschlichen Produktivität. Irresein entsteht graduell durch Verlust der Selbstbestimmung der Seele aus Gründen organischer Schädigung. Die Therapie des Psychiaters besteht für Buchez außer in hygienischen Maßnahmen in Umerziehung: Man muß sich an die noch gesunden Ideen wenden, um die kranken beeinflussen zu können. Die falschen Bilder müssen mit richtigen konfrontiert und die Vergleichsfähigkeit muß aktiviert werden – eine Technik der Reorganisation, die bis zur Dressur gehen kann.

Andere entfernen sich noch weiter von dem früheren Begriff der Erziehung der Irren im Sinne eines moralischen Schuldeingeständnisses. Zugleich vertraut man mehr und mehr auf die geistige Kraft der Sprache und der Institutionen, die den Körper umzuwandeln und selbst die erbliche Anlage zu modifizieren in der Lage seien.[159] Einen Patienten eine Tätigkeit lehren, heiße, ihn durch das Wort mit der sozialen Wirklichkeit verbinden und auf die Dauer seinen Körper verändern. Dabei legt L. Cerise, der zu den Streitern für Arbeiterassoziationen und Produktionsgenossenschaften gehört, die Betonung auf den zugleich individual- und gesellschaftstherapeutischen Wert der gemeinsamen Arbeit: »Un but d'activité est une source d'idées et de sentiments qui déterminent la production d'un grand nombre de phénomènes d'innervation. [...] Le médecin ne doit pas seulement tenir compte de l'influence physiologique exercée par un but d'activité spécial et individuel; il doit encore tenir compte de celle qui est exercée par un but d'activité, général et social, fondateur et conservateur des nationalités. C'est dans un but commun d'activité que se trouve la raison principale des caractères généraux qui distinguent les peuples, les tribus et les castes.«[160] Die positivistische Tatsachenforschung hat freien Raum geschaffen, der hier von einem zugleich liberal-fortschrittlichen und katholisch-sozialistischen Glauben eingenommen wird, daß der Mensch den von der Wissenschaft erwiesenen Determinismus durch die gemeinsame Verwirklichung des »oeuvre sociale« in seine Selbstbefreiung zu verwandeln vermag. So wird am Ende der Entstehungsphase der Psychiatrie in Frankreich, die mit der Revolution begann, aus dem Glauben an die gesellschaftsverändernde Kraft der Wissenschaft die Emanzipation und Integration der Unvernunft der Irren mit der der Gesellschaft in eins gesetzt, eine Entwicklung, die freilich weniger als in England die Praxis bestimmte.

Die Periode der Entstehung der Psychiatrie in Frankreich läßt sich als beendet ansehen mit dem Erscheinen der ersten nationalen psychiatrischen Zeitschrift, den *Annales médico-psychologiques* (1843), woran Cerise beteiligt war, und der Gründung der ebenso zentralen psychiatrischen Gesellschaft u. a. durch Ferrus, der »Société médicopsychologique« (1847).

Anmerkungen

1 Wettley, »Die Stellung des Geisteskranken in der Gesellschaft des 19. Jahrhunderts«, in: Artelt/Rüegg (Hrsg.), *Der Arzt und der Kranke in der Gesellschaf des 19. Jahrhunderts*. Die Autorin ist die erste in Deutschland, die Foucault berücksichtigt. Indessen stellt sie sich dennoch kaum der These, in der traditionell als philanthropisch gefeierten Irrenbefreiung auch den modifizierten, den bürgerlichen Verhältnissen angepaßten Zwang zu sehen. Zudem will es nicht recht einleuchten, das besonders rigorose Arbeitsethos in den Ausgrenzungseinrichtungen

gerade Frankreichs – à la Max Weber – vor allem aus dem Protestantismus zu erklären (vgl. S. 53).

2 »Sie hatten die Gewalt in Sachen der Autorität, der Leitung, der Verwaltung, des Handels, der Polizei, der Rechtsprechung, der Zwangserziehung und der Bestrafung.« (Foucault, S. 59)

3 Habermas, *Strukturwandel*, S. 81 f.

4 A.a.O., S. 83.

5 Vgl. hierzu Bodamer, *Zur Phänomenologie des geschichtlichen Geistes in der Psychiatrie*, S. 303; Rothschuh, »Vom Spiritus animalis zum Nervenaktionsstrom«, S. 2966; sowie Müller-Hill, *Die Philosophen*, S. 57 ff.

6 Temkin, »Materialism in French and German Physiology«, S. 322 f.

7 Eine ähnliche Bewegung der Einbeziehung der Seele in die medizinische Theorie fanden wir bei Whytt. Aber er beschränkte sich mehr auf die Analyse des Nervensystems und förderte so ein neurologisches Modell der Medizin, wie Cullen es dann ausführte. Dagegen erfolgt von Montpellier aus die Analyse aller Organe und Gewebe des Körpers, womit eine breitere anatomisch-physiologische Basis für die Medizin des 19. Jahrhunderts gelegt wird.

8 Rosen, »The Philosophy of Ideology«, S. 328–331. Die Methode Condillacs, den Diderot »Locke perfecté« nannte, ist hier beschrieben nach E. B. de Condillac, *Essai sur l'origine des connaissances humaines*, 2 Bde., 1746/54, in: Beck (Ed.), *18th-Century Philosophy*, S. 167–170.

9 Holbach, P. H. D., *Système de la nature ou des lois du monde physique et du monde moral*, in: Lenk, *Ideologie*, S. 69–73.

10 Zit. nach Foucault, S. 104 f.

11 Habermas, *Theorie und Praxis*, S. 234; vgl. auch Lieber, S. 6 f. u. 60–62.

12 Habermas, a.a.O., S. 235.

13 Marx, *Thesen über Feuerbach*, S. 593.

14 Rousseau war daher eines der beliebtesten Objekte des psychiatrischen (und häufig ressentiment-geladenen) Genres der »Pathographie« über bedeutende Persönlichkeiten, das am Ende des 19. Jahrhunderts seinen Höhepunkt hatte.

15 Hauser, S. 80.

16 Koselleck, *Kritik und Krise*, S. 133.

17 Hauser, S. 77.

18 Koselleck, S. 143.

19 Diesen Natur-Begriff interpretiert Lukács: *Geschichte und Klassenbewußtsein*, S. 148–154, so: »Natur bedeutete hier echtes Menschsein, das wahrhafte, von den falschen, mechanisierenden Formen der Gesellschaft freigewordene Wesen des Menschen: den Menschen als in sich vollendete Totalität, der die Zerrissenheit in Theorie und Praxis, in Vernunft und Sinnlichkeit, in Form und Stoff innerlich überwunden hat oder überwindet; für den seine Tendenz, sich Form zu geben, nicht eine abstrakte, die konkreten Inhalte beiseite lassende Rationalität bedeutet; für den Freiheit und Notwendigkeit zusammenfallen« (S. 151). Vgl. auch Hauser, S. 77 f.

20 Daher: »Die volonté générale ist eher ein Konsensus der Herzen als der Argumente« (Habermas, *Strukturwandel*, S. 113).

21 Rousseau, *Discours sur les sciences et les arts*, in: Beck (Ed.), *18th-Century Philosophy*, S. 151–163.

22 »Vor Rousseau sprach ein Dichter, außer in gewissen Formen der Lyrik, nur indi-

rekt von sich, nach ihm sprach er kaum mehr von etwas anderem und tat es in der ungeniertesten Weise. Seither entstand erst jener Begriff der Erlebnis- und Bekenntnisliteratur, der auch für Goethe maßgebend war, als er von seinen Werken erklärte, daß sie alle nur die ›Bruchstücke einer großen Konfession‹ seien.« (Hauser, S. 78 f.)

23 Rousseau, *Bekenntnisse*, S. 316 ff.

24 Starobinski, *Geschichte der Melancholiebehandlung*, S. 86 u. 60. Zugleich wurde durch Rousseau die mehrfache Widersprüchlichkeit einer so verstandenen Psychiatrie sichtbar: Ist sie rationale Wissenschaft, kommt sie an den ersten Widerspruch in der Rede von den »Gesetzen des Herzens«, die gerade nach Rousseau dem rationalen Gesetzesbegriff unzugänglich sind. Zum zweiten ist der Gegenstand der Psychiatrie zudem Abweichung von den irrationalen Herzensgesetzen, also Irrationalität des Irrationalen. Endlich ist Psychiatrie als Praxis einem dritten Widerspruch ausgesetzt, soweit ihr Rousseaus Konzept immanent ist. Nicht nur daß es aus gesellschaftlichem Bedürfnis ärztliche Pflicht wird, rationale Mittel auch gegen rational gänzlich Unbekanntes zu wissen; mit Rousseau akzeptiert die rationale Wissenschaft, daß ein großer Teil der Störungsursachen in ihr selbst, in zu großer Rationalität, liegt. Kein Wunder, daß eine Wissenschaft, die so mehrfach gedrängt wird, zugleich Anti-Wissenschaft zu sein, ihre Zuflucht oft dazu nimmt, durch irrational-unmittelbare Mittel der Idee des irrational-unmittelbaren »natürlichen Menschen« entsprechen zu wollen, meist verbunden mit zugleich antikapitalistischer und antiliberaler Gesellschaftskritik, während der englischen Psychiatrie ihre historische Phase unverloren bleibt, in der sie die liberal-kapitalistische Gesellschaftsordnung und die psychischen Störungen positiv identifizierte.

25 Pomme, *Traité des affections vaporeuses.*

26 Buchoz, P.-J., »Mémoire sur la manière de guérir la mélancholie par la musique«, in: F.-N. Marquet, *Nouvelle méthode facile et curieuse, pour connoitre le pouls par les notes de la musique*, 2. Aufl., Amsterdam 1769; zit. nach Starobinski, S. 85 f.

27 Lorry, *De melancholia et morbis melancholicis.*

28 Tissot, *Traité des nerfs et de leurs maladies.*

29 Hierzu und zu einer ähnlichen Interpretation Tissots vgl. Foucault, S. 151, 155 f., 186.

30 Saint-Pierre, B. de, *Oeuvres*, Bd. III, Paris 1818, S. 11 f., zit. nach Foucault, S. 192 f.

31 Pressavin, *Nouveau Traité des Vapeurs*, Vorwort.

32 Zu Mesmer vgl. u. a. Kaech, »Der Mesmerismus«, und Leibbrand, *Romantische Medizin*, S. 126–133.

33 Die Psychiatrie kennt drei fundamentale Emigrationen, die eine Reihe sicher nicht zufälliger Gemeinsamkeiten haben: alle nahmen die Richtung von Deutschland ins westliche Ausland, waren erzwungen, standen u. a. mit dem Vorwurf des Materialismus in Zusammenhang und führten dazu, daß die angeschuldigten Lehren erst in den westlichen Ländern zur vollen Entfaltung kamen; sie wirkten von dort später auf Deutschland zurück, wo das Verhältnis zu ihnen aber stets ein gebrochenes blieb. Es handelt sich um Mesmer, Gall und Freud.

34 Auch der Arzt und spätere jakobinische »Volksfreund« J. P. Marat schrieb 1784 ein »Mémoire sur l'electricité medicale« über dieses Thema.

35 Wie sehr das Phänomen des Mesmerismus ein allgemeines war, sei einmal durch

den Verweis auf Swedenborg angedeutet, den auch das Körper-Seele-Problem zum Spiritualismus führte. Daß dem ein Bedürfnis gerade des gehobenen Publikums entsprach, zeigt der Erfolg des Geisterbeschwörers Cagliostro (Balsamo) an den europäischen Höfen, der 1785 durch eine Betrugsaffaire den Autoritätsverfall der französischen Monarchie drastisch zu demonstrieren half. Endlich ist an den Priester J. J. Gasner zu erinnern, der in dieser Zeit nicht geringe Resonanz mit seinen Exorzismen und Dämonenaustreibungen von Besessenen fand.

36 Dabei ist der Streit müßig, ob das Wiedererwachen des Spiritualismus der Aufklärung selbst anzulasten ist, wie zumal die Gegenaufklärer meinen, oder ob es sich um eine Gegenwirkung der restaurativen Kräfte handelt, wie die Aufklärer selbst es verstanden, so Voltaire: »Je weiter die Vernunft fortschreitet, desto mehr knirscht der Fanatismus mit den Zähnen« (Kaech, S. 3819). Der den Magnetismus bezweifelnde Naturwissenschaftler Berthollet wurde von Mesmer-Anhängern fast erwürgt (Kaech, S. 3833). Der Streit ist nur im Rahmen der Bewegung der sich entfaltenden bürgerlichen Gesellschaft zu diskutieren.

37 Vgl. z. B. Glassner, *Reality Therapy*, oder O. H. Mowrer, »The Basis of Psychopathology: Malconditioning or Misbehavior?« *J. Ass. Women, Deans and Couns.* 29:51–8, 1966.

38 Plessner, *Die verspätete Nation*, S. 74.

39 »Dies ist die Qual all der effeminierten Wesen, die Untätigkeit in gefährliche Sinnlichkeit trieb und die, um sich der von der Natur auferlegten Mühsal zu entledigen, bereitwillig alle trügerischen Meinungen in sich aufnahmen. Auf diese Weise sind die Reichen bestraft für den erbärmlichen Nutzen, den sie aus ihrem Reichtum ziehen.« (Mercier, *Tableau de Paris*, Bd. III, S. 199)

40 Brissot de Warville, *Théorie des lois criminelles*, Bd. I, S. 79: »La mendicité est le fruit de la misere qui est elle même produite par mille accidents survenus, soit dans les productions de la terre, soit dans le produit des manufactures, soit dans le haussement des denrées, dans un excédent de population, &c.« (»Die Bettelei ist das Ergebnis der Armut, und diese wiederum hat ihre Gründe: im Stand der Landwirtschaft, in der Produktivität der Manufakturen, in der Steigerung der Gebrauchsgüterpreise, in der Expansion der Bevölkerung etc.«).

41 Habermas, *Strukturwandel*, S. 110 f.

42 Eckert, *Der Merkantilismus*, S. 45.

43 Mercier, *Tableau de Paris*, Bd. VIII, S. 1 f.

44 »Wie alle, wußte ich, daß das Bicêtre zugleich Krankenhaus und Gefängnis war; was ich aber nicht wußte, war, daß das Krankenhaus eingerichtet war, Krankheiten zu züchten, das Gefängnis, Verbrechen zu nähren.« (Mirabeau, H., *Observations d'un voyageur anglais*, S. 4).

45 Zu de Sade vgl. Foucault, S. 210 u. 227 f.

46 A.a.O., S.204.

47 Wenn Foucault hier (S. 205 f.) ein Wiederauftauchen der Funktion der mittelalterlichen Leprastationen sieht, geht er freilich über die – ökonomisch wie wissenschaftlich – völlig andere Situation hinweg. Der »Fortschritt« der ärztlichen Zuwendung zu den Irren und anderen Internierten ist – so problematische Implikationen er enthalten mag – sowohl in der subjektiven Absicht als auch im objektiven Erfolg gegeben und läßt sich nicht schlechthin in eine »strange regression« verkehren.

48 Saussure, »French Psychiatry«, S. 1226.

49 »Es ist nur zu wahr, daß diejenigen von der Gesellschaft ausgegrenzt bleiben müssen, die die Vernunft verloren haben.« (Mirabeau, *Des Lettres de Cachet*, Bd. I, S. 267).

50 Mirabeau, V., *L'ami des hommes*, Bd. II, S. 415.

51 »Die Armen sind die eigentlich Wirkenden dieser großen Kräfte [Produktionsmittel, K. D.], die die wahre Stärke eines Volkes ausmachen.« (Récalde, *Traité sur les abus qui subsistent dans les hôpitaux*, S. III).

52 Habermas, *Strukturwandel*, S. 110.

53 Hofmann, *Ideengeschichte*, S. 38.

54 »Ich konnte mich der Betroffenheit und des Mitgefühls nicht erwehren, als ich eine solche Menge Unglücklicher sah, angekettet in ihrer Einzelzelle, ohne eine andere Ursache, wie man mir Auskunft gab, als die Sonderlichkeit ihrer Lebensführung oder die Überspanntheit ihres Verhaltens.« (R. Jones, *An Inquiry into the Nature, Causes, and Termination of Nervous Fevers*, Salisbury 1789; zit. nach Leigh, S. 73 f.).

55 Koselleck, »Staat und Gesellschaft in Preußen«, in: Wehler (Hrsg.), *Moderne deutsche Sozialgeschichte*, S. 55 f.

56 Panse, *Das psychiatrische Krankenhauswesen*, S. 20.

57 Wyrsch, *Zur Geschichte und Deutung der endogenen Psychosen*, S. 12.

58 Kraepelin, »Hundert Jahre Psychiatrie«, S. 161 ff.

59 Gruhle, »Geschichtliches«.

60 Wyrsch, ebd.

61 Ackerknecht, *Kurze Geschichte der Psychiatrie.*

62 Leibbrand/Wettley, S. 421 ff.

63 Ey, *Etudes Psychiatriques*, Bd. I.

64 Vgl. Leibbrand/Wettley, S.657, die sich für ihre Berichtigungen auf eine med. Diss. von W. Lechler, München 1960, stützen.

65 Ey, S. 30.

66 Saussure, »Philippe Pinel», in: Kolle (Hrsg.), *Große Nervenärzte*, Bd. I, S. 220; Foucault, S. 236 f.

67 Foucault, S. 237 f.

68 So das Maison de St. Lazare in Paris, das von St. Vincent de Paul 1632 gegründet worden war.

69 »[...] für verhindernde Maßnahmen gegenüber skandalös-schädlichen Zwischenfällen, die durch freigelassene Irre verschuldet werden können« (Laehr, *Gedenktage*, S. 102).

70 Rosen, »The Philosophy of Ideology«, S. 336–338 sowie Leibbrand/Wettley, S. 658 f.

71 Rosen, a.a.O., p. 328–335.

72 Sudhoff, *Kurzes Handbuch der Geschichte der Medizin*, S. 334. Daß Bichat sich nicht auf Cabanis bezieht, liegt daran, daß sein klinischer Positivismus bereits dezidiert antirevolutionär ist, während Cabanis sich stets von der Revolution her verstanden hat.

73 Vgl. hierzu Ackerknecht, *Kurze Geschichte*, S. 35; Leibbrand/Wettley, S. 403 bis 410; Ey, S. 44 f.

74 Cabanis, *Rapports*, Bd. I, S. 6 f.

75 An diesem Punkt setzt Adornos *Negative Dialektik* die Kritik über die *Dialektik der Aufklärung* hinaus fort.

76 Heine nennt Destutt de Tracy, den anderen Führer der Ideologen-Schule, den Fichte des Materialismus. Vgl. Temkin, »The Philosophical Background of Magendie's Physiology«, S. 15.

77 Cabanis, Bd. II, S. 440–456.

78 Hierzu Rothschuh, »Vom Spiritus animalis zum Nervenaktionsstrom«, S. 2970. Es versteht sich, daß Cabanis im Streit um den Galvanismus begeistert für die »Identitätslehre« Galvanis (1791) und A. v. Humboldts (1797) votiert, die die Ideen der Polarität und der Identität der deutschen Romantik wesentlich anregte: indem man den Muskel als eine Art Leidener Flasche mit positiver und negativer Elektrizität nahm, glaubte man an eine Identität zwischen Elektrizität und Nervenfluidum, Nervenkraft und letztlich dem Leben selbst.

79 Cabanis, Bd. II, S. 593 ff. Schopenhauer wird sich auf Cabanis stützen, um schon die Gravitationskraft als primordiale Form des menschlichen Willens erscheinen zu lassen. (Temkin, »The Philosophical Background ...«, S. 15).

80 Cabanis, Bd. II, S. 513 f.

81 A.a.O., S. 491–492, hier in Übers. v. Starobinski, S. 86.

82 Zur Naturalisierung des Utopischen bei Destutt de Tracy, vgl. Lieber, S. 63.

83 *Soziologische Exkurse*, S. 167.

84 Vgl. Leibbrand/Wettley, S. 656 ff.; Saussure, »French Psychiatry«, S. 1222; ders.: »Philippe Pinel«, in: Kolle (Hrsg.), S. 216 ff.

85 Rosen, »The Evolution of Social Medicine«, S. 17 ff.

86 Hier zitiert nach der noch im selben Jahr erschienenen deutschen Übersetzung: *Philosophisch-medizinische Abhandlungen über Geistesverwirrung oder Manie*. In dieser Zeit erreicht die Geschwindigkeit der Übersetzungen namentlich aus dem Französischen ins Deutsche ein heute unbekanntes Ausmaß. Freilich bestand schon während des ganzen 18. Jahrhunderts ein an den Übersetzungen ablesbarer, intensiverer geistiger Austausch zwischen Frankreich und Deutschland als zwischen England und Deutschland, was offenbar mit dem Abstand der Gesellschaftsentwicklung zusammenhängt.

87 Pinel, S. 44–47.

88 A.a.O., S. 322 f.

89 Rosen, »The Philosophy of Ideology«, S. 332.

90 Lesky, »Die Spezialisierung«, S. 1019. Die Autorin weist nach, daß die Entwicklung der medizinischen Disziplinen mehr von diesen soziologischen Voraussetzungen abhängt als von technischen Erfindungen. So wurde etwa 1841 in einer deutschen Kleinstadt das Prinzip des Ohrenspiegels entdeckt und auch beschrieben. Aber erst als er in den 1860er Jahren von A. Politzer in der Großstadt Wien wiederentdeckt wurde, konnte auf der Basis der vorhandenen Massen, der Armenbehandlung, von hier aus das Spezialfach Otologie entwickelt werden. Leider beschreibt auch Lesky die »Philanthropie« als »Zeitstimmung« isoliert von den ökonomischen und sozialen Beziehungen der betreffenden Gesellschaft und bleibt damit bei dem abstrakten, üblichen Schema des sozioökonomisch-kulturellen Dualismus, worunter vor allem die Erklärung der Entstehung der Psychiatrie leidet.

91 Pinel, S. 1–8. Kaum vorstellbar, wie anders die Psychiatrie sich entwickelt hätte, wäre Pinel bezüglich seiner Beobachtungsbedingungungen noch konsequenter gewesen, d. h. hätte er psychisch kranken Menschen nicht nur frei von Ketten, sondern auch frei vom Krankenhaus in ihren normalen Lebensumständen beobachten wollen.

92 Auch daß Pinel das Irresein von der Manie aus analysiert und nicht von den leichteren und näher beieinanderliegenden Formen der Melancholie und der nervösen Störungen aus, bezeichnet den Bruch gegenüber dem Bisherigen.

93 Auch heute noch wird in der Hochschulpsychiatrie die Anfälligkeit für psychische Störungen in der Verteilung auf die verschiedenen Fakultäten ähnlich gesehen, womit freilich noch nichts über die diese »Tatsache« bedingenden Faktoren gesagt ist.

94 Anfangs hatte sich Pinel – wie Locke und Condillac – geweigert, den Ausbruch einer solchen dem Verstand entzogenen Spontaneität für möglich zu halten; offenbar war es aber tatsächlich der Anschauungsunterricht der Revolution und der vielen impulsiven, rational nicht faßbaren Gewalthandlungen, der ihn umlernen ließ und der so mit der »manie sans délire« das theoretische Kernstück des Paradigmas der französischen Psychiatrie erzeugte. Unter den vielen Belegen für die Existenz dieser Krankheitsform findet sich Pinels Schilderung einer bezeichnenden Szene: In der Zeit der Gefängnismassaker drang ein revolutionärer Trupp ins Bicêtre ein, um Opfer der feudalen Tyrannei zu befreien, die möglicherweise unter den Irren verborgen gehalten waren. Sie fanden in der Tat jemanden, mit dem sich das vernünftigste Gespräch führen ließ, der kein Zeichen von Wahn bot und der sich bitter über das Unrecht seiner Existenz in Ketten beschwerte. Die Revolutionäre befreiten ihn triumphierend und schickten sich an, stattdessen den suspekten, offenbar volksfeindlichen Anstaltsdirektor zu verhaften oder gleich zu erdolchen. Der Befreite jedoch, von dem Tumult irritiert, entriß dem Nächsten den Dolch und ließ seinem plötzlich ausbrechenden Blutrausch freien Lauf, bis er entwaffnet und wieder angekettet werden konnte. Nicht ohne Genugtuung kostet Pinel hier schon den Sieg wissenschaftlicher Autorität aus über das, was ihm als naive Verabsolutierung rationalen Befreiungswillens gefährlich erschien. (Pinel, S. 164 ff.)

95 Nur wenn man, wie Foucault (a.a.O., S. 255 ff.), Pinels Kernproblem der »manie sans délire« ausklammert, kann man zu der These kommen, daß die bürgerliche Gesellschaft die Herrschaft des Schweigens über die Irren vervollständigt habe. Es versteht sich, daß Schopenhauer diese Krankheitsfrom als Beleg für seine voluntaristische Philosophie heranzieht. (*Welt als Wille und Vorstellung*, Bd. II, Kap. 32).

96 Im Bicêtre wurde auch die Effektivität der Guillotine zum ersten Mal erprobt.

97 Panse, S. 20.

98 So z. B. bei Haisch, »Irrenpflege in alter Zeit«, S. 3149.

99 Habermas, *Theorie und Praxis*, S. 70–75.

100 Ideler, *Grundriß der Seelenheilkunde*, Bd. II, S. 99.

101 Pinel bezieht diese emphatisch vorgetragenen Wunschvorstellungen vor allem aus Berichten über das spanische Hospital in Saragossa, wo sich ein ähnliches System seit der Zeit der Araber erhalten hatte.

102 Starobinski, S. 65; die angeführten Behandlungsbeispiele stammen z. T. nicht aus dem hier interpretierten Hauptwerk Pinels, sondern aus seinem Artikel »Mélancolie« in: *Encyclopédie méthodique*.

103 Dies geriet bei Pinels Nachfolgern oft genug in Vergessenheit und wurde als besondere Gabe des Arztes selbst interpretiert, wie Foucault (a.a.O., S. 275) zu Recht bemerkt.

104 Starobinski, S.70.

105 Comte, »Sommaire appréciation de l'ensemble du passé moderne« in: Anhang zu *Système de politique positive*, Bd. 4, S. 41. Wo immer die Industrielle Revolution stattfindet, bedarf sie eines neuen Menschentyps, des Industriearbeiters, und bemüht sich, hierfür geeignete Menschen zu finden und sie von anderen zu trennen. Daher wird insbesondere die Trennung der Armen von den Irren jetzt notwendig, daher auch die Schaffung spezieller Einrichtungen für beide Gruppen, der Fabriken und der Irrenanstalten. Denn der neue Menschentyp des Industriearbeiters soll folgende Eigenschaften haben: arm, also bedürfnislos und billig; frei, also nur dem Industriebetrieb verpflichtet; gleichartig, also ohne große individuelle Besonderheiten; zuverlässig, also fähig, unentwegt dieselben Handgriffe zu tun; und vorausberechenbar in den Verhaltensweisen, um wie die Maschinen längerfristige Betriebskalkulation zu ermöglichen. Namentlich das hohe Ausmaß an individueller Unterschiedlichkeit und Besonderheit und die Weigerung, sich im Handeln vorausberechnen zu lassen, lassen die Irren in den Augen der Unternehmer als ungeeignet erscheinen für die Fabrikarbeit, grenzen sie aus dem Anspruch der absoluten Verfügbarkeit des Menschen und damit aus der industriellen Tätigkeit aus.

106 Rosen, »Evolution of Social Medicine«.

107 Das steht vor allem in Kontrast zu Deutschland, wo der größte Teil der Psychiater im 18. und 19. Jahrhundert in ungebrochener Tradition und ohne Anzeichen zunehmender sozialer Mobilität stets Beamtenfamilien entstammt.

108 Zur Biographie Esquirols z. B. Ey, in: Kolle (Hrsg.), *Große Nervenärzte*, Bd. II, S. 87–97.

109 Zit. nach Haisch, »Irrenpflege«, S. 3148.

110 Laehr, *Gedenktage*, S. 88 f.

111 Zu diesem Gesetz vgl. Wettley, »Die Stellung des Geisteskranken«, in: Artelt/Rüegg (Hrsg.), *Der Arzt und der Kranke*, S. 64; Panse, S. 145–148 u. 620 f. Ey (S. 14) kommentiert kritisch: mit diesem Gesetz habe die bürgerliche Gesellschaft nur einen Unruheherd beseitigen und sich selbst sichern wollen, d. h. sie habe ihr Gewissen beruhigt, die wirklichen Bedürfnisse der Irren jedoch nur verdeckt.

112 Esquirol, *Des maladies mentales*, 2 Bde., Paris 1838, hier zit. nach der deutschen Übersetzung.

113 Comte, *Discours sur l'ésprit positif*, S. 24–27.

114 Vgl. Comtes Zustimmung zu de Maistres politisch gemeintem Satz »Alles, was notwendig ist, besteht« (Comte, *Soziologie*, I. Bd., S. 360).

115 Esquirol, Bd. I, S. 9–12 u. 30. Ähnlich Comte mit seinem Akzent auf dem Übergewicht der fühlenden Fähigkeiten und Leidenschaften in der Natur des Menschen (*Soziologie*, Bd. I, S. 396 u. 399).

116 Esquirol, Bd. II, S. 210.

117 Esquirol, Bd. I, S. 31–34.

118 Es ist daran zu erinnern, daß Frankreich nach der Revolution z. B. die ersten Technischen Hochschulen in Europa besitzt, die ein wesentliches Instrument des sozialen Aufstiegs sind.

119 Für diese und andere Behauptungen hat Esquirol fast immer statistische Beweise zur Hand, die von jetzt ab Kriterium für den Anspruch der Wissenschaftlichkeit in der Psychiatrie sind. Jedoch wurde die Statistik bald auch zum anstaltspolitischen Instrument der Psychiater: Wer die größeren Heilungsquoten für seine

Anstalt zahlenmäßig nachweisen konnte, hatte die besten Chancen im Konkurrenzkampf, nicht nur um die Privatpatienten, sondern auch um die Vergebung öffentlicher Mittel (Panse, S. 25).

120 Esquirol, Bd.I, S. 21–31.

121 Comte, *Discours*, S. 29.

122 Ders., *Soziologie*, Bd. I, S. 350.

123 Esquirol, Bd. I, S. 67.

124 A.a.O., Bd. I, S. 308.

125 A.a.O., Bd. I, S. 281–300.

126 A.a.O., Bd. I, S. 59.

127 A.a.O., Bd. II, S. 158.

128 A.a.O., Bd. I, S. 112–122.

129 Ey, S. 35–38; hier zeigt sich allerdings auch die Unfruchtbarkeit der von Bergson beeinflußten Polarität Eys zwischen Mechanizismus und Dynamismus, denn Esquirol erklärt seinen Halluzinationsbegriff immerhin eher dynamistisch, als energetischen Exzeß.

130 Esquirol, Bd. I, S. 238 ff.

131 A.a.O., Bd. I, S. 238 ff.

132 A.a.O., Bd. II, S. 2 ff.

133 A.a.O., Bd. II, S. 379; zur Mordmonomanie ebd. S. 50 bis 56 und S. 349 bis 379; eine historische Darstellung des Problems der Monomanie bzw. der »moral insanity« von der juristischen Seite gibt Berthold: *Die Entwicklung der moral insanity*.

134 »Es gibt Blöd- und Schwachsinnige des Herzens wie solche der Intelligenz.« (Zit. nach Leibbrand/Wettley, S. 433.)

135 Die zugleich versachlichende und humanisierende Bewegung, die Irren nicht als personal Schuldige, sondern als körperlich Kranke zu sehen, verdichtet sich symbolisch in der Bettenbehandlung, die der belgische Irrenreformer J. Guislain (1797–1860) einführte, der ab 1829 die Anstalt in Gent reformierte, dort Vorlesungen über Psychologie, Hygiene und ab 1850 über Psychiatrie hielt und die Idee der Einheitspsychose (alle Krankheitsformen sind nur Phasen eines Prozesses) in die europäische Diskussion brachte.

136 Dies geschah z. B. auch mit den Führern der Münchener Räterepublik. Soweit sie nicht zuvor schon umgebracht worden waren, wurden sie »begutachtet« u. a. von Kraepelin oder E. Kahn, »Psychopathen als revolutionäre Führer«.

137 Wettley, »Die Trieblehre Comtes«, S. 51.

138 Comte, *Soziologie*, Bd. III, S. VI f.

139 Hauser, S. 283.

140 A.a.O., S. 286.

141 Esquirol,Bd. II, S. 15.

142 Zu Gall vgl. Kirchhoff, *Deutsche Irrenärzte*, Bd. I, S. 22–24; Hunter/Macalpine, S. 711–716; Leibbrand/Wettley, S. 456–461.

143 Gall, *Philosophisch-medicinische Untersuchungen über Natur und Kunst*, Bd. I, S. 673. Daß hier schon die Basis des Späteren angelegt ist, zeigt sich etwa darin: »Bleibt es doch eine ewige Wahrheit, daß kein Thier und kein Mensch je etwas gelernt oder sonst sich zugeeignet habe, wozu er keine angebohrne Fähigkeit, keine natürliche Anlage hatte.« (S. 128.)

144 Gall, *Sur les fonctions du cerveau et sur celles de chacune de ses parties*.

145 »Probleme und Ergebnisse der Psychologie«, S. 34–39. Gall hat bereits seine Schrift von 1791 auch als »medicinische Psychologie« bezeichnet.

146 Broussais, *De l'irritation et de la folie.*

147 Wie selbstverständlich den Phrenologen ihre Lehre nicht nur Natur-, sondern auch praktische Sozialwissenschaft war, zeigt der Vorschlag Broussais an die Julimonarchie, alle Kandidaten des neu zu bildenden Beamtenkörpers einem kraniologischen Test zu unterziehen, um ungeeignete Anwärter ausscheiden zu können – womit ein so faszinierender wie fragwürdiger Weg technokratischer Gesellschaftsplanung beschritten war. (Wettley, »Die Trieblehre Comtes«, S. 37 f.)

148 Bayle, A. L. J., *Recherches sur les maladies mentales*, Paris 1822. Die für diese Entdeckung notwendige Zusammenschau bislang heterogener Phänomene konnte zu dieser Zeit nur im anatomisch interessierten Charenton, Bayles Arbeitsort, gelingen; zur selben Zeit arbeitete man in der Salpêtrière zwar auch an diesem Problem, konnte aber zu seiner Lösung nicht kommen, da hier – unter der Direktion Esquirols – die Hypothesen zu ausschließlich psychologisch vorentschieden waren. (Leibbrand/Wettley, S. 447 f.)

149 Die Entdeckung der Beziehung eines psychopathologischen Syndroms zu einer spezifischen äußeren Ursache war schon zuvor in England – im Fall der Pellagra und des delirium tremens (s. d.) – gelungen; Haslam hatte zudem immerhin einen Zusammenhang von Demenz und Lähmung 1798 beschrieben.

150 Comte, *Soziologie*, Bd. I, S. 349.

151 A.a.O., Bd. I, S. 355–357.

152 A.a.O., Bd. I, S. 353 u. 357.

153 Georget, *De la folie.*

154 Voisin, *De causes morales et physiques des maladies mentales.*

155 »Der freie Wille ist der einzige Berührungspunkt zwischen Gott und Mensch. Ohne Zweifel ist der Wille die unbegreiflichste intellektuelle Leistung; er widersteht jeder Analyse: wie das Leben ist er oder ist er nicht; er ist das Schicksal des Menschen, das aber zugleich darin besteht, daß er Herr des Wollens ist. Fatalismus ist nur Ignoranz über sich selbst. Die Irren können nicht mehr wollen, sie sind schlimmer als nichts, sie sind das verlebendigte Nichts.« (S. Pinel, *Physiologie de l'homme aliéné, appliquée à l'analyse de l'homme social*, S. 229 f.) – Anihilierung der Irren wird zu einer der möglichen Konsequenzen des soziosomatischen Positivismus.

156 Zehn Jahre später faßt Voisin seine Erfahrungen in diesem Bereich, der vor allem von pädagogischer Relevanz ist, zusammen in: *De l'idiotie chez les enfants.*

157 Leuret, *Du traitement moral de la folie.* In Deutschland dagegen findet gerade Leuret in dieser Zeit noch Zustimmung.

158 Mehring, *Geschichte der deutschen Sozialdemokratie*, S. 678; zu Buchez im übrigen vgl. Leibbrand/Wettley, S. 523 f. und 669.

159 Cerise, *Des fonctions et des maladies nerveuses*, S. 1–2.

160 »Ein Arbeitsziel ist eine Quelle von Ideen und Gefühlen, die die Produktion einer großen Zahl von Innervationsphänomenen lenken. Der Arzt hat nicht nur die physiologische Wirkung eines besonderen individuellen Arbeitszieles zu berücksichtigen, sondern auch die eines allgemeinen sozialen, das Nationen schafft und erhält. In einem gemeinsamen Arbeitsziel liegt die entscheidende Erklärung der Charakterzüge, die die Völker, Stammesverbände und Klassen unterscheiden.« (Cerise, S. 169.)

IV. Deutschland

1. *Merkantilismus und Bildungsbürgertum*

Nicht anders als in England und Frankreich beginnt in Deutschland das gesellschaftliche Sichtbarwerden der Irren im Zusammenhang mit dem Prozeß, in dem die bürgerliche Forderung nach ökonomischer und politischer Freiheit zum Bedürfnis nach relativer Freisetzung disponibler Massen führt und in dem zur selben Zeit eine literarische Öffentlichkeit sich etabliert, die in Fortsetzung der und zugleich gegen die Aufklärung sich romantisch der eigenen Innerlichkeit und deren Unvernunft zuwendet. Die historischen Bedingungen Deutschlands, genauer: der zahlreichen deutschen Kleinstaaten, modifizieren freilich diese Entwicklung, verzögern die Konstituierung eines psychiatrischen Paradigmas in diesem Land und bewirken eine Art Moratorium, das Zeit läßt für eine eigenartige und höchst ambivalente »Vertiefung« des Verhältnisses zwischen bürgerlichen Wissenschaftlern, dem Staat und den armen Irren, an deren bisherigem Ende sehr Unterschiedliches steht – auch die psychiatrische Ermordung der psychisch Kranken.

a) Peuplierungspolitik und Differenzierung der Ausgegrenzten

Auch die deutschen Staaten wurden im Namen der Aufklärung von der europäischen Welle der Ausgrenzung der Armen, Bettler, Vagabunden, Asozialen, Unmoralischen, Lustsiechen, Waisen, Irren und sonstigen der Vernunft widersprechenden Existenzen erfaßt. Im Gegensatz zu den westlichen Ländern waren die eliminierenden Einrichtungen aufgrund der einzelstaatlichen Unterschiede ungemein vielgestaltig. So gab es etwa Zucht-, Korrektions-, Verwahrungs- Versorgungs-, Arbeits-, Waisen-, Findel-, Fremden-, Narren- und Tollhäuser. Das System breitete sich in dem Maße aus, wie die aufgeklärt-absolutistischen Fürsten Heer und Beamtentum zum Rückgrat ihrer Staatswesen machten, wie sie als Landesväter und mit Hilfe der Bürokratie die öffentliche und die privat-familiäre Ordnung nach vernünftigen Maximen zu reglementieren trachteten und wie sie als »erste Unternehmer« ihres Landes, wiederum gestützt auf ihre Beamten, ihre Untertanen zu maximaler Arbeitsamkeit als sittlicher Pflicht zu erziehen und dadurch merkantilistisch den größtmöglichen Reichtum aus ihrem Besitz an Land und Leuten zu erwirtschaften suchten.

Die Internierungsmaßnahmen müssen gerade in Deutschland unter dem Aspekt der Peuplierungspolitik gesehen werden, weil hier die bevölkerungspolitische und ökonomische Katastrophe des Dreißigjährigen Krieges noch bis weit ins 18. Jahrhundert hinein zu spüren war und weil die deutschen Staaten ihre vergleichsweise geringe Ausdehnung nur durch die Zahl der Menschen ausgleichen konnten, wollten sie in der europäischen Politik mitreden. Hierfür und für den Aufbau einer autarken Wirtschaft war es erforderlich, die Untertanen, soweit möglich und wenn nötig durch Zwang, in Ehepaare, Arbeiter, Steuerzahler und Soldaten »zu verwandeln«. Dabei ging es auch hier um die »Polizierung« der Ausgegrenzten, der Reservearmee der Asozialen, die zumal in den geistlichen Territorien über 25 % der Bevölkerung ausmachten.[1] Es ist zu berücksichtigen, daß diese Schicht durch alle jene immer wieder Zuwachs erhielt, die durch eine Fülle von Unglücks- oder Wechselfällen stigmatisiert waren: Abgebrannte, Krüppel, Kranke – darunter Irre –, Kriegsverletzte, Alte, Witwen, Waisen, abgedankte Soldaten oder Offiziere sowie durch die Justiz am Körper Bestrafte. Zwei Umstände traten hinzu. Einmal wurde diese soziale Unterschicht dem bürgerlichen Publikum in dem Maße sichtbar, in dem Klöster, Stifte und andere geistliche Besitztümer aufgelöst wurden und daher nicht mehr wie bis dahin einen großen Teil der Bettler absättigten. Zum anderen zerfielen auch die übrigen gesellschaftlichen Strukturen, die seit dem Mittelalter Not und Unglück aufzufangen und erträglich zu machen suchten: die genossenschaftlichen Stützen in Berufsverband, Zunft und Nachbarschaft. Dies war zudem die erklärte Absicht der Politik der merkantilistischen Rationalisierung der Gesellschaft. Einer der seltenen Fälle, in denen sich der Reichstag im 18. Jahrhundert unschwer zur Beschlußfassung bereitfand, war das Reichsgesetz von 1731 zur Reformierung des Handwerkswesens, in dem den Zünften fast alle selbständigen Handlungen, Anordnungen und Rechte zugunsten des Staates entzogen wurden. Auch entwickelte sich in demselben Zusammenhang allmählich jenes »Familienbewußtsein«, das sich nur noch für die nächsten Angehörigen verantwortlich fühlte, für notleidende oder gescheiterte entferntere Verwandte aber weder Unterbringung noch Hilfe zu leisten sich für fähig und verpflichtet hielt. Hierbei spielte die vom Staat forcierte, z. T. erzwungene Frauen- und Kinderarbeit in vielen Gegenden – bzw. auf dem Land der Gesindezwangsdienst – eine die traditionelle Familienstruktur desorganisierende Rolle, und das schon vor der Industrialisierung. Gerade für die Situation der Irren mußte sich das auswirken. Melancholiker, Schwach- und Blödsinnige fanden nicht mehr so leicht eine stille Ecke oder die notwendige Aufsicht in den Familien. Andere Irre gehörten nicht mehr wie selbstverständlich zur Gemeinschaft. So wurden durch Irre verursachte Zwischenfälle häufiger der Allgemeinheit sichtbar.

Eine nach vernünftigen Prinzipien verfahrende Verwaltung mußte sich durch die unangreifbare Unvernunft der Irren provoziert fühle. Diese fielen um so mehr unter die Zuständigkeit der zugleich ordnungsstiftenden und zu Vernunft und Arbeit erziehenden Verwaltungen, als auch die aufgeklärten Kirchen kaum noch der Irren als Hexen und dämonisch Besessenen bedurften – weder aus theologischen Gründen noch zur Demonstration ihrer weltlichen Macht. Der Charakter des bedrohlich Fremden der Irren in Staaten, deren Politik die Autarkie gegen alle fremden Einflüsse anstrebte, zeigt sich auch daran, daß sie nicht nur in verschiedenen festen Häuser interniert, sondern auch über die zahlreichen Grenzen abgeschoben oder durch bezahlte Verschiffung in die Neue Welt oder andere Kolonien exterritorialisiert wurden.[2] Es bestanden Anstaltsordnungen, nach denen die Irren wegen ihrer Gemeingefährlichkeit auch bei einer Feuersbrunst nicht von ihren Ketten befreit werden durften.[3] An den Verfahrungsweisen den Irren gegenüber wird die Raumorientierung der Administration der Territorialstaaten dieser Zeit anschaulich – wer sich außerhalb der Grenzen der Vernunft, der Arbeit und des Anstands stellt, wird im wörtlichen Sinne ausgegrenzt; wer sich der Ordnung entfremdet, wird zum Fremden gemacht; wer am Verstande, dem eigentlich Menschlichen, verarmt, kommt zu den übrigen Armen; wer seiner Animalität zügellos die Freiheit läßt, gehört zu den Tieren und wird wie sie in Käfigen zur Schau gestellt; wessen Ideen und Handlungen exklusiv und fix sind, wird ausgeschlossen und fixiert; und wessen Urteil von der korrekten Übereinstimmung mit der Wirklichkeit verrückt ist, wird in Korrektionshäuser ver-rückt. Diese Verräumlichung hat ihr Extrem in Vorrichtungen, die die gefährliche Expansivität der Irren geradezu auslöschen wollen: in den gebräuchlich werdenden Dollkästen, transportablen Kisten oder Verschlägen, durch die jede Bewegung beliebig lange verhindert werden kann.

Obwohl das System des mechanischen Zwangs und der Strafen der verschiedenen Zucht-, Arbeits- und sonstigen Häuser allgemein bekannt war, empfanden es Gemeinden wie Familien als Erleichterung, wenn es ihnen gelang, einen der gefragten Plätze zu erlangen. Es war dies die humanste Möglichkeit, sich von der Verantwortung für einen Irren zu entlasten. Meist konnten nur Rasende, also Gefährliche, aufgenommen werden, und verschiedentlich schrieben Verordnungen vor, daß es nur »landeseigene« Irre sein durften. Als vielsagender Beleg für das Strafsystem mag der Revers stehen, den ein Melancholiker in Kiel 1760 vor der Entlassung unterzeichnen mußte: »Ich Endes Unterschriebener reversiere mich hiedurch, statt würklichen Eides bey dem Worte der ewigen Wahrheit, so wahr mir nemlich Gott zur Seeligkeit helffen soll, daß ich mich nach erhaltener Befreyung vom bisherigen Arrest, an niemand Rächen wolle.«[4] In derselben Gegend, in Neumünster, war freilich kurz zuvor der seltene Fall vorgekommen, daß ein Dollwärter kassiert wurde, weil er u. a. Irre ohne Ursache traktiert hatte.[5]

Die Selbstverständlichkeit, mit der der Zwang der Internierungshäuser akzeptiert wurde, kann wohl nur im Zusammenhang damit verstanden werden, daß die gesamte nicht privilegierte bürgerliche Gesellschaft, die bis weit in die zweite Hälfte des 18. Jahrhunderts noch kaum zum Selbstbewußtsein und zu den Einrichtungen einer auch nur literarischen Öffentlichkeit gekommen war, gewissermaßen selbst eine Anstalt darstellte, deren Insassen vom Staat und von der Kirche zwar auch durch Belohnung, aber vor allem durch Zwang zur Vernunftordnung und Arbeitsmoral erzogen wurden, und zwar zur Verbesserung des allgemeinen und damit auch des eigenen Wohls – nach dem friedericianischen Satz: »Alles für das Volk, nichts durch das Volk«. In diesem Sinne wurde weithin zugestanden, daß viele Fürsten mit ihrer merkantilistischen Förderung der adeligen und bürgerlichen Unternehmer und der Bekämpfung der ökonomisch unvernünftigen ständischen Ordnungselemente fortschrittlicher waren als das übrige Bürgertum. So unterschieden sich die Insassen von Zuchthäusern wenig von sonstigen Beschäftigungslosen aller Art und von Soldatenfrauen und -kindern, was die staatliche Zwangsarbeit und Unterstützung privater Fabrikanten angeht, wenn es in zwei preußischen Zirkularen heißt: »Auf angebrachte Beschwerde der Tuchfabrikanten, daß es ihnen an Gespinst ermangele [...], wurde zu Anfang des Jahres 1761 denen sämtl. Dominiis – sc. Schlesiens – anbefohlen, daß sie die in ihren Dörfern befindlichen Personen beiderlei Geschlechts, alte und junge, welche sonst kein anderes Gewerbe oder Verdienst haben und auf der faulen Bank liegen [...] zum Wollspinnen vor die in ihren Gegenden befindlichen Tuch- und andern Fabrikanten anhalten«; so 1761. Und 1763: »Die Soldaten-Frauen und -Kinder sollen zwangsweise spinnen.«[6]

Wenn auch die Ausgegrenzten soviel wie möglich zu arbeiten hatten, so wurde doch die Erziehungsfunktion der Zwangshäuser für die übrige Bevölkerung ihrem unmittelbar ökonomischen Nutzen mindestens gleichgesetzt. Die bloße Existenz der Zwangshäuser sollte als Mahnung zur Arbeitsamkeit wirken, so wie die Schaustellung der Irren (»Narretei«) neben der Belustigung der moralischen Belehrung diente. Es galt als Ideal, wurde auch von Wiener Kameralisten wie Sonnenfels gelehrt, Manufakturen in zugleich nützlicher und bedrohlicher Nähe zu Zucht-, Arbeits- und Waisenhäusern anzulegen. In einer Quelle dieser Zeit heißt es: »Ein Land kommt in Aufschwung, wenn die Seyden- und Wollmanufacturen wohl eingerichtet seyn und nur ein Zuchthaus dabei ist, durch dessen Furcht das liederliche Gesindlein zum erforderten Fleiß und Arbeit angewiesen wird, [...] das ist [...] gewiß, daß mit Zucht- und Waysenhäusern neue anzulegende und einzuführende Manufacturen gar unvergleichlich und am besten mit einander zu verknüpfen sind.«[7]

Die Wirtschaftspolitik der Fürsten, die Arbeitserziehung und die Unterstützung privater Unternehmer enthielten Elemente, die zur Verselbständigung der sich kapitalistisch organisierenden Wirtschaft ebenso beitrugen wie zur Entwicklung des Selbstbewußtseins der Bürger. Hatte der Merkantilismus bewirkt, daß die ehemals private wirtschaftliche Tätigkeit in den Rang des höchsten allgemeinen und die Öffentlichkeit bestimmenden Interesses erhoben wurde, so mußte derselbe Prozeß die wirtschaftliche Orientierung vom Modell des Oikos zu dem des freien Marktes in eine Ordnung überleiten, in der die Wissenschaft der Ökonomie nicht mehr als Teil der Verwaltungslehre, der Polizei, rangierte, in der das »subjectum« der staatlichen Verwaltung, der öffentlichen Gewalt, sich zum Subjekt einer gesellschaftlichen Öffentlichkeit emanzipierte, in der sich also die bürgerliche Gesellschaft dem Staat gegenüber konstituierte. »Die Gesellschaft ist die Form des Zusammenlebens, in der die Abhängigkeit des Menschen von seinesgleichen um des Lebens willen und nichts sonst zu öffentlicher Bedeutung gelangt, und wo infolgedessen die Tätigkeiten, die lediglich der Erhaltung des Lebens dienen, in der Öffentlichkeit nicht nur erscheinen, sondern die Physiognomie des öffentlichen Raums bestimmen dürfen.«[8]

In diesem am Leben und seiner Erhaltung orientierten öffentlichen Raum gehören nun aber die persönliche Freiheit der Wirtschaftenden und Arbeitenden, ihre Vertragsfähigkeit und -freiheit im bürgerlich-rechtlichen Sinn zu den objektiven Bedingungen der Wirtschaft. Das führt zur ökonomischen und – davon nicht trennbar – humanitären Kritik an Zweck- und Sittengemäßheit des merkantilistischen Instruments der Zwangsarbeit und der ausgrenzenden Institutionen, zwingt zu der Erfahrung, daß die Arbeit Unfreier ineffizient ist.[9] Wie zuvor in England und zum Teil in Frankreich konnten diese Einsichten in Deutschland erstmals Resonanz finden in den 1780er Jahren des Industrialisierungsbeginns, der Frühromantik und der ersten sozialen Reformen.[10] Auf Maschinen basierende Betriebsgründungen erforderten individuelle Initiative und freie Risiko-Kalkulation; technisierte Produktionsprozesse verlangten, nach der Qualität von Spezialarbeitern und der Quantität schnell disponibler und gegenüber den merkantilistischen Beschränkungen freizügiger Bevölkerungsteile zu fragen; kostspielige und langfristige Planungen lehrten die Bedeutung der Gesundheitspflege und vorbeugenden Hygiene der Gesamtbevölkerung.

Solange freilich das Bürgertum sich weder zu seiner politischen Emanzipation anschickte noch über das zur Maschinenbeschaffung notwendige Kapital verfügte, war es, anders als in England, der Staat, der die Industrialisierung durch eigene Betriebe oder finanzielle Unterstützung privater Unternehmer in Gang brachte. Das gilt für die Einführung der ersten Spinnmaschinen im Rheinland, in Sachsen und Berlin und der ersten Dampfmaschinen im Ruhrgebiet, in Berlin und Oberschlesien.[11] Während in England zwischen Beginn und eigentlicher Revolution der Industrialisierung, d. h. der ersten massenhaften Anlage von konstantem fixen Kapital, nur eine kurze Zeitspanne lag und in Frankreich dieser Prozeß durch die Physiokraten wie die politische Revolution forciert wurde, nahm er in Deutschland die Periode bis Ende der 1830er/Anfang der 1840er Jahre, also ein halbes Jahrhundert, in Anspruch. Diese zeitliche Verschiebung entspricht ziemlich genau der der Etablierung nicht einer Theorie, aber eines Paradigmas der Psychiatrie. Die Verspätung der ökonomischen Entwicklung in Deutschland steht im Zusammenhang sowohl mit der nationalen und ökonomischen Zersplitterung, der vom Adel verzögerten Rationalisierung des Großgrundbesitzes und der unfreien Gewerbeverfassung[12], als auch mit der »zwangsstaatskirchlichen Organisation des deutschen Protestantismus«, der, anders als in England, die politische Verselbständigung der bürgerlichen Gesellschaft ebenfalls behinderte.[13] Kurz, die Schwäche der Bürger bewirkte es, daß weithin die aufgeklärt-absolutistischen Staaten selbst die fälligen ökonomischen (und später die politischen) Umwälzungen ebensosehr einleiteten wie – aufgrund ihres gleichwohl immer inadäquater werdenden Dirigismus – nur schwer zu sich selbst kommen ließen.

Unter derselben Ambivalenz der Verwaltungen zwischen freisetzender Rationalisierung und merkantilistisch-zwangspädagogischem Protektionismus stehen auch die Reformen der Ausgrenzungsanstalten der zweiten Jahrhunderthälfte. Namentlich mit dem Industrialisierungsbeginn der 80er Jahre interessiert die Öffentlichkeit an der Arbeit nicht mehr der moralisch-pädagogische Selbstzweck, sondern die Rentabilität, entsteht das Bedürfnis der gesellschaftlichen Freisetzung des brauchbaren Teils der Ausgegrenzten. Bei ihrer Differenzierung nach Arbeits- und Arbeitsvertragsfähigkeit erhebt sich mangels einer allgemein akzeptierten Anschauung von den Irren die Frage, ob diese als besonders bösartig, arbeitsunwillig und daher als hart zu bestrafend und erziehend zu sehen seien oder ob sie zu den Arbeitsunfähigen gehörten.[14] Im letzteren Fall ergeben sich wieder mehrere mögliche Sichtweisen: als »Gemeingefährliche« und Landplage bilden sie eine Aufgabe der polizeilichen Sicherung; als schlechthin Unfähige sind sie Objekt einer aufbewahrenden Pflege, die staatlich, christlich oder humanitär-vernünftig als Pflicht konzipiert werden kann; als Kranke endlich sind sie an die Kunst der Ärzte zu verweisen.

Im Zuge der neuen Differenzierung von Vernunft und Unvernunft nach der Arbeitsfähigkeit entsteht zunächst die Tendenz, die Irren von den übrigen Insassen der Zucht- und Arbeitshäuser zu trennen, teils in diesen, teils durch Errichtung eigener Tollhäuser, was den Status der Irren zumeist verschlechtert. So meint der seit 1793 im Braunschweiger Zucht- und Irrenhaus angestellte Arzt, daß die übrigen Internierten nicht nur die Verpflegung der Irren – durch ihre Arbeit – mitzuübernehmen, sondern auch deren Überwachung zu besorgen hätten, zumal gerade Diebe durch ihre Eigenschaften – Klugheit, Vorsicht, Gewandtheit – hierfür vorzüglich geeignete Wärter abgäben.[15] In den schleswig-holsteinischen Zuchthäusern wurden die Unterhaltskosten für die Irren höher angesetzt, und sie wurden härter behandelt als die arbeitenden Gefangenen; in Neumünster etwa peitschte man Irre bis zur Jahrhundertmitte häufig so lange, bis sie nicht mehr unvernünftig redeten.[16] Bisweilen zog man die Grenze der Arbeitsfähigkeit auch durch die Gruppe der Irren hindurch. Der Hamburger Stadtrat beschloß 1764 der Einnahmen wegen, keine arbeitsfähigen Irren aus dem als Spinnhaus fungierenden Zuchthaus an den für Kranke und Hilflose eingerichteten Pesthof abzugeben.[17] Nicht nur wurden mit der Expansion des gesellschaftlichen Kriteriums der freien Arbeitsvertragsfähigkeit und der Leistungseffizienz die Irren mit dem Stigma der sozialen Unbrauchbarkeit behaftet, es wurde auch das Irrationale, Unberechenbare, Störende in dem Maße als gefährlich und nach Sicherheit verlangend sichtbar, wie die Gesellschaftsordnung administrativ und ökonomisch rational, rechenhaft und empfindlich gegen Störungen sich organisierte. Auch die bürgerliche Bewegung der Empfindsamkeit ist hier durchaus ambivalent. Sie steigert nicht nur das faszinierte Interesse an der Unvernunft des Irreseins, sondern ruft auch nach größerer Sicherheit gegen Unruhe und Störung. So wurden ab 1783 in Lübeck nicht nur Tobende, sondern auch Irre mit Wahnideen aufgenommen, nicht der Heilung wegen, sondern weil nun auch sie und ihr abnormes Verhalten in der Öffentlichkeit als Skandal empfunden und nicht mehr toleriert wurden; auch das 1788 dort neuerrichtete Irrengefängnis sah seinen Zweck vornehmlich in der Sicherstellung des Publikums.[18]

Mit Rücksicht auf den ökonomischen Zweck verwundert es nicht, daß – wie in England und Frankreich – zuerst die Gefängnisse und nicht die Irreneinrichtungen Gegenstand eines emphatisch in die Öffentlichkeit getragenen Reformversuchs werden. 1791 katalogisiert der Berliner Pfarrer Wagnitz die Mißstände der Zuchthäuser und geißelt die Zwangsarbeit für staatliche wie private Unternehmen. Auch ihm sind Arme und Irre nahezu eins: »Unter den Armen sind nicht sowohl Arme im eigentlichen Sinne des Worts, sondern Epileptiker, Blödsinnige, Wahnsinnige, Melancholische, Rasende usw. zu verstehen.«[19] Von Heilbarkeit ist kaum die Rede, dafür von Sicherheit und straffer Disziplin um so mehr, und selbst vom Gottesdienst will Wagnitz die Irren ausschließen, da man Gott nur vernünftig verehren kann und folglich das Evangelium durch die Unvernunft der Irren entweiht wird. Immerhin preist der Aufklärer Wagnitz den Zwangsstuhl, in dem der gefesselte Irre wenigstens sitzen kann, als humanitären Fortschritt gegenüber dem absoluten Zwang der Dollkästen.

In diese Zeit, in der den Irren gegenüber der relativen Freisetzung der übrigen Ausgegrenzten ein um so vollständigeres soziales Vakuum droht, fallen freilich auch die ersten schüchternen Reformversuche, die das Heilungsmotiv berücksichtigen. In der neuen Ordnung des Frankfurter Tollhauses von 1785 wird der bisherige pädagogische Pietismus zum Teil durch medizinische Prinzipien ersetzt und verlangt, daß ein Arzt dreimal in der Woche die Irren visitiert.[20] Im Würzburger Juliusspital, das schon einmal im 16. Jahrhundert eine humanistische Verfassung hatte[21], werden nach 1785 Heilbare und Unheilbare differenziert, und Zwang wird als Behandlungsversuch uminterpretiert.[22] In Ludwigsburg wird 1788 eine »Pensionsanstalt und Tollhaus« getrennt vom Zuchthaus errichtet und ein Arzt angestellt.[23] Die Zerstörung ihrer bisherigen Ausgrenzungseinrichtungen durch Feuer und die Scheu der Verwaltungen vor den Kosten eines Neubaus brachten die Berliner und Hamburger Irren in den Bereich der Ärzte: in Berlin aus dem Irren- und Arbeitshaus Friedrichstadt 1798 in die Charité, in Hamburg aus dem Pesthof 1814 in das städtische Krankenhaus.[24]

Besonders sichtbar wurde diese medizinische Reformtendenz in Wien, wo die schon von dem holländischen Arzt G. van Swieten mitgeprägte rationale und aufgeklärt-katholische Staatsgesinnung Joseph II. auf einem Sondergebiet gleichsam zum Irrenbefreier noch vor Pinel machte: In den Jahren 1781–83, als er die Leibeigenschaft aufhob, ein Toleranzpatent erließ und die Judenemanzipation einleitete, kam er im Zuge der Säkularisierung von ca. 700 Klöstern dem Brauch der Wiener Kapuziner auf die Spur, wahnsinnig gewordene Klosterbrüder nach erfolgloser Teufelaustreibung auf Lebenszeit in unterirdischen Verließen fasten und verschwinden zu lassen. Nach der Befreiung der Gefangenen verfügte 1783 ein bemerkenswertes Dekret, daß künftig alle irren Klosterinsassen dem Kreisamt anzuzeigen seien, »und solle jedes Kloster beyderley Geschlechts für die Seinigen, die mit Narrheit befallen werden, Sorge tragen, so als wenn sie an einer anderen Krankheit litten«.[25] Hier werden also für einen beschränkten Bereich die Irren erstmals mit anderen Kranken gleichgestellt. Diese Idee wurde im Jahr darauf auf eine breitere Basis gestellt, als Joseph II. das Wiener Hauptspital bauen ließ und diesem den »Irrenturm« angliederte. Damit war gewissermaßen zum erstenmal eine psychiatrische Abteilung innerhalb eines allgemeinen Krankenhauses entstanden.[26] Dieser merkwürdige fünfstöckige Bau mit 139 Einzelzellen beachtete zwar ärztliche Gesichtspunkte (so sollte der Rundbau die Lüftung begünstigen und damit Krankheitskeime unwirksam machen), jedoch bezeugen die überdicken Mauern und die gefängnisartigen Zellen, daß auch bei dieser Einrichtung die Funktion der Sicherung der Öffentlichkeit im Vordergrund steht.[27] Daran konnten auch die Verbesserungen nichts ändern, die der bedeutendste Staatsmediziner dieser Zeit, Johann Peter Frank, in den 90er Jahren anzubringen versuchte. Dies ist um so weniger verwunderlich, als Frank selbst in seinem Hauptwerk *System einer vollständigen medizinischen Polizey* (1788) die Irren noch vornehmlich unter dem Aspekt ihrer sozialen Gefährlichkeit und der Pflicht der Polizei, das Publikum gegen sie zu sichern, beurteilt hatte.[28]

Insgesamt läßt sich über diese erste Reformphase sagen: Die neuen oder doch stärker hervortretenden ökonomischen Aspekte der sozialen Nützlichkeit, der Effektivität, Rationalität und Freizügigkeit der Arbeit führen zu einer Differenzierung, in deren Verlauf große Teile der Ausgegrenzten allmählich für die Gesellschaft freigesetzt werden und auch der Zustand der in den Zuchthäusern verbleibenden Gefangenen langsam sich verbessert. Dagegen werden die Irren zu Opfern derselben Optik. Gerade insofern auch sie unter den Gesichtspunkten der Arbeits- und Freiheitsfähigkeit gesehen werden, wird um so deutlicher ihre soziale Unbrauchbarkeit und Gefährlichkeit und daher Sicherungsbedürftigkeit sichtbar. Aus einer Art sozialer Kontrastwirkung geraten sie in eine größere Isolierung als bisher, obschon zu berücksichtigen ist, daß die ersten zaghaften Versuche, die Irren als heilbare Kranke zu sehen, in dieselbe Zeit fallen.

Eher noch partizipieren wiederum in dieser Periode andere bisher ausgegrenzte Gruppen an den neuen Formen der Erziehung und Integration, die im Zusammenhang mit der sich verändernden Wirtschaftsweise zweckmäßig werden. So beginnt Pestalozzi 1774 mit seiner Rousseau-orientierten Erziehung der armen Kinder und Waisen, womit der Kampf gegen die Kombination der Zuchthäuser bzw. Manufakturen mit Waisenhäusern bzw. gegen deren Erziehungsmethoden der »vernunftgemäßen« Zwangsarbeit beginnt. Zum anderen ist es die Emanzipation der Juden, deren auf Verwirklichung drängende Diskussion mit dem Jahr 1781 beginnt. Dieser Prozeß zeigt um so mehr formale Beziehungen zur Irrenreform, als die soziale Integration der Juden in Deutschland von Anfang an als das Ziel einer langwierigen Erziehungsaufgabe vorgestellt wurde, in deren Verlauf die Juden unter ständiger Kontrolle des Staates ihre Soziabilität erst einmal zu beweisen hätten. Frankreich dagegen stellte in der Revolution die bürgerliche Gleichstellung der Juden in einem einzigen Akt her und überließ ihre soziale Integration dem Kräftespiel der bürgerlichen Gesellschaft. Den Anstoß zu dieser Emanzipations- bzw. Integrationsbewegung gab nicht so sehr die Verordnung Josephs II. von 1781, die weitgehend folgenlos blieb, als vielmehr eine Schrift des preußischen Kriegsrats C. W. Dohm desselben Jahres: *Über die bürgerliche Verbesserung der Juden*. Für Dohm, mit den Berliner jüdischen Aufklärern um Mendelssohn befreundet, stand fest, daß der Jude »mehr Mensch« und auch mehr Bürger als Jude sei, wenn man nur die ihn unterdrückenden äußeren Bedingungen verändere und ihn auf diese Weise umerziehe: »Ich kann es zugeben«, schrieb er, »daß die Juden sittlich verdorbener sein mögen als andere Nationen, [...] aber ich muß hinzusetzen, daß diese einmal vorausgesetzte größere Verdorbenheit der Juden eine notwendige und natürliche Folge der drückenden Verfassung ist, in der sie sich seit so vielen Jahrhunderten befinden.«[29] Der Staat hatte deren Emanzipation einzuleiten und zu kontrollieren, die nur ein Sonderfall der »zeitgemäßen« Aufgabe war, alle ständischen, korporativen und religiösen Schranken innerhalb der Gesellschaft (wozu die Institutionen der Ausgrenzung auch gehören) »in der großen Harmonie des Staates aufzulösen«. »Menschenliebe und wahres Staatsinteresse« waren in diesem Zusammenhang identisch. Während Dohm aber noch für die Vorrangigkeit einer wenigstens partiellen Verbesserung der rechtlichen Stellung plädierte, überwogen in den nächsten 20 Jahren hier wie in anderen Reformbereichen die Kriterien der ökonomisch-staatlichen Nützlichkeit, der Sicherung gegen vermutete Gefahren und der Erziehung, d. h. beispielsweise nach den Akten in Baden: »die Nutzbarmachung der Juden im Land«, die »Unschädlichmachung« von gefährlichen Absichten der Juden, die Abwehr einer »Landplage« und die »Erziehung zur Industrie«.

Bis in Details entsprechen Situation und Perspektiven denen der Irren, abgesehen davon, daß diese eine Gruppe darstellen, die schlechterdings nicht für sich sprechen kann. Wie die Juden sind die Irren eine Minorität von Fremden, für die die ökonomisch und politisch sich ausdehnende bürgerliche Gesellschaft einen neuen integrierenden Status zu finden genötigt ist; denn ohne einen solchen wird mit dem Abbau der ausgrenzend-schützenden ständischen Schranken das Akzeptieren von Fremdem sowohl politisch und psychisch schwer erträglich als auch ökonomisch unzweckmäßig. Wie bei den Juden handelt es sich auch bei den Irren wesentlich um die Emanzipation bzw. Integration der Masse ihres Bevölkerungsanteils, also um die Armen; denn trotz der formalen Ausgegrenztheit und Ungesichertheit befanden sich die vermögenden Juden ebenso in guten sozialen Verhältnissen, wie für die Irren aus reichen Familien in Privatanstalten erträglich gesorgt war.[30]

Gerade weil eine Irrenreform und ein psychiatrisches Paradigma das staatliche und wirtschaftliche Interesse an den Armen zur notwendigen Voraussetzung hat, ist noch einmal an den Zusammenhang zwischen der Spezialisierung der medizinischen Disziplinen und der Peuplierungspolitik zu erinnern.[31] Nach Straßburg und London wurden in der zweiten Jahrhunderthälfte Entbindungsanstalten auch in Berlin, Göttingen und Wien eingerichtet. Nach London wurde in Wien 1788 das erste Kinder-Kranken-Institut gegründet. Um dieselbe Zeit wurde in der Schweiz das erste Institut für Orthopädie, die in ihrem Namen schon die Beziehung auf die Kindererziehung demonstriert, geschaffen. Diese Gründeraktivität, in deren Folge die wissenschaftlichen Fächer der Geburtshilfe, der Kinderheilkunde und der Orthopädie entstanden, war die Übersetzung des Interesses der Fürsten sowohl durch die Professoren der Kameralistik als auch durch die der Medizinischen Polizei, gerade auch durch den erwähnten J. P. Frank: Die heilende und vorbeugende Gesunderhaltung, Hygiene der Arbeitskraft der gesamten Bevölkerung, besonders der Armen, wurde zu einem entscheidenden Faktor der Politik in einer sich ökonomisierenden Gesellschaft und ließ zugleich die Motivation der uninteressierten, philanthropischen Förderung der Humanität zu. Es ist hervorzuheben, daß sich hier ein wesentlicher Aspekt der »verspäteten Nation« Deutschland und ihrer verzögerten ökonomischen Entwicklung auch in der Medizin niederschlägt. Während in England und Frankreich die Medizin ihre Aufgabe der Verbesserung der Gesundheit und Hygiene der Armen zunehmend in den Dienst der ökonomischen Expansion der ihrer selbst mächtigen bürgerlichen Gesellschaft stellt, bleibt sie in Deutschland über die Zeit des Merkantilismus hinaus zentriert auf Mehrung des Reichtums und der Macht des Fürsten bzw. des Staates. Insofern versteht sich diese ärztliche Aktivität im Rahmen kameralistischen Denkens als »Medizinalpolizei« – ein Begriff, der 1764 von W. T. Rau eingeführt wird – und damit als Zweig der Verwaltungs- oder »Polizeiwissenschaft«, weshalb E. G. Baldinger 1782 die Medizin selbst wesentlich als »Staatswissenschaft« begreift.[32] Bis heute war das paternalistische Element in der deutschen Medizin, speziell der Sozial- und Staatsmedizin und der Sozialhygiene, stärker ausgeprägt als in den westlichen Gesellschaften, und es ist noch unentschieden, ob die in Deutschland gerade beginnende Sozial- und Gemeindepsychiatrie fähig ist, sich dieser übermächtigen Tradition bewußt zu werden, wozu diese Studie Beihilfe zu leisten wünscht. Immerhin ergänzt derselbe Frank, für den 1788 noch die Sicherung der Öffentlichkeit gegen die Irren allein im Vordergrund stand, dieses Motiv später durch das ökonomische: »Es ist noch nicht gar lange her, daß der Staat nichts weiter für die Irren that, als sie einsperrte, um sie für die menschliche Gesellschaft unschädlich zu machen. Jetzt kennen und üben wir eine noch andere, heilige Pflicht: Wir geben die Irren als brauchbare Glieder an die menschliche Gesellschaft zurück, und diesen doppelten Zweck, Sicherstellung der Menschheit vor den Ausbrüchen der Wahnsinnigen und Heilung der letzteren, müssen wir bei Organisation der Irrenanstalt vor Augen haben.«[33] Diese charakteristische Wendung zeigt, daß die neuen Irrenanstalten selbst bei äußerlicher Ähnlichkeit andere Funktionen als die bisherigen Ausgrenzungseinrichtungen haben werden; sie sondern nicht mehr nur von der Gesellschaft ab, sondern sie sollen die Irren – sofern brauchbar– an die Gesellschaft zurückgeben.

b) Von der Aufklärung zum »Sturm und Drang«

»Die geistigen Strömungen in Deutschland und den Nachbarländern gehen in ihrer Entwicklung ungefähr parallel, die Umwandlung der Institutionen erfolgt in Deutschland aber später«, u. a. weil »die westeuropäischen Denker einen viel stärkeren Einfluß auf die Gestaltung der politischen, sozialen und wirtschaftlichen Verhältnisse ausübten, als dies für die zeitgenössischen deutschen Aufklärungsphilosophen zutrifft«.[34] Deutschland weist im 18. Jahrhundert unter den Medizinern bedeutende Theoretiker des Nervensystems auf, die in England und Frankreich diskutiert wurden und dort – wie erwähnt – großen Einfluß gewannen: Friedrich Hoffmann mit seiner solidarmechanistischen Lehre vom Tonus der Nerven und der Eigenaktivität der Muskeln; G. E. Stahl, nach dessen Animismus die vernünftige Seele selbst die unbewußten Bewegungen bewirkt, durch den die Medizin seither mit dem Problem einer selbständig-aktiven seelischen Kraft konfrontiert ist und der den Unterschied zwischen primär-idiopathischen und sekundär-sympathischen Krankheiten zwar nicht einführte, aber zur bleibenden Kategorie ärztlichen Problemdenkens machte[35]; endlich A. v. Haller, der mit der Sensibilität und der Irritabilität die für alles Vitale spezifischen Kräfte oder Vermögen experimentell nachgewiesen zu haben glaubte. Diese Theorien wurden in der zweiten Jahrhunderthälfte weiterentwickelt, so von J. A. Unzer, der nachwies, daß jedem Teil eines Nervs und nicht bloß dem Muskel Reizbarkeit eigen ist, und von G. Prochaska, der den Begriff der Nervenkraft bereits naturphilosophisch verallgemeinerte.[36] Aber zur *praktischen* sowohl allgemein-medizinischen als auch psychiatrischen Bedeutung gelangten diese Theorien viel mehr bei den englischen Klinikern von Whytt bis Cullen und J. Brown sowie bei den Vitalisten von Montpellier und von hier aus in der Pariser klinischen Schule der Revolutionszeit.

Freilich gibt es im Deutschland des 18. Jahrhunderts auch »Sprechstundenpsychiatrie«, also allgemeine Ärzte, die sich besonders mit der Behandlung der Hypochondrie, der Hysterie, des Schlafwandelns usw. beschäftigen, die Leidenschaften als Ursachen von Krankheiten erkennen, moralisch-psychische Kuren empfehlen und ihre Methoden publizieren. So hält J. C. Bolten 1751 aufklärendes Überzeugen und Trostspenden selbst bei körperlichen Krankheiten für nützlich.[37] Für J. E. Zückert sind 1768 die Leidenschaften zerstörend; die neue empfindsame Generation habe schon im Mutterleib zu lockere Texturfasern, sei also verweichlicht, wogegen Religion, Philosophie und Diätetik als Schutzmaßnahmen wirken.[38] Und M. A. Weikard findet im letzten Drittel des Jahrhunderts noch reichlich Anlaß, gegen Besessenheit und Nervengeister zu polemisieren, behandelt psychische Störungen durch mechanische Beruhigung der Nerven und ist ein Modearzt in vornehmen Kreisen; zumeist ist er fürstlicher Hofarzt in Fulda, und zwischenzeitlich wirkt er in Heilbronn, Pavia und Petersburg, wohin Katharina die Große ihn beruft.[39]

Alle diese Ärzte der zweiten Jahrhunderthälfte stehen in den theoretischen Ideen ihren Kollegen der westlichen Länder kaum nach. Auch sind sie zumeist wackere Aufklärer. Unzer z. B. gab eine freigeistige medizinische Zeitschrift heraus, und sein Haus war ein Zentrum der Altonaer Gesellschaft, in dem seine philosophierende Frau, Johanne Charlotte Unzerin, ihre anakreontischen Lieder vortrug. Weikard gehörte den Illuminaten an. Seine irreligiöse Schrift *Der philosophische Arzt* wurde verboten. Aber wiederum war der praktische Einfluß ihres Wirkens gering. Es fehlten die unabdingbaren gesellschaftlichen Voraussetzungen, die in England schon in der ersten Hälfte, in Frankreich seit der Mitte des 18. Jahrhunderts den »Sprechstundenpsychiatern« zum literarischen und politischen Resonanzboden wurden. In Deutschland, wo die bürgerliche Elite weithin mit der

Beamtenschicht identisch war, konnte wohl im Interesse des Staates die Gesundheits- im Rahmen der Bevölkerungspolitik gedeihen und zur Gründung entsprechender Institutionen bzw. medizinisch-wissenschaftlicher Disziplinen führen. Aber es fehlte allzu lange die freie, sich literarisch und politisch ihrer selbst bewußte bürgerliche Gesellschaft, es fehlte das Medium einer kohärenten diskutierenden Öffentlichkeit. Wo es sich entwickelte, geschah dies langsam, wurde unterdrückt oder war bestenfalls kleinstaatlich lokal begrenzt.

Solange aber das Bürgertum nicht zu dem Selbstbewußtsein kommen konnte, in eigener Regie den Fortgang der gesellschaftlichen Prozesse zu bestimmen oder auch nur wesentlich zu beeinflussen, konnte sich nicht jenes reflexive Bewußtsein bilden, daß es die bürgerliche Gesellschaft selbst ist, die nicht nur ihren Fortschritt, sondern auch ihre Leiden produziert. Darin lag aber in England und Frankreich eine entscheidende Voraussetzung dafür, daß die nervösen Störungen, die Hysterie und Hypochondrie, der Selbstmord, das Nervensystem überhaupt und damit die Nerven-, die Lebenskraft und das aktive Leben selbst[40] zum Gegenstand der öffentlichen Diskussion wurden. So konnte in Deutschland nur in sehr viel geringerem Umfang ein Bedürfnis nach jenen Ärzten des Nervensystems und der Leidenschaften, nach ihren zugleich urbanen und kulturkritischen therapeutischen Verhaltensanweisungen und nach den sich daraus ergebenden Moden und Institutionen entstehen. Es gab für die deutschen Ärzte wenig Gelegenheit, sozio-somatische Theorien des Common sense zu entwickeln, über die Sensibilität des städtischen Bürgers zu philosophieren, selbstverschuldete moralische Krankheiten mit der heilenden Natur zu konfrontieren und die nervösen Störungen zum Gradmesser der bürgerlichen, politischen und ökonomischen Freiheit zu machen. Es fehlte dafür schon der nationale Markt.

Alle diese Themen waren freilich nicht verloren. Doch als sie zunächst vorsichtig im »Sturm und Drang« und dann in der Romantik nachgeholt wurden, war die »Marktlage« bereits eine andere. Dasselbe Programm, in einem späteren Zeitraum absolviert, muß zu anderen Ergebnissen führen. Allgemein-geistesgeschichtlich ist diese Verschiebung, die eben auch gelegentlich der Institutionalisierung der Psychiatrie praktische Konsequenzen hatte, gerade nach 1945 oft genug beschrieben worden. »Die Aufklärung war die politische Elementarschule des modernen Bürgertums, ohne die seine Rolle in der Geistesgeschichte der letzten zwei Jahrhunderte unvorstellbar wäre. Das Unglück Deutschlands bestand darin, daß es diese Schule seinerzeit versäumte [...]; nachher war es aber nicht mehr so leicht, sich über die Naivitäten und Vorurteile der Bewegung hinwegzusetzen.« Da die einzelnen Repräsentanten der Aufklärung in der Öffentlichkeit eher isoliert blieben, hat diese Bewegung nie »das öffentliche Leben, das politisch-soziale Denken der breiten Schichten, die Lebenshaltung des Bürgertums vollkommen durchdrungen. [...] Die Mehrheit des Bürgertums und der Intelligenz war unfähig, die Bedeutung der Aufklärung in bezug auf ihre klassenmäßigen Interessen zu begreifen«.[41] Von den zahlreichen für diese Schwäche verantwortlich gemachten Faktoren seien neben den wirtschaftlichen und religiösen Behinderungen lediglich erwähnt: der Verfall der Städte, die Aufgeklärtheit eines Teils der deutschen Fürsten selbst und der Umstand, daß in Deutschland nicht ein Teil des Adels auf die Seite der Bürger trat, wie es in England (ökonomisch) und Frankreich (literarisch und politisch) der Fall war.

Als nun die erste romantische Bewegung von England, wo die Aufklärung seit der Zeit Lockes und Shaftesburys ohnehin nie einseitig rationalistisch war, über das Rousseausche Frankreich mit dem »Sturm und Drang« nach Deutschland kam, ergab sich eine Lage, die man mit Hauser so skizzieren kann: »Während in Frankreich und England das Bürgertum sich seiner klassenmäßigen Situation bewußt blieb und die Errungenschaften der Aufklärung nie vollkommen preisgab, kam das Bürgertum in Deutschland ins Fahrwasser des romantisch-irrationalen Denkens, bevor es noch die Schule des Rationalismus durchgemacht hätte. [...] Als Emotionalismus hatte die romantische Bewegung noch einen unmittelbaren Zusammenhang mit den revolutionären Tendenzen im Bürgertum. [...] Die deutsche idealistische Philosophie ging zwar von der antimetaphysischen, in der Aufklärung wurzelnden Erkenntnistheorie Kants aus, entwickelte aber den Subjektivismus dieser Lehre zu einem absoluten Verzicht auf die objektive Wirklichkeit und gelangte schließlich zu dem entschiedenen Gegensatz des Realismus der Aufklärung.«[42]

Zunächst jedoch brachte gerade diese frühromantische Bewegung eine literarische Öffentlichkeit in Deutschland zustande. Schon die Zahl der Schriftsteller macht das deutlich: sie stieg zwischen 1773 und 1787 von etwa 3000 auf 6000.[43] In dieser Zeit mehren sich die Zeitschriften und Lesegesellschaften sprunghaft, um einer einsetzenden »Lesewut« zu genügen. Es bildet sich aus diesen Elementen ein räsonierendes Publikum bürgerlicher Privatleute, das zusammenkommt, um Meinungen auszutauschen und um die öffentliche Meinung zu prägen, die man allerdings erst in den 90er Jahren so zu nennen beginnt.[44] Der »Sturm und Drang« war der literarische Versuch eines politischen Aufbruchs und machte doch gerade darin den fehlenden praktischen Bezug des Bürgertums zur gesellschaftlichen Wirklichkeit deutlich, die man als »entzauberte« kritisierte. Der Individualismus, das Geniewesen waren antihierarchisch gemeint, der Rückgriff auf das »Volk« und die Geschichte antifeudal, die Empfindsamkeit nicht so sehr antirational, als vielmehr antibürokratisch. »Doch gerade auf dem Boden der Praxis war das Scheitern der besten Vorsätze unausweichlich. Die Front der Regierenden und der Privilegierten blieb unverrückbar und undurchdringlich bestehen. [...] In dieser Konstellation der politischen Entmutigung ist der

Erfolg der Weimarer Klassik und der spekulativen Philosophie zutiefst verwurzelt. Der unversöhnliche Widerspruch von Natur und Gesetz spiegelt in der Kantischen Philosophie die unaufhebbare Antinomie zwischen der bestehenden feudalabsolutistischen Staatlichkeit und der denknotwendigen Gesetzlichkeit der bürgerlichen Gesellschaft wider.«[45]

Das Fehlen des praktisch-politischen Hebels und Bindegliedes zwischen der Forderung nach Wirtschafts- und der nach Gedankenfreiheit bewirkt die Auseinanderentwicklung des äußeren und des inneren Freiheitsstrebens, der Wirtschafts- und Bildungsbürger. Nach der Enttäuschung über den politischen Mißerfolg der stürmischen 70er Jahre erfolgen im nächsten Jahrzehnt der Aufschwung der sich industrialisierenden Wirtschaft und die Entfaltung der ästhetisch-pessimistischen Klassik – seit Goethes »Flucht nach Italien«[46] 1786 – getrennt voneinander, gleichsam psychophysisch parallelistisch. Dasselbe geschieht den beiden »spezifisch bürgerlichen Wissenschaften, die im 18. Jahrhundert entstehen«[47]: Ökonomie und Psychologie entwickeln die Lehre vom äußeren bzw. inneren Haushalt des bürgerlichen Lebens weitgehend ohne Beziehung zueinander; die Lektionen der englischen Aufklärung – vorab Sensualismus und Common sense – verliehen ihnen keine gemeinsame materielle Basis, weder im sozialen noch im somatischen Sinne.

Nicht Ärzte also, sondern Philosophen, Pädagogen, Anthropologen und Dichter machten sich im »Sturm und Drang« daran, über ihr Inneres und seine Unvernunft nachzudenken, weshalb die späteren Psychiater ihren Gegenstand bereits bildungsbürgerlich präformiert fanden. Zudem blieb diesen Bildungsbürgern – anders als den zeitgleichen Wirtschaftsbürgern – die Welt der Armen verborgen und damit auch die Voraussetzung des realen Zugangs zu den Irren: Rousseau wurde eben nicht in seinen plebejisch-revolutionären, die »gute Gesellschaft« sprengenden Zügen adaptiert, sondern mit seinem sentimentalen Erziehungsideal.[48] Schließlich war es verhängnisvoll, Gemütsstörung, Unvernunft und falsches, ideologisches Bewußtsein bei erst keimhaftem politischen Selbstbewußtsein der Bürger und bei noch ungebrochener Fürstenmacht als selbstproduziert zu konzipieren. Diese in den westlichen Ländern bereits zeitgemäße Operation lag auf der Linie des Verzichtes der Bürger auf politischen Machtanspruch. Die »Deklaration der Falschheit des Bewußtseins als dem Subjekt zuzurechnende Schuld« in *diesem* Stadium verengte den Vorgang »moralisch pejorativ, subjektivistisch«, beließ es bei einem unhistorischen Verständnis der Gesellschaft[49] und beschränkte die gesellschaftliche Emanzipation auf die der individuellen Innerlichkeit durch Selbsterkenntnis. Aber gerade diese individualmoralische Selbstbeschränkung und -bezichtigung »kam an« beim Publikum. Nur so ist der Erfolg der Schauerromane eines C. H. Spieß zu verstehen. In seinen *Biographien der Wahnsinnigen* will er »vorzüglich beweisen, daß jeder derselben der Urheber seines Unglücks war, daß es folglich in unserer Macht steht, ähnliches Unglück zu vermeiden«.[50] Mit dem Hinweis auf die »traurigen Begebenheiten« der Französischen Revolution droht er dem Bürger, daß allzu kühne Pläne, Leidenschaften und das Überschreiten von Normen und Verboten mit Wahnsinn bestraft werden.

Die Resonanzlosigkeit der sensualistischen Ärzte (wie Unzer) spiegelt die Schwäche des praktisch-gesellschaftsverändernden Impulses der Bürger ebenso wie das Fehlen des »politisch-sozialen Inhalts« des »sensus communis«: »Man nahm zwar den Begriff des sensus communis auf, aber indem man ihn völlig entpolitisierte, verlor der Begriff seine eigentliche kritische Bedeutung. Man verstand nun unter sensus communis lediglich ein theoretisches Vermögen, die theoretische Urteilskraft, die neben das sittliche Bewußtsein (das Gewissen) und den Geschmack trat.« Gegenüber dem gemeinsamen moralischen Gefühl der Engländer gilt namentlich für Kant: »Der Charakter des Gebots, der der Moralität eignet, schließt die vergleichende Reflexion auf andere grundsätzlich aus«, und als Ort des Gemeinsinns bleibt der Geschmack.[51] Mit Bezug auf das deutsche Geniewesen und auf den Mangel an politischer Öffentlichkeit wird Mme. de Staël urteilen: »trop d'idées neuves, pas assez d'idées communes.«

Die Psychiatrie als Medium bürgerlichen Selbstverständnisses bleibt im Deutschland des beginnenden 19. Jahrhunderts nicht unberührt davon, daß sie im 18. Jahrhundert diese Rolle nicht spielte und die englisch-französische Tradition nur unzulänglich verarbeitete.[52] Es macht einen zentralen Unterschied, wenn etwa die Franzosen den Engländern ihre Irren- und Selbstmordrate als Verfallserscheinung ankreiden, was diese ihrem politischen Selbstbewußtsein einverleiben, und wenn dagegen die Psychiater und Bürger Deutschlands – zum Zwecke nationaler Selbstbestätigung – beim Blick über die westlichen Grenzen dazu neigen, bereits im sensualistischen Denken zivilisatorische Morbidität und Dekadenz zu entdecken.

c) Kant und die »Erfahrungsseelenkunde«

Nachdem Kant ab 1772/73 anthropologische Vorlesungen gehalten hatte, gab er 1798 seine *Anthropologie in pragmatischer Hinsicht* heraus, in der die Psychopathologie kenntnisreicher als bei den zeitgenössischen Ärzten abgehandelt ist. Darüber hinaus ist nachweisbar, daß Kants Systematisierung psychiatrischer Begriffe bis heute fortwirkt, wenn man allein bedenkt, daß das psychiatrische Modell Deutschlands der ersten Hälfte des 20. Jahrhunderts, das an die Namen Kahlbaum, Schüle, Krafft-Ebing und Kraepelin geknüpft ist, vor allem neukantianisch konzipiert wurde, und wenn man sich vergegenwärtigt, daß deutsche Psychiater ihre Wissenschaft immer wieder auf eine Anthropologie im Sinne Kants gegründet haben.

Drei Prinzipien stellt Kant seiner Anthropologie und damit auch seiner

Psychopathologie voran. 1. Die »pragmatische Hinsicht« der Anthropologie meint, daß sie auf das ausgeht, was der Mensch, »als frei handelndes Wesen, aus sich selber macht, oder machen kann und soll«, womit ausdrücklich die andere Möglichkeit, die physiologische Anthropologie, das, »was die Natur aus dem Menschen macht«, ausgeklammert bleibt, da man über die körperlichen Grundlagen des Handelns nichts wisse, nur »vernünfteln« könne.[53] 2. Die Basis des Ansatzes ist die traditionelle Psychologie der angeborenen, naturgegebenen Vermögen im Zusammenhang mit der »Einheit des Bewußtseins«, der in allen Veränderungen identisch bleibenden Person. Alle Störungen und Formen des Unvernunft werden von diesen Vermögen deduziert. Dieses Konzept ergab sich erklärtermaßen aus der Kritik des Sensualismus, dessen von außen nach innen fortschreitende Kausalanalyse nun sekundär blieb – psychologisch nicht ohne Gewinn, somatologisch und soziologisch eher mit Verlust. Ähnliches gilt im übrigen von der Entwicklung der Psychologie in Deutschland.[54] 3. In der Methodenfrage macht die Vermögenspsychologie Kant skeptisch gegenüber der Beobachtung, da sie selbst ihren Gegenstand verändere. Selbstbeobachtung gar kann ins Irrenhaus führen, wenn die »dichtende Einbildungskraft« die »Prinzipien des Denkens« überwuchert und so die »natürliche Ordnung im Erkenntnisvermögen« verkehrt wird.[55] Damit wendet sich Kant gegen die Pietisten, gegen den »Illuminatismus oder Terrorismus« und gegen die Mode des Tagebuches, die Pascal und A. v. Haller in Seelenangst getrieben habe. Bessere Methoden seien Reisen und der Gebrauch literarischer Produkte, wobei namentlich die Engländer von Swift, Sterne und Richardson bis Johnson und Boswell empfohlen werden.

Fast alle »Schwächen und Krankheiten der Seele« leitet Kant vom Erkenntnisvermögen ab. Sein vermögenspsychologischer Ansatz läßt ihn mit den Schwächen beginnen. Er beschreibt sie als Unvermögen, als abnorme Zustände, naturgegebene, von der Vernunftnorm der einzelnen Vermögen abweichende Individualisierungen: der Einfältige, Unkluge, Dumme, Geck, Tor, Narr. Mit Recht ist erwähnt worden, daß hier eine Wurzel des deutschen Pendants zu den Monomanen, der späteren Psychopathen, zu suchen ist.[56] Zum Unvermögen der Klugheit etwa rechnet Kant die Narren, die Hochmütigen und die Betrüger; unter die letzteren subsumiert er im Exkurs die Juden, es sei vergeblich, sie hinsichtlich ihres Betrügens »moralisieren« zu wollen, da sie schon vor ihrer Vertreibung, also immer schon, Kaufleute waren[57] – sehr im Gegensatz zum emanzipationsfreudigen Kriegsrat Dohm, der in äußeren sozialen Bedingungen die Ursache der Verderbnis wie die Chance der Moralisierung der Juden erblickte. – Bei der als Gegensatz zur »Sammlung« der Pietisten konzipierten Gemütsschwäche der »Zerstreuung«[58] trifft den Befallenen die Schuld, daß er »seiner, durch keine Vernunft geordneten Einbildungskraft in ihrem freien Spiel blindlings folgt«, was – etwa durch exzessive Romanlektüre – zum Wahnsinn führt.[59]

Gerade diese Form der Gemütsschwäche radikalisiert Fichte zur selben Zeit in seiner Wissenschaftslehre: »Das Prinzip der Dogmatiker ist Glaube an die Dinge um ihrer selbst willen: also mittelbarer Glaube an ihr eigenes zerstreutes und nur durch die Objekte getragenes Selbst.«[60] Danach ist die Selbständigkeit des Ich aufgehoben, wenn sie sich nur über die Objekte, die Natur vermittelt; und die Philosophie, die man hat, hängt für Fichte davon ab, was für ein Mensch man ist, nicht umgekehrt. Dieselbe Priorität wird die idealistisch-charakterologischen Konzepte der psychiatrischen Unvernunft auszeichnen. Die Ersetzung des ideologischen, falschen Bewußtseins bei Holbach, das noch durch wahre Erkenntnis der Natur aufklärbar war, durch Fichtes »Zerstreuung«, kommentiert Habermas: »Das Vorurteil der französischen Enzyklopädisten erscheint im Deutschen Idealismus unter dem Titel der ›Zerstreuung‹, einer Fixierung des ichschwachen und unmündigen Bewußtseins an die Außenhalte existierender Dinge; es meint die Verdinglichung des Subjekts.«[61]

Unmündig ist für Kant der gesunde Verstand mit »Schwächen in Ansehung seiner Ausübung«. Dies gilt für die Kinder, die Weiber, die ihrem Mundwerk nach eigentlich »übermündig« seien, die Verschwender, die zu entmündigen sind, und das Volk allgemein, insofern die Landesväter ihre Untertanen und der Klerus die Laien zu ihrem eigenen Wohl in Unmündigkeit halten, da »mechanische Handhabung der Menschen unter dem Regimente Anderer das sicherste Mittel zur Befolgung einer gesetzlichen Ordnung« ist.[62]

Die Hypochondrie (Grillenkrankheit) beginnt als gelinde Störung, als gleichsam nur im eigenen Kopf hörbare tschirpende Hausgrille, wobei Kant sich freilich noch nicht einmal mit Sternes »Steckenpferden« identifizieren kann; auch sie werden schon jenseits der »Grenzlinie des gesunden Verstandes« lokalisiert.[63] Als eigentliche Krankheit des Gemüts ist Hypochondrie die »Einbildungskrankheit«, in der man von beliebigen, lokalen inneren Empfindungen auf die schrecklichsten Krankheiten schließt, während doch die Vernunftordnung vorschreibt, daß die Generalkenntnis der Lokalkenntnis stets voranzugehen hat. So ist der Hypochonder »eigensinnig«, wobei nur willkürliche Abkehr der Aufmerksamkeit von der schmerzhaften Empfindung hilft[64], während Kant in der »Macht des Gemüts« freilich die Hypochondrie zum direkten Widerpart jenes Vermögens gemacht hatte: »Von dem, der mit dieser Krankheit behaftet, und so lange er es ist, kann man nicht verlangen, er solle seiner krankhaften Gefühle Meister werden. Denn, wenn er dieses könnte, so wäre er nicht hypochondrisch.«[65] In dieser Ambivalenz liegt die zentrale Schwierigkeit der Psychiatrie Kants. Nicht anders sieht er die Melancholie: »trübsinniger Selbstquäler« zu sein, ist die besondere Natur dieses Subjekts, und dieses macht sich selbst einen »Wahn von Elend«.[66]

Das eigentliche Irresein (Gemütsstörung, Manie) faßt Kant nur als »Irrereden« (Delirium), und zwar als »wesentliche und unheilbare Unordnung«, womit er exemplarisch für die vorpsychiatrische Ära die Sinnlosigkeit der Zuwendung zur ausgegrenzten Unvernunft ausdrückt: »Es hat auch wenig Nutzen, sich damit zu befassen; weil, da die Kräfte des Subjekts dahin nicht mitwirken [wie es wohl bei körperlichen Krankheiten der Fall ist], und doch nur durch den eigenen Verstandesgebrauch dieser Zweck erreicht werden kann, alle Heilmethode in dieser Absicht fruchtlos ausfallen muß.«[67] Alle vier Formen dieses unheilbaren Irreredens kleidet Kant in den Vorwurf des metaphysischen Dogmatismus, macht sie zum Symbol dessen, gegen das er ohnehin streitet; denn hier produziere das Subjekt etwas, was es als objektiv ausgibt, obwohl es nicht den Gesetzen der Vernunft unterstellt wird. Schuld hat auch hier die mangelnde Unterordnung der Einbildungskraft; eine selbstgesetzte, subjektive Regel beugt sich der objektiven nicht, weshalb die Nähe zum ebenfalls unheilbaren schöpferischen poetischen Genie betont wird.[68] Ins Tollhaus, das – rationalistisch – für Kant der Ersatz der fehlenden eigenen durch fremde Vernunft ist, müssen nur die Gemeingefährlichen, nicht die, die nur an Selbstbeziehung, also Selbsterhaltung denken.[69] Die vollständigste Form der Unvernunft ist der Aberwitz (vesania), wo der Befallene in systematischer, geschlossener Spekulation »übersinnliche Kräfte« behauptet. Hier ist nicht mehr nur Abweichung, Unordnung, sondern eine ver-rückte neue Ordnung, »positive Unvernunft«, d. i. eine andere Regel, ein ganz verschiedener Standpunkt, wo die Seele »aus dem sensorium commune, das zur Einheit des Lebens [des Tiers] erfordert wird, sich in einem davon entfernten Platz versetzt findet.« Die Natur bringe also »sogar in die Unvernunft ein Prinzip der Verbindung [...], damit das Denkungsvermögen, wenngleich nicht objektiv zum wahren Erkenntniss der Dinge, doch blos subjektiv zum Behuf des thierischen Lebens, nicht unbeschäftigt bleibe«.[70]

Über die Emanzipation des bloß subjektiven und tierischen Lebens vom Denkungsvermögen werden Medizin und Philosophie der Romantik Kant das Thema des Irreseins überhaupt streitig machen, das er in kritischer Absicht so hartnäckig für die Philosophie in seinem Sinne reklamiert, wie es am deutlichsten in der forensischen Frage wird. Hier will Kant nur das Irrereden mit Fieber als körperliche Krankheit den Ärzten überlassen, während das eigentliche Irresein Gegenstand der Philosophie (was der Mensch, »als frei handelndes Wesen, aus sich selbst macht, oder machen kann und soll«) bleiben müsse. Denn in der Schuldfrage »kann das Gericht ihn nicht an die medizinische, sondern müßte (der Incompetenz des Gerichtshofes halber) ihn an die philosophische Facultät verweisen. Denn die Frage: ob der Angeklagte bei seiner That im Besitz seines natürlichen Verstandes- und Beurteilungsvermögens gewesen sei, ist gänzlich psychologisch, und obgleich körperliche Verschrobenheit der Seelenorgane vielleicht wohl bisweilen die Ursache einer unnatürlichen Übertretung des (jedem Menschen beiwohnenden) Pflichtgesetzes sein möchte, so sind die Ärzte und Physiologen überhaupt doch nicht so weit, um das Maschinenwesen im Menschen so tief einzusehen, daß sie die Anwandlung zu einer solchen Gräuelthat daraus erklären [...] könnten.« Ließe Kant die Unvernunft der Medizin, sähe er umgekehrt die Vernunft und das Pflichtgesetz und damit die eigentliche »Kompetenz« der Philosophie in Frage gestellt. Gegen ein Urteil, in dem eine Kindsmörderin für verrückt erklärt, statt zum Tode verurteilt wurde, da sie aus falschen Prämissen richtige Schlüsse gezogen habe, bezieht Kant daher die bis heute mögliche Position: »Auf den Fuss dieses Arguments möchte es wohl leicht sein, alle Verbrecher für Verrückte zu erklären, die man bedauern und kurieren, aber nicht bestrafen müsste.«[71]

Kants Kompetenz der Philosophen wirkte sich praktisch z. B. so aus: 1804 wurde in Hamburg der Lehrer und Theologe Rüsau hingerichtet, der aus Verzweiflung seine Frau und fünf Kinder umgebracht hatte. Nach den Akten läßt sich rekonstruieren, daß er an psychotischem Verarmungswahn litt. Das Gutachten zweier Ärzte plädierte für Freispruch. Ausschlaggebend für die Verurteilung waren einerseits der Druck des Publikums, andererseits die Entscheidung einer einberufenen Versammlung von Vertretern der medizinischen, juristischen und der philosophisch-theologischen Fakultät, wobei die letztere sich geschlossen für Schuld und Tod aussprach und damit überwog. Im Urteil hieß es, Rüsau habe seinen Wahn selbst erzeugt, genährt und gerechtfertigt, da er die Gesetze der Pflicht bei sich nicht wirken ließ, obwohl er den freien Willen dazu gehabt hätte. So ist der Tod ihm die gerechte Strafe und »anderen dergleichen leidenschaftlichen, um alltägliche Sorgen des Lebens willen sich feige der Verzweiflung ergebenden Menschen zum abschreckenden Beispiel«.[72] Die Irren stehen nicht nur selbst unter dem Pflichtgesetz, für dessen philosophische Herrschaft die Möglichkeit einer körperlich bedingten Verhinderung nicht akzeptiert wird, sie dienen auch für die Allgemeinheit seines Geltungsanspruchs als warnendes Exempel. Nimmt Kant den Menschen zu ernst?

Kant erfreut sich hier auch der uneingeschränkten Zustimmung seines Dialog-Partners über geistige Diätetik, des königlich-preußischen Leibarztes C. W. Hufeland, der für diese Position mit Recht in der aufkommenden Naturphilosophie eine Gefahr fürchtet. Die Herrschaft des Geistes über den Körper, der der natürliche Mensch in seiner Bequemlichkeit widerstrebt, sieht er insbesondere bedroht, »wenn, wie in den neuesten Zeiten geschehen, selbst die Philosophie, sonst die Trägerin des geistigen Lebens, in dem Identitäts-System den Unterschied zwischen Geist und Körper ganz aufhebt, und sowohl Philosophen als Ärzte die Abhängigkeit des Geistes von dem Körper dergestalt in Schutz nehmen, daß sie selbst alle Verbrechen damit entschuldigen, Unfreiheit der Seele als ihre Quelle darstellen, und es bald dahin gekommen sein wird, daß man gar nichts mehr Verbrechen nennen kann. Aber wohin führt diese Ansicht? – Ist sie nicht geradezu göttlichen und menschlichen Gesetzen entgegen, die ja auf jene Grundlage gebaut sind? – Führt sie nicht zum gröbsten Materialismus? Vernichtet sie nicht alle Moralität, alle Kraft der Tugend, die eben in dem Leben der Idee und ihrer Herrschaft über das Leibliche besteht? – Und somit alle wahre Freiheit, Selbständigkeit, Selbstbeherrschung, Selbstaufopferung, genug das Höchste, was der Mensch erreichen kann: den Sieg über sich selbst?«[73] Diese hier als materialistisch bezeichnete Naturphilosophie war in der Tat der Weg, auf dem die »psychischen Ärzte« die Irren von dem Vernunftrigorismus Kants lösten und sie als Kranke bzw. Heilbare aufzufassen lernten.

Kants Wirkung auf die Psychiatrie ist vielschichtig. Seine Kritik der englischen Philosophie ließ ihn auch die Schwächen der sensualistischen Psychiatrie aufdecken. So war er skeptisch gegen alle Erklärungen des Irreseins aus äußeren Ursachen, was damals durchaus noch nicht an der Tagesordnung und im allgemeinen erst einem späteren Wissenschaftspositivismus vorbehalten war. Liebe, Hochmut, wirtschaftliches Spekulieren oder »Überstudieren« waren für ihn »nicht die Ursache, sondern die Wirkung der Tollheit«; Unvernunft eines Menschen setze bereits »eine Tollheit voraus, ohne die er auf ein solches Betragen nicht gefallen sein würde«. Der »überhandelnde« Kaufmann, der sich in unsinnigen Plänen oder Reisen verliert, »entwirft schon hier als Narr seinen Plan«. Ist Unvernunft etwas Positives, so ist sie zugleich »bloße Form«, der jede »zufällig aufstoßende Materie« eingepaßt werden kann; alles von Irren Geäußerte ist beliebig, gleichgültig gegenüber der Form.[74]

Dieser Formalismus treibt Kant freilich über die Kritik an den äußeren Verursachungen der Unvernunft hinaus und ohne Rücksicht auf das empirisch Beobachtbare unkritisch ins andere Extrem. Als durchgehend wirkendes ätiologisches Moment kennt Kant nur die »angeerbte Gemüthsstörung«. Da kein äußerer Umstand der Vernunft überlegen sein darf, ist jedes Zeichen der Unvernunft immer schon »Ausbruch der verrückten Anlage«. »Mit der Entwicklung der Keime zur Fortpflanzung entwickelt sich zugleich der Keim der Verrückung.«[75] Seither war jede idealistische (auch neukantianische) Psychiatrie mit der Tendenz der Überschätzung der von innen ausbrechenden oder sich entfaltenden angeborenen bzw. erblichen Anlage erblich belastet – namentlich in Deutschland, aber auch in der aus Frankreich adaptierten Degenerationstheorie.[76] Von den Anthropologen der deutschen Klassik fußt Christoph Meiners am stärksten auf dem Konzept der Erblichkeit. Er läßt »Fähigkeit und Gemütsart« der Völker erblich bedingt sein. Die europäischen Völker sind den Slawen und allen nichteuropäischen Rassen überlegen, wobei wieder die »führende Persönlichkeit« und die wirtschaftliche Spezialisierung auf dem Unterschied erblicher Vorzüge gründen. Bei Meiners, dem Georg Forster widerspricht und an den Gobineau anknüpft, findet sich auch schon die Ansicht, daß die edleren, so die germanischen Stämme durch Kreuzung mit unedleren »ausarten«.[77]

Die strukturelle Schwierigkeit der Psychiatrie Kants liegt in folgendem. Einerseits ist ihm die Unvernunft des Irreseins vom Subjekt selbst erzeugt, wobei »das einzige allgemeine Merkmal der Verrücktheit der Verlust des Gemeinsinns (sensus communis) und der dagegen eintretende logische Eigensinn (sensus privatus) ist«[78]; denn insofern ist Irresein passive, heteronome, gegängelte oder bornierte Vernunft, wird unter die Form des Vorurteils, des Aberglaubens, der Spekulation, des Dogmatismus gebracht, gehört als Gegenstand der Aufklärung zur »selbstverschuldeten Unmündigkeit«.[79] Andererseits ist Unvernunft des Irreseins aber auch bloße Auswirkung einer »besonderen Natur«, eines ererbten Vermögens, einer aufbrechenden Anlage. Formal ist Irresein nicht weniger Originalität – d. h. die Ursache zu dieser Wirkung ist unsichtbar – als das Genie, das dem ihm angeborenen Talent folgt; denn die harmonische Bewegung der Gemütskräfte durch die Einbildungskraft beim Genie wie die unharmonische beim Irren »muß durch die Natur des Subjekts geschehen«. – Die Unvernunft des Irreseins ist also für Kant zugleich vom Subjekt erzeugt und von der angeborenen Natur des Subjekts durch es hindurch durchgesetzt, ist schuldlose Schuld, ist Schicksal – und konnte dieses Moment bis heute nicht recht loswerden.[80] Es zeigt sich hier das Dilemma Kants, das Lukács als Konsequenz der kritischen Reinigung der formalen Erkenntnis von allem Inhaltlich-Materiellen sowohl für die Gegenstände als auch für das Subjekt selbst vermutet: »Denn ebenso wie die objektive Notwendigkeit, da ihr materielles Substrat transzendent bleibt, aller Rationalität und Gesetzmäßigkeit ihrer Erscheinungsweise zum Trotze in unaufhebbarer Zufälligkeit verharrt, so vermag die Freiheit des Subjekts, die auf diese Weise gerettet werden soll, als leere Freiheit dem Abgrund des Fatalismus nicht zu entgehen. [...] Die Unmöglichkeit, die Verknüpfung von Form und Inhalt als konkrete Verknüpfung und nicht bloß als Unterlage eines rein formalen Kalküls zu begreifen, zu ›erzeugen‹, führt zum unlösbaren Dilemma von Freiheit und Notwendigkeit, von Voluntarismus und Fatalismus. Die ›ewige, eherne‹ Gesetzmäßigkeit des Naturgeschehens und die rein innerliche Freiheit der individuellen, sittlichen Praxis erscheinen am Schluß der ›Kritik der praktischen Vernunft‹ als unvereinbar getrennte, aber zugleich in ihrer Getrenntheit unaufhebbar gegebene Grundlagen des menschlichen Daseins.«[81] Lukács erblickt hierin den Ausdruck der bürgerlichen Gesellschaft, die die alten, »naturwüchsigen«, irrationalen Bindungen sprengt und sie zugleich durch nicht minder unerbittliche, »selbsterzeugte« Bindungen ersetzt.[82]

In der Tat entspricht dem theoretisch-ätiologischen Widerspruch des Irreseins bei Kant der praktisch-therapeutische. Auf der einen Seite kann nur das Subjekt selbst sich vom Irresein heilen, sich aus der Unmündigkeit befreien, »durch den bloßen Vorsatz seiner krankhaften Gefühle Meister sein«. Auf der anderen, der angeboren-naturgegebenen, Seite ist die Unvernunft des Irreseins unheilbar, ist therapeutisch verändernde Praxis unmöglich, denn die körperlichen Erscheinungen, für die der Arzt zuständig ist, machen nicht das Wesen der Verrücktheit aus. So kann Kants Anthropologie hier nur indirekt pragmatisch sein, kann nur »Unterlassungen gebieten«, nämlich sich unvernünftiger Handlungen zu enthalten. Namentlich ist es zu unterlassen, »in Familien zu heirathen, wo auch nur ein einziges solches Subjekt vorgekommen ist«; dabei gilt – ein altes und tiefgreifendes Ressentiment – nur die Familie mütterlicherseits als Träger des Keims der Unvernunft und damit als gefährlich.[83]

Dieselbe Ambivalenz wird womöglich noch plastischer in Kants Abhandlung der Leidenschaften, der vernunftbehindernden Störungen des Begehrungsvermögens, die *zugleich* Krankheit und sittlich schlecht sind. Einerseits sind Leidenschaften stets »Krankheit des Gemüths«, Wahn, der als »Triebfeder der Begierde [...] die innere praktische Täuschung ist, [...] das Subjektive für objektiv, die Stimmung des inneren Sinnes für Erkenntnis der Sache selbst zu nehmen«, sind »für einen innern oder äußern Seelenarzt« fast immer unheilbar, da aktiv die Besserung ausschlagend.[84] Andererseits sind Leidenschaften »Krebsschäden für die reine praktische Vernunft«, da sie eine Neigung gegen alle übrigen verabsolutieren, »den Theil eines Zweckes zum Ganzen machen«, was »der Vernunft selbst in ihrem formalen Prinzip gerade widerspricht«; denn dadurch gibt die Leidenschaft Freiheit und »Herrschaft über sich selbst« auf, »findet ihre Lust und Befriedigung am Sklavensinn«. Ihr eignet der Charakter der Sucht. »Daher sind Leidenschaften [...] ohne Ausnahme böse, und die gutartigste Begierde, wenn sie auch auf das geht, was (der Materie nach) zur Tugend [...] gehörte, ist doch (der Form nach), sobald sie in Leidenschaft ausschlägt, nicht blos pragmatisch verderblich, sondern auch moralisch verwerflich.«[85] – Diese Beziehung auf die praktische Vernunft wirkte sich im Rigorismus der moralischen Therapie aus, die die beginnende deutsche Psychiatrie im Vergleich zur englischen und französischen nachgerade verabsolutierte, im seitherigen Einfluß juristisch-forensischer Belange auf die psychiatrische Theoriebildung und in der unaufhebbaren medizinisch-moralischen Widersprüchlichkeit der Monomanie- und Psychopathie-Diskussion.

Der »Sturm und Drang« führte indessen zu einer Bewegung, die nicht nur im Maße der Resignation über die politische Erfolglosigkeit sich emphatisch dem Raum der inneren Erfahrung und den »sensus privatus« der kleinen Begebenheiten des bürgerlichen Alltags zuwandte, sondern die auch den Formalismus Kants als unbefriedigend erlebte, die kritische Beschränkung seiner Methode sprengte, freilich auch von der »Selbstbestimmung des Subjekts« bei Kant profitierte. Diese individualpsychologisierende Bewegung bediente sich der Medien der Physiognomik und Konstitutionslehre, der pädagogischen Kunst, der pietistischen Selbstbeobachtung und der Autobiographie.

Die Physiognomik (und Mimik) war bereits in den 70er Jahren namentlich durch Beiträge des Pädagogen und Ästhetikers J. G. Sulzer und der Theologen J. G. Herder und J. C. Lavater zum allgemeinen Interesse geworden.[86] Zum Glauben an die Übereinstimmung zwischen dem Äußeren und dem Innern des Menschen kommt man von der Seite des Innern her, nämlich durch den Gedanken, daß »der Körper nichts anderes als die sichtbar gemachte Seele« sei (Sulzer). Herder liefert in seiner *Plastik* (1778) eine Symbolik der einzelnen Körperteile, die ihm den moralischen Zustand der seelischen Funktionen anschaulich machen. Seit Lavaters *Physiognomischen Fragmenten zur Beförderung der Menschenkenntnis und Menschenliebe* (1775 bis 1778) trägt diese nicht lehrbare Kunst eines »schnellen Menschengefühls« wesentlich zur Reaktualisierung Leibniz' bei. Der Mensch ist Mikrokosmos und insofern körperlich-seelisch nach einem einheitlichen Bauplan geschaffen, der mit der innerlich-äußerlichen Identität die zwischenmenschliche »unendliche Verschiedenheit« und damit die Einmaligkeit der Individualität bedingt. Zwischen den Teilen des Organismus besteht vollständige Harmonie, und »jeder Teil eines organischen Ganzen ist Bild des Ganzen, hat den Charakter des Ganzen«. Lavater, das »Genie des Herzens«, bemühte sich wenig um eine nachprüfbare Methode; ihm genügte das »physiognomische Gefühl«. Daher trifft gerade ihn der Spott G. C. Lichtenbergs, daß den Menschen hier nur »angesehen« werde, was man schon von ihnen wisse; außerdem erzähle unser Körper »nicht allein unsere Neigungen und Fähigkeiten, sondern auch die Peitschenschläge des Schicksals, Klima, Krankheit, Nahrung und tausend Ungemach«. Aber die gesellschaftlichen Bedingungen waren auch hier der Berücksichtigung sozialer und somatischer äußerer Umstände nicht günstig. Es verwundert daher nicht, daß gegen Ende des Jahrhunderts eine medizinisch fundierte Konstitutionslehre von Frankreich (Hallé, Cabanis) ausgeht, während in Deutschland die Linie des psychosomatischen Symbolismus dichterisch-naturphilosophisch fortgesetzt wird.[87]

Alle genannten Medien der Suche nach der Innerlichkeit fanden ihre Plattform in einer »Sturm und Drang«-Zeitschrift mit dem bezeichnenden Titel: ΓΝΩΘΙ ΣΑΥΤΟΝ *oder Magazin zur Erfahrungsseelenkunde*; denn so sehr die hier versammelten Autoren über Kant hinauszudrängen versuchten, es galt ihnen doch wie diesem Aufklärung als die »Revolution in dem Inneren des Menschen«. So war für J. G. H. Feder das Hauptmotiv seines psychologischen Forschens die Verhinderung der »Unordnung in der bürgerlichen Gesellschaft«, als wäre die wirkliche Revolution schon geschehen.[88] Das ähnelt der Intention Schillers der 90er Jahre, der dem in Gang befindlichen Prozeß der Ablösung der Gesellschaft vom alten Naturstaat zwar nicht die psychologische Bildung, wohl aber die nationale ästhetische Bildung als »Stütze« beigeben will und für den dabei zur Vermeidung der gesellschaftlichen Anarchie die Fortdauer des Staates notwendig ist; denn »das lebendige Uhrwerk des Staates muß gebessert werden, indem es schlägt, und hier gilt es, das rollende Rad während seines Umschwungs auszutauschen «.[89]

Dieses Magazin, das von 1783 bis 1793 in Berlin erschien, wurde von Carl Philipp Moritz gegründet und herausgegeben, später gemeinsam mit Salomon Maimon. Die Gründung war neben den *Reisen eines Deutschen in England* (1783) das Ergebnis der Englandreise Moritz' von 1782, wie schon der Begriff »Magazin« verrät. Es entstand hier ein Sammelbecken für Berichte über Reisen ins menschliche Innere, für die mehr bildhafte als begriffliche Darstellung psychischer Zustände, für die Beobachtung eigener und fremder psychischer Kuriositäten und Absonderlichkeiten und für auf solcher Kasuistik basierende therapeutische Empfehlungen in moralisch-pädagogischer oder religiöser Richtung gegen bürgerliche Unordnung innerer und äußerer Art. Die Zeitschrift entsprach in bisher unbekannter Verdichtung dem Bedürfnis der Bürger, die sich gerade über dem Interesse an sich selbst zum Publikum konstituierten, zumal hier eine in keiner Weise sich wissenschaftlich abschließende Sprache gesprochen wurde, weshalb sich das Titelblatt auch an »Gelehrte und Ungelehrte« wendete[89a]. Während in den ersten Jahrgängen noch mit Hilfe der englischen Assoziationspsychologie (Hartley, Priestley) über religiösen Aberglauben aufgeklärt wurde, stand später zunehmend Leibniz im Hintergrund, und was zuvor noch im physiologischen Zusammenhang erklärt wurde, erlangte nun psychologische Eigenständigkeit – so die dunklen Vorstellungen, die Träume, der Schwindel und die Empfindsamkeit selbst. Kant erschien diesen Psychologen zu streng mechanisch-newtonsch. Sie wollten alle Gegenstände der Erfahrung auf die Stimmung des Gemüts und die Kontinuität des Ich beziehen und dadurch mehr vom »eigentlichen« Leben erfahren. Hier schrieben neben Moritz und Maimon auch Lavater und Sulzer, ferner K. F. v. Irwing, Feder, der jüdische Arzt und Philosoph Marcus Herz und der theosophische Lindauer Wundarzt Oberreit. Herz sprach offen davon, daß die Psychologie für die Medizin an die Stelle der bisherigen Metaphysik treten müsse.

Die Autobiographien beider Herausgeber gehören zu denen, die das größte Aufsehen bei den Zeitgenossen erregten. Moritz beschreibt in *Anton Reiser, ein psychologischer Roman* (1785–1790), daß sein mangelndes inneres Gleichgewicht, die Rastlosigkeit und der ständige Zweifel an seiner Genialität das Ergebnis der psychischen Misere seiner frühen Kindheit sei, als er in ärmlichen und zerrütteten Verhältnissen, unter mystisch-pietistischen Einflüssen und bei sich streitenden und ihn falsch erziehenden Eltern aufwuchs und daher »von Kindheit auf zu wenig eigene Existenz gehabt hatte«.[90] So werden ihm alle äußeren Ereignisse zwangsläufig zu selbsterzeugten Resultaten seines Lebens, das damit zu einem lebenslangen Prozeß der Selbstfindung wird, zu der man mit der pietistischen Technik der Selbstbeobachtung gelangt. In der Vorrede legt Moritz das größte Gewicht auf das, »was anfänglich klein und unbedeutend schien« ; denn hieraus baut sich »die innere Geschichte des Menschen« auf. Das Buch soll »den Blick der Seele in sich selber schärfen«, und es wird damit gerechtfertigt, daß »doch vorzüglich in pädagogischer Rücksicht das Bestreben nie ganz unnütz sein wird, die Aufmerksamkeit des Menschen mehr auf den Menschen selbst zu heften und ihm sein individuelles Dasein wichtiger zu machen«.[91] Niemand hat die Differenz zwischen der empfindsamen Psychologie Moritz' und der Weimarer Klassik klarer gesehen als Goethe, der Moritz als vom Schicksal verwahrlosten jüngeren Bruder ansah und über ihr Zusammensein in Rom 1786 schrieb: »Unser Geselle Moritz ließ nicht ab, jetzt, in dem Kreise der höchsten Kunst und schönsten Natur, über die Innerlichkeiten des Menschen, seine Anlagen und Entwickelungen fortwährend zu sinnen und spinnen.«[92]

Noch aufregender war dem Publikum Maimons *Geschichte des eigenen Lebens* (1792), stellte sie doch den Aufstieg dar vom zerlumpten und ungebildeten polnischen Betteljuden zum großen anerkannten Philosophen, der von Kant zu Fichte vermittelte, und bewies sie – so Moritz –, »wie die Denkkraft, auch unter den drückendsten Umständen, sich in einem menschlichen Geiste entwickeln kann«.[93] So wurde Maimon zum lebendigen Beweis für Kants Postulat des »Ausgangs des Menschen aus seiner selbstverschuldeten Unmündigkeit«. Maimons Vorrede entspricht derjenigen Moritz'. Auch für ihn gilt: »Die Natur tut keinen Sprung. Alle großen Begebenheiten sind Folgen vieler kleinern«, und diese »geringfügig scheinenden Vorfälle des menschlichen Lebens können weit interessanter und lehrreicher sein« als die Staatsaffairen und die großen politischen und militärischen Taten der Geschichte. Maimon will sein Leben, das »an sich in psychologischer, pädagogischer und moralischer Rücksicht interessant und lehrreich« ist, »nach dem Leben schildern«. Die Lebensgeschichte soll eine Bilanz darüber sein, »wieviel ich meiner Bestimmung näher gekommen« und »was noch dazu mangeln möchte«.[94]

Nicht anders war die Methode der Berichte im *Magazin*: es galt, die Menschen im Schlafrock, nicht im Staatskleid zu beobachten. Da man die psychischen Erscheinungen in ihren krankhaften Veränderungen am deutlichsten zu erkennen hoffte, war die Abteilung »Seelenkrankheitskunde« im *Magazin* am beliebtesten. Hier kommen wunscherfüllende Träume, Leidenschaften, unbewußte unmoralische Wünsche und auch der Wahnsinn zur Sprache. Maimon läßt ihn nur eine Störung der niederen Geisteskräfte (Einbildungskraft, Gedächtnis) sein. Dadurch wird Wahnsinn dem Alkoholrausch oder dem Traum ähnlich, und die Therapie eine Erweckung. Allgemein ist die Absicht aller *Magazin*-Beiträge eine therapeutische, sei es im Sinne der Selbsterkenntnis, auch des Bewußtmachens der Kindheitserinnerungen, sei es als Ordnung und Harmonisierung der individuellen bzw.

sozialen Gleichgewichtsstörungen, als Schocktherapie gegen Leidenschaften, sei es pädagogisch, wie Moritz etwa einen moralischen Arzt für die psychologischen Schäden des Waisenhauses in Halle fordert, oder sei es, daß man Rousseau folgt und die Heilkraft der Natur preist. Gemeinsam ist der Mehrzahl der Autoren des *Magazins* die religiöse, zumeist pietistische Fundierung ihrer Psychologie. Auch hierin wird eine Überwindung der bisherigen Aufklärung und zugleich ihre Fortsetzung durch Anwendung auf den »inneren Menschen« gesehen, wobei diese Überwindung freilich ihren Gegenstand an Aufwand nicht wenig überwog, da die atheistisch-materialistische Komponente der Aufklärung in Deutschland ohnehin nie recht durchgedrungen war – nicht zuletzt wegen der Bedeutung des protestantischen Pfarrhauses.[95]

Die bisher beschriebene Bewegung der Ausgrenzung der Irren und ihre beginnende Revision in Deutschland finden ihr Pendant in der Rolle des Narren auf der Bühne und in der Literatur. Der Rationalismus des aufgeklärten Absolutismus hatte »mit dem Hanswurst auf dem Theater unter anderem eine ständig drohende Gefahr beseitigt, an den Pranger der Lächerlichkeit zu geraten«; er hatte, »um der gesunden Vernunft willen, den Theaternarren gleichsam ans Narrenhaus eskamotiert«[96], um *ganz* vernünftig – und das heißt auch: soziabel – zu sein. Mit der Spaltung des Bürgertums in Wirtschafts- und Bildungsbürger setzt sich diese Linie des Rationalismus ungebrochen als zweckrational-ökonomische Vernunft am Ende des 18. Jahrhunderts auf der Seite der Wirtschaftsbürger fort: »Der Geschäftsmann hat nur darum keinen Witz, weil er diese gefährliche Spielerei verachtet, denn Witz ist eine Abart oder vielmehr Unart des Verstandes [...], er verachtet den Witz, weil er Verstand kostet, den er zu nützlicheren Sachen anwenden kann, seinen Nebenmenschen nützlich zu sein.«[97]. In demselben Maße entdeckten die Bildungsbürger des Spätrationalismus, wozu Promies auch den »Sturm und Drang« rechnet, den Narren in ihrem eigenen Innern, brachten ihn in dieser neuen Gestalt wieder in die Literatur, begannen mit seiner Hilfe das Spiel der Verkehrung von Vernunft und Unvernunft. Da die Szenerie dieses Spiels aber keineswegs schon die emanzipierte bürgerliche Gesellschaft war, blieb diesen Bürgern – und eben auch den *Magazin*-Psychologen – die Vernunft des Staates tabu, blieb ihr Impuls die Sicherung vor gesellschaftlicher Unordnung, was die Beobachtung rechtfertigt, »daß der Rationalismus mit Unternehmen, die nach dem Irrationalen forschten, um seiner sicherer zu sein, das Irrationale eigentlich entband«.[98] Mangels eines politischen »sensus communis« war dieses »Vorgefühl der romantischen Seele«[99] einzig bemüht um die Sicherung des fragwürdig gewordenen privaten Selbsts der Bürger, blieb gleich weit entfernt vom Willen zur politischen Emanzipation wie von einem medizinischen oder pädagogischen Ansatz zur praktischen Veränderung der Unvernunft der Irren. Zur Etablierung einer Psychiatrie genügte nicht das Bemühen der Bürger um Aufdeckung ihrer eigenen psychischen Besonderheiten und Störungen; es mußte vielmehr die Unvernunft der *armen* Irren sichtbar werden.

2. *Revolution von oben und das verhinderte psychiatrische Paradigma*

a) Medizinischer und romantischer Anstoß

Der Baseler Friedensschluß von 1795 mit Napoleon brachte Preußen und den übrigen nord- und mitteldeutschen Territorien für 10 Jahre eine Zuschauerrolle in den politischen und gesellschaftlichen Veränderungen Europas. In dieser Zeit trat die Mehrzahl der späteren Reformer in preußische Dienste. Sie vermochten jedoch nicht, die von ihnen als notwendig erkannten liberalen Reformen gegen die Kabinettsregierung des preußischen Staates durchzusetzen, solange dieser in seiner Macht ungebrochen war und sich der ansteckenden revolutionären Gefahr aus Frankreich gegenüber eher auf traditionelle Vorstellungen versteifte, zumal kein gesellschaftlicher Druck »von unten« bestand, der zu einem anderen Verhalten genötigt hätte. Daran änderte auch die ökonomische Misere nichts, die z. B. 1800 dazu zwang, Lebensmittelkarten an die unteren Bevölkerungsklassen auszugeben. Es wurde weiter im vorrevolutionär-aufgeklärten Sinne nicht *durch*, sondern *für* das Volk regiert.

Um so größer war die geistige Aktivität der von politischer und sozialer Selbsttätigkeit ausgeschlossenen, doch jetzt immerhin eigenständigen literarischen Öffentlichkeit der gebildeten Bürger – und das in einem solchen Grade, daß auch die politische Parteinahme für oder wider die Revolution ebenso wie die naturwissenschaftlichen Fragen – namentlich der Medizin – zu Gegenständen literarisch-philosophischer Diskussion wurden. Dieses Jahrzehnt scheinbaren Friedens, in dem geistesgeschichtlich die Überlagerung der Klassik durch die Romantik und des Kantschen Idealismus durch die Naturphilosophie stattfindet, bildet die Szene, auf der Literaten und Ärzte gleichermaßen von der Krankheit, der Nachtseite der Seele, vom Wahnsinn fasziniert sind. Es ist die Zeit, in der die Ärzte sich den Störungen der Seele poetisch und philosophisch zuwenden und die Dichter selbst die Ärzte ihrer Gefühle, ihrer empfindsamen seelischen, aber auch körperlichen Krankheiten sein wollen – ähnlich den englischen Literaten um 1750. Die politische Revolution wurde in Deutschland nur von einer literarischen Öffentlichkeit wahrgenommen, erlebt und endlich vernünftig eingeordnet, während sie in der Realität durch dekretierte Reformen ersetzt wurde; und ebenso war das Interesse der ersten Ärzte, die sich intensiv und dauerhaft der Unvernunft des Irreseins zuwandten, literarisch-philosophisch, ohne Nähe zu den Irren selbst. Auf beiden Ebenen waren qualvolle Umwege notwendig, ehe die der bürgerlichen Gesellschaft adäquaten Institutionen erreicht wurden.

Es ist jedoch ebenso richtig, daß gerade angesichts der Unfähigkeit der Bürger, in einem noch überwiegend agrarisch strukturierten Land die Gesamtgesellschaft, also auch die Armen, sozial und politisch wahrzunehmen, der romantischen Bewegung für die politische Entwicklung wie für die psychischen Ärzte eine erhellende Funktion zukommt. Die erste Generation der Romantiker – wie die der Psychiater um 1770 geboren – war viel stärker den Widersprüchen der Revolutionsepoche ausgesetzt als die Klassiker, die zumeist noch in der Aufklärung des 18. Jahrhunderts wurzelten und nach dem »Sturm und Drang« zu einem resignativen ästhetischen Kulturideal gefunden hatten. Die jüngere Generation hatte in ihrer Mehrheit nicht nur die Französische Revolution bejubelt, sie sah sich auch bald darauf mit der kaum beantwortbaren Frage konfrontiert, ob Napoleon als Befreier von feudaler Unterdrückung oder als fremder Despot zu betrachten sei. Zunächst war durchaus nicht vorauszusehen, daß Napoleon selbst entscheidend zu einer Antwort im letzteren Sinne beitragen würde, wodurch der eher revolutionäre Beginn der deutschen Romantik in konservative und restaurative Bahnen gelenkt wurde – im Gegensatz zum Westen, wo die Romantik revolutionsfeindlich und legitimistisch begann und mit dem Sieg des großbürgerlichen Kapitalismus einen eher liberal-nonkonformistischen Verlauf nahm.[100]

Zunächst führte das nicht mehr ohne weiteres nach vernünftigen Maximen entscheidbare »Zeiterleben« zu einem der Klassik unbekannten Krisenbewußtsein, verbunden mit einer Erweiterung der, freilich vornehmlich inneren, Realitätserfahrung: beides auch Voraussetzungen für Psychiatrie. Die Erfahrung der Revolution in Frankreich mit ihren widersprüchlichen, schnell wechselnden Phasen befreite das Spiel der Phantasie zwischen Wirklichkeit und Möglichkeit von Kantschen Regeln, suggerierte den Einstieg in andere mögliche Wirklichkeiten. Der Friedenszustand wurde je länger, je mehr in seiner nur aufschiebenden Funktion, in seiner Scheinbarkeit und Unwirklichkeit durchschaut. Die Romantiker entwickelten ein artistisches Gespür für die Wirklichkeit des rational Unwirklichen, für die »Realität des nicht Sichtbaren«, wovon der Protestbegriff »das deutsche Volk« als Ersatz für die fehlende nationalstaatliche Einheit der bürgerlichen Gesellschaft westlicher Art und zugleich als »volle«, weil organismisch gewachsene und ursprungsmythologisch verankerte Realität[101] nur eine Spielart wurde. Mehr noch. Diese Dichter sind erstmals überzeugt von der überwältigenden Realität der Unsicherheit, der Instabilität des eigenen Lebens, vom chaotischen Zustand der Welt im allgemeinen, von der Herrschaft des unberechenbaren Zufalls. Sie akzeptieren und beschreiben die Macht des

Sinnlosen, der Unvernunft, der Krankheit. Sie sind die ersten, die die entindividualisierende Realität der Großstädte wahrnehmen, denen gerade sie in besonderer Weise angehören, sie finden sich der Zerrissenheit und Widersprüchlichkeit nicht nur in der großen politischen Welt, sondern auch in ihrem eigenen beruflich-biographischen Dasein ausgesetzt – sie stellen die erste Literatengeneration dar, deren größerer Teil etwa als Angestellte der Industrie oder als Verwaltungsjuristen sein Brot verdient. Die hier von ihnen verlangte (und auch erbrachte) versachlichte, funktionale Rationalität ist ihnen gerade wegen des Fehlens eines ökonomisch und politisch selbstbewußten Bürgertums noch weniger selbstverständlich vernünftig als ihren westlichen Kollegen. Freilich ist ihr Protest dagegen aus demselben Grunde gänzlich nach innen gerichtet, läßt sie »eigentliche« und »uneigentliche« Wirklichkeiten gegeneinander setzen und trägt nicht wenig zu der Herausbildung des zentralen Motivs des Doppelgängers bei.[102] Für sie ist nicht mehr a priori entschieden, welche der kontrastierten Realitäten siegen wird. Im Gegensatz zur Klassik vermögen sie nicht mehr, das Chaos im Kosmos aufzulösen, sinnlich-empirischen und intelligiblen Charakter der Menschen in eine hierarchische Vernunftordnung zu bringen, Unvernunft durch Vernunft zu bändigen, Theorie und Praxis, Leben und Tod, Gesundheit und Krankheit vernünftig zu harmonisieren. Einseitige, »krankhafte« Verzerrungen in der darstellenden Entfaltung des je Negativen, der Nachtseiten erscheinen ihnen weniger suspekt als das Zelebrieren vorentschiedener Gleichgewichtszustände. Leiden wird zum Motor jeder Entwicklung.

So wurde die Romantik, die von nun an in Wellen den liberalen Kapitalismus wie seine ökonomischen Krisen bis heute begleiten wird, zum Eingeständnis, rationale gesellschaftliche Wirklichkeit so nicht zu wollen. Die ihr entgegengesetzten, gegen-rationalen Wirklichkeiten waren nicht weniger Ausdruck der sozialen Verweigerung als Fluchtbewegungen, nicht weniger realistischer Protest gegen alle rationalen Einengungen des bürgerlichen Daseins als irrationale Sackgasse. Das gilt für den Historismus, für den Mythos vom Volk und für die emanatistische Logik ebenso wie für die Romantisierung des Unheimlich-Geheimnisvollen, des Imaginären und Unbewußten, des Traums und der utopischen Wunscherfüllung, des Wanderns, der Einsamkeit und der Heimatlosigkeit, der Kindheit und der Märchen, des Fremden und Entfremdeten, der Stimmungen und Triebe, der körperlichen und psychischen Krankheit. Namentlich diese, das Pathologische überhaupt, faszinierte die Romantiker. Goethe verspottete daher ihre »Lazarett-Poesie«. »Die Krankheit repräsentierte für sie die Negation des Gewöhnlichen, Normalen, Vernünftigen und enthielt den Dualismus von Leben und Tod, Natur und Unnatur, Bindung und Auflösung, der ihr Weltbild beherrschte. Sie bedeutete die Entwertung alles Eindeutigen und Bleibenden und entsprach dem romantischen Widerwillen gegen jede Beschränkung, jede feste, endgültige Form.«[103] Den Romantikern wie den

Naturphilosophen wurde F. Schlegels Wort zum Motto: »Willst du ins Innere der Physik eindringen, so laß dich einweihen in die Mysterien der Poesie!«[104] Den Weg zu den für sie aufregendsten Problemen der Medizin, zur Physiologie der Nerven- und Lebenskraft, nahmen die Novalis, Schelling, H. Steffens, F. v. Baader, L. Oken, J. v. Görres über John Brown, den romantischen Arzt aus Schottland, bei dem ihre Polaritäts- und Identitätsvorstellungen bereits vorgeprägt waren, bzw. über die deutschen Vertreter des Brownianismus, die in Bamberg lehrenden Ärzte A. F. Marcus und A. Röschlaub.

Besonders stark wirkte Brown auf den technisch und präzisionsbegabten Bergassessor und zugleich die Welt auf dem »geheimnisvollen Weg nach innen« poetisierenden Novalis. Von ihm wurden die dualen Krankheitsbegriffe Browns – Sthenie und Asthenie – sowohl polarisiert als auch zu Konstitutionsbegriffen vertieft. Erst der Bezug auf die Anlage erlaubt die universale Analogisierung von Sthenie und Asthenie mit Stärke und Schwäche, Körper und Seele, Außen- und Innenwelt. Hierin ist bereits die Höherwertung des asthenischen Pols impliziert – asthenische Krankheiten, d. h. solche der Sensibilität und ihrer Organe, der Nerven, erhöhen und vergeistigen den Menschen. Mit dem Menschen sind beide, Sensibilität und Nervenkrankheit, in die Natur gekommen, und mit ihnen Freiheit und Sünde als Verstoß wider die Natur, Gebrechlichkeit und Liebe, die selbst Krankheit ist. Der asthenische – leidende, liebende, endliche – Mensch wird zum geadelten Repräsentanten der Romantik. Asthenisch sind ebenfalls die Nacht und die mit ihr analogisierte Unbesonnenheit, deren edlere Form der Wahnsinn ist. In den *Fragmenten* heißt es: »Die Nacht ist zweifach: indirekte und direkte Asthenie. Jene entsteht durch Blendung, übermäßiges Licht, diese aus dem Mangel an hinlänglichem Licht. So gibt es auch eine Unbesonnenheit aus Mangel an Selbstreiz und eine Unbesonnenheit aus Übermaß an Selbstreiz – dort ein zu grobes, hier ein zu zartes Organ. Jene wird durch Verringerung des Lichtes oder des Selbstreizes – diese durch Vermehrung derselben gehoben, oder durch Schwächung und Stärkung des Organs. Die Nacht und Unbesonnenheit aus Mangel ist die häufigste. Die Unbesonnenheit aus Übermaß nennt man Wahnsinn. Die verschiedene Direktion des übermäßigen Selbstreizes modifiziert den Wahnsinn.«[105]

Wahnsinn als indirekte Asthenie beruht also auf einer zu zarten nervlichen, organischen Konstitution, die die Bedingung für heftige Selbstreizung darstellt; er ist Unbesonnenheit durch Reiz-Übermaß, Nacht durch Blendung. Zwar werden hier – wie bei Schelling – im Gegensatz zu den Psychologen des »Sturm und Drang« offen und ohne idealistische Vorentscheidung die materielle Organisation und die Physiologie des Reizes in das Problem des Wahnsinns mitaufgenommen, aber dieses konzeptionelle Erbe des westlichen und auch des deutschen 18. Jahrhunderts gelangte nur innerhalb romantischer bzw. naturphilosophischer Systeme an die deutschen

Psychiater. Und, was noch wichtiger ist, dies geschah, von wenigen Ausnahmen abgesehen, nicht mehr in der gleichsam materialistischen, die Gegensätze schroff und unvermittelt hervorkehrenden und noch revolutionsbegeistert-liberalen Frühphase der Naturphilosophie, sondern erst nachdem etwa Schelling die Wendung zur religiösen Fundierung seiner Philosophie vollzogen hatte (1804), F. Schlegel zum Katholizismus konvertiert war (1808), als Görres den Republikanismus und die Naturwissenschaft gegen den Mythos (1805) und den Nationalismus (1806) eingetauscht hatte und als die Jean Paul, E. T. A. Hoffmann, Tieck und der Dichter der *Nachtwachen des Bonaventura* (1804) den Wahnsinn zu literarisieren begonnen hatten, wobei sie die soziale Wirklichkeit der armen Irren wie die materiell-körperliche Totalität des Irreseins als einer schrecklichen Krankheit transzendierten zu einem »höheren Zustand«, zu einer anthropologischen »Grenzsituation«, um von solchen letzten Möglichkeiten des Menschen her für ihr eigenes Inneres metaphysische Ordnung, für das Chaos Sinn zu konstruieren.[106]

Zur gleichen Zeit ist der Galvanismus, von dem schon Herder fasziniert war, weiterhin gültig. Der Mesmerismus findet jetzt von Paris aus auch in Deutschland fruchtbaren Boden. Samuel Hahnemann entwickelt seine »Homoiopathie«, in der er mit dem romantischen Totalitätsbegriff gegen alle körperlichen Lokalisierungen und Entzündungstheorien im ärztlichen Denken polemisiert, ja den Sinn der Medizin überhaupt in Frage stellt. 1796 erhält er vom Braunschweiger Fürsten Geld und Land zur Errichtung eines privaten »Heilinstitut für Wahnsinnige« im Schloß Georgenthal bei Gotha. Obwohl er von der *National-Zeitung* 1798 (Nr. 47) bereits als »der teutsche Willis« gefeiert wurde[107], kam seine große Erfolgszeit erst nach 1806. Freilich führte die gerade auch von Hahnemann geförderte Selbsttherapie der Laien, die bei Philosophen und Dichtern allgemein üblich wurde, schon 1800 zu einem öffentlichen Skandal, als Schelling die Ruhr der Tochter Caroline v. Schlegels als Nervenfieber behandelte und ein Arzt erst ans Totenbett gerufen wurde, ein Vorgang, durch den Schellings Professur in Jena ins Wanken geriet.[108]

All diese Einflüsse vertiefen das Denken der deutschen Psychiater, lassen nur wenig Spielraum für klinischen Positivismus, somatische Hirnforschung und das soziale Sichtbarwerden der armen Irren innerhalb der bürgerlichen Gesellschaft, das in Frankreich die Revolutionszeit begünstigt hatte. Wo sich dennoch Ansätze finden, sind sie von außen oder von oben eingeleitet, stehen sie zumeist unter dem Stigma der Trennung von Theorie und Praxis. Die bedeutendste relative Ausnahme bilden Johann Christian Reils *Rhapsodien über die Anwendung der psychischen Curmethode auf Geisteszerrüttungen*, mit denen man gemeinhin die deutsche Psychiatrie beginnen läßt. Der Ausnahmecharakter, der dieses Werk von 1803 weit über die meisten folgenden psychiatrischen Schriften erhebt, beruht darauf, daß es noch unter dem Einfluß der ersten liberalen und fast materialistischen Phase der Romantik geschrieben wurde, während kurz darauf auch Reil es vorzog, die Widersprüche der Empirie mit Hilfe des spekulativen Systems Schellings zu glätten und aufzulösen. So hat man die *Rhapsodien* »Reils letztes durchaus selbständiges Werk« genannt[109]; gleichwohl ist es durch und durch romantisch, wie schon der poetische Titel vermuten läßt.

Diesem wissenschaftlichen Wandel entspricht der politische in Reils Biographie.[110] Reil wurde 1759 in einem ostfriesischen Pfarrhaus geboren. Nachdem er gegen den Willen des Vaters statt Theologie Medizin studiert und einige Jahre eine Praxis betrieben hatte, wurde er 1788 Ordinarius für Medizin in Halle. Hier avancierte er zu einem der gesuchtesten Ärzte mit ungewöhnlich vielseitiger wissenschaftlicher Tätigkeit, was darin zum Ausdruck kommt, daß er 1810 an die neue Berliner Universität berufen wurde.[111] Er war internistisch, chirurgisch und augenärztlich tätig, forschte anatomisch, pathologisch, physiologisch, chemisch und pharmakologisch. Insbesondere führte er chemische Reagenzien zum Sichtbarmachen der Strukturen des Auges wie des Hirns ein, was für die Gehirnanatomie von ähnlicher Bedeutung wie Galls Technik war, und sah in der pathologischen Chemie des Organismus einen Hauptfaktor für die Lehre von den Krankheitsursachen. 1796 gründete er das *Archiv für Physiologie* und redigierte es zeitlebens. Reil stand in Verbindung mit Fichte, Schleiermacher, Börne, Goethe, Steffens, Humboldt, Arndt, F. A. Wolf und Gall. Wie die meisten seiner Freunde war er zunächst Republikaner. Noch 1799 widmete er den 4. Band seines klinischen Hauptwerkes, der Fieberlehre, Napoleon. Aber 1806 ist er bereits patriotischer Wortführer der Bürger von Halle. In den Befreiungskriegen dann, als er längst Schellingianer war, übertrifft sein Franzosenhaß geradezu den Fichtes. E. M. Arndt schildert ihn: »Fichte und Reil waren gewissermaßen die tragischsten Personen der Hauptstadt durch die ungeheure Feurigkeit, womit sie die Zeit auffaßten, und durch den brennenden Haß, den der letzte fast noch mehr als Fichte gegen die Welschen trug.«[112] 1813 war ihm, der das erste Programm für die Reform der Irrenanstalten entwickelt hatte, die hygienische Neugestaltung des preußischen Heeressanitätswesens übertragen worden; im Feldzug hatte er die oberste Leitung der Kriegsspitäler am linken Elbufer inne. Hier starb er an Typhus.

Schon in Reils erstem bedeutenden Produkt, *Von der Lebenskraft* (1795), ist angelegt, daß er durch sein theoretisches Interesse auf das Irresein stoßen muß: sein Problem bleibt stets das Verhältnis von Materie und Idee, von Leib und Seele. Reils Grundanschauung ist eine Art dynamischer Materialismus[113], wie er auch für den jungen Schelling eine Rolle spielt. Sein Materiebegriff ist geprägt von der Begeisterung für die Fortschritte der Wärme- und Sauerstoff-Chemie und der Elektrizitätslehre der letzten Jahrzehnte. Er hätte, wie zu Recht bemerkt worden ist, zu Vorstellungen wie denen Comtes und Galls führen können[114], wenn in Deutschland ein gesellschaftlicher Spielraum für Natur- und Sozialwissenschaften – wie in Frankreich – bestanden hätte. Reil knüpft an Glisson und Leibniz an. Materie stellt sich – nach der Mischung ihrer Elemente und den Formen ihrer Aggregation – als eine Kette zunehmender Besonderungen dar, wobei die Anfänge der lebendigen bereits »im Schoß« der toten Natur liegen. Leben ist Mischung der gröberen mit feiner, unsichtbarer Materie (z. B. Licht, Wärme, Sauerstoff, Elektrizität). Wie Materie Kraft, so ist organische Materie Lebenskraft oder Leben: »Kraft ist also etwas von der Materie Unzertrennliches, eine Eigenschaft derselben, durch welche sie Erscheinungen hervorbringt.«[115] Stimmung (temperies) eines Individuums ist der ihm eigene Grad dieser Selbsttätigkeit der Materie, der Lebenskraft. Krankheit entsteht nie unmittelbar von außen, sondern nur über die unnatürliche Mischung und Form der Lebenskraft, über die Abweichung von der je eigenen Temperatur (intemperies, Verstimmung).

Auf dieser theoretischen Basis integriert Reil 1799 im 4. Band seines Hauptwerks die psychischen Krankheiten in seine allgemeine Krankheitslehre – sie sind durchaus nichts Überphysisches, sondern eine durch Reize vermittelte Störung der Mischung und Form der Gehirnsubstanz, ein »anomaler Lebensprozeß im Gehirn«.[116] Wie Pinel ist Reil gegenstandsnah genug, in das »Chaos« der psychischen Störungen kein System hineinzugeheimnissen. Er differenziert nur vage fixen Wahn, Wut, Narrheit und Blödsinn. Kants (und Hoffbauers) vermögenspsychologische Deduktion wird – weil die Erfahrung übersteigend – rigoros abgelehnt, ebenso Galls Lokalisierungsansatz.

Bisher ließ man die Psychiatrie in Deutschland 1803 mit Reils psychiatrischem Hauptwerk, den *Rhapsodien*, beginnen. Sicher ähnelt die geistesgeschichtliche Situation der in England und Frankreich. Man kann von einer Nahtstelle aufklärerischen und romantischen Denkens sprechen, als der ursprüngliche Kantianer Reil kurz vor seiner Konversion zum naturphilosophischen Systemdenken dieses Werk schrieb, das auf Jahrzehnte hinaus einem Paradigma am nächsten kommt. Und doch belassen die politischen und sozio-ökonomischen Bedingungen Deutschlands dieser Zeit den eigentlichen Gegenstand im Dunkel. Sicher ist Reil um 1803 – wie Battie und Pinel – ein in der Medizin erfolgreicher Wissenschaftler und eine sozial anerkannte Persönlichkeit. Doch hat er sich keineswegs der Mühe unterzogen, zunächst jahrelang mit armen Irren umzugehen, sich gleichsam auf ihre Seite zu schlagen, bevor er sich theoretisch über sie äußert; er hat so gut wie gar keine Erfahrungen mit Irren, als er seine daher im Grunde poetisch-literarische Anthropologie verfaßt.

Zwar entwirft er ein grandioses Schema der Therapie, der Organisation der Heilanstalt und der akademischen Disziplin »Psychiaterie« – auch dieser Begriff stammt von Reil[117]; aber während Battie und Pinel ihren Appell an die Öffentlichkeit auf beobachtendes, praktisch-organisierendes und befreiend-integrierendes Handeln stützten, gemahnt Reil die Öffentlichkeit, die Fürsten und den Staat nur an ihre Pflicht und erwartet, daß diese von sich aus tätig werden, ohne selbst mit der Verwirklichung seines Traumes zu beginnen. Überdies geht er dabei vom Primat der Außen- und Machtpolitik aus – erst wenn die »Staatskörper« wie die Körper der Natur zusammen harmonieren, können die Fürsten, deren höchste Absicht das »Volksglück« ist, auch edel gegen die Irren sein und ihr »Vaterherz« für die »Unmündigen« entdecken.[118] Auch ist Reils einziges verwirklichtes Element eines psychiatrischen Paradigmas literarisch; er gründet zwei psychiatrische Zeitschriften, die jedoch fast rein philosophisch sind und wegen des noch gar nicht geweckten öffentlichen Bedürfnisses bald eingehen.[119] Dies ist im übrigen der einzige Punkt, in dem Deutschland die Priorität hat, wie der deutschen Psychiatrie der ersten Jahrhunderthälfte überhaupt das Prädikat »literarisch« vor allem gebührt. Der blühende kulturelle Überbau ist die Kehrseite der von oben dirigierten und verzögerten ökonomischen Entwicklung, weshalb die Schichten der ausgegrenzten Unvernunft nur ganz allmählich der bürgerlichen Gesellschaft als industrielle Reservearmee bzw. als soziale Frage sichtbar werden und mit ihnen die armen Irren.

»Ein kühnes Geschlecht wagt sich an die gigantische Idee, die dem gewöhnlichen Menschen Schwindel erregt, eine der verheerendsten Seuchen von dem Erdball zu vertilgen. Und wirklich scheint, daß es dem Hafen nahe sei, einzulaufen.«[120] Dieser schönen Emphase entsprach keine Praxis; Reils Psychiatrie war ein nur postulatives, daher weitgehend im Konjunktiv geschriebenes Paradigma. Wie in den westlichen Ländern besteht ein Folgezusammenhang mit der Gefängnisreform. Deren deutscher Protagonist, der Prediger Wagnitz, hatte seinen Freund Reil um einen Artikel für seine Zeitschrift über die traurige Lage der Irren gebeten, deren sozialen Ort Reil konsequent als das »Kellergeschoß unserer Zuchthäuser« bestimmt. Reils Klage über den Zustand der ausgegrenzten Irren ist noch ergreifender als die der westlichen Reformer, obwohl oder weil er kaum mit Irren zu tun gehabt hat: »Wir sperren diese unglücklichen Geschöpfe gleich Verbrechern in Tollkoben, ausgestorbene Gefängnisse, neben den Schlupflöchern der Eulen in öde Klüfte über den Stadttoren, oder in die feuchten Kellergeschosse der Zuchthäuser ein, wohin nie ein mitleidiger Blick des Menschenfreundes dringt, und lassen sie, angeschmiedet an Ketten, in ihrem eigenen Unrat verfaulen. Ihre Fesseln haben ihr Fleisch bis auf die Knochen abgerieben, und ihre hohlen und bleichen Gesichter harren des nahen Grabes, das ihren Jammer und unsere Schande zudeckt. Man gibt sie der Neugierde des Pöbels preis, und der gewinnsüchtige Wärter zerrt sie wie seltene Bestien, um den müßigen Zuschauer zu belustigen. [...] Fallsüchtige, Blödsinnige, Schwätzer und düstere Misanthropen schwimmen in der schönsten Verwirrung durcheinander. [...] Die Officianten sind meist gefühllose, pflichtvergessene oder barbarische Menschen, die selten in der Kunst Irrende zu lenken, über den Zirkel hinausgetreten sind, den sie mit ihrem Prügel beschreiben.«[121]

Das im Westen wesentliche Motiv für eine Psychiatrie, das reflexive Selbstbewußtsein der ihre Leiden selbst produzierenden bürgerlichen Gesellschaft, entwickelt sich bei Reil aus dem Kontrast zum Wilden, zum Menschen im Naturzustand, der noch weitgehend mit seinem Körper identisch ist, daher sein Leben – d. i. den Ausgleich von Widersprüchen – noch ungebrochen führt und also nicht an psychischen Krankheiten leidet. Mit den äußeren Bedingungen der Evolution des Menschen komplizieren sich auch die inneren. Der »Anbau der Seele«, die sich wie ein Parasit ausbreitet, macht den Widerspruchsausgleich immer schwieriger, und der Gelegenheiten für psychische Krankheiten werden immer mehr. »Wir rücken Schritt vor Schritt dem Tollhaus näher, so wie wir auf dem Wege unserer sinnlichen und intellektuellen Kultur fortschreiten.«[122] Sich der Irren anzunehmen, ist also nicht nur Nächstenliebe, sondern notwendiges Eigeninteresse an sich und am »Nationalglück«, zumal – jenseits des pathogenen Tuns der Menschen – die Natur jedem eine kranke Anlage geben oder anomale Stimmung einflößen lassen kann und die Natur von Reil noch mit mehr Macht als von Kant ausgestattet wird. Den zugleich ästhetischen Gehalt dieser »Stimmung« hat Lukács als das romantisch-anthropologische Pendant des naturgesetzlichen »Ding an sich« Kants interpretiert: Als das, »was nicht vom Menschen geschaffen wurde, [...] bedeutet dieser scheinbare Gipfelpunkt der Verinnerlichung der Natur gerade den vollen Verzicht auf ihr wirkliches Durchdringen. Stimmung als Inhaltsform setzt genau so undurchdrungene und undurchdringbare Objekte (Dinge an sich) voraus wie das Naturgesetz.«[123]

Nicht minder findet sich bei Reil der utopische Begriff der romantischen Natur, also – nach Lukács – »jene Seite der menschlichen Innerlichkeit [...], die Natur geblieben ist oder die wenigstens die Tendenz, die Sehnsucht hat, wieder Natur zu werden. ›Sie sind, was wir waren‹, sagt Schiller von den Naturformen, ›sie sind, was wir wieder werden sollen‹«.[124] Gerade hier lokalisiert Reil den Arzt, macht ihn zum Heilsbringer, zum Vermittler der noch nicht und nicht mehr durch die Seele und die gesellschaftlichen Widersprüche ver-stimmten (und guten) körperlichen Natur, die wir waren und die wir wieder werden sollen. Denn die Medizin – zugleich Naturwissenschaft und Kunst – kann den Zwiespalt, die geistig-materielle Janusköpfigkeit des Menschen aufdecken, den Formentrieb im Chaos wecken, dem Menschen die Natur wiedergeben, in der Mensch von Mensch nicht mehr getrennt ist. Den Menschen verstehen und heilen heißt, daß der Arzt ihn »naturgeschichtlich nachschöpft«. Das gilt für Körperkrankheit, Irresein und »moralische Krankheit«, d. h. Kriminalität, weshalb Hufelands Angriff gegen den die sittliche Unbedingtheit aufhebenden Materialismus gerade auch Reil gilt. Für Reil freilich formt der Arzt den individuellen Körper wie der Fürst den Staatsköper, und das gleichsinnige Fortschreiten von Staat und Wissenschaft lenkt jetzt schon der »poetische Adler« der spekulativen Naturphilosophie.[125]

Reils eigentümlich natur-, materie- und körpernahe »empirische Psychologie«, für die er eigene Lehrstühle fordert, läßt »die plastische Natur das Gehirn als eine rohe Masse (tabula rasa) aus einem tierischen Stoff« und aus einer Anlage schaffen, die durch – namentlich ideelle – Reize »die eigenmächtigen Fähigkeiten« hervorbringt. Diese sekundäre »Eigenmächtigkeit« konstituiert den historischen Charakter des Seelenlebens, ermöglicht Erziehung und Therapie auch durch Ideen: »Durch Ideen wird das dynamische Verhältnis des Gehirns gegründet.«[126] Spontaneität ist nicht zugelassen; »die Seele wird und vergeht in jedem Moment, wie der Körper wird und vergeht und doch derselbe bleibt.«[127] – Die psychische Grundkraft ist das Selbstbewußtsein, das Organ »des Zusammenhangs unserer Existenz«, der Persönlichkeit, auch dies eng mit dem Körper verflochten, was Reil an den Spaltungs- und Entfremdungserscheinungen des Selbstbewußtseins (z. B. Träumen, Erwachen) abliest.[128] Die drei »Richtungen« des Selbstbewußtseins vermitteln drei Organe: das Nervensystem verbindet mit dem Körper (durch das Gemeingefühl); die Sinnesorgane verbinden mit der Außenwelt; das Gehirn vermittelt die Reflexion der eigenen inneren Veränderungen und die Reproduktion der Vorstellungen (durch den inneren Sinn, die Imagination). Nur auf diesen drei Wegen können daher psychische Störungen entstehen.

Wie ist Irresein aber überhaupt möglich? Das Nervensystem hat eigene Herde (Knoten, Geflechte), die mit dem Gehirn verbunden sind: »aber durch Krankheiten können sie von demselben abspringen und als Rebellen-Oberhäupter ihre eigenen Züge unabhängig vom Gehirn leiten. [...] In diesem Zustand muß die Synthesis im Bewußtsein verloren gehen. Die Seele ist gleichsam von ihrem Standpunkt weggerückt; unbekannt in ihrer eigenen Wohnung, in der sie alles umgestürzt findet, hat Mast und Ruder verloren und schwimmt gezwungen auf den Wogen der schaffenden Phantasie in fremde Welten, Zeiten und Räume.«[129] Irresein ist hier zur mangelnden Einheit auf Grund eines rebellierenden, egoistisch-parasitären Separatismus geworden, ein Bild, zu dem die romantische Psychiatrie neigt, je mehr die politische Forderung nach nationaler Einheit des Staatskörpers gängige Analogie und Wissenschaft selbst als patriotische Tat begriffen wird. Andererseits versucht Reil, Condillacs sensualistische »Marmorstatue« ästhetisch-romantisch zu übersetzen. So wird das Gehirn zur Orgel, zur reizfortleitenden Serie tönender Körper; bei deren Störung »entstehen Dissonanzen, Sprünge, abnorme Vorstellungen, ähnliche Associationen, fixe Ideenreihen, und ihnen entsprechende Triebe und Handlungen. [...] So ist das Gehirn wahnsinniger Personen beschaffen. [...] Eine Faser im Gehirn erschlafft und der in uns wohnende Götterfunke ist zu einem Feenmärchen geworden.«[130]

Mit Hilfe der Priestertrug-Idee schafft Reil aufklärerisch sich den Raum für die materielle, organische Erklärung der Pathogenese der psychischen Krankheiten: »Besonders die Pfaffen nutzten sie als ihre besondere Waffe und Maske, in welcher sie den Pöbel äfften und ihn unter das Joch ihrer religiösen Despotie zwangen.«[131] Nur über die drei angegebenen organischen Wege entsteht Irresein. Hier hat das Gemeingefühl keine Beziehung mehr zu Kants theoretischem Vermögen, schon gar nicht zum kritisch-politischen Common sense. Seine Funktion ist die individuelle, »private« Selbsterhaltung – über den Körpersinn und die durch den Körperzustand bedingten Vorstellungen, Lust-Unlust-Gefühle, Triebe und Sympathien, die Temperament, Stimmung, Leidenschaften und Gewohnheiten aufbauen.[132] Permanente Körperreize führen so über das Gemeingefühl zu Hysterie, Hypochondrie, Triebanomalien und zum Wahn des Körperzustandes (etwa der Idee, einen gläsernen Kopf zu haben), während Störungen der äußeren Sinnesorgane die falschen Wahrnehmungen produzieren und die Störungen des Gehirns selbst – dies wie bei Kant – die vernunftzerstörende Herrschaft der Einbildungskraft und der Leidenschaften bewirken. – Obwohl Irresein körperliche Krankheit ist, hält Reil daran fest, daß sich seine Erscheinungen nach der Besonderheit der Individuen richten; denn weder die Seele noch deren Krankheiten sind eine Einheit, vielmehr zusammengesetzt, und keineswegs liegen fest »die Regeln ihrer Konstruktion, die nämlich erst durch das Individuum gegeben werden, in welchem sie vorkommen. Wer sie daher für Einheiten hält, gerät in Verwirrung«.[133]

Die eigentliche Absicht der *Rhapsodien* bleibt freilich die Adaptation der westlichen moralischen Behandlungsweise als »psychische Curmethode« an die Verhältnisse Deutschlands. Von nun an soll – nach dem gesamtmedizinischen Willen Reils – zur vollständigen Therapie jeder, auch körperlichen Krankheit neben der chirurgischen und medizinischen als dritte Methode die psychische Kur gehören; denn alle Methoden wirken materiell: »Es ist wahrscheinlich, daß die letzten relativen Wirkungen aller, selbst der psychischen Heilmittel in einer Veränderung des Stoffs seiner [des Organismus – K. D.] Struktur bestehen«.[134] Irresein läßt sich freilich nicht körperlich behandeln, weil es sich dabei um Separierungen hochspezifischer Teile und um Störungen der zartesten und beweglichsten Materie handelt. Daher muß die psychische Curmethode ebenso hochspezifisch und selektiv das Seelenorgan erregen oder beruhigen und die besonderen Mittel finden, »durch welche die Intemperatur der Vitalität des Gehirns rectificiert werden müsse«.[135]

Reils Beschreibung dieser Mittel ist sowohl ausschweifende romantische Phantasie als auch »rationalistische Dämonie«[136] und kann um so mehr nachgerade ekstatisch sein, als dieser utopische Entwurf freischwebend bleibt und sich – anders als bei den westlichen Reformern – nicht im mindesten um Möglichkeiten der Korrektur an realen Erfahrungen bekümmert. So entsteht aus dem Mangel an den gesellschaftlichen Voraussetzungen, Wirklichkeit und Anspruch ins Verhältnis zu setzen, eine groteske, aus Eigenem und Fremdem kompilierte Sammlung psychischer Zwangsmaßnahmen gegen die sich entfremdenden und an die Dinge zerstreuenden Irren, die in den späteren Anstalten durchaus – soweit überhaupt möglich – erprobt wurde und die Neuburger zu dem Urteil veranlaßt: »The Germans seem to have excelled all other nations in the ingenuity of the torture which they sought to inflict upon their patients.«[137]

Die Wege psychisch therapeutischer Beeinflussung sind namentlich das Gemeingefühl und die äußeren Sinne. »So gängeln wir den Kranken von der untersten Stufe der Sinnlosigkeit durch eine Kette von Seelenreizen aufwärts zum vollen Vernunftsgebrauch.«[138] Das Schema dieses Gängelns besteht darin, den Patienten erst zu brechen, zu brutalisieren und an absoluten Gehorsam zu gewöhnen und den Gedemütigten dann zu belohnen; ihn erst nur passiv zu beteiligen und ihn dann aktiv zu beanspruchen. Schon die Verbringung in eine Heilanstalt soll den Patienten aller gewohnten Stützen berauben, ihn »bouleversieren« und ihn zum willenlosen Werkzeug der ihn zur Vernunft gängelnden Ärzte machen: nächtliche Fahrt in eine ferne, unbekannte Gegend; bei der Ankunft Trommelschlag, Kanonendonner, Mohren zum Empfang; die Officianten sprechen eine fremde, sonore Sprache. Die Erscheinung und der Charakter der Anstaltsleiter sollen jeden Widerstand des Patienten sinnlos erscheinen lassen: »Ihre Rede sei kurz, bündig und lichtvoll. Die Gestalt des Körpers komme der Seele zu Hilfe und flöße Furcht und Ehrfurcht ein. Er sei groß, stark, muskulös; der Gang majestätisch, die Miene fest, die Stimme donnernd.«[139] Die therapeutischen Eigenschaften des Arztes oder Psychologen sind die eines Künstlers: »Meistens muß er die Eindrücke auf das Vorstellungs- und Begehrungsvermögen des Kranken extemporieren, wie es der Zufall heischt und sein Genie zu starken und überraschenden Impromptüs aufgelegt ist.«[140] Dennoch erfordert der Therapiebeginn zur unterjochenden Beeindruckung meist »einige rohe Züge durch das Nervensystem«. Etwa so: »Man ziehe den Kranken mit einem Flaschenzug an ein hohes Gewölbe, auf daß er wie Absolom zwischen Himmel und Erde schwebt, löse Kanonen neben ihm, nahe sich ihm unter schreckenden Anstalten mit glühenden Eisen, stürze ihn in reißende Ströme, gebe ihn scheinbar wilden Tieren preis [...] oder lasse ihn auf feuerspeienden Drachen durch die Lüfte segeln. Bald kann eine unterirdische Gruft, die alles Schreckende enthält, was je das Reich des Höllengottes sah, bald ein magischer Tempel angezeigt sein, in welchem unter einer feierlichen Musik die Zauberkraft einer reizenden Hulda eine prachtvolle Erscheinung nach der anderen aus dem Nichts hervorruft.«[141]

Besondere Bedeutung kommt den quälenden Einwirkungen zu. Ein Auszug aus dem Repertoire: Nahrungsentzug, Durst, Kälte, Ekel-, Nies- und Brechmittel, Blasenpflaster, Haarseile, Erzeugung von Krätze (des Juckreizes und der Entzündung wegen), Applizieren von glühendem Eisen auf den Kopfwirbel oder von brennendem Siegellack auf die Handflächen, überhaupt »die niederen Grade der Tortur«, Peitschen mit Brennesseln, Rutenstreiche, Kitzel durch Baden in einem Kübel mit lebenden Aalen, Züchtigung unmittelbar als Strafe, endlich die verschiedenen angst- und qualerzeugenden Anwendungsmöglichkeiten des Wassers sowie das Begehen einstürzender Brücken und das Fahren in zerbrechenden Kähnen. Reil denkt aber auch an positive und befriedigende Reize, namentlich wenn eine Peinigung vorangegangen ist, so an gutes Essen, Wein, möglicherweise durch Dirnen herbeigeführte geschlechtliche Befriedigung der Männer, während für die Frauen der Beischlaf ebenso wie eine daraus folgende Schwangerschaft heilsam sein könnte – als Befreiung des Kopfes durch umpolende Beanspruchung der entgegengesetzten Körperregion. Darüber hinaus besitzt Reil ein Reizprogramm für jedes einzelne Sinnesorgan. Er beschreibt die Wirkung eines aus lebenden Katzen konstruierten Klaviers, stellt den Magnetismus in Dienst, und auch das Theater fehlt nicht: »Das Personal des Hauses müßte schauspielerisch hervorragend geschult sein, so daß es je nach den Bedürfnissen eines jeden Patienten alle Rollen spielen könnte, und zwar mit der höchsten Illusionsfähigkeit«, so daß der jeweils nach den Zwecken anordnende Arzt die fixe Idee des Irren im Frontalangriff bekämpfen kann.[142] Kurz, Reils Inventar der psychischen Curmittel ist die phantastisch-terroristische Konsequenz aus dem, was in England und Frankreich wirklich betrieben wurde.

Reils Vorschläge zur institutionellen Reform der Irrenbehandlung dagegen waren praktikabler. Er fordert den »öffentlichen Charakter« dieser Häuser wegen ihrer nationalen Bedeutung, um die absolute Trennung der Patienten von ihrer Privatsphäre zu gewährleisten, um die geringe Zahl geeigneter Ärzte auf wenige große Anstalten beschränken zu können und um die Irren gegen Terror und die Bürger gegen widerrechtliche Einsperrung (z. B. aus Gründen eines Erbschaftsbetruges) zu schützen. Ferner soll eine strikte Scheidung in Heil- und Aufbewahrungsanstalten durchgeführt werden. Die eigentliche Heilanstalt soll in einer »anmutigen Gegend« liegen, die alle Merkmale der romantischen »Landschaft« hat. Sie soll die Form einer Meierei haben und in nichts an die bisherigen Gefängnisse erinnern. Angemessene Beschäftigung ist oberster Grundsatz. »Müßiggang und Faulheit stören alle Ordnung, Arbeit macht gesund.«[143] Da es sich um eine Erziehungsanstalt handelt, ist auf die Promptheit ebenso der »Züchtigung der Halsstarrigen« wie der Belohnungen zu achten. Die Irren sind nicht nach Stand und Krankheit zu ordnen, sondern nach individuellen Besonderheiten und nach dem Curplan. Die Obrigkeit hat der Heilungschancen wegen für möglichst frühzeitige Aufnahme Sorge zu tragen. Als integratives

Eintrittsbillet in die bürgerliche Gesellschaft gilt: »Anfangs bekommt jeder neue Irrende seine Lektion für sich, bis er an Gehorsam gewöhnt und zur Cur gehörig vorbereitet ist.«[144] Die Anstaltsleitung ist kollegial: der Oberaufseher, dem auch die Ökonomie obliegt, der Arzt und der »Psychologe«, der von Beruf Arzt, Philosoph oder Prediger sein soll, was zeigt, daß Reil seine neue Wissenschaft bzw. Kunst in den klassischen Fakultären nicht recht unterzubringen weiß. Eine staatliche Anstellung der leitenden Personen erübrigt sich, wenn ein Kandidat die gehörige patriotische Gesinnung hat. Das Personal ist einerseits die Maschine der Leitung, andererseits entsendet es stimmberechtigte Abgeordnete in die Leitung – ebenfalls eine bis heute weitgehend utopisch-demokratische Idee. Endlich erhebt Reil schon die Forderung, daß die Anstalt eine »Pflanzschule« für die Ausbildung junger Ärzte werden solle: »Die angesetzten Ärzte hielten Vorlesungen über Seelenkrankheiten, psychische Curmethode und empirische Psychologie [...] und hätten dabei die Gelegenheit, ihre theoretischen Vorträge durch Beispiele zu erläutern.« [145] Reils Psychiatrie erhellt exemplarisch die Folgen des Mißverhältnisses von möglicher Theorie und unmöglicher gesellschaftlicher Praxis.

b) Preußens Reform und Frankreichs Einfluß

Reils *Rhapsodien* bewegten die Gemüter – jedoch mehr zum Philosophieren als zum Handeln. Auch waren sein Appell und seine soziale Heilanstalts-Utopie noch zu liberal-emanzipatorisch, um hinreichend auf der Linie der preußischen Gesellschaftsreformer zu liegen; und seine Grundannahmen waren zu somatisch-materialistisch, um von einer noch keineswegs zur Naturwissenschaft befreiten Medizin ohne naturphilosophische Verkleidung akzeptiert werden zu können. So entsteht in Deutschland die einzigartige Situation, daß von philosophischen und medizinischen Lehrkanzeln allenthalben über die Irren und die psychische Curmethode doziert und an Schreibtischen über sie nachgedacht wird, bevor sie selber real, als arme Irre, der bürgerlichen Gesellschaft zu Gesicht gekommen sind, d. h. bevor diese wenn schon nicht durch Revolution, so doch durch eine Serie fälliger sozialer Reformen sich so weit ausgedehnt hat, daß die Schichten der ausgegrenzten Vernunft bürgerlich sichtbar und ihre Integration zur notwendigen Aufgabe werden konnten. In der Tat spielen die preußischen Reformer auch für den Anstoß der praktischen Irrenreform eine Rolle und von den Ärzten vor allem Vertreter der Minderheit, die sich des naturphilosophischen Rausches enthielt und der idealistischen Philosophie folgte.

Der besondere Charakter der gesellschaftlichen Reformen in Deutschland war auch der der Irrenreform. Der preußische Reformismus bestand zwar bereits seit den neunziger Jahren; die Bauernbefreiung z. B. war auf den Domänen schon 1805 verwirklicht, und Stein gelang 1804 mit der Aufhebung der Binnenzölle ein wirtschaftlicher Fortschritt. Im Blick auf das revolutionäre Frankreich und das ökonomische Aufblühen der seit 1792 französisch besetzten linksrheinischen Gebiete wurden die Reformforderungen immer lauter. Radikale, die Gesellschaftsstruktur selbst berührende Maßnahmen wurden aber erst möglich, als mit der Niederlage Preußens von 1806/07 die Schwächen des Feudalstaates nicht nur auf militärischem Gebiet offenkundig waren, der Widerstand des Adels eine Zeitlang geschwächt war und die Reformer das Argument des Patriotismus für sich mobilisieren konnten. Der Unterschied wird deutlich, wenn Hardenberg das 1794 in fortschrittlicher Absicht geschaffene Allgemeine Preußische Landrecht 1807 »für eine Nation von Betrügern und Verbrechern verordnet« nennt.[146] Die Reformen der verschiedenen Gesellschaftsbereiche – Selbstverwaltung der Städte, Bauernbefreiung, Gewerbefreiheit, Gleichberechtigung der Juden, Heeresreform und Bildungsreform –, die seit 1807/08 eingeleitet wurden, waren davon geprägt und zum Teil erst dadurch ermöglicht, daß es den Reform-Beamten gelang, sich selbst, die Verwaltung, zum eigentlichen Souverän zu machen[147], den monarchischen durch den »bürokratischen Absolutismus« zu ersetzen und damit Politik und Verwaltung weitgehend zu identifizieren.[148] Dies war die Folge des Fehlens der realen Macht eines seine politischen und ökonomischen Rechte revolutionär fordernden Bürgertums. Gerade im Hinblick auf die Verteidigung des bürgerlichen Liberalismus gegen die faktische Macht des Adels mit seinem Einfluß auf den Hof formulierte B. G. Niebuhr die »Erkenntnis, daß die Freiheit ungleich mehr auf der Verwaltung als auf der Verfassung beruhe.«[149] Es entstand so ein Führungsanspruch der Bürokraten, der einer Neuauflage des friderizianischen »Alles für das Volk, nichts durch das Volk« gleichkam, gleichwohl aber von der bürgerlichen Öffentlichkeit akzeptiert wurde, zumal diese mehr an nationaler Befreiung als an politischer Freiheit und später mehr an der nationalen Einheit als an der Verfassung interessiert war.

Diese Konstellation vermittelte der Gesamtreform den Grundcharakter und den Reformern, die zumeist Kantianer waren, die Überzeugung, daß die Gesellschaft »machbar« und ihre Bewegung ohne Revolution in die Richtung auf die Erfüllung eines idealistischen Weltplans lenkbar sei. Während Stein im Augenblick der Katastrophe noch mehr an »allgemeiner Volksgesundung« durch organisch-altständische Selbstverwaltung orientiert war, waren Hardenberg, Schön und Altenstein von ostpreußischem Geist geprägt, d. h. von den freihändlerischen Interessen der dortigen Großgrundbesitzer, von den Königsberger Adam-Smith-Schülern und von Kants »praktischer Vernunft«. So bewirkten die Zerstörung der ständischen Institutionen und die Neuordnung der Gesellschaft auf dem Prinzip des freien Erwerbs von Eigentum und Bildung, der rechtlichen Gleichheit der

Arbeitsvertragspartner und der Freiheit der Konkurrenz zwar die Bedingungen, unter denen allein die Wirtschaft der ökonomischen Expansion Englands und Frankreichs zu folgen in der Lage war; doch ging es dabei nicht um die Übertragung politischer Rechte an die Bürger, sondern um die Aufrechterhaltung, ja sogar die Verstärkung und Rationalisierung der Autorität der Regierung. Die Intention war »eine wirtschaftlich freie, aber politisch in den Staat eingeordnete Gesellschaft«.[150]

Freilich brachten die Reformen wie in den westlichen Ländern zunächst die Ruinierung zahlreicher Kleinbauern und Handwerker mit sich. Die Zunahme eines »befreiten«, der bürgerlichen Gesellschaft aber nun sichtbaren »Pöbels« wurde auch dadurch gefördert, daß mit der Auflösung vieler Klöster durch den Reichsdeputationshauptschluß die Scharen der »Klosterarmen« für die Öffentlichkeit freigesetzt wurden. Nicht minder gerieten die traditionell-merkantilistischen Institutionen der Ausgrenzung, die Zucht-, Armen-, Arbeits- usw. Häuser in die Krise der sozialen Umstrukturierung. Sie entsprachen weder den allgemeinen liberalen Prinzipien noch den neuen Bedürfnissen der sich kapitalistisch organisierenden Industrie, der Sortierung der Ausgegrenzten nach Arbeits- und Anpassungsfähigkeit; sie wurden aufgelöst bzw. entflochten und nach der sozialen »Brauchbarkeit« ihrer Insassen in neue differenzierende und zweckorientierte Einrichtungen umgewandelt – ein Prozeß, der, wie berichtet, bereits in den achtziger Jahren begann, nun aber allmählich auch quantitativ ins Gewicht fiel. Gerade im Rahmen dieses für die liberale Wirtschaftsgesellschaft konstitutiven Vorgangs waren fast alle Reformer auch an der Irrenreform interessiert, da die Irren das Gegenbild »industrieller Eignung« darstellen. Hier ist es von Bedeutung, daß in dem umfassenden Anspruch der Reformer auf Gesellschaftsplanung sowohl die idealistische Verpflichtung des Staates zur Erziehung der Bürger zur freien und vernünftigen Persönlichkeit als auch – noch von der staatlichen Daseinsvorsorge des Allgemeinen Preußischen Landrechts her – die soziale Verantwortung enthalten war. Noch 1817 befürchten Hardenberg und der von Owen angeregte J. G. Hoffmann, »die Erziehung zum Fabrikarbeiter« gehe »aufkosten der Erziehung zum Menschen und Staatsbürger«, und postulieren: »In der Verfassung des Staates liegen unverkennbar Mittel, der Jugend eine Freiheit zu sichern, die gegen frühe Verwöhnung schützen könnte.«[151] »Der Staat«, so interpretiert Koselleck, »sollte gleichsam als Institution zur Verhinderung der Entfremdung dienen, die Hardenberg mit der Entfaltung der technischen Arbeitswelt unentrinnbar heraufziehen sah.«[152] Freilich scheiterten die Reformer mit der Konkretisierung solcher Ansprüche an der Restauration, mehr noch aber an der zunehmenden Macht der Interessenvertreter der Industrie. In dem Maße, wie der Staat auf die soziale Verantwortung im wirtschaftsliberalen Sinne verzichtete, konnte dieses Problem als »soziale Frage« neben der Verfassungsfrage zum Kernpunkt einer vom Staat losgelösten oder gegen ihn gerichteten politischen Bewegung der bürgerlichen Gesellschaft selbst werden – allerdings erst im Vormärz.

In ähnliche Schwierigkeiten geriet der Erziehungsanspruch. Durch die Reform des Schulwesens behielt sich der Staat ein direktes Mittel vor, die Unmündigen in seinem Sinne zu lenken, den bisherigen mechanischen Drill durch die freie Entfaltung der Fähigkeiten zu ersetzen und dennoch die Bürger auf ihre sittliche Pflicht und auf die ihnen eigene Vernunft hin zu beanspruchen. Ähnlich – aufschlußreich gerade für den Stil der zeitgleichen »Irrenreform« – waren die Intentionen der Heeresreform. An die Stelle rein mechanischer Strafen – wie Prügel und Spießrutenlaufen – und des Exerzierens als Selbstzweck sollten das Ehr- und Pflichtgefühl, also der verinnerlichte Zwang, die Erziehung zu selbständig-vernünftigem Handeln, Bildung und patriotische Gesinnung treten, wobei Kant ebenso wie die Erfahrung der Überlegenheit des napoleonischen Volksheeres Pate standen.[153] Da aber mit dem Erziehungsanspruch der staatlichen Verwaltung auch die Verwirklichung der Moral zur Aufgabe des Staates wurde – wie nicht nur Hegel postulierte –, war die Entwicklung des Prinzips der westlichen Gesellschaften der »Unterordnung des Staates unter das moralische Urteil der Bürger«, der politischen Öffentlichkeit, weitgehend verhindert.[154] Zugleich zeigte sich mit der Expansion der Industrie: »Der Anspruch des Staates auf eine allgemeine Volkserziehung machte tatsächlich vor den Toren der Fabriken und den Hütten der Heimarbeiter halt.«[155] Damit war dem bürgerlichen Gemeinsinn, dem kritischen moralisch-sozialen Common sense der Raum eigenständiger öffentlicher Betätigung beschnitten. Die Erziehung mußte zu einer nur »innerlichen Persönlichkeitsgestaltung [...], zu einer pluralistischen Individualethik, aber eigentlich zu keiner wirklichen Sozialethik« führen. Dem Obrigkeits- und Machtstaat trat der Bildungs- und Kulturstaat gegenüber. »Denn da die Pflicht des Gehorsams gegenüber dem als absolut verstandenen positiven Recht von vornherein feststeht, kann es darüber hinaus keine besonderen Probleme der Sozialethik geben. [...] Da der Staat die höchste Verkörperung sozialer Gemeinschaft war, konnte man auch von ihm die höchstmögliche Verwirklichung der Wohlfahrt erwarten.«[156] Ebensowenig vermochten die Kirchen, politisches Selbstbewußtsein und sozialethische Tätigkeit der Bürger zu aktivieren, wie dies in England der Fall war. Im Gegenteil, es wurden in den meisten Ländern namentlich die protestantischen selbständigen Kirchenverwaltungen zu bloßen Abteilungen der Staatsministerien, und die politische Funktion der Kirchen reduzierte sich, zumal seit der Restauration, zunehmend auf die Propagierung monarchischer Staatsfrommheit und der Einheit von »Thron und Altar«.[157] Auch als spätestens seit dem Tod Hardenbergs (1822) der preußische Verwaltungsabsolutismus keineswegs mehr liberal war, bedurfte es geraumer Zeit und vor allem der eigentlichen Industrialisierung der Wirtschaft in den 30er Jahren und damit der steigenden Brisanz der »sozialen

Frage«, damit ein Teil der Bürger, den Mythos der Identität von Verwaltung und Politik zu durchschauen und jenseits von bloßen Wirtschaftsinteressen und von idealistischem oder romantischem Bildungsaristokratismus ein auf politische Veränderung abzielendes gesellschaftliches Selbstbewußtsein zu entwickeln vermochte.

Die praktische »Irrenreform« in Deutschland, also die Emanzipation der Unvernunft des Irreseins von rationalistischer Ausgrenzung und mechanischem Zwang beginnt in Bayreuth 1805. Verschiedene Faktoren bestimmen diese Situation. Zunächst und vor allem ist die »Irrenreform« integraler Bestandteil der preußischen, die Gesellschaft an die Wirtschaftsentwicklung anpassenden Reformen, was sich schon daran zeigt, daß sie nicht auf Reils romantische Theorie zurückgeht, sondern auf die Zusammenarbeit zwischen Hardenberg und dem Kant- und Fichte-Schüler Langermann, freilich dadurch gebahnt, daß durch die Romantiker die Unvernunft bereits zum »inneren Erlebnis« der Zeit geworden war. Sodann ist zu beachten, daß schon vor Beginn der preußischen »Irrenreform« die französischen Anschauungen über die Irren auf deutschem Boden praktiziert wurden. In den linksrheinischen Gebieten wurde durch die französische Besatzung die feudale Herrschaftsstruktur beseitigt und damit die freie Wirtschaftstätigkeit ermöglicht, wurde später der *Code Napoléon* eingeführt und wurde mit dem französischen Prinzip der regionalen Verwaltung durch Krankenhausgründungen – so in Köln, Neuss, Koblenz, Trier und Mainz – auch die Gesundheitsversorgung der Gesamtbevölkerung geplant: »Was die napoleonischen Bürgerhospitäler des frühen 19. Jahrhunderts grundsätzlich heraushebt, ist der deutliche Wille, ein ganzes Gebiet [...] im Sinne des neuen ›Wohlfahrts‹-Begriffes nach den Prinzipien der Gleichheit und Brüderlichkeit umzugestalten.«[158] Für Köln z. B. hieß das: »Noch zu Ende des 18. Jahrhunderts lag die Pflege von Kranken und Hilflosen, Irren und Siechen fast ausschließlich in der Hand caritativer Vereinigungen. Ihre Unterbringung erfolgte in Konventen, von denen die Stadt Köln um 1790 noch 39 aufzuweisen hatte. Mit der Besetzung durch die französischen Truppen wurden diese Konvente zum größten Teil aufgelöst, andere einer Hospital-Kommission unterstellt. Aus den Klöstern St. Cäcilien und St. Michael ging das Kölner ›Bürgerhospital‹ hervor, das als erste echte Krankenhausgründung der Neuzeit bezeichnet werden kann.«[159] Dies geschah 1803. Hier wie in den übrigen Rheinstädten galt von nun an – der christlichen Caritas bisher weitgehend fremd –: alle »citoyens« waren versorgungsberechtigt, zwischen Heilbaren und Unheilbaren wurde unterschieden, und auch die Irren galten als Kranke, für die den Krankenhäusern besondere, wenn auch dürftige, Unterkünfte angegliedert wurden. Damit wirkten die Wohlfahrtskommissionen für die administrative Seite der Irrenversorgung bahnbrechend, freilich noch nicht für die spezifisch psychiatrische Heilungsintention. Kurz darauf fand etwa in München eine ähnliche Entwickung statt.

Ähnlich förderlich wirkte der Reichsdeputationshauptschluß von 1803, durch den nicht nur die Masse der als unvernünftig Ausgegrenzten öffentlich sichtbar wurde, sondern auch den Regierungen eine Unzahl leerer Klöster und Schlösser disponibel wurde – für Fabriken, aber auch für die differenzierte und billige Unterbringung der »befreiten« Irren. Diese »adaptierten« Anstalten ermöglichten einerseits die organisatorische Realisierung der Reformpläne, andererseits hemmten ihre gewaltigen Mauerwerke und Zellen die Entwicklung einer individualisierenden Heilungsintention der Psychiatrie und leisteten dem Patriarchalismus der deutschen Irrenanstalten Vorschub. Immerhin ist es bezeichnend, daß bereits 3 Monate nach der Entscheidung von 1803 der damalige Oberpräsident v. Stein die Gelegenheit nutzte und seinen Landrat v. Vincke mit der Planung eines Irrenhauses für die preußischen Provinzen jenseits der Weser beauftragte.[160]

Endlich lag bei Beginn der preußischen »Irrenreform« mit dem »Rescript des Staatsrathes vom 29. 9. 1803« bereits eine gesetzliche Regelung der Aufnahme in Irrenanstalten vor, nach der die »Wahn- und Blödsinnigen« – so ist der Begriff schon im Landrecht fixiert – freilich immer noch ausschließlich als Gemeingefährliche, nicht als heilbare Kranke, erscheinen, gegen die die öffentliche Ordnung durch die Ortspolizeibehörde zu schützen ist. Nur nach gerichtlicher Wahn- bzw. Blödsinnigkeitserklärung – ab 1804 kann sie im Notfall nachträglich erfolgen – kann die jeweilige Kammer die Aufnahme in eine Anstalt veranlassen. Noch 1825 erhärtet der Justizminister den ausgrenzenden Zwang, daß in jedem Fall ohne Unterschied der Person die vorherige Blödsinnigkeitserklärung zu verlangen sei. Erst 1839 wird durch ein Circular-Rescript des Unterrichtsministers die Möglichkeit zugestanden, daß bei Anstaltsaufnahme zum Zwecke der Heilung die Blödsinnigkeitserklärung unterbleiben könne – wegen der Kosten und der schädlichen Publizität.[161]

J. G. Langermann (1768–1832) konnte als Bauernsohn mit Hilfe eines Mäzens am sächsischen Hof in Leipzig Jura und Theologie studieren. Als er dort Universitätsreformen forderte, zwang ihn die Verwaltung zu wechseln. So kam er 1794 in Jena durch Fichte zur Philosophie und durch Hufeland zur Medizin. Hier unterrichtete er Novalis und trat in Beziehung zu Goethe, Schiller und Haydn. Die Dissertation über die Gemütskrankheiten von 1797 blieb seine einzige psychiatrische Schrift. Hardenberg nahm ihn ins Medizinalkollegium auf, da er ihn und seine Rechtskenntnisse schätzte. Eine Arbeit über das Gelbfieber ist v. Stein gewidmet. Nach fünf Jahren Reformertätigkeit in Bayreuth wurde er 1810 Staatsrat, trat 1819 ins Zensurkollegium ein und wurde seiner Vorliebe für Veterinärmedizin wegen Chef der Berliner Tierarzneischule. Obgleich er kein Psychiater war, die »Irrenreform« für ihn vielmehr nur eine unter vielen Reform- und Verwaltungstätigkeiten blieb, wurde er der Protagonist der ethischen Psychiatrie, stritt – Kant, Fichte und Windischmann verpflichtet – gegen jeden Materialismus in der Medizin, bekämpfte Magnetismus und Homöopathie, und seine Aktivität im engeren Kreis der preußischen Reformer motivierte er vor allem pädagogisch.

Auch Langermanns Dissertation[162] beruht nicht auf Erfahrungen mit »sichtbaren« Irren, ist vielmehr eine Theoretisierung der Literatur über sie, unter dem Fichteschen Aspekt, wie angesichts ihrer Unvernunft Handeln, heilende Korrektur, möglich sei. Dies und Fichtes »sittliche Idee« bestimmen ihn, Stahls Begriff des Irreseins als idiopathischer Störung der Seele aufzugreifen und ihn gegen die übernatürlichen Erklärungen der Theologen und die körperlichen der Mediziner (auch Reil) polemisch zu verteidigen. Die Seele leidet also an sich selbst, an einer ihr bewußten irregeleiteten Strebung, Leidenschaft, weshalb die Diagnose – eine Konsequenz aus Kant – sich aus den Eigenschaften des Individuums ergibt: aus Konstitution, Temperament, Charakter und »Pathematologie«, der Lehre von den Leidenschaften. Langermanns subjektiv-idealistische Vorstellung einer »fast identischen Verwandtschaft zwischen Leidenschaften und Wahnsinn«[163] treibt ihn über den rationalistisch-ausgrenzenden Glauben an die Unheilbarkeit der Irren bei Stahl wie bei Kant hinaus, läßt ihn vielmehr auf die Naturgesetzlichkeit verzichten und erstmals die jetzt nur noch selbstproduzierte und selbstverschuldete Unvernunft eben darum als heilbar begreifen. Denn wie man dem Irren sittliche Verantwortlichkeit für seine Unvernunft zusprechen muß, so kann man ihn auch auf die ihm verbliebene Vernunft als auf seine sittliche Pflicht der Selbstkorrektur beanspruchen. Das ist die Basis für den hohen Beruf des Seelenarztes, der wie der Erzieher, der es mit den Unarten und Affekten der Kinder zu tun hat, die Seelen der Verirrten und an die Objektwelt Zerstreuten zu sammeln und bilden und die Leidenschaften zu bändigen hat. Dabei sind auch Züchtigungen, glühende Eisen und andere Grade der Tortur angezeigt, wenn es der Körperzustand erlaubt. Wie Reil naturphilosophisch über Körper und Gemeingefühl, so kommt Langermann mit pädagogischem Rigorismus über die Vernunft als sittliche Pflicht zu ähnlich qualvollen Grundsätzen der Irrenbehandlung. Als Beweis für die Richtigkeit dieses Konzepts dient von nun an immer wieder das stoische Märchen, der Seelenstarke könne nicht krank werden.[164]

Langermann legte 1804 seinen von Hardenberg angeforderten Plan vor, »die Veränderungen in dem Bayreuther Irrenhaus betreffend«.[165] Es ist ihm selbstverständlich, daß »Irrenreform« sich auf die armen Irren bezieht; für die Reichen wird ein eigenes Gebäude eingerichtet. Da die Anstalt zugleich der Heilung und dem Öffentlichkeitsschutz dient, sind von den Armen alle Heilbaren und von den Unheilbaren alle Gemeingefährlichen aufzunehmen. Der öffentliche Charakter erübrige das gerichtliche Aufnahmeverfahren. Differenziert wird nur nach arm und reich und nach dem Geschlecht. Entgegen Reils reiner Heilanstalt sollen Heilbare und Unheilbare in derselben Anstalt sein, schon weil die Zuordnung im Einzelfall stets unsicher sei. Freilich fehle noch »eine Anthropologie, die eine Dynamik der Seele enthielte«[166]; doch bei der Ähnlichkeit von Irren und Kindern habe man die rechte Therapie, wenn man der *wahren Pädagogik* folge, für deren Begriff die Ideen Pestalozzis nützlich seien. Die Grundelemente für den Heilungsprozeß: Übung des Geistes, körperliche Tätigkeit auch sinnloser Art, strenge Autorität, die nur von einer Person, dem Arzt, ausgehen darf, ferner Strafen – und eine ebenso rigorose Disziplinordnung für die Wärter. Prediger taugen nicht für die Therapie, da sie andere Zwecke verfolgen; denn noch wird Irresein nicht wieder mit Sünde identifiziert. Langermann lehnt F. Willis und Pinel ab, und Reils Grotten und Lustgärten verstärken für ihn geradezu die Zerstreuung der Irren, die doch nur durch körperliche Arbeit und freie Geistesübung »sich neu schaffen« könnten, da die Vernunft, d. h. die Empfänglichkeit für das Moralgesetz, die Erziehbarkeit, bei keinem Wahnsinnigen ganz erloschen sei.[167]

Hardenberg stimmt in seiner Antwort, einer Verfügung an die Kammer zu Bayreuth vom Februar 1805[168], in den meisten Punkten zu und macht Langermanns »vorzüglich schönen und richtigen« Curplan weitgehend zur Verfassung der Bayreuther Anstalt, der »ersten psychischen Heilanstalt in Deutschland«, womit erstmals staatlicherseits Irresein als heilbar sanktioniert wird – dies habe der Fortschritt der Psychologie und Medizin gezeigt, und da der Staat verpflichtet sei, für die Unglücklichen wie für die Wissenschaft alle zweckmäßigen Anstalten zu treffen, sei von nun an die psychische Curmethode die Grundlage der Irrenbehandlung, und zwar die pädagogische Langermannsche, nicht die Reilsche Version. Reil mußte auch den preußischen Beamten verdächtig sein – in seinem emphatischen Protest, seiner utopischen Irrationalität, seinen demokratischen Organisationsideen, seiner sinnenfrohen Therapie und seinem Materialismus konnte man unberechenbar-romantisch-sprengende und die Sittenordnung gefährdende Tendenzen sehen, vor denen man bei Langermann jedenfalls sicher war, der den Subjekten selbst die Schuld an ihrer Unvernunft zuschrieb und die Herrschaft des Sittengesetzes auch auf sie ausdehnte. Freilich, Langermanns Konzept der äußeren Ordnung erschien Hardenberg nicht sicher genug. Daher wurden die Befugnisse des Arztes eingeschränkt, die Aufsicht blieb bei der Kammer, das gerichtliche Aufnahmeverfahren wurde beibehalten, und dem Arzt wurde ein Kriegs- und Domainenrat als Mit-Direktor beigeordnet. Der pädagogische Charakter des Konzepts wurde durch die Anstellung eines besoldeten Lehrers unterstrichen. Das Gehalt des Arztes war knapp, da er an den gesondert wohnenden Reichen, seinen Privatpatienten, hinzuverdienen sollte. Diese fiskalisch zweckmäßige Regelung ließ freilich manche ärztlichen Direktoren sich der eigentlichen Quelle ihrer Versorgung und potentiellen Bereicherung mit entschieden mehr Liebe zuwenden als den armen Irren – bis heute.

Von allen Psychiatern entspricht Langermann dem bürokratischen und pädagogischen Absolutismus der preußischen Reformer persönlich und sachlich am meisten. Wesentliche Züge des Menschenbildes ihrer allgemeinen Reformen werden durch die Art, wie Langermann die sichtbar gewordenen Irren begriff, besonders deutlich. Die soziale Integration der Irren war für ihn identisch mit der Ausdehnung des Unbedingtheitsanspruchs des Sittengesetzes und der Selbstverantwortlichkeit der vernünftigen Person auch auf diese Unvernünftigen. Er zweifelte nicht daran, daß auch Dumme mit hinreichender Willensanstrengung sich die nötige Vernunft erwerben könnten. Für Narren, den späteren Psychopathen, sollte es keine Nachsicht geben; ihnen dürfe es in der Anstalt nicht gefallen. Irre will er auch im Falle von Kriminalität und Selbstmord nicht von aller Schuld freisprechen.[169] Keine medizinische Theorie, sondern seine eher administrativ als wissenschaftlich vermittelte Philosophie ließ ihn im Namen des Sittengesetzes pädagogische Belehrung ebenso wie militärische Disziplin und mechanische Strafen sanktionieren, um die armen Irren zu sich selbst zurückzuzwingen und sie so der bürgerlichen Freiheit teilhaftig werden zu lassen.

Langermanns Autorität deckte lange Zeit den Idealismus, mit dem man in Berlin den Irren die Vernunft anzuquälen suchte und der Bayreuth in den Schatten stellte, seit die Irren, wie erinnerlich, nach dem Brand von 1798 aus Gründen staatlicher Sparsamkeit probeweise in die Charité, also unter ärztliches Kommando gekommen waren und seit der Professor für praktische Medizin Ernst Horn (1774–1848) dort ab 1806 als zweiter Arzt die Irren mit Enthusiasmus der neuen psychischen Kurmethode aussetzte. In der Rechtfertigungsschrift nach seiner Entlassung 1818 konnte Horn freilich zu Recht auf seine emanzipatorischen Verdienste hinweisen – er differenzierte erstmals die vor ihm geschlechtlich und mit Syphilitikern und Krätzekranken gemischt dahinvegetierenden Irren, ersetzte die Ketten durch liberalere Sicherungen, verwarf die traditionellen Medikamente als unsinnig und führte bildenden (z. B. geographischen) Unterricht ein, hielt auch die ersten psychiatrischen Vorlesungen in Deutschland.[170]

Doch wie sah sein Regime im übrigen aus? Die Schrift von 1818 dürfte das beste Dokument der Ausdehnung bürgerlicher Vernunftherrschaft auf die Unvernunft der Irren im Rahmen der preußischen Reformzeit sein. Zwar motiviert Horn sein Vorgehen auch als körperliche Beeinflussung der Irren über das Gemeingefühl im Sinne Reils. Aber der spezifisch preußisch-idealistische Exzeß an militärischer Härte, Gehorsamszwang und alle Philanthropie als romantische Schwäche verketzernder sittlicher Verpflichtung, der in den westlichen Ländern nichts Vergleichbares findet, verrät in Horn den Jenenser Fichte-Schüler, ist Langermann in Konsequenz. Der exakt verplante Tageslauf war durch eine religiöse Erbauung morgens und abends umrahmt. Die Motive für die zahllosen mechanischen Mittel – Heilung,

Erziehung, Ordnung oder sadistische Bestrafung – fallen fast ununterscheidbar zusammen. Wenn 200 Eimer kaltes Wasser von der Decke gegossen, schmerzhafte Wasserspritzen besonders gegen das Geschlechtsorgan gerichtet, der Kopf durch Eispackungen oder durch Betropfung aus 6 m Höhe gemartert wurden, lautete die Begründung: »Es befördert die Haltung, Folgsamkeit und Ordnung der Wahnsinnigen; es giebt dem Stummen die Sprache wieder; es entfernt das Verlangen derer, die sich selbst entleiben wollen; es führt den stillen Schwermüthigen [...] zum Selbstbewußtsein zurück; es [...] läßt sich in manchen Fällen als Schreck- und Strafmittel, zur Erhaltung der Ordnung und Ruhe trefflich benutzen.«[171] Unruhige Patienten wurden folgsam, arbeitsscheue fleißig durch die von Horn rationalisierte Drehmaschine, so daß man statt vier nur noch einen Gehilfen benötigte und 120 Umdrehungen/Min. erreichte. Vorrichtungen für das Zwangsstehen bei Fixierung aller Gliedmaßen – länger als 12 Stunden als Heil- wie Strafmittel – wurden gar zum Gebrauch in der bürgerlichen freien Praxis verschickt. Den Kranken »mit weichlicher Sentimentalität« zu schonen, ist ärztlicher Kunstfehler und sündhaft; totale Beanspruchung auf Pflichterfüllung ist erstes Prinzip, wobei sich die Frage nach dem Unterschied zum Hexenrichter früherer Zeiten stellt, der den Körper marterte, um die Seele zu retten. Auch für Horn schon sollte Arbeit frei machen, und zwar, da Zwangsarbeit für die Wirtschaft bereits als ineffektiv galt, vornehmlich als sittlicher Selbstzweck, weshalb sie ungern getan und durchaus sinnlos sein soll. So wurden in der Charité Gräben ausgehoben und wieder zugeschüttet; Irre wurden vor einen Wagen gespannt mit dem Befehl, andere Patienten durch das Anstaltsgelände zu ziehen. Überhaupt galt militärisches Exerzieren als wirkungsvoll für den mit Gesundheit identifizierten Gehorsam der Irren. Diese, bald auch in anderen deutschen Anstalten praktizierte therapeutische Erfindung wurde von einem genesenen Heeresangehörigen geleitet, fand auch auf Frauen Anwendung. Wie beim wirklichen Heer wurden zudem Ungehorsame und Träge dadurch bestraft, daß sie mit sandgefüllten Tornistern zu exerzieren hatten. Am Ende fiel Horn einer seiner therapeutisch-quälenden Konstruktionen selbst zum Opfer: der »Hornsche Sack«, in den man Tobende bis an die Füße einschnürte, um ihnen Bewegungsfähigkeit und Tageslicht zu entziehen, trug dem Erfinder 1818 einen Prozeß wegen fahrlässiger Tötung eines Irren und die Entlassung aus der Charité ein.

Diese preußische Kurmethode war mithin weniger ärztliche Kunst als eine pädagogisch-militärische und autoritäre Administration der Vernunft und der sittlichen Pflicht – in liberaler Absicht. Für die Irren war an die Stelle des willkürlichen Zwangs des Absolutismus der streng gesetzmäßig applizierte Zwang der Gesellschaft getreten, die nach dem liberalen, aber auf die Dauer nicht erfolgreichen Willen der preußischen Reformer administrativ »von oben« zur bürgerlichen Gesellschaft revolutioniert werden sollte, wobei, obwohl die Ketten fielen, der mechanische und physisch-strafende Charakter des Zwangs für die Irren nicht – wie im Westen – abnahm. Wenngleich die phantastischen und peinigenden Zwangsmaßnahmen in England und Frankreich zu finden sind, ja zumeist dort ihren Ursprung haben, so doch nicht alle, z. B. nicht die militärischen Maßnahmen, und nicht annähernd so perfektionistisch mit Absolutheitsanspruch weiterentwickelt und so virtuos und gläubig praktiziert wie in Deutschland.[172] Dies kann nur im Zusammenhang damit begriffen werden, daß sowohl in England als auch in Frankreich zum Zeitpunkt der »Irrenreform« das in der Wirklichkeit und im Selbstbewußtsein existierte, wohin die Bürger die Irren emanzipieren, wohinein sie sie integrieren und wofür sie sie ökonomisch brauchbar machen wollten: die von ihnen selbst revolutionär geschaffene bürgerliche Gesellschaft mit den einen individuellen Spielraum garantierenden und zugleich normativ verpflichtenden Institutionen der politischen Öffentlichkeit. Damit waren einerseits die sozialen Bedingungen gegeben, um die Naturwissenschaften im Rahmen einer mit ihnen kompatiblen philosophischen Tradition – medizinisch-somatisch wie psychologisch – auch auf die Unvernunft des Irreseins anzuwenden und speziell auf die Vorstellungen von der Therapie der Irren versachlichend und d. h. in diesem Fall und zu dieser Zeit sicher humanisierend wirken zu lassen. Andererseits schuf erst die bürgerliche Gesellschaft und die Reflexion der Bürger darüber, daß diese selbst ihre Leiden produziert, die Voraussetzungen für eine sozial-orientierte Therapie der Irren. So konnte jener Prozeß, den wir als Verinnerlichung des Zwangs beschrieben, in Gang kommen, in dem der mechanisch-physische zunehmend in psychischen, moralisch-sozialen Zwang überführt wird. Hierbei ist die Frage nach einem Fortschritt der Humanität müßig, denn auch der den Irren im Rahmen des »moral management« bzw. der »traitement moral« mit psychologischen Mitteln abverlangte innere Zwang trug ihnen überflüssige Qualen ein. Entscheidend war, daß hier die Irren in die Dialektik der Anpassung an die wirklich fungierenden moralischen und sozialen Normen der etablierten bürgerlichen Gesellschaft und damit in den sozialen Vergleich mit den übrigen, »normalen« Bürgern und ihre gesellschaftliche Beanspruchung miteinbezogen wurden. So wurde es möglich, die Philosophie des Common sense, des wirtschaftsliberalen Utilitarismus, romantische, religiöse und andere Spielarten der sozialen Bewegung, sensualistisch-positivistische Annahmen der Ideologen und sozio-somatische Triebtheorien in der Behandlung zum Zuge zu bringen, die dadurch auf den realen Zielpunkt der Emanzipation-Integration der Irren, auf die wirklichen (oder wünschbaren) Bedingungen der bürgerlichen Gesellschaft, bezogen blieb. Immerhin waren auf diese Weise in praktischer Hinsicht die Einführung des »Non Restraint« und in theoretischer Hinsicht die Etablierung einer wechselseitig fruchtbaren Diskussion der Psychiater zugleich mit der naturwissenschaftlichen Medizin und der Soziologie und damit die wesentlichsten und durch nichts ersetzbaren Elemente einer wissenschaftlichen Psychiatrie möglich geworden, wie immer auch diese Lösung von einer erkenntnisleitenden Philosophie technokratisch gefährdet war.

Eben diese Bedingungen lagen in Deutschland für Langermann, Horn und Reil nicht vor und konnten auch nicht durch die preußischen Reformer gegen die mannigfachen Widerstände dauerhaft und tiefgreifend geschaffen werden. Das – so scheint es – ist der wesentliche Grund für den »preußischen Weg« der »Irrenreform« und für das, was als die Paradoxie der deutschen Psychiatrie-Entstehung empfunden wird: die Diskrepanz zwischen dem sittlichen Idealismus des Anspruchs und der Brutalität der Mittel, mit denen er realisiert werden soll. Wo die therapeutische Verinnerlichung des Zwangs keine Korrespondenz in den noch nicht fungierenden sozial-moralischen Normen der bürgerlichen Gesellschaft findet, sich nicht mit dem sozialen Vergleich und der Anpassung begnügen, sich auf »keine eigentliche Sozialethik« stützen kann, tendiert der in der sozialen Realisierung behinderte praktische, heilende Wille dazu, subjektiv-idealistisch und »rein« zu werden und sich auf die Absolutheit des Staates und der sittlichen Pflicht zu berufen. Wie die Entstehung des Irreseins kaum im somatisch oder sozial Äußeren, sondern im Innern des Subjekts (von der individuellen Natur, der Anlage, dem idiopathisch Seelischen, der bewußten Unvernunft und Unsittlichkeit bis zur religiösen Sünde) gesucht und ihm daher in irgendeiner Form eigene Schuld zugemessen wird, so gründet sich um so mehr der Glaube an die Heilbarkeit des Irreseins auf das Postulat, daß das Subjekt auch im irrenden Zustand auf die Vernunft und die Unbedingtheit des Sittengesetzes zu verpflichten ist. Es ist letztlich dieser Charakter der Unbedingtheit, der den Psychiater legitimiert, ja geradezu von ihm verlangt, den Patienten gleichsam um jeden Preis – außer dem des Lebens – aus der Zerstreuung zu sich selbst, d. h. zu seiner Pflicht, unter die Herrschaft der Vernunft und des Sittengesetzes zurückzubringen. Für diesen »therapeutischen Idealismus« ist es eine Pflicht, den Irren mit allen denkbaren Mitteln bis an die Grenze des Erträglichen körperlich und seelisch zu beanspruchen, gleichgültig ob es sich dabei um die Peinigung des Gemeingefühls und der äußeren Sinne handelt, um Bildung des Geistes, um pädagogisches Arbeiten ohne sozialen Sinn, um den religiösen Ruf nach Einkehr bei sich selbst, um militärischen Drill, um das Durchsetzen von Ordnung und Gehorsam als administrativem Selbstzweck oder um das Spektrum der Bestrafungen, mit Anleihen bei dem in Deutschland weithin noch selbstverständlichen feudalen Züchtigungsrecht von Abhängigen sowie bei dem Arsenal der Strafen und Torturen des Kriminalrechts.[173]

Die preußische »Irrenreform« wurde freilich bald – und zwar mit dauerhafter Wirkung – in jenen Staaten und Provinzen überholt, die Anschluß an westliche Ideen fanden, sei es, daß die französische Herrschaft ihre Verwaltungs- und Gesellschaftsstruktur revolutionär veränderte, sei es, daß sie – wie die Rheinbundstaaten – indirekt durch den französischen Einfluß geprägt wurden und im Falle der südwestdeutschen Staaten auch frühzeitig zu einer Verfassung kamen. Es handelt sich also um das Rheinland, Westfalen, Sachsen, Baden, Württemberg und Bayern. Zwar wurde in den nicht-preußischen Anstalten zunächst weniger Wissenschaft betrieben. Aber der Idealismus der preußischen Theoretiker erfuhr durch die französisch-materialistisch beeinflußten Praktiker der »Provinz« eine humanisierende Abschwächung und eine Anpassung an die – wenn auch oft noch ländlich-patriarchalische – Realität, wobei das Mischungsverhältnis zwischen diesen Einflüssen sehr unterschiedlich ausfiel. Das Lernbedürfnis zeigt sich schon darin, daß nach dem genuin preußischen Beginn der Psychiatrie, der freilich durch die Kriege, die Kontinentalsperre und die Bewegung des Patriotismus in der Rezeption der westlichen Fortschritte behindert war, eine Reiseaktivität der deutschen Ärzte einsetzte, die die ihrer westlichen Kollegen übertraf. Die vergleichende Analyse der Psychiater-Biographien ergibt, daß Studienreisen namentlich nach Frankreich und England ab 1810 nahezu obligatorisch wurden, bis der Krieg von 1870/71 eine nationalistische Zäsur für die Selbstverständlichkeit des internationalen Austauschs in der Wissenschaft setzte. Häufig machten die Behörden die Ernennung zum ärztlichen Anstaltsdirektor von einer vorherigen »Anstaltsreise« des Kandidaten abhängig. Die wissenschaftliche Literatur bestand zu einem nicht geringen Teil aus vergleichenden Reiseberichten. Bezeichnend für die Institution des Reisens und für den neuen Öffentlichkeitscharakter der Irrenfrage ist eine Tafel über dem Eingang der ersten Anstalt Marsberg/Westfalen: »Jeder gebildete Fremde, besonders durchreisende Ärzte, welche diese Irren- und Krankenanstalt aus Theilnahme gegen ihre hier wohnenden Mitmenschen besuchen wollen, haben sich deshalb bei dem Director zu melden, der selbst sie in das Innere derselben führen wird und auf Verlangen ihnen die Kranken und von den Wahnsinnigen diejenigen, welche ohne Nachtheil ihres Gemüthszustandes Besuche von Fremden annehmen dürfen, zeigen wird. Sachkundige werden gebeten, entdeckte Mängel und Gebrechen oder Vorschläge zur Verbesserung der Anstalt dem Vorsteher freimüthig mündlich zu eröffnen, oder ihre Bemerkungen darüber in dem Sitzungszimmer des Verwaltungsrathes des Landeshospitals aufzuzeichnen und daselbst offen oder verschlossen niederzulegen.«[174] Die so entstehenden vielfachen kooperativen Beziehungen der Anstaltspsychiater führten dazu, daß diese gegenüber den idealistisch oder naturphilosophisch theoretisierenden Professoren ein eigenes praktisches, aber auch wissenschaftliches Selbstbewußtsein entwickelten und im zweiten Drittel des 19. Jahrhunderts zu den Trägern des mehr an der Erfahrung, somatisch und französisch orientierten Fortgangs der Psychiatrie wurden.

Repräsentativ für die Entstehung der Psychiatrie außerhalb Preußens ist die sächsische Anstalt Sonnenstein/Pirna (1811). Im Zuge der Aufhebung der Ausgrenzung der Unvernünftigen war hier das typisch merkantilistische Zuchthaus Waldheim von 1716 – wie überall – durch Differenzierung der Insassen entflochten worden: Die Kriminellen kamen in Korrektionsanstalten (Zwickau, Lichtenburg), die Kinder in eine Waisenerziehungsanstalt (Langendorf), die unheilbaren Irren und sonstwie Gebrechlichen blieben in Waldheim, das nunmehr reine Pflegeanstalt war, während die heilbaren Irren in die »adaptierte« ehemalige Festung Sonnenstein kamen, »das erste Clinicum psychicum in Deutschland«, da hier erstmals die Idee der reinen Heilanstalt verwirklicht war. – Wie in Preußen ging auch diese Reform »von oben« aus. Aber anders als dort Hardenberg, ließ hier der Oberkonsistorialpräsident, Minister und gegen-romantische Dichter v. Nostitz und Jänkendorf, der auch den Sonnenstein beschrieb[175], die für die Reform designierten Ärzte – C. A. F. Hayner und E. Pienitz – zunächst 1805/06 bei Pinel und Esquirol lernen. Der frühere Theologe Hayner führte danach ab 1807 die Auflösung Waldheims durch, entwarf den Plan für den Sonnenstein, blieb aber als Direktor in Waldheim bei seinen unheilbaren »Brüdern und Schwestern«. Er ist der glaubwürdige Anwalt der Humanisierung seiner Generation, polemisierte in zahlreichen Eingaben an die Behörden gegen Mißstände, propagierte Pinel gegen Reil und entlarvte mit Vorliebe alte Zwangsmethoden, die von manchen Reformern lediglich mit neuer idealistisch-pädagogischer Begründung maskiert würden: »Verflucht sei also von nun an jeder Schlag, der einen Elenden trifft aus dieser bejammernswürdigen Klasse der Leidenden! Ich rufe Wehe! über jeden Menschen, er stehe hoch oder niedrig, der es genehmigt, daß verstandlose Menschen geschlagen werden!«[176] Als Zwang gegenüber Tobenden ließ er nur die stundenweise applizierte Zwangsjacke unter ständiger Beobachtung zu sowie das ausgepolsterte »Pallisadenzimmer« Autenrieths.[177] Freilich ersann auch Hayner neue Maschinen, so das »Hohle Rad«, analog dem Instrument, in dem man Eichhörnchen oder Stieglitze sich müde laufen läßt. Er gab ihm die zeitgemäße Motivation bei, »den Zerstreuten anhaltend auf sich selbst zurückzurufen, den Vertieften aus seiner Traumwelt in die wirkliche zu ziehen«[178], was einmal mehr zeigt, daß Identität, das beherrschende Thema der Zeit, nicht nur eine erkenntnistheoretische Frage war, sondern zunehmend vom bürgerlichen Erfordernis gesellschaftlichen Identitätszwangs grundiert war. Die humanitären »Irrenreformer« wurden allmählich unter der Hand zu Funktionären, die die der sozialen Identität ermangelnden und daher anstößigen Irren in die spezifische Disziplin der sich industrialisierenden Gesellschaft einzuarbeiten und sie mit der ihr entsprechenden Vernunft zur Deckung zu bringen haben.

Pienitz (1777–1853) hingegen wurde ärztlicher und Verwaltungs-Direktor der Heilanstalt Sonnenstein und praktizierte hier erstmals das französische »traitement moral«. Seine französische Ehefrau – Trauzeuge war Esquirol – wurde voll in die Behandlung miteinbezogen, was der Idee entsprach, die Anstalt müsse eine große Familie sein. Mit der therapeutischen Intensität wurde auch die Differenzierung nach sozialen Klassen deutlicher. Pienitz unterschied Ganz-, Halbdistinguierte und Einfache; bei den letzteren war die Kostenhöhe noch einmal abgestuft nach der Größe der Gemeinde, die für sie aufkommen mußte, nach dem Grad der Heilbarkeit und dem der Gemeingefährlichkeit. Daneben existierte ein Privatpensionat für Gemütskranke. Pienitz gehört zu denen, die durch dieses ökonomisch aufgefächerte System, auf dessen unterster Stufe z. T. unentgeltlich behandelt wurde, zu einigem Reichtum kamen.[179] Der Sonnenstein führte im übrigen das sozialpsychiatrische Prinzip ein, zu den entlassenen Patienten den Kontakt aufrechtzuerhalten. Auch setzten Pienitz 1828 und Hayner 1833 die Abschaffung der Sträflinge als Wärter durch, eine Lösung, die Langermann noch der Billigkeit wegen für wünschenswert gehalten hatte.

Auch in Baden spielte für die Durchsetzung der Prinzipien der bürgerlichen Gesellschaft der französische Einfluß eine Rolle, und die Bemühungen um die Irrenbefreiung gehören zweifellos zu den möglichen Indikatoren hierfür. 1804 stellte das Land den ersten Psychiater, den Irren- und Siechenhausphysikus J. C. Roller, für die Anstalt Pforzheim ein. Von dort kamen die Irren 1826 in die neue Heilanstalt Heidelberg, deren erster Direktor, F. Groos (1768–1852), ein liberaler Revolutionsanhänger war, sich um die Rechtsreform und den Rechtsschutz der Irren bemühte, zwischen idealistischer und somatischer Psychiatrie vermittelte und dessen Ansichten in einem Titel wie »Der Weg durch den Vorhof der politischen Freiheit zum Tempel der moralischen Freiheit« zum Ausdruck kommen.[180] Es war ebenfalls Baden, das als erster deutscher Staat von sich aus mit den Konstitutionsedikten von 1807/08 gesetzlich die Emanzipation der Juden einleitete, die freilich wie überall in Deutschland und im Gegensatz zu Frankreich – aber nicht anders als die Emanzipation der Irren in Deutschland – als ein langwieriger und mit diversen Zwangsauflagen zur Prüfung der Sittlichkeit und Vernunft der zu Befreienden versehener Erziehungsprozeß konzipiert war.[181] Gerade im Vergleich zu Baden kommt die wirtschaftliche und politische Rückständigkeit Württembergs ebenso im späteren Beginn der Judenemanzipation (1828) zum Ausdruck wie in der Frage des Neubaus einer Irrenanstalt, wo gleichfalls eine Distanz von Jahrzehnten zwischen beiden Staaten liegt. Bis dahin war lediglich die Umsiedlung der Irren aus der überfüllten Anstalt Ludwigsburg in das Kloster Zwiefalten, eine adaptierte Anstalt noch vom gemischten Typ, 1812 erfolgt.[182]

In Hessen wurde 1812 in Hofheim eine Siechen- und Irrenanstalt eröffnet, wo ab 1821 L. F. Amelung seine in Westeuropa gesammelten Erfahrungen zu realisieren suchte, die Irren nicht mehr als Kinder, sondern als Erwachsene zu behandeln und jeden mechanischen Zwang abzuschaffen. Sein Mißerfolg ist ein Beispiel für die Unzulänglichkeit des guten Willens, wenn nicht zuvor – wie es die englischen Non-Restraint-Reformer demonstrieren – die äußeren und sozialen Bedingungen der Anstalt (Architektur, Zahl und Ausbildung der Wärter usw.) untersucht und mit der neuen emanzipierenden Sicht der Irren in Einklang gebracht worden sind, was wieder davon abhängt, wie weit das Interesse für die »soziale Frage« in der betreffenden Gesellschaft und ihrer Verwaltung gediehen ist. So kam es zu Unglücksfällen, als Amelung versuchsweise die Gitter des dreistöckigen Anstaltsbaus entfernte, um alle Reminiszenzen an die Zeit der Zuchthaus-Ausgegrenztheit der Irren zu beseitigen. Überdies gehört Amelung zu den nicht eben wenigen (und gerade den liberal-emanzipatorischen) Psychiatern, die dem Mordanschlag eines ihrer wahnkranken Patienten zum Opfer gefallen sind (1849).[183]

Im Herzogtum Westfalen wurde 1814 aus einem Kapuzinerkloster die gemischte Anstalt zu Marsberg adaptiert. Die Planungen hierfür stammen von 1811, aus der Zeit der französischen Verwaltung des Königs Jerôme. Zu diesem Zweck war auch die erste Statistik über die Zahl der Irren in einem deutschen Land durch den Arzt Dr. Stoll erstellt worden. Ärztlicher Direktor wurde W. Ruer. Seine psychische Methode der Behandlung war an dem Rigorismus Reils und Horns orientiert. Aber auch von Marsberg gehen Impulse aus zur Vervollständigung des Inventars an Einrichtungen, die erst die Institution der Psychiatrie ausmachen. So beginnt Ruer mit der öffentlichen Aufklärung der Bevölkerung über die Irren, womit die Einsicht dämmert, daß zur psychischen Heilung der Irren auch die »Behandlung« der Gesellschaft selbst gehört. Freilich ist das Motiv für Ruer – wie für die zahlreichen Irrenärzte, die ihn in dieser aufklärerischen Tätigkeit nachahmen – die patriotische Gesinnung und der Kampf für die Verbesserung des deutschen Volkes und die nationale Einheit, weshalb er auch die *Vaterländischen Blätter* des Herzogtums Westfalen herausgibt.[184]. Auch greift Ruer das damals wie heute ungelöste Problem des Personals auf, also der Menschen, die den häufigsten und engsten Kontakt mit den zu Behandelnden haben. Wollten die Reformer die Stockmeister der alten Zuchthäuser, Kriminelle aus den Gefängnissen oder ehemalige Patienten zu diesem Zweck nicht mehr hinnehmen, so fanden sich nur Menschen, die in keinem ehrlichen Beruf zurechtgekommen waren, für den Wärterberuf bereit, d. h. dafür, den Geschöpfen, die als Irre und Blöde auf die niedrigste Stufe abgesunken waren, zu dienen – mit all dem Unheimlichen, der Religion, der Vernunft und der Moral Widrigen und Schmutzigen (Reil empfand noch einen spezifischen »Geruch« der Irren), das ihnen anhaftete oder ihnen nachgesagt wurde. Und doch brauchte man für diesen Beruf, der zudem mit ständiger, unberechenbarer Gefahr für Leben und Gesundheit bei miserabler Bezahlung verbunden war, gerade die vorurteilsfreien, aufgeklärten und liebevollen Menschen, die – um nur das geringste zu nennen – in der Lage waren, auf einen Angriff durch Irre nicht natürlich zu reagieren, d. h.

sich nicht zu rächen und nicht zu strafen, und sie dennoch als Person ernstzunehmen. Um diesem Übel abzuhelfen, fügte Ruer 1819 seinem System ein drittes pädagogisches Element hinzu – nicht nur die Irren und nicht nur die Gesellschaft waren zu erziehen, sondern auch das Personal.[185] Er führte systematischen Unterricht für seine Wärter ein und nahm Prüfungen ab, die von seiner vorgesetzten Behörde, der Regierung von Arnsberg, anerkannt wurden.

Einem indirekten französischen Einfluß verdankt auch der erste Neubau einer Heilanstalt auf (später) deutschem Boden seine Existenz: die damals noch dänische Anstalt in Schleswig, die 1817–20 gebaut wurde. Seit der Herrschaft des Rousseau-begeisterten Ministers und Leibarztes Struensee stand Dänemark unter dem Einfluß französischen Reformstrebens. Die Schleswiger Anstalt vereinigte Schutz- und Heilfunktion. Architektonisch sind in ihr Elemente des Wiener Narrenturms, des Panopticons Benthams und vor allem des Reform-Baustils Esquirols miteinander verbunden.[186] Erster ärztlicher Direktor wurde P. W. Jessen (1793–1875), der von der ihm auferlegten europäischen Anstaltsreise in praktischer Hinsicht die Skepsis gegen den therapeutischen Rigorismus mitbrachte (das Irresein heile in Frankreich und England bei weniger psychischer Peinigung der Patienten ebensogut wie in Deutschland) und in theoretischer Hinsicht die Entdekkungen Bells über den sensibel-motorischen Nervenkreis, den er nun freilich naturphilosophisch in alle möglichen Phänomene hineinanalogisierte. Er gehört aber zu den Naturphilosophen, die in der naturwissenschaftlichen Ära des Vormärz umlernten und ihre Theorien auf nachweisbare körperliche Befunde zu stützen suchten. Entsprechend kommt er zu liberaleren Vorstellungen über die soziale Ätiologie, meint, daß der Mensch nur »durch die Last und Sorge des Lebens, durch Mangel an Ausbildung [...] in seiner freien Entwicklung gehemmt, gehindert und unterdrückt wird«.[187] Als maßgeblicher Mitbegründer des »Vereins der deutschen Irrenärzte« 1860 akzentuiert Jessen im Hinblick auf die schleswig-holsteinische Frage den Charakter der »nationalen Tat« dieser Gründung.

Endlich fördert auch in Hannover die napoleonische Besetzung die Verbesserung der Behandlung der Irren; der Arzt, der sie realisiert, G.H.Bergmann (1781–1861), war in Paris bei Broussais und Laennec (pathologische Anatomie) ausgebildet. Im alten Zuchthaus von Celle war 1806 die Differenzierung versucht und eine eigene Abteilung für die Irren eingerichtet worden. Hier behandelte Bergmann ab 1810. Seine psychische Methode war französisch-zerebristisch ausgerichtet. 1827 verwirklichte er als erster durch Adaptation zweier Klöster in Hildesheim den für das 19. Jahrhundert endgültigen Anstaltstyp: die »relativ verbundene Heil- und Pflegeanstalt«, nachdem der gemischte Typ und die absolute Abtrennung reiner Heilanstalten sich als unzweckmäßig erwiesen hatten; denn die Einweisung in eigene Pflegeanstalten wurde vom Publikum gleichsam als Todesurteil für den Patienten empfunden, und die Psychiater waren zur Einsicht in die Unsicherheit ihrer Heilbarkeits- und Unheilbarkeitsprognosen gelangt, je mehr sie sich von Theorien ab- und der Beobachtung der Irren zuwandten. So kam man zu der Lösung, alle Irren – wenn auch differenziert – in einem Anstaltskomplex zusammenzufassen. Auf theoretischem Gebiet importierte Bergmann die Phrenologie nach Deutschland, wobei sich abermals – wie bei Jessen und anderen – zeigte, daß solche »Eindeutschung« zunächst nur in der Verkleidung einer mystifizierenden Naturphilosophie möglich war. Bergmann beruft sich auf die Schellingianer G. H. Schubert und I. P. V. Troxler, auf Novalis und auf den Hegel-Schüler Rosenkranz. Aus französischer Hirnpsychiatrie und deutscher Naturphilosophie entsteht die für die ersten somatisch orientierten Psychiater Deutschlands typische Vorstellungskombination vom Gehirn als Sitz des Irreseins und dem Glauben an die unsterbliche, von der Krankheit nicht berührte Seele bzw. an das ewige geistige Prinzip, das nur durch das Prisma des Lebens im materiellen Organ als wandelbar erscheint. Bergmann modifiziert mit Hilfe seiner hirnanatomischen Untersuchungen Galls Thesen. War für diesen die Hirnrinde das entscheidende Organ, so für Bergmann die Oberfläche der Hirnkammern, wo er zarte Markfasern entdeckte, die er »Chorden« nannte und die er gleichsam zum Klavier erklärte, auf dem das Hirnpneuma spielt. Hier liegt eine für die Situation der Psychiatrie in Deutschland bezeichnende Verknüpfung vor: zwischen erfahrungswissenschaftlichen Entdeckungen und auch der Überzeugung von ihrer »Fortschrittlichkeit« auf der einen Seite und dem Bemühen, ihre sprengenden Auswirkungen durch naturphilosophische Systematisierung, ja durch Flucht in die Vergangenheit – wie Bergmanns Rückgriff auf die alte Spiritus-Theorie – zu integrieren, auf der anderen Seite. Diese Ambivalenz zwischen politischen, wirtschaftlichen und naturwissenschaftlichen Ideen des Westens und der deutschen Reaktion auf sie kehrt auch in Bergmanns Anstaltspraxis wieder. Einerseits ist seine Anstalt auf körperliche Beeinflussung ausgerichtet, ermöglicht er vielfältiges landwirtschaftliches Arbeiten, z. B. in einem Weinberg, treibt er Volksaufklärung, fördert die Kontrolle durch Öffentlichkeit und Angehörige und veranstaltet Lehrkurse für praktische Ärzte; andererseits herrscht er als autokratischer Patriarch, übernimmt die preußische Methode des Exerzierens und erfindet mystische Begründungen für die Heilkraft des Galvanismus oder der Orgelmusik.[188]

Diese Darstellung hebt gegenüber dem spektakulären preußischen Exempel die Verschiedenartigkeit der gleichzeitigen, nichtpreußischen Versuche hervor, die Intensität und Mannigfaltigkeit gerade der französischen Einflüsse und im Zusammenhang damit die zahlreichen praktischen Elemente eines möglichen Paradigmas der Psychiatrie, die in geographischer und kleinstaatlicher Verstreuung allerorts entdeckt oder adaptiert wurden. Daß diese dennoch zunächst in Begriffe der philosophisch-psychiatrischen

Theorien vor allem Preußens gefaßt wurden, hat seinen Grund nicht zuletzt darin, daß diese das vornehmste und allgemeinverbindliche, nationale Kommunikationsmittel, zumal nach den Befreiungskriegen, darstellten.

Um sich kein falsches Bild von der Effektivität des Beginns der Reformtätigkeit und von dem Umfang der Aufgabe einer alle Unvernunft umfassenden sozialen Integration zu machen, ist auf eine Schätzung des Reil-Schülers F. Nasse hinzuweisen, nach der 1821 nur ein Sechstel der Irren durch einen Arzt oder eine Anstalt behandelt werden, während die große Mehrheit sich noch im Zustand der Ausgegrenztheit befindet – in Zuchthäusern, Gefängnissen oder auf den Straßen. Zudem besteht ein großes Gefälle zwischen den Städten, die bereits viel empfindlicher auf Störungen der Ordnung reagieren und zugleich über größere Mittel zu deren Schutz verfügen, und dem Land, weshalb Nasse – an der Kapazität der ärztlichen Einrichtungen und dem sozialen Interesse der Verwaltungen resignierend – es für notwendig hält, daß die Landgeistlichen sich der armen Irren noch systematischer als bisher annehmen sollen und daß schon im Theologiestudium eine psychologische – sprich: psychiatrische – Ausbildung stattfinden soll.[189] Hieran wird freilich auch die neu-religiöse Ausrichtung der Psychiatrie während der Restauration deutlich. Wie wenig man dem eigentlichen Problem der armen Irren gerecht wird, geht auch aus einer Statistik Horns hervor, nach der von den Aufnahmen in die Charité des Jahres 1816 75 % eindeutig dem Bürgertum angehörten.[190] Endlich muß betont werden, daß noch um die Mitte des 19. Jahrhunderts Proteste und Aufrufe der Irrenärzte zur Befreiung der Irren auch nur von den Ketten nicht gegenstandslos geworden waren. Hierfür mag die – gleichgültig, ob exakte oder ausgeschmückte – Schilderung eines besonders drastischen und für die Reaktionen der Umgebung bezeichnenden Falles auf der Insel Borkum stehen: »Ein hübsches Mädchen wurde 1821, als zur Niederschlagung einer Revolte Soldaten auf Borkum waren, von einem verführt. Das Kind starb, und die treulos Verlassene wurde melancholisch. Dazu kam die allgemeine Verachtung und die strenge Durchführung einer verschärften Kirchenzucht. 1822 wurde sie tobsüchtig und in dem elenden Kuhstall des Armenhauses an einer Kette festgeschmiedet. Und an dieser Kette hat sie mit geringer Unterbrechung 44 Jahre lang, nämlich bis zum Juli 1866 gerüttelt, geweint, gewütet, getobt und gewinselt. Da sie in ihrer Tobsucht alles, was zerreißbar war, vernichtete, so war sie die meiste Zeit ihres Elends hindurch unbekleidet.«[191]

3. *Von der Restauration zum bürgerlich-naturwissenschaftlichen Liberalismus*

a) Naturphilosophische und theologische Psychiatrie

Materialistische Tendenzen wie bei Reil, als die Bildungsbürger der beginnenden Romantik zugleich Republikaner waren, lassen sich auch von der Jenaer Zeit Schellings behaupten, in der er gegen Fichtes Subjektivismus durch die Betrachtung der Naturprozesse sich der Idee der Objektivität und der Einheit der Widersprüche zu vergewissern trachtete.[192] Freilich führt schon sein Streit mit den Physiologen und Chemikern um das Problem des Lebens in seinen ersten naturphilosophischen Schriften (1797–99) zur Ablehnung oder idealistischen Überhöhung ihrer als mechanistisch verurteilten Ergebnisse. Stets geht es Schelling um die umpolende Aneignung aller von außen auf uns wirkenden Kräfte; sie sollen von innen nach außen, als Triebkräfte oder Potenzen des Organismus wirken, wie der Philosoph selbst die Natur, die nur Schein produziert, erst schafft, zur tätigen Natur befreit, auf jeder Stufe des Lebens die Identität von Körper und Seele, Natur und Geist findet – nicht mit Hilfe der mechanistischen Kausalkategorie, sondern durch anschauendes, unmittelbares Wissen: »Die Natur soll der sichtbare Geist, der Geist die unsichtbare Natur sein. Hier also, in der absoluten Identität des Geistes in uns und der Natur außer uns, muß sich das Problem, wie eine Natur außer uns möglich sei, auflösen.«[193]

Mit Vorliebe widerlegt Schelling westliches Denken an den Begriffen J. Browns, dessen Thesen von der »Erregbarkeit« er als bloß passiv-mechanistisch auffaßt und ablehnt: »Etwas schlechthin-Passives aber ist in der Natur ein Unding«[194], denn diesem immer schon voraus und wesentlicher ist die Bewegungskraft, der Trieb, der Instinkt, dessen höhere Stufe Genie ist, die Irritabilität als Positives, der die Sensibilität nur ihr Negatives ist. »Überhaupt ist alles Erkennen das Negative eines (vorausgesetzten) Positiven; der Mensch erkennt nur das, was er zu erkennen Trieb hat; es ist vergebliche Arbeit, Menschen etwas verständlich zu machen, was zu verstehen sie gar keinen Drang haben.«[195]

Mit diesem »Aristokratismus der Erkenntnistheorie« [196] spottet Schelling dem pädagogischen Anspruch der Aufklärung: Philosophie ist keineswegs allen – egalitären – Menschen »erlernbar«, sondern als »intellektuelle Anschauung«, unmittelbare, fühlende Erfahrung nur jenen zugänglich, denen diese als Instinkt schon eingepflanzt ist.[197] Hiermit sucht Schelling, die Bestimmungen Kants – etwa in der *Kritik der Urteilskraft* und der *Anthropologie*[198] – fortzusetzen, sie aber von ihren Restriktionen zu befreien und ihnen die Dignität des unmittelbaren Zusammenhangs, der Identität mit dem objektiven Naturprozeß zu verleihen – Ausgangspunkt einer Tradition, die Lerntheorien in Deutschland bis heute den Zutritt erschwert oder durch die in der Psychiatrie Deutschlands z. B. der Genialität oder der »Endogenität« von Psychosen eine über alle Reflexionsphilosophie und über empirische Verifizierung erhabene, instinkthafte, natur-objektive Unangreifbarkeit zugesprochen wird.

Auch in der Frage der Krankheit sieht Schelling Brown die Ursünde begehen, das »Bestimmtwerden durch äußere Dinge« über das Bleibende zu stellen, während Krankheit doch das Mißverhältnis von Irritabilität und Sensibilität, also nur der Faktoren der Erregbarkeit (gewissermaßen des Schellingschen »Ding an sich«[199]) sei und sowohl äußere Reize als auch ärztliche Befunde – so Browns Sthenie/ Asthenie – die eigentliche Krankheit schon voraussetzen[200], was den logischen Ort bezeichnet, von dem aus heute noch endogene Psychosen durch Äußeres bloß »ausgelöst« sein sollen – sie sind »immer schon« da. Damit hängt zusammen, daß die Medizin von Schelling in besonderer Weise philosophisch geadelt wurde. Sie ist diejenige Sonderwissenschaft der realen Reihe der Natur, der Naturwissenschaft – ihr entspricht die ideale Reihe des Geistes, der Geschichtswissenschaft –, die zum Allgemeinen, zum Urwissen, zur absoluten Identität strebt, zu deren Wissenschaft, der Theologie, sie daher eine besondere Affinität hat. Davon machen die Ärzte in der Tat bald ausgiebig Gebrauch, wie überhaupt die gehobene Stellung, die Schelling der Medizin einräumt, dem gesellschaftlichen Ansehen, das sie zumindest in der literarischen Öffentlichkeit der Romantik hat, entspricht. So ist es nicht außergewöhnlich, daß der Arzt C. A. v. Eschenmayer 1818 philosophischer Ordinarius in Tübingen wird, hier auch – nach Berlin und Leipzig – die ersten psychiatrischen Vorlesungen hält.

Eschenmayer hielt es nun gegenüber der Identitätsphilosophie seines Lehrers Schelling mehr mit jenem F. H. Jacobi, der das diskursive Denken und den Atheismus der Aufklärer durch das intuitive, »unmittelbare Wissen« und das übernatürlich-religiöse Erleben zu überwinden suchte. In diesem Sinne zog Eschenmayer 1803 seine Konsequenz aus Schelling, womit er dessen religiösen »Sprung« ins Jenseits bahnte: »Das Erkennen erlöscht aber erst im Absoluten, wo es mit dem Erkannten identisch wird. [...] Was über diesen Punkt hinausliegt, kann daher kein Erkennen mehr sein, sondern ein Ahnden oder Andacht.«[201] – In seiner Antwort 1804, nach dem Umzug von Jena nach Würzburg, akzeptierte Schelling trotz aller Polemik gegen Eschenmayer diese Zweiheit der Philosophie, das bloß Negative der Erkenntnis gegenüber der Anschauung der Seele, des Göttlichen im Menschen, »welches mit dem Absoluten eins und es selbst ist«, verbindet dies aber mit der Idee der Korruption der Welt, verschuldet durch den Abfall des Menschen von Gott, und kommt so zur skeptischen Einschränkung seiner bisherigen Identitätsphilosophie: »Mit einem Wort, vom Absoluten zum Wirklichen gibt es keinen stetigen Übergang, der Ursprung der Sinnenwelt ist nur als ein vollkommenes Abbrechen von der Absolutheit, durch einen Sprung denkbar, [...] Abfall von dem Absoluten.«[202] Nach Habermas ist Schelling hier der Kritik an seiner absoluten Identität zuvorgekommen, die Hegel drei Jahre später in der *Phänomenologie des Geistes* vortrug, als diesem der Identitätsphilosophie »der Ernst, der Schmerz, die Geduld und Arbeit des Negativen« zu fehlen schien und sie es für ihn nicht »ernst mit dem Anderssein und der Entfremdung, sowie mit dem Überwinden dieser Entfremdung« meinte.[203] In der Tat hatte Schelling 1804 in diese Richtung einen Schritt getan, der in bestimmter Hinsicht radikaler war als Hegels Kritik selbst, freilich seither stets unter nicht nur idealistisch-systematisierendem, sondern religiös-heilsgeschichtlichem Schutz. Da nämlich für Schelling der Ursprung des Abfalls selbst im Absoluten liegt und der Abfall somit Freiheit voraussetzt, erscheint der gefallene Mensch selbst als Gegen-Absolutes, als umgekehrter Gott, so wie die Natur unter die Herrschaft der Materie, des Äußeren geraten ist.[204] Diese Freiheit des Abfalls bedingt die Radikalität der Trennung vom Absoluten, der Entfremdung, die »Härte und Abgeschnittenheit der Dinge« und das Negative nicht nur als Defizienz, sondern selbst als Positives – und das in zweierlei Gestalt: Das Negative konstituiert das Positive (wie zur Tugend die Kraft zum Bösen gehört); erhebt sich aber das Negative über das Positive, herrscht Unwesen über Wesen, relativ Nichtseiendes über Seiendes, Äußeres über Inneres, entsteht auch Positives, auch Einheit, nämlich »falsche Einheit« (wie Irrtum nicht nur Defizienz der Wahrheit, sondern selbst ein Positives ist). In dieser doppelten Gestalt wird der Zustand der Natur und des Menschen zum Zeugnis, zum Beweis des Abfalls vom Absoluten und zugleich des Absoluten selbst: die Naturkatastrophen, die Erde selbst als große Ruine, das Klagen und der Ausdruck der Trauer der Tiere, das Naturböse (alles Giftige, Schädliche, Abscheuerregende), überhaupt alle Macht des Äußeren, der Willkür, des Zufalls, des Irregulären; weiter alles Gebrechliche, Endliche, Vergängliche des Lebens, Schmerz, Krankheit und Tod; endlich das Böse in der moralischen Welt, überhaupt Unglück, Not und Leid, die Laster, die der Staat erst entwickelt, »Armut – das Böse in großen Massen«, das bloße Ringen der Menschen um die äußere, physische Existenz; dazu der Eigensinn, der Irrtum, der Haß, der Zorn, die Gemütskrankheit, der Blödsinn und der Wahnsinn.[205]

Dabei zeugt namentlich Krankheit – so heißt es 1809 – von der Korruption des Menschen wie der Natur, zeugt als »ein eigenes, aber ein falsches Leben, ein Leben der Lüge, ein Gewächs der Unruhe und der Verderbnis« von der Herrschaft des Äußeren, des Unwesens, der Peripherie: »Das treffendste Gleichnis bietet hier die Krankheit dar, welche als die durch den Mißbrauch der Freiheit in die Natur gekommene Unordnung das wahre Gegenbild des Bösen oder der Sünde ist.«[206] Krankheit ist so mitsamt ihren bisherigen naturphilosophisch-kosmischen Aspekten in den (heils)geschichtlichen Zusammenhang gestellt. Das macht sie – als »das treffendste Gleichnis« – so faszinierend für die gesamte Romantik, was die Entwicklung der dagegen sich armselig ausnehmenden naturwissenschaftlichen Medizin verzögert.

In den *Stuttgarter Privatvorlesungen* spannt Schelling endlich 1810 in diesen Rahmen die Unvernunft des Irreseins ein, und zwar an prominenter Stelle: zwischen den Staat und die Geisterwelt. Zum Beweis, daß der abgefallene Mensch auf die Natur zurückgesunken und nun seine eigene, abgesonderte Einheit vergeblich zu suchen verurteilt ist, nimmt Schelling einerseits den bürgerlich-gesellschaftlichen Zustand, der nur auf das Anorganische, »auf die Erhaltung der äußeren Grundlage des Lebens gerichtet« ist, andererseits die vergebliche, weil bloß äußere Einheit des Staates: »Der Staat ist daher, um es gerade herauszusagen, eine Folge des auf der Menschheit ruhenden Fluchs.«[207] Seiner physischen Zwangsmittel wegen kann er keinen sittlichen Zustand hervorbringen, weshalb auch das Mühen der Französischen Revolution oder Kants um die Vereinbarkeit der Einheit des Staates und der Freiheit der Bürger vergeblich war; gerade die Suche nach der gerechten Ordnung führe zu Despotismus, wie Fichtes »geschlossener Handelsstaat« zeige.[208] In der Geschichte wurde der Staat in dem Maße zur Tyrannei, wie die Kirche durch Verstrickung in äußere Gewaltansprüche versagte. Zur wahren, inneren Einheit gelangt die Menschengattung einzig durch Christus, der den Menschen wieder zum Mittler zwischen Gott und Natur machen kann; dann ist es möglich, den Staat, »die Natureinheit, diese zweite Natur über der ersten«, abzuschaffen, »den Staat, wo nicht entbehrlich zu machen und aufzuheben, doch zu bewirken, daß er selbst allmählich sich von der blinden Gewalt befreie [...] und zur Intelligenz verkläre.«[209]

Der Vorrang der inneren Einheit des Menschen vor der vom Fluch gezeichneten bürgerlichen Freiheit, der den zeitgenössischen Psychiatern schon unter professionellem Blickwinkel plausibel sein konnte, wird nun von Schelling so weiterentwickelt, daß er dem Einzelnen die Chance zuspricht, in Entfaltung seines Geistes die innere Einheit zu gewinnen und damit die geschichtliche Entwicklung der Menschengattung zu antizipieren. Die Potenzen des individuellen Geistes sind Gemüt, Geist (i. e. S.) und Seele, die jeweils wieder in drei Stufen erscheinen.

Das Gemüt ist das bewußtlose, naturverfallene Prinzip des Geistes. Es erscheint a) als Sehnsucht, Sympathie, Schwermut; b) als Sucht, Lust, Begierde, Irritabilität (drückt den Hunger nach dem Sein aus, von dem der Mensch sich selbst abgeschnitten hat, weshalb er nie Befriedigung findet); und c) als Gefühl und Sensibilität, das Höchste, das sich im Gemüt findet.

Der Geist (»ésprit«) ist die ideale Seite, das Persönliche, die Bewußtheit, die bewußte Begierde, also der Wille. Seine Stufen: a) die tiefste ist der

Eigenwille, der nur als herrschender böse ist; b) die höchste ist der Verstand; c) und in der mittleren Position, im Indifferenzpunkt, steht der Wille. Der Geist kann nicht die höchste Potenz des Menschen sein, da er der Krankheit, des Irrtums und der Sünde fähig ist, d. h. der Erektion eines Nichtseienden über Seiendes, weshalb gilt: »Nicht der Geist wird vom Leib, sondern umgekehrt der Leib vom Geist infiziert« und »die höchste Korruption ist gerade auch die geistigste.«[210]

Die Seele ist die dritte und höchste Potenz. Sie ist das Göttliche im Menschen. Sie ist als das Seiende das Unpersönliche, dem das Persönliche als Nichtseiendes unterworfen sein soll. Daher: der Geist weiß, die Seele ist Wissenschaft; der Geist kann gut sein, die Seele ist Güte; der Geist kann erkranken, »Seelenkrankheiten [...] gibt es nicht«. Seele ist zugleich Rapport mit Gott. »Die Gesundheit des Gemüts und des Geistes beruht darauf, daß [...] gleichsam eine stetige Leitung von der Seele aus bis ins Tiefste des Gemüts stattfinde.«[211] Unterbrechung dieser Leitung und dieses Rapports ist Krankheit – wieder in drei Formen: a) als Gemütskrankheit, wenn die Sehnsucht das Gefühl dominiert; b) als Blödsinn, wenn der Eigensinn den Verstand dominiert, was – wie bei Kant – nur auf Genuß ausgehend und unschädlich ist; c) liegt die Unterbrechung der Leitung bereits zwischen Seele und Verstand, so entsteht »das Schrecklichste«, der Wahnsinn, »ich hätte eigentlich nicht sagen sollen: er entsteht, sondern er tritt hervor«; denn hier, am Wahnsinn, entfaltet Schelling noch einmal auf der höchsten Stufe und an der Schwelle zum Göttlichen den Abfall von Gott und seine Folgen der Verkehrung von Sein und Nichtsein, von Basis und Existenz und der falschen Einheit.

So ist der Wahnsinn das Korrupte und Göttliche im Menschen zugleich: »Was ist der Geist des Menschen? Antwort: ein Seiendes, aber aus dem Nichtseienden, also der Verstand aus dem Verstandlosen. Was ist also die Basis des menschlichen Geistes in dem Sinne, in welchem wir das Wort Basis nehmen? Antwort: Das Verstandlose und da der menschliche Geist auch zu der Seele sich wieder als Nichtseiendes verhält, so auch zu ihr wieder als Verstandloses. Das tiefste Wesen des menschlichen Geistes also, NB. wenn er in der Trennung von der Seele und also von Gott betrachtet wird, ist der Wahnsinn. Der Wahnsinn entsteht also nicht, sondern tritt hervor, wenn das, was eigentlich Nichtseiendes d. h. Verstandloses ist, sich aktualisiert, wenn es Wesen, Seiendes sein will. Die Basis des Verstandes selbst also ist der Wahnsinn. Daher der Wahnsinn ein notwendiges Element, das aber nicht zum Vorschein kommen, nur nicht aktualisiert werden soll. Was wir Verstand nennen, wenn es wirklicher, lebendiger, aktiver Verstand ist, ist eigentlich nichts als geregelter Wahnsinn. Der Verstand kann sich nur manifestieren, zeigen in seinem Gegensatz, also im Verstandlosen. Die Menschen, die keinen Wahnsinn in sich haben, sind die Menschen von leerem, unfruchtbarem Verstand. Daher der umgekehrte Satz: nullum ingenium sine quadam dementia. Daher der göttliche Wahnsinn, von dem Plato, von dem die Dichter sprechen. Nämlich, wenn dieser Wahnsinn durch Einfluß der Seele beherrscht ist, dann ist er ein wahrhaft göttlicher Wahnsinn, dann der Grund der Begeisterung, der Wirksamkeit überhaupt.«[211] So ist der Wahnsinn im Gehorsam das Schöpferische, in ungehorsamer Freiheit aber Menetekel des Abfalls. Wenn z. B. in trostlosem Schmerz die Seele Geist und Gemüt nicht leiten kann, »bricht das anfängliche dunkle Wesen hervor, und reißt auch den Verstand als ein relativ auf die Seele Nichtseiendes mit sich fort, es tritt der Wahnsinn hervor zum schrecklichen Zeichen, was der Wille ist in der Trennung von Gott«[212]. Denn die Position der menschlichen Freiheit ist oberhalb des Gemüts, aber unterhalb der Seele. Der Wille handelt böse, wenn er »auf seiner eigenen Basis« bleibt, dem Unteren, dem Eigenwillen folgt, sich der Seele entfremdet; er handelt gut, wenn er sich dem Eigenwillen entfremdet und sich der Seele, dem »inneren Himmel des Menschen«, unterwirft.

Die Vernunft verdankt sich einer entsprechenden Unterwerfung: »Vernunft sei nichts anderes als der Verstand in seiner Submission unter das Höhere, die Seele.«[213] Wahnsinn, als Unvernunft, ist hier schärfer als je zuvor Auflehnung, Mangel an Unterwerfung. Wie die Seele das Tätige gegenüber der Vernunft als dem Leidenden ist, so ist sie auch in ihrer tätigen Herrschaft über Wille und Begierde Tugend. Der Imperativ »Lasse die Seele in dir handeln« gilt jedoch nicht nur sittlich, sondern auch ästhetisch, wo das Kunstwerk vom Persönlich-Subjektiven zum Unpersönlich-Objektiven zu befreien ist, gilt für die vollkommene Gesundheit und für die Verwirklichung der wahren, inneren Einheit in der Geschichte statt der bloß äußerlichen des Staates; denn nur die Seele als das Göttliche kann Göttliches schaffen, sie allein wirkt Religion und kommt in der Liebe zur Identität von Sein und Nichtsein.

Schließlich gibt Schelling dem Wahnsinn eine Bestimmung in Beziehung zum Dämonischen, zur Welt der Geister, der höchste Wirklichkeit zugesprochen wird in dem Maß, wie der Geist den Leib anzustecken vermag, also auch der Leib das geistige Prinzip in sich hat. Das Dämonische ist das in seltenen Fällen geistig vorweggenommene – wenn auch noch getrennte – Gute bzw. Böse als Absolutes. Es erscheint einerseits als Hellsehen etwa der Somnambulen und andererseits im Gegensatz dazu als Wahnsinn: »Wahnsinn ist also der Zustand der Hölle.«[214]

Dies ist das System, das es den Ärzten und Naturforschern erlaubte, die Probleme des Lebens, der Gesundheit und Krankheit – hier speziell des Irreseins – in einem universalen Rahmen zu sehen, in dem ihnen zudem ein bevorzugter Platz reserviert war und in dem alle nur denkbaren Beziehungen Berücksichtigung fanden: die physikalischen, chemischen, physiologischen, der Magnetismus, der Galvanismus und die Faktoren der Erregbarkeit, die Sympathie und der Dämonismus, aber nicht minder die geschichtlichen Beziehungen, die Ästhetik und Physiognomik, die Ethik, die Erkenntnistheorie, der Staat und die Religion, die sozialen Beziehungen freilich nur als theologisch abgeleitete und Armut gar bloß als »das Böse in großen Massen«. Schelling spiegelt den Überschwang der literarischen ebenso wie das Fehlen der politischen Öffentlichkeit in Deutschland. Kam schon Kants Gründung »des ästhetischen Urteils auf das subjektive Apriori des Lebensgefühls [...] dem Irrationalismus und dem Geniekult des 19. Jahrhunderts entgegen«, so war in der Zeit zwischen der ästhetischen Erziehung Schillers und Schelling um so mehr »eine für die Kunst interessierte Bildungsgesellschaft« entstanden; die Freiheit des lebendigen Gefühls gegenüber dem Verstand, des Lebens gegenüber dem Begriff »ist Freiheit lediglich in einem ästhetischen Staat und nicht in der Wirklichkeit. [...] Es ist die Prosa der entfremdeten Wirklichkeit, gegen die die Poesie der ästhetischen Versöhnung ihr eigenes Selbstbewußtsein suchen muß«.[215] Über die Ästhetik hinaus maß Schelling zwischen 1804 und 1810 dieser entfremdeten Wirklichkeit – gerade in ihren Formen des Irrtums, des Bösen, der Armut, der Krankheit, des Irreseins – einen Sinn an, der zwar geschichtlich auf Aufhebung bezogen war, diese jedoch (und mit dem Altern Schellings immer mehr) als innere, religiöse, mystische Erneuerung verstand. Dieses System des Abfalls, der Sündhaftigkeit, des Einheitsstrebens der Seele und der Freiheit durch Unterwerfung der Natur wie des Menschen beherrschte während der Restauration diejenige Gruppe der ganz oder teilweise psychiatrisch tätigen Ärzte, die für die Verwissenschaftlichung der Psychiatrie bzw. deren Verzögerung verantwortlich war: die Professoren.

Um der Ausführlichkeit der Darstellung des Originals – Schelling – willen verzichten wir auf die der Systeme seiner Nachahmer.[216] Indessen ist ihrer richtunggebenden Wirkung auf die Psychiatrie bis zur Jahrhundertmitte nachzugehen. Hatten wir bei den ersten Psychiatern die materialistische Frühromantik des jüngeren Reil und den preußisch-administrativen Idealismus Langermanns und Horns unterschieden[217], so haben wir nun der ersten Generation der Anstaltspsychiater, deren westliche Orientierung sich in der Verknüpfung ihrer – freilich mit deutschen Ideen legierten – Theorien mit der konkreten Praxis der zu lösenden sozialen Aufgaben niederschlug, die erste Generation der akademischen Psychiater gegenüberzustellen. Sie zelebrierte die Psychiatrie an den Universitäten seit dem zweiten und bis in das sechste Jahrzehnt des 19. Jahrhunderts hinein naturphilosophisch und mehr oder weniger theologisch. Schelling und mit ihm Baader, Oken und Görres wirkten auf die gesamte Medizin dieser Zeit. Weiter seien Fr. Jahn mit seinen *Krankheiten als Afterorganisationen* und die *Idealpathologie* K. R. Hoffmanns (1839) genannt sowie vor allem J. N. Ringseis, für den bis weit über die Jahrhundertmitte hinaus die Krankheiten eigenbeseelte Hilfsdämonen des großen Teufels und Revolutionen Krankheiten des politischen Lebens waren, der die Therapie mit der Entsündigung des Patienten begann, der mit Bibel und Katholizismus gegen Mikroskop und Sektion zu Felde zog und der dennoch oder deswegen der Arzt der großen Geister seiner Zeit war – er stand am Krankenbett der Theosophen Schelling und Baader ebenso wie an dem des Atheisten Feuerbach.[218]

Insbesondere aber wirkte Schelling auf die medizinischen Professoren, die von der »falschen Einheit«, der Unvernunft der Irren fasziniert waren. Hier dauerte seine Herrschaft noch an, als die Naturwissenschaften sich in der allgemeinen Medizin in den dreißiger bis vierziger Jahren allmählich durchsetzten, und sie blieb auch bestehen, als seine politische Mission 1840 scheiterte, an der Berliner Universtität die staatsgefährdende Hegelei zu unterbinden. Nicht zufällig waren »psychiaternde« Schüler die letzten Getreuen, als sein Glanz erlosch, so Eschenmayer, H. Steffens und G. H. v. Schubert. Da nun der Irrationalismus in der Psychiatrie seit den 70er Jahren durch den neukantianischen Erlebnisbegriff, durch Dilthey, Nietzsche, die Entdeckung Schopenhauers wie durch die französische Degenerationstheorie wieder wirksam ist, wird die Rede vom naturwissenschaftlichen Positivismus des 19. Jahrhunderts für die Psychiatrie zu einem Mythos. Strenggenommen schrumpft seine Vorherrschaft in Deutschland auf die sechziger Jahre zusammen, d. h. auf das Jahrzehnt, in dem sowohl der wirtschaftliche als auch der politische Liberalismus ihre einzige und kurzlebige Blütezeit in der Geschichte des deutschen Bürgertums hatten. Besser: philosophische und naturwissenschaftliche Theoriebildung der Psychiatrie verlaufen im 19. Jahrhundert parallel, gehen nur ideologische Bündnisse ein, da sie die an der Praxis orientierte Auseinandersetzung und Vermittlung scheuen – die reale Not der armen Irren wird nie genügend sichtbar.

An fast allen Universitäten Deutschlands erscheinen die Ideen vom Kranksein des Geistes innerhalb naturphilosophischer und religiöser Systeme, vorgetragen von Ärzten oder Philosophen oder von solchen, die beides waren. Hier eine auswählende Aufzählung. Berlin: K. G. Neumann (als Nachfolger Horns). Breslau: H. Steffens, der sich dem Wahnsinn nur mit »tiefem Grauen« nähern kann, das aber nicht den wirklichen Irren gilt, sondern den Wahnsinn als Ausdruck des »alten Chaos nicht geordneter Dinge« meint, weshalb Wahnsinn nur im Rahmen einer die Planeten einschließenden Kosmologie behandelt werden kann. Dresden: C. G. Carus. Leipzig: J. C. A. Heinroth. Jena: D. G. v. Kieser, der größte Virtuose der Polarisierung von Mensch und Natur, der beide zwischen einen negativen und einen positiven Pol spannt, die niederen Funktionen des Menschen tellurisch nennt, Gesundheit als harmonische Oszillation zwischen den Polen ansieht und Krankheit den herrschsüchtigen Egoismus des negativen Pols und daher »unzüchtige Form des Lebens« sein läßt. Münster: A. Haindorf. Kiel: der erwähnte P. W. Jessen. Bonn: K. J. H. Windischmann, der dort als Arzt Ordinarius für Philosophie und Geschichte sein konnte und dem

Weltgeist im Galvanismus eine Erfahrungsbasis geben wollte. Tübingen: die mehrfach erwähnten Eschenmayer und Autenrieth. Würzburg: A. F. Marcus, der dort 1834 die erste psychiatrische Universitätsklinik gründete. München: Ringseis. Erlangen: J. M. Leupoldt, dem eine rein wissenschaftliche Einstellung als »undeutsch« erschien.[219] Diesen Professoren verwandt sind der enge Schelling-Freund v. Schubert, der sich vom Traum aus allen Erscheinungen der »Nachtseite des Lebens« zunehmend mystisch-okkultistisch zuwandte, der den Exorzismus befürwortende J. Ennemoser und Justinus Kerner, der die Spuren der Geisterwelt in der natürlichen Welt wahrzunehmen und in einer Zeitschrift über Geistersehen zu dokumentieren suchte und dessen Buch über *Die Seherin von Prevorst* den ersten somatisch orientierten Psychiatern zum bevorzugten Gegenstand der Kritik wurde, an dem sie wie weiland die ersten aufklärenden Ärzte der Renaissance eine angeblich von Geistern Besessene als Geisteskranke entlarven konnten. Endlich ist noch einer besonderen Gruppe von Professoren zu gedenken. Anders als in Frankreich hatte der Magnetismus in Deutschland selbstverständlicher Bestandteil der naturphilosophischen Systeme werden können. Unter dem Einfluß des Mode-Magnetiseurs J. F. Koreff[220] setzte es v. Hardenberg als Minister gegen den Widerstand der Fakultäten durch, daß an verschiedenen Universitäten Lehrstühle für tierischen Magnetismus eingerichtet wurden. Entsprechende Ordinariate erhielten in Berlin K. C. Wolfart, der Mesmer für Deutschland eigentlich wiederentdeckt hatte, in Bonn C. F. Nasse, der – insofern die Ausnahme – von hier aus zur somatischen Orientierung der Psychiatrie überleitete, in Halle P. Krukenberg, in Jena der schon genannte Kieser und in Gießen J. B. Wilbrand.[221] Auch diesem Bereich war eine der zahlreichen und für die Schwäche des Wirklichkeitsbezugs so charakteristisch kurzlebigen Zeitschriften gewidmet: das von 1817–1824 erscheinende, von Nasse und Kieser geleitete *Archiv für den thierischen Magnetismus*.

Faßt man die auf diesen Wegen entstandene direkt oder indirekt naturphilosophische Produktion zusammen, so steht man vor einer Flut von Literatur, die sich in das Kranke des Gemüts und des Geistes versenkt, ohne der wirklichen Irren, von denen sie doch die sie faszinierenden Phänomene bezieht, überhaupt gewahr zu werden, ohne in nennenswertem Umfang auf Erfahrungen mit Irren zu beruhen und ohne einen Anlaß zu sehen, das Denken in einen verbindlichen Zusammenhang mit der sozialen Wirklichkeit des armen Irren zu bringen sowie zur Verbesserung des körperlichen und sozialen Zustandes der Irren praktisch zu machen. Das heißt, hier ist ein imponierender Ausschnitt der »Bildungsgesellschaft« getroffen, die sich von der politischen und ökonomischen Macht ausgeschlossen weiß und daher in der Gesellschaft wirklich existierende Unvernunft in Erscheinungen auflöst, die im Psychisch-Innern der Individuen auftreten und die man im Schutz des akademischen Raumes auf dem Wege der Selbsterfahrung und inneren Erneuerung sich als heilbar suggerieren kann. Die als chaotisch und krank empfundene äußere Wirklichkeit, vor der sich der Bürger ohnmächtig fühlt, wird nicht mehr bloß abgebildet wie im Protest der beginnenden Romantik, sondern ihrer sozialen und somatischen widerständigen Äußerlichkeit beraubt, verinnerlicht und individualisiert, um in dieser derealisierten und der Situation des Bildungsbürgers kompatiblen Form der Unterwerfung unter ein System zugänglich zu werden.

Für England und Frankreich hatten wir den Begriff der »Sprechstundenpsychiatrie« für jene Phase benutzt, in der vor dem Beginn der Industrialisierung und dem damit verbundenen gesellschaftlichen Sichtbarwerden der Irren die Bürger ihr eigenes inneres und politisches Selbstgefühl durch das Medium der harmloseren Unvernunft – der »nervous disorders«, Hypochondrien, Hysterien, Melancholien – zu interpretieren suchten.[222] In Deutschland wirkt diese Phase gerade im akademischen Raum noch nach, als die Industrialisierung längst im Gange ist und als die »soziale Frage« auch im Zeichen der Existenz der armen Irren längst gesehen werden konnte. Das Beharren gerade der professoralen Bildungsbürger auf dem alten, gleichsam vorindustriellen Interpretationsstil, nach dem nun auch die Erscheinungen der wirklichen Irren nur auf das Selbstgefühl gemünzt werden, spiegelt die Beziehungslosigkeit der Universitäten zur gesellschaftlichen Wirklichkeit und nimmt mehr und mehr Flucht- bzw. Verhüllungscharakter an. Schellings »Unvordenklichkeiten«, die Abhängigkeit der bloß passiven, vernehmenden Vernunft von der Seele, dem Instinkt, dem Genie, dem Leben, der Natur, dem Göttlichen, dem Sein, deren unaufhebbarer und nicht zu erforschender Statthalter später auch der Staat wird[223], werden von den naturphilosophischen Psychiatern in alle denkbaren kosmologischen, sittlichen, theologischen, politischen, mystischen und magischen Richtungen ausgelotet – nur die Beziehung auf das soziale Sein der bürgerlichen Gesellschaft blieb ephemer. Diese Generation hatte kaum noch die Welle des republikanischen Enthusiasmus in Deutschland kennengelernt. Sie war in ihrer Jugend zumeist von den Befreiungskriegen geprägt worden, wie Steffens, der 1813 in Breslau ähnlich wie Reil in Berlin alle an vaterländischer Begeisterung übertraf. Fortan entwickelt sich diese naturphilosophische Gruppe – wie Schelling selbst – zunehmend legitimistisch bis eindeutig reaktionär. Schon an der »nationalen Tat« der Wissenschaftler, der zensurbehinderten Gründung der »Versammlung der deutschen Naturforscher und Ärzte« von 1822 – ein Gegenstück zur ersten »nationalen Tat« der Wirtschaftsbürger, F. Lists »Verein deutscher Kaufleute und Fabrikanten« von 1819 – beteiligten sich zwar Oken und Carus führend, nicht aber die naturphilosophischen Psychiater im engeren Sinne. Ihre Bewegung geht in die andere Richtung. Heinroth sieht 1818 das psychiatrische Heil in der Heiligen Allianz. Kieser schlägt als Chef der akademischen Garde bei den revolutionären Unruhen von 1830 den Aufstand in Jena nieder. Die Mehrzahl der Genannten beteiligt sich ab 1830 am Kampf gegen den Materialismus der aufkommenden Naturwissenschaften und ist im übrigen dichterisch tätig. Und es gehören neben Görres auch Ringseis, Heinroth und Leupoldt jener mystisch-reaktionären Münchener Schule an, die sich die »christlich-germanische« nannte.[224]

Zwei Produktionen dieser Epoche sind aus unterschiedlichen Gründen noch zu berücksichtigen. Der *Versuch einer Pathologie und Therapie der Gemüts- und Geisteskrankheiten* (1811) von Alexander Haindorf (1782–1862) ist das erste deutsche psychiatrische Buch mit dem Anspruch, sowohl systematisch-umfassend als auch ein Lehrbuch zu sein. Haindorf war Westfale jüdischer Herkunft[225] und studierte Medizin. In Bamberg wurde er Brownianer, in Würzburg Naturphilosoph und in Frankreich Gall-Anhänger. In Münster hielt er ab 1816 als einer der ersten neben physiologischen und medizinischen auch psychiatrische Vorlesungen. Zwar war er nicht ganz ohne Erfahrungen mit Irren, doch hat er zu ihrer Behandlung wenig beigetragen. Dafür dürfte er der einzige Psychiater gewesen sein, der aktiv an der Erfüllung der pädagogischen Auflagen mitgearbeitet hat, die mit dem Versprechen der Emanzipation der Juden verknüpft worden waren: 1826 gründete er in Münster eine Schule zur Bildung von Lehrern und Handwerkern jüdischer Herkunft und leitete sie.

Haindorfs psychiatrisches Lehrbuch ist eigentlich eher eine komplette Naturphilosophie. Er ist indessen redlich bemüht, mit Hilfe einiger selbstbeobachteter Fälle und der Kenntnis des Nervensystems seinen Spekulationen empirische somatische Befunde zuzuordnen. Gegen seine französischen Gewährsleuten ist es aber seine Hauptsorge, daß die Medizin zu wenig philosophisch fundiert sei. Daher beginnt er mit der Idee des absoluten Lebens, von dem her gesehen alles physiologische Leben endlich, getrübt, gebrochen, schief ist: »Der allgemeine Grund dieser Alteration oder schiefen Gestalt des Lebens ist aber in einem kosmischen Phänomen zu suchen, welches jede Weltsphäre in ihrem Leben einmal trifft, nämlich in der schiefen Stellung ihrer Achse gegen die Sonne.«[226] So entstanden Klima, Jahreszeiten ebenso wie Arbeit, Krankheit. Individuelles Leben ist eine galvanische Polarisierung (zwischen Positiv und Negativ = Schaffen und Vernichten = Wasser- und Sauerstoff), kommt aus dem »Ganzen« und kehrt nach dem Tod durch Neugeburt in dieses zurück, weshalb Tod nur äußerlich, partiell, momentan ist. Auch Gesundheit und Krankheit sind nur zwei »relative Begriffe des getrübten Lebens«, die erstere Unterordnung unter das Ganze, die letztere Ausscheren eines Einzelnen, d. h. Gleichgewichtsstörung durch Einseitigkeit und deren Kampf mit dem Ganzen, im chronischen Fall zur kranken Produktion verdinglicht. Angeborene Konstitution ist nicht Krankheit eines Individuums, sondern ein »kranker Zweig an dem gesunden Stamm der Menschheit«[227], wobei Haindorfs Mahnung, daß »kraftvolle Nationen« solche Individuen bei der Geburt vernichten, für einen Augenblick die Sicht darauf freigibt, welche konkret-gefährliche, explosive Ladung die medizinische Verabsolutierungen der philosophischen Begriffe Konstitution, der Anlage, der »Natur des Subjekts«, des Temperaments, des Innern, der Stimmung als »Ding an sich«, des Lebens der Psychiatrie auf ihren Weg ins 20. Jahrhundert mitgegeben hat.

Die Bestimmung des Irreseins geht – ähnlich wie beim frühen Schelling – von der »Idee der Seele in ihrer höchsten und reinsten Bedeutung«, von der »Weltseele« aus, in der Natur und Geist zur Einheit der Gottheit kommen. Was für die Bestimmung der Krankheit überhaupt die Parallaxe war, ist für die der Seelenkrankheit die ebenfalls auf ein Absolutes gerichtete historistische Sicht: Seelenkrankheit ist möglich, weil die Seele des Individuums nie mit der Weltseele zusammenfällt, in der Zeit und in den Dingen gebrochen ist, Geschichte hat. Sie wird auch nicht selbst krank, sondern die Störung ihres Verhältnisses zur Welt ist Geistes-, die zu ihrem Selbstgefühl ist Gemütskrankheit, die sich zueinander wie ideell zu reell, männlich zu weiblich verhalten. Daher ist dem unvernünftigen, nicht welt-produzierenden Weib auch die höchste Stufe des Wahnsinns, die Krankheit der Vernunft und Phantasie nicht zugänglich. Die Reihe der Krankheitsformen, von Kretinismus und Blödsinn bis zur höchsten Unvernunft, der Vernunftkrankheit, wird analogisiert: 1. mit der Hierarchie der Vermögen (vom tierischen Egoismus zur Vernunft); 2. mit der Entwicklung der Begierden (vom Selbsterhaltungs- zum Humanitätstrieb, der »liberale« Subordination unter das Höchste, die Gottheit ist); 3. mit der Stufung vom Reich der Metalle, Pflanzen zu dem der Tiere und Menschen; 4. mit bestimmten chemischen Formeln; 5. mit den Abschnitten des Nervensystems vom Rückenmark zum Großhirn – als somatisches, ehestens westlich beeinflußtes Korrelat. Die Therapie Haindorfs beschränkt sich brownianisch darauf, den jeweiligen Einseitigkeiten ihr Gegenteil entgegenzusetzen, wobei in der »geistigen Therapie« die imponierende, demütigende Haltung des Arztes entscheidend ist.

Stand Haindorf noch kaum unter dem Einfluß der religiösen Wende der Naturphilosophie – er mühte sich gerade um die somatische Seite seiner Identitäten und kämpfte liberal gegen die strafrechtliche Verantwortlichkeit der Irren[228] –, so verkörpert J. C. A. Heinroths *Lehrbuch der Störungen des Seelenlebens* (1818) die theologische Psychiatrie. Konnte Haindorf bald die religiösen Bedürfnisse seiner um die irdische, politische Freiheit und Einheit betrogenen deutschen Mitbürger nicht mehr befriedigen, so galt Heinroth ohne Zweifel als der maßgebliche Repräsentant der Psychiatrie der Restaurationszeit. Heinroth (1773–1843), Sohn eines Leipziger Chirurgen, studierte dort ab 1791 Medizin, wurde – wie viele junge Ärzte dieser und der folgenden Zeit – Reisebegleiter eines russischen Adeligen, hörte dann bei P. Frank in Wien, versuchte sich in Erlangen in der Theologie und promovierte 1805 wieder in Leipzig zum Dr. med. Nach der Habilitation hielt er anthropologische Vorlesungen, war aber zwischendurch von 1806 bis 1813 Militärarzt in französischem Dienst. Hierbei konnte er auch Erfahrungen mit Irren sammeln, nämlich als Arzt am »Waisen-, Zucht und Versorgungs-Hause St. Georgen« in Leipzig, eine Position, die er jahrzehntelang behielt. Ab 1811 war er a. o. Professor für psychische Heilkunde. Seine philosophische Dissertation von 1817 hatte die Frage zum Thema, wie der Patient unter den Willen des Arztes zu bringen sei. 1827 wurde seine Professur Ordinariat. Seine religiöse Auffassung der Wissenschaft ließ ihn im Alter – wie erwähnt – zu den »Christlich-Germanischen« stoßen.

Heinroths Lehrbuch von 1818 stellt eine anthropologisch genannte, romantische Synthese von Gedanken Schellings, Kants, Schillers und Hegels dar, wobei der letztere von Heinroth wegen der »theologischen Aufgipfelung« seines Systems abgelehnt wird. Sein Buch muß aus seiner konkreten sozialen Situation verstanden werden, die zugleich in besonderer Weise die Lage der Irren und das Mißverhältnis von Theorie und Praxis unter den gesellschaftlichen Bedingungen in Deutschland beleuchtet: Derselbe Arzt, der als erster in Deutschland – und auch im Vergleich zu Westeuropa früh – der Psychiatrie als Theorie eigenständige akademische Anerkennung sichert, bezieht seine Erfahrung, die Psychiatrie als Praxis, wesentlich aus seiner Lebensstellung an einem Vielzweck-Zuchthaus alten Stils, an einer typischen Institution zur Ausgrenzung der Unvernunft des aufgeklärten Absolutismus, als habe es nie eine Revolution oder auch nur eine Reform von oben gegeben. Aber gerade von daher stammt auch das Moment seiner relativen Fortschrittlichkeit. Denn Heinroth ist der erste in Deutschland, der das Irresein in Beziehung auf die sozial-moralischen Normen und auf den Zustand der Gesellschaft überhaupt diskutiert, Identifizierungen zwischen Irren und »Normalen« vornimmt und die gesellschaftliche Integration der Irren thematisiert. Freilich ist hier die Phase der emphatisch-romantischen Emanzipationsforderung der Irren bereits vorbei. Der Topos der selbstverschuldeten Unvernunft, die Haltung einer, wenn auch durch die Absolutheiten von Leben und Stimmung dynamisierten, Vernunftreligion und die Vorrangigkeit der Wiederherstellung einer, wenn auch jetzt zu verinnerlichenden, normativen sozialen Ordnung werden aus der Zeit des aufgeklärten Absolutismus und dem Charakter seiner Ausgrenzungsinstitutionen abgeleitet und scheinen für die bürgerliche Gesellschaft mit um so mehr Recht vorbildlich zu sein, als im Deutschland von 1818 offenbar kein radikaler Bruch der gesellschaftlichen und herrschaftlichen Kontinuität ersichtlich ist. Für Heinroth – ähnlich dem älteren Hegel – ist die Zeit der Revolutionen vorüber; das Heil ist vom Staat und der Sittlichkeit der Fürsten zu erwarten. Sie allein können die Unvernunft der liberalen, geldraffenden bürgerlichen Gesellschaft, die Selbstsucht, die der Grund des Irreseins wie der Kriminalität ist, bekämpfen und sie einer vernünftigen, d. h. bei Heinroth: christlichen, Ordnung unterwerfen. Daß Heinroth und seinesgleichen dies zu einer Zeit schreiben konnten, als der Liberalismus in Deutschland noch wenig entfaltet war, hat eine entscheidende Ursache darin, daß man an die Tradition des Absolutismus fraglos anknüpfen zu können meinte, die für den psychiatrischen Professor im Leipziger »Waisen-, Zucht- und Versorgungs-Haus« ihre sinnfällig gültige Präsenz zu demonstrieren schien. Insofern hatte Heinroth sein Lehrbuch zu Recht »vom rationalen Standpunkt aus entworfen«, und auch die merkantilistische Staatsmedizin der Vorlesungen Franks hat offenbar ihren Eindruck nicht verfehlt. Soweit die hier vorgreifende, weil an den sozialen Entstehungsbedingungen anknüpfende Interpretation des Buches.

Mensch und Menschheit, so beginnt Heinroth, sind identisch; sie sind Bewußtsein, das sich in seinen Stufen – Weltbewußtsein, Selbstbewußtsein und Gewissen oder außer, in und über uns – entfaltet. Das Gewissen, das Dritte, ist das Höchste; es ist als Selbsthingabe das Vernehmende, die Vernunft, der einzige Weg zu Gott und stiftet die umfassende körperlich-seelische Gesundheit, die »ungehemmte Lebenstätigkeit«, so verhindernd, daß der Mensch den öden Gegensatz Innen-Außen lebt. Dagegen ist der »menschlichkrankhafte Zustand« »gehemmte Lebenstätigkeit«, nämlich »jedes nicht in Gewissen oder Vernunft aufgenommene Bewußtsein«. Insofern dies willentlich geschieht – »denn freies Wahlvermögen, Willkür, ist ja des Menschen ursprüngliches Eigentum« –, vergeht der Mensch sich nicht nur gegen seine eigene Entwicklung, »Lebensoffenbarung«, sondern zugleich gegen »die Ordnung und Gesetzlichkeit des Seins und Lebens selbst«.[229] Wie deren Hemmung und Störung im bloß äußerlichen Handeln der bürgerlichen Gesellschaft beginnt, in der süchtig vergeblichen, an Gewinn oder Verlust orientierten Begierde, also in der Leidenschaft, und sich über den Wahn bis zum Laster steigert, so beginnt alle Krankheit im Gemüt und schreitet mit zunehmendem Zwang, Freiheitsverlust über die Geistes- bis zur Willenskrankheit fort. Alle Formen der Unvernunft entspringen dem sündhaften, weil prinzipiell freien, willentlichen Handeln, wobei Irresein außerhalb der und Laster gegen die Vernunft steht. Für Heinroth gibt es keine Exkulpation des Verbrechers wegen einer körperlichen oder psychischen Anlage, da dem Menschen die »Anlage« des freien Willens noch »ursprünglicher« ist, also stets Abfall von Gott, Schuld vorliegt; allenfalls könne einem Irren Strafvollzugsunfähigkeit zugebilligt werden.

In Ablehnung der theoretischen Vernunft Kants als mechanistisch und Ausweitung seiner praktischen Vernunft ist – nach Heinroth – für die Therapie alle Theorie unwesentlich; denn hier treffe freies Handeln des Arztes auf freies Handeln des Patienten. Das heißt nun aber für Heinroth gerade nicht, daß moralische Behandlung »subjektiv moralisch« sein darf; insofern sind Engländer, Franzosen und der eher subjektiv-idealistische Langermann zu kritisieren, und selbst die romantisch-ästhetische Analogie Arzt –

Künstler ist ihm zu mechanistisch und subjektiv, da der Künstler nur einem toten, passiven Gegenstand sein Gepräge gebe. Demgegenüber überträgt Heinroth die objektive Ordnung des aufgeklärten Absolutismus auf die bürgerliche Gesellschaft: moralische Behandlung hat »objektiv moralisch« zu sein; d. h. sie ist Rückführung der aus den Schranken entwichenen Individualität, da man Freiheit nur hoffnungslosen Fällen läßt; sie ist das Erzwingen von Form, Ordnung, Gesetz, »Norm der Vernunft«, mit einem Wort: »Beschränkung«, wobei der Arzt lediglich die Bedingungen für die objektive »Genesungszeugung« konstelliert, während diese bzw. Maß und Ordnung der Natur sich durch ihn hindurch durchsetzen.[230] – Daß die Non-Restraint-Bewegung nicht von Deutschland ausging und hier erst zuletzt und nur mühsam akzeptiert wurde, wird so verständlich.

Identifizierung von Mensch und Menschheit und Geschichtlichkeit des Irreseins – keineswegs der wirklichen Lage der Irren – lassen Heinroth eine monumentale »Entwicklungsgeschichte der Seelenstörungen« in 6 Perioden entwerfen: 1. der Heldenzeit entsprechen Affekte und Leidenschaften; 2. der Dichterzeit die Ekstase der Phantasie, Erotik, damit der Wahnsinn und epileptische Krämpfe; 3. der »schon künstlicher zusammengeschlungenen Gesellschaft« die Unerträglichkeit »des Verlustes des Glücks, des Reichtums, der Ehre«, also Melancholie und Wahnwitz; 4. der positiven Religion Fanatismus und religiöse Melancholie; 5. der zum Buchstaben gewordenen Metaphysik die systematische Verrücktheit und der Aberwitz; 6. dem gegenwärtigen durch Unnatur gesunkenen und Ausschweifung entnervten Zeitalter mit seiner physischen und moralischen Schwäche Albernheit und Blödsinn. – Die Bildungsbürger dieser Zeit spiegeln und finden in der Tat ihr Selbstbewußtsein, ihre Identität, ihre Vernunft auch im Medium der Unvernunft des Irreseins, sowohl ihre Risiken als auch ihre Steigerungschancen (vgl. Geniekult, Clairvoyance) und hier, in dieser Genealogie, nun auch ihr historisches Bewußtsein, wobei an Heinroths Konstruktion etwa gegenüber Comtes Dreistadiengesetz die pessimistische Perspektive auffällt. Wenn man zudem berücksichtigt, daß Haindorf unter dem Oberbegriff des Blödsinns Albernheit mit dem degenerierten Adel und Dummheit mit dem Pöbel identifiziert[231], dann ist immerhin bemerkenswert, daß das Bürgertum die Abgrenzung gegen die Aristokratie im Begriff der Albernheit gleichsam nachsichtig vollzieht, während die Abgrenzung gegen den Pöbel im Bild der tiefsten Stufe des Irreseins, der Schwäche des Blödsinns ausgesprochen aggressiv erfolgt. Die Blöd- und Schwachsinnigen werden daher viel länger in der Ausgegrenztheit belassen; erst als der klassische Liberalismus seinen Gipfel schon fast überschritten hat, beginnt deren soziale Integration. Im Fortgang der Entwicklung der Psychiatrie zeigt sich: Je mehr im 19. Jahrhundert der Pöbel als Proletariat sein eigenes Selbstbewußtsein anstrebt, je mehr seine Stärke als Bedrohung der bürgerlichen Ordnung empfunden wird, desto mehr wird es von den Psychiatrie treibenden Bürgern im Bild physischer, intellektueller und moralischer Schwäche und ebensolchen Blödsinns typisiert und abgewehrt. Heinroths pessimistische Zeitdiagnostik entspricht Hegels Voraussagen drohender Gefahren für die bürgerliche Gesellschaft.[232]

Heinroth ist der erste, der mit aller Ausführlichkeit die englische und französische Psychiatrie studiert hat, obwohl (oder weil) er nicht in den Westen gereist ist, vielmehr schon wegen der Fremdherrschaft die Franzosen nicht mag. Lorry etwa könne als Franzose in seinem Wohlgefallen am leeren Schein den Menschen nur von außen nach innen erklären, und Pinel »legitimiert sich dadurch als französischer Schriftsteller, daß er nichts festhält, sondern die wichtigsten Gegenstände, so wie er sie ergriffen hat, wieder fahren läßt, und somit nie eine Materie erschöpft«.[233] Aber auch die bisherigen deutschen Psychiater – Langermann, Horn, Reil, Hoffbauer – werden, abgemildert, unter dasselbe Stereotyp gepackt. Statt aber den Menschen mechanistisch als Verstandeswesen zu sehen, von außen zu erklären und Seelenstörung aus »Ursachen« entstehen zu lassen, gilt für Heinroth: nur die »Totalität der Bedingungen« kann etwas erzeugen; nur der ganze Mensch, namentlich als Freiheit und Wille, kann erkranken, da die Anlage zum moralisch-religiösen Vernunftleben (Freiheit und Wille) vor Beginn aller Lebensentwicklung objektiv deren Bezugspunkt ist, auch ohne daß das Individuum es subjektiv weiß. In der Unterordnung unter diese objektive Vernunft liegt das Heil für Theorie wie für therapeutische Praxis.[234]

Seelenstörung entsteht nach Heinroth – wie alles – durch Zeugung, d. h. durch Vereinigung des inneren Elements (Mutter, Stimmung der Seele) und des äußeren Elements (Erzeuger, bestimmender Reiz, das Böse). Da aber der Körper nur Organ der Seele ist, die wiederum dem Gewissen untersteht, ist jeder für seine Stimmung, sein Temperament verantwortlich, womit die »Anlage« Kants, die »Stimmung« Schellings objektiv-moralisch beim Wort genommen sind. Hat die Stimmung sich frei gegen Vernunft und Gott entschieden, haben die äußeren bösen Reize in diesem Zustand des Abfalls von Gott erst eine Chance, läßt sich die Stimmung der Seele von den Formen der Unvernunft beherrschen.[235] Die disponierenden äußeren Reize der mechanistischen Ärzte sind also gleichgültig gegenüber dem Grad der selbstverantworteten Empfänglichkeit der Seelenstimmung, die damit die Quittung des ganzen bisherigen und – wo der Vernunft nicht unterworfen – verfehlten Lebens ist. Diese umfassende Lebensschuld expliziert Heinroth 1822: Schon ein Augenblick des Zorns ist Seelenkrankheit, zeigt, daß das Individuum »von jeher nicht über sich gewacht hat«; und zum Ablegen eines solchen Fehlers »muß man eine Grund-Revolution mit seinem ganzen Wesen vornehmen«, pflegt ihn daher lieber mit äußeren Reizen zu entschuldigen. Wie buchstäblich re-staurativ das Reden von Revolution hier geworden ist, zeigt Heinroths Beispiel an dieser Stelle: Vor einiger Zeit habe man einen »gewissen patriotischen Zorn« (Wartburgfest) gerühmt, der doch in Wahrheit nur gemeiner Egoismus gewesen sei.[236] Ähnlich müsse ein sündhaftes Leben der Völlerei vorangegangen sein, ehe Hämorrhoiden entstehen, die dann Bedingung einer Seelenstörung werden können; denn alle Reize, selbst Erblichkeit, wirken auf die Seelenstimmung nur moralisch, und moralisch kann man ihnen widerstehen. Hier erfolgt die Kritik des Bildungsbürgers Heinroth an den Wirtschaftsbürgern, die derweil die »Welt« auf ihre Weise verändern: Die »Reize zum Bösen« sind vor allem »Welt«, d. h. stammen aus dem, was die Menschen frei produziert haben. Der Kern der »Welt« ist Selbstsucht; zwar sind Geld, Herrschaft, Besitz, Genuß nicht an sich verwerflich, aber läßt man sich von ihnen leiten, ist's Abfall von Gott, entsteht Seelenstörung, in der die Seele niederen, mechanischen Gesetzen, der Schwerkraft gehorcht, Automat, Maschine, nur Peripherie oder nur Zentrum ist und Afterorganisationen hervortreibt.

Da aber für Heinroth nichts zufällig ist, herrscht auch in der Störung noch objektive Ordnung, nämlich ein Formenkanon der Unvernunft des Irreseins, der in seiner streng rationalen Architektonik und in seiner Anlehnung an die Pflanzenklassifikation gleichfalls die Tradition des 18. Jahrhunderts verrät. Die Formenlehre benutzt als Kategorien die Bewußtseinsstufen Gemüt, Geist und Wille sowie die Arten der Seelenkraft Exaltation/Hypersthenie, Depression/Asthenie und – der normativen Dreiheit wegen – die Mischung aus beidem; zu jeder Art gehören drei Störungsbilder. Daraus werden 36 Formen deduziert, die in zahlreiche Unterformen zergliedert werden. – Das Wesen der Unvernunft des Irreseins wird nun in Heinroths Anthropologie, in der Leben immer nur »dem Geist Dienen« ist, zur Folge des Lebens, das dem Bösen dient[237], Hemmung der Entwicklung zur Vollkommenheit, Neigung der Seele zur Materie, zum Nichts, d. h. Verlorenheit kontraktiv in sich oder expansiv außer sich an die Naturnotwendigkeit, ans Nichts – so die zwei Grundformen. Melancholie ist also Verlorenheit des Ich an den es niederdrückenden Gegenstand, Entfremdung, da »hohles, leeres, an sich selbst nagendes Ich geworden«, mit dem »Selbstgefühl des Nicht-sich-selbst-Angehörens« und mit Reflexionssteigerung aus »Entzweiung«. Im Wahnsinn dagegen ist das Ich mit dem Gegenstand »aus sich selbst gleichsam herausgerissen und sich selbst entzogen, in die Traumgebilde und Luftgestalten der Phantasie verflattert«, auch hier dem materiellen Schweregesetz unterworfen, da die Phantasie nur schafft, was sie muß, verbunden mit Minderung oder Aufhebung der Reflexion im »Glück der Selbstvergessenheit«.[238] – In diesen Formulierungen, in denen erstmals in der deutschen Psychiatrie – so scheint es – auf den Begriff gebrachte wirkliche Beobachtung die gleichwohl rationalistische Polarisierung durchdringt, dürfte das reale, wenn auch nicht gerade intensive Umgehen Heinroths mit den »armen Irren« sich niedergeschlagen haben. Diese Basis der Seelenstörungen, die man auf die Formel: Selbstverlust durch Selbstsucht, bringen kann, beschreibt für Heinroth zugleich aber auch den gegenwärtigen Zustand der Gesellschaft: »Wir sind also alle Seelenkranke, denn wir leben alle in dem ebengenannten Zustande.«[239] Damit zielt er bereits ein moralisches Zuchtmittel für die bürgerliche Wirtschaftsgesellschaft und moralische Kompensation für ökonomische Erfolglosigkeit an. Denn Seelenstörung ist nicht nur Folge der Selbstsucht und erscheint subjektiv als Schmerz, Mißbehagen, sondern manifestiert sich auch objektiv als Erfolglosigkeit, Tätigkeitshemmung, Unordnung in den »Geschäfts-Kreisen, in den ökonomischen Verhältnissen, in den persönlichen Beziehungen«.[240] Die Diätetik, die »psychische Ökonomie«, wird zum Garanten der äußeren ökonomischen Tätigkeit – jene verspricht dieser den Erfolg im Falle der Unterwerfung unter die »heilige Vernunft«, die Religion, und droht für den anderen Fall zugleich mit Erfolglosigkeit und dem Schrecken der Unvernunft.[241] Die eigentliche Therapie ist – wie schon angedeutet – das Zurückzwingen der Unvernunft zur »Norm der Vernunft«, beschrieben in chemisch-moralischer Analogie als »Gleichung entgegengesetzter Verhältnisse«, also gleichsam als Kampf der Anlagen von Arzt und Patient, ein Kampf, dessen Ausgang aus theoretischen »objektiv-moralischen« Gründen freilich nicht zweifelhaft sein darf, denn eine gesunde, religiöse Persönlichkeit muß schließlich stärker sein als eine kranke, irreligiöse. In der »Prophylaktik« sieht Heinroth die »Ausrottung« aller Seelenstörungen durch den Glauben an Gott, durch den der im Menschen angelegte Widerspruch zwischen Selbst und Vernunft aufhebbar ist, auch dies eine ideologisierbare Vernichtungstheorie für psychisch Kranke. Der Glaube erhöht das Selbst zur Selbstvernichtung, die Vernunft zur Idee; er realisiert die Idee und bringt die Einheit von Selbst und Vernunft hervor.

Nicht anders steht es mit den Staaten, die wie die Pflanzen immer höhere Formen entwickeln sollen. Bislang standen sie nach Heinroth erst auf der Stufe der Natur, setzten sich als Selbstzweck und versuchten die Besserung durch die Revolution. Jetzt aber existiere mit der Heiligen Allianz zum erstenmal ein Bund von Fürsten, die ihre Staaten unter die christliche Religion stellen. Daher kann nun das Gesetz des Staates statt eines bloß äußeren ein inneres, göttliches Gesetz werden, d. h. es kann endlich den freien Spielraum der Willkür beschränken, was für die innere Entwicklung der Menschen notwendig ist. Die Disziplin zum Glauben gab es bisher in der Schule und in der Kirche. Der Staatsorganismus als moralische Person muß sie nun auch im Staat und Bürgerrecht durchsetzen. Bisher folgten alle noch dem Geld und Gewinn. Wenn aber Gott die herrschende Idee des Staates wird, werden alle glauben, und die Juden werden nur noch wie »unerzogene Kinder« sein. Dies ist der Weg, den wir, durch die Revolution geläutert, zu beschreiten haben – die Allgemeinheit, aber zuvor schon die Einzelnen. Und dies ist zugleich der einzige sinnvolle Weg der Prophylaktik, d. h. der Überwindung der Selbstsucht und damit der »Ausrottung« der Seelenstörung.[242]

Goethe kann der Heinrothschen Anthropologie nur kritisch begegnen: »Die vielen Vorzüge, die man diesem Werke auch zugesteht, zerstört der Verfasser, indem er über die Grenzen hinausgeht, die ihm von Gott und der Natur vorgeschrieben sind.«[243] Es sind dies dieselben Grenzen, die 1827 von J. Chr. A. Grohmann aus einem anderen, aber verwandten Anlaß dem Staat gesetzt werden, nämlich nicht in bezug auf die prophylaktische Behebung der Seelenstörungen, sondern von der liberalen Position aus, die dem Staat das Recht zur Todesstrafe bestreitet. So schrieb dieser von Gall beeinflußte, über alle psychiatrischen und forensischen Fragen sich äußernde Hamburger Gymnasialprofessor: »Das Leben liegt ebenso wie die Religion über alle Staatsgewalt hinaus. Mit der Religion fängt das weit über die bürgerlichen Gesetze hinausliegende Vernunftleben an. Das physische Leben liegt aber vor und außerhalb der Grenzen des Staates. [...] Der Staat geht weit über die rechtliche Sphäre hinaus, wenn er auch das Leben gleichsam in Contribution nimmt oder über dasselbe verfügen will. [...] Die Staatsgewalt ist eine coercierende, keine vernichtende.«[244] Dies leitet zum nächsten Abschnitt über.

b) Vormärz: »Somatiker« vs. »Psychiker«

In die dreißiger Jahre des 19. Jahrhunderts datiert man für Deutschland die eigentliche industrielle Revolution, den Beginn der darauf basierenden kapitalistischen Produktion und der politischen Einflußnahme des wirtschaftsliberalen Bürgertums ebenso wie die Veränderung der sozialen Wahrnehmung der Bürger, die zur Umbenennung des ständischen »Pöbels« in die allmählich bedrohlich erscheinende Klasse des »Proletariats« führte, weiter das Akzeptiertwerden der Naturwissenschaften durch die Universitäten, auch in den medizinischen Fächern; in der Literatur und Kunst läßt man mit 1830 die »Gegenwart« beginnen[245]; und in der Psychiatrie gewinnt die von den Praktikern der Anstalten ausgehende, an der Behandlung der Irren – und zwar aller, d. h. der armen Irren – interessierte und somatisch orientierte Schule den Sieg über die naturphilosophisch oder idealistisch theoretisierenden Professoren – eine Bewegung, deren Beginn mit dem ersten Anstalts-Neubau auf deutschem Boden, dem »Sachsenberg« bei Schwerin (1830), symbolisiert ist. Es ist dies ein Prozeß, der auf den verschiedenen Ebenen durch zahlreiche Widerstände und Gegenreaktionen der jeweils herrschenden Positionen behindert und durch Vermittlungen aufgefangen wird, aber doch in den vierziger Jahren, namentlich in der Revolution von 1848 und ihrem Umkreis sich als irreversibel erweist.

Mit der Juli-Revolution von 1830 kam einmal mehr ein Anstoß aus Frankreich, der freilich in Belgien[246], Polen und Italien mehr ins Rollen brachte als in Deutschland. In welche Richtung es hier vor allem ging, zeigt sich daran, daß etwa in Hessen die Zollhäuser gestürmt wurden.[247] Mit der Gründung des Deutschen Zollvereins verwirklichten die Wirtschaftsbürger nicht nur – wie alle Bürger auf dom Weg der Vereinsbildung in dem Gebiet ihrer jeweiligen Tätigkeit – ein Stück nationaler Einheit. Vielmehr war damit die letzte wichtige Voraussetzung für die Industrialisierung, d. h. für die erste massenhafte Anlage konstanten Kapitals, geschaffen, nachdem bis dahin durch die Reformen der Bürokraten die »Freiheit« des Arbeitsvertrages verwirklicht worden war, »Reservearmeen« entstanden waren und die notwendigen Kapitalien sich angesammelt hatten. Ab Mitte der dreißiger und besonders bis Mitte der vierziger Jahre erfolgte die erste große Gründungswelle von Fabriken. Die zumindest vermittelnde Rolle, die der Staat hier noch spielte, half, daß diese Welle sich deckte mit dem ersten Aufschwung der Gründung von Irrenanstalten in Deutschland vor allem in der ersten Hälfte der vierziger Jahre, während ein entsprechender erster Gipfel in England zwischen 1810 und 1820 und in Frankreich zwischen 1820 und 1830 liegt.[248] Auch diese Phasenverschiebung in den einzelnen Ländern hängt mit dem unterschiedlichen Entwicklungsgrad der Industrie zusammen, mit der dadurch bedingten fortschreitenden Differenzierung des Reservoirs der »Unvernünfttigen« nach dem Maß ihres sozialen Nutzens und mit dem bei zunehmender Technisierung wachsenden Zwang der Industrie, die Produktion und letztlich auch die Gesellschaft selbst gegenüber unberechenbar-unvernünftigem Verhalten »störungsfrei« zu machen.

In diesem Interesse befand sich die Wirtschaft durchaus in Übereinstimmungen mit der Grundintention gerade der preußischen Verwaltung: der Erziehung der Bürger zur Vernunft, wie andersartig der Vernunftbegriff jetzt auch gemeint war. Jedenfalls liegt hier zumindest eines der Motive dafür vor, daß die preußische Regierung in dieser Epoche begann, die öffentliche Fürsorge für die Irren der Gesellschaft systematisch zu betreiben, was darin zum Ausdruck kommt, daß Altenstein sich 1833 einen Erfahrungsbericht über die Fortschritte der Irrenanstalten in England und Frankreich durch die Ärzte M. W. v. Mandt und J. N. Rust bestellte.[249] Freilich ist die wirtschaftliche Expansion zu dieser Zeit noch vielfach durch das Mißtrauen der halbabsoluten Staaten solcher gesellschaftlichen Selbsttätigkeit gegenüber behindert, was nicht wenig zu der Beteiligung der Wirtschaftsliberalen an der Revolution von 1848 beitrug. So sah man selbst in der Gründung von Aktiengesellschaften eine gefährliche Vereinigung von Privatleuten; der Konzessionszwang hierfür fiel erst 1870.[250] Mehr noch allerdings wird die Vereinsbildung der Wissenschaftler und anderer Bildungsbürger als bedrohlich angesehen und erschwert, zumal das Hambacher Fest (1832), der Streit zwischen Rechts- und Links-Hegelianern, das »Junge Deutschland« mit seinen Journalisten und »zersetzenden Intellektuellen« sowie die Begeisterung für die »Göttinger Sieben« (1837) zeigen, daß die literarische Öffentlichkeit in Deutschland der Zensur und der Zahl der

Verurteilungen zum Trotz zunehmend politisch wird. Daß der Fortschritt der Psychiatrie und die Vorbereitung ihres organisatorischen Zusammenschlusses in dieser Phase nicht von den Universitäten, sondern von den Anstalten ausging, hat einen Grund auch in der Bevormundung des akademischen Bereichs und der reaktionären Berufungspolitik, obwohl in anderer Hinsicht die Irrenanstalten abhängiger vom Staat waren als die Universitäten.

Gegenüber dem Proletariat fanden sich Staat und Wirtschaft zunächst viel eher zu gemeinsamer Haltung zusammen. Die Arbeiter waren als »freie« Klasse zur notwendigen Bedingung der Industrie und damit zu einem unerläßlichen Bestandteil der Gesamtgesellschaft geworden. Zugleich wuchs bereits in den dreißiger Jahren das Bewußtsein, daß das Proletariat – der Begriff wird in dieser Zeit aus Frankreich übernommen – als eigenständiger Faktor die bürgerliche Gesellschaft, gerade insofern sie immer noch mit der Bekämpfung der ständischen Schranken beschäftigt ist, zu gefährden und zu sprengen drohte. Lebte der ständische »Pöbel« so weit außer- und unterhalb der Gesellschaft, daß er selbst in der Möglichkeit der Fortpflanzung eingeengt war, so stand das Proletariat unter dem Gesetz der Expansion und erzeugte die Vorstellung eines unheimlichen, sich entfesselnden »Wucherns von unten« bei gleichzeitigem »Verluste des Gefühls des Rechts, der Rechtlichkeit und der Ehre«, den schon Hegel erkannt und mit der Warnung vor der Gefahr einer Zweiklassengesellschaft verbunden hatte, »daß bei dem Übermaße des Reichtums die bürgerliche Gesellschaft nicht reich genug ist, d. h. an dem ihr eigentümlichen Vermögen nicht genug besitzt, dem Übermaße der Armut und der Erzeugung des Pöbels zu steuern«.[251] Angesichts dieses Prozesses zeigt sich deutlich die durch die »Verspätung« komplizierte Situation der staatlichen Verwaltungen. Einerseits ist man gewillt, das wirtschaftsliberale »laissez faire« zu akzeptieren und lehnt lange Zeit sogar Armengesetze[252] als Einmischung in das Spiel der Kräfte ab. Andererseits versucht man, der Lage Herr zu werden, indem man restriktive Mittel der Arbeits- und Sozialpolitik des Merkantilismus beibehält oder neuerlich empfiehlt. 1827 schlägt der Arzt C. A. Weinhold zur Abwendung der Gefahr des Pauperismus die Beschränkung der liberalen Freizügigkeit vor und das Verbot der Fortpflanzung für alle Bettler und andere »außerhalb der Ehe lebenden, verarmtesten Menschen«, für Arbeitsunfähige und Kranke, die von kommunaler Unterstützung abhängig sind, und für »sämtliche männlichen Dienstboten, Gesellen und Lehrlinge in den Städten und auf dem Lande«.[253] In der Gesindeordnung etwa Sachsens wird noch 1835 zusammen mit dem Institut des Arbeitskontraktes das Züchtigungsrecht der »Herrschaft« bzw. das Recht zu »geringen Thätlichkeiten« fixiert.[254] Bezeichnend für die Position des Staates ist seine Arbeitspolitik beim Eisenbahnbau, der zwar von privaten Unternehmern betrieben, aber vom Staat finanziell garantiert und nicht zuletzt deswegen forciert wurde, weil er als Mittel gegen die Not der Proletariermassen erschien. Die Streiks, die wegen der kümmerlichen und willkürlich bestimmten Löhne in allen Teilen Preußens ausbrachen, konnten erstmals in größerem Umfang nur mit Militärgewalt niedergeworfen werden. Als 1846 der Hagener Landrat G. V. Vincke (jr.) – mehr konservativ als liberal – die staatliche Tradition der sozialen Verpflichtung aufzunehmen und Mitbestimmung der Eisenbahnstreckenarbeiter bei der Lohnfestsetzung sowie staatliche Schlichtungsstellen für Arbeiter und Unternehmer einzuführen versuchte, verhinderte sein Ministerium dies durch eine Verordnung, indem es die Partei der Unternehmer, der Eisenbahnaktiengesellschaft, ergriff, am »freien Arbeitsvertrag« als oberstem Prinzip festhielt und im übrigen auf das Militär zur Unterdrückung weiterer Unruhen verwies.[255]

Entsprechend wird in den Irrenanstalten in dieser Phase noch nicht auf mehr oder weniger harten mechanischen Zwang und auch nicht auf »geringe Thätlichkeiten« verzichtet. Man findet wiederholt den ängstlich-unsicheren und zur Vorsicht mahnenden Rat, Anstalten nur in der Nähe von Garnisonen zu errichten, damit das Militär bei Revolten notfalls eingreifen könne.[256] Auch die ersten Anstalts-Neubauten – so Sachsenberg (1830) und Erlangen (1846) – haben architektonisch mit ihren Zellenkorridoren teilweise noch Gefängnischarakter und stellen die Sicherungs- und Absonderungsfunktion in den Vordergrund.[257] Nicht anders werden in der Gesetzgebung die Irren weiterhin primär als gefährlich aufgefaßt. In Schlesien etwa wird 1833 durch eine Oberpräsidialverfügung der Begriff der Gemeingefährlichkeit in einer ebenso uneinheitlichen wie weitgreifenden Weise bestimmt. Es sind mit ihm gleichbedeutend: 1. Tobsuchtsanfälle, 2. hoher Grad von Unreinlichkeit, 3. Neigung zum Selbstmord und 4. Gefährdung der öffentlichen Ruhe, Ordnung und Sicherheit.[258]

Da zudem die Psychiatrie als Anstaltspraxis wie als wissenschaftliche Theorie erst in dem Maße »liberal« sein kann, wie sich der Liberalismus als ökonomische, politische, sozialvorsorgende und literarische Selbsttätigkeit der Bürger gegenüber dem Staat durchgesetzt hat – so zeigten es England und Frankreich –, dies aber im Deutschland des Vormärz trotz allen Aufbruchs noch nicht der Fall war[259], versteht es sich, daß auch Ansätze der Psychiatrie den Rahmen des Vorgegebenen nicht entscheidend zu sprengen vermochten. Vielmehr kam der Fortschritt, etwa für die Psychiater Preußens, auch jetzt noch z. T. durch die liberalen Reformer Altenstein und Schoen zustande. Gerade Altenstein als Sachwalter der Erziehung der Untertanen zum Menschen und zum Staatsbürger hat nicht nur lebenslang gegen Ministerkollegen und Unternehmer für die Abschaffung der Kinderarbeit, die die Schulpflicht zur Illusion machte, gekämpft, die erste Enquête hierüber durchgeführt und das erste, freilich noch folgenlose Gesetz zur Einschränkung der Kinderarbeit (1839) vorbereitet, sondern auch stets auf die Verbesserung der Lage der Irren hingearbeitet, wobei er sich noch der

Verhinderung von Planungen widmen mußte, die der Wiederbelebung der Ausgrenzung des 18. Jahrhunderts gleichkamen. So hatten 1832 die preußischen Provinzialstände beschlossen, die Armenanstalten von Tapiau und Graudenz mit Irrenanstalten zu verbinden; Altenstein richtete einen Erlaß an den dortigen Oberpräsidenten v. Schoen, der die Zurücknahme dieses Planes bewirken sollte, weil längst erkannt sei, daß eine solche Verbindung mit den Ansprüchen der Humanität und Wissenschaft in Widerspruch stehe.[260] Im übrigen zeigt sich auch in dieser widerspruchsvollen Periode des Übergangs, daß sich Fortschritte am ehesten in Gebieten erzielen ließen, die unter französischem Einfluß gestanden hatten, also z. B. in Baden, Württemberg, in Bayern, das als erster Staat psychiatrische Kliniken an seinen Universitäten einrichtete, und in Preußen vor allem im Rheinland.

Obwohl in der Zeit des Vormärz allmählich die somatisch orientierten Anstaltspsychiater sich durchsetzten, wurde wiederum die Arbeit eines Professors zum repräsentativen Werk der dreißiger Jahre. K. W. Ideler, sein Autor, der gleichsam Heinroth säkularisierte, wurde zum Exponenten derjenigen, die man als »Psychiker« den »Somatikern« gegenüberstellte – eine vereinfachende Polarisierung der Psychiatrie-Geschichtsschreibung zur Bezeichnung der Periode etwa von 1805 bis 1845, im weiteren Sinn natürlich auch für die Benennung der bis heute gültigen Dauerkontroverse der Psychiatrie brauchbar. Dieser Begriff mag für den zu besprechenden Zeitraum noch am ehesten gelten, wenn damit der freilich nur abstrakt-geistesgeschichtliche Aspekt gemeint sein soll, daß Ideler und die ihm verwandten »Psychiker« von der Naturphilosophie abgehend die Psychiatrie auf eine eigenständige Psychologie zu gründen suchten, während die Somatiker sozusagen zur anderen Seite von der Naturphilosophie abfielen und der Psychiatrie eine rein somatisch-medizinische Basis zu geben beabsichtigen. Beide Parteien blieben unter den gegebenen gesellschaftlichen Umständen jedoch auf ihre Weise dem Absoluten verhaftet, lassen sich auch noch gemeinsam im erweiterten Verständnis als somatisch bezeichnen. Wichtiger und bisher weithin übersehen ist aber, daß der »Psychiker« Ideler auf dem Weg über eine triebpsychologische Theorie zu einer Art soziologischer Psychiatrie fand, der ersten und in gewisser Hinsicht der einzigen in Deutschland. Man hat Ideler häufig als das deutsche Pendant zu Esquirol bezeichnet. In der Tat haben beide es unternommen, das Irresein in das reale »Spiel der Kräfte« der bürgerlichen Gesellschaft hineinzustellen. Der Unterschied ist, daß diese Gesellschaft im Frankreich des Bürgerkönigs und Comtes zur Herrschaft gekommen war, im Deutschland des Vormärz aber gerade erst in den Kampf um sie gegen den halb-absoluten Staat eintrat. So repräsentiert Esquirol die bürgerliche Gesellschaft selbst und die Frage der sozialen Integration der von ihr selbst produzierten Unvernunft. Ideler dagegen spiegelt merkwürdig genau die Ambivalenz seines Dienstherrn, des preußischen Staates, gegenüber dem wirtschaftlichen Liberalismus der Bürger auf der einen, dem politischen auf der anderen Seite. Sein *Grundriß* von 1835 ist dem ihm befreundeten Minister v. Altenstein gewidmet. Mit Ideler beginnt auf psychiatrischem Gebiet jener abstrakte, in zahllosen Polemiken sich äußernde Gegensatz zwischen den geisteswissenschaftlichen – und in diesem Rahmen auch sozialwissenschaftlichen – Idealisten, die den mehr oder weniger konservativen und auf soziale Integration vorab wirkenden Staat unterstützen, und den naturwissenschaftlichen Materialisten, denen es primär um die Emanzipation aller gesellschaftlichen Kräfte, um einen gerade auch politischen Liberalismus geht. Dieser Gegensatz hat in Deutschland ein soziosomatisches Denken in dem Maße – und man ist versucht zu sagen: bis heute – verhindert, wie es in England und Frankreich auf Grund der Verarbeitung der Tradition der Aufklärung des 18. Jahrhunderts immer wieder möglich gewesen ist.[261]

Ideler (1795–1860), Pfarrerssohn aus der Priegnitz, studierte Medizin in Berlin. Von der »großen Zeit« erlebte er nur noch die nationale Tat der Besiegung Napoleons: 1815 marschierte er als preußischer Kompanie-Chirurg nach Paris. Nach 1820 war er praktischer Arzt, bis er durch seinen Freund Langermann die Leitung der Irrenabteilung der Berliner Charité erhielt. Hier bekam er 1839 eine psychiatrische Professur und war von 1840 bis 1860 selbständiger Direktor der neu errichteten psychiatrischen Klinik. Das Aufregende an der Biographie dieses religiösen, musikbegeisterten, verinnerlichten und von hypochondrisch-depressiven Phasen geplagten Mannes ist das Verhältnis von Theorie und Praxis. Ideler war von missionarischem Eifer erfüllt, sowohl seine Studenten wie seine Irren zu belehren und zu erziehen; an seinem Schreibtisch (aber eben nur hier) entstanden zahlreiche umfangreiche Werke, in denen die Selbstbestimmung des Menschen und die sittliche Erneuerung des Individuums sowie der Gesellschaft das erste und letzte Wort sind. Doch in der Praxis, an der wirklichen Situation seiner Irren, änderte er nichts. Das groteske Instrumentarium des mechanischen Zwangs, das noch der Zeit Horns entstammte, blieb unter Idelers Regiment von 1828 bis 1860 im wesentlichen unverändert in Aktion. Man berichtet, daß er an die 50 Irre versammelte und Predigten an sie richtete, um sie zur Vernunft zu bewegen. Er war zufrieden, wenn danach ein Patient sich als reuig erklärte; Widersprechende kamen in den Drehstuhl, wurden dem Zwangsstehen oder ähnlicher Disziplinierung unterworfen.[262] Dieses Verhalten Idelers wird gern als paradox bezeichnet und als unverständlich angesichts seiner humanitären Gesinnung und seiner ethischen Theorie. Die Paradoxie besteht mitnichten. Vielmehr gilt, was zu Langermann und Horn gesagt wurde und was eine der möglichen Folgerungen aus Kants Philosophie ist, hier erst recht: Die Unbedingtheit der Sittlichkeit, deren Anspruch das Subjekt von der Anlage her verpflichtet ist, legitimiert nahezu jedes Mittel, jeden Zwang, um ihr zum Sieg, zum Durchbruch durch alle äußeren Hindernisse und Widerstände und deren innere Korrelate, die Leidenschaften, zu verhelfen. Neben der psychiatrischen Praxis selbst wirkt sich das im forensischen Bereich aus, in dem für Ideler gegenüber dem innerlich notwendigen »Rigorismus des Rechts«, d. h. der Voraussetzung der vernünftigen sittlichen Freiheit als absolutem Prinzip Verurteilung oder Freispruch des Einzelfalls »gleichgültig« ist.[263] Da in der psychiatrischen Therapie der Prozeß der Unterwerfung unter das absolute Prinzip der Sittlichkeit und seine ebenfalls vorgegebenen Institutionen ein innerer ist, führt Idelers Theorie zur Legitimation des Bestehenden, einschließlich des Zwangsinstrumentariums der Charité. So erscheint es nur als konsequent, daß sich 32 Jahre lang an der Situation der dortigen Irren nichts änderte; denn dem »reinen Denker«, als der Ideler sich verstand, geht es um die »inneren Notwendigkeiten«, die Ideen, und ein solcher habe sich noch nie empört, noch nie die Welt umgestalten wollen [264] – Formulierungen, in deren Zuspitzung sich ihre Umkehrung durch Karl Marx gleichsam von selbst vorbereitet, zumal der konkrete Gegner für Ideler in der Tat der materialistische Arzt ebenso wie der Kommunist und der revolutionäre »große Haufen« ist, wie noch zu zeigen ist.

In seinem *Grundriß der Seelenheilkunde* lehnt Ideler alle bisherige Psychologie ab, da sie entweder zu ontologisch sei oder zu logisch, etwa vergißt, daß Leidenschaften, Triebe zum Antrieb des Willens werden, indem sie »alle ihnen wiederstrebenden Begriffe aus dem Bewußtsein verdrängen«.[265] Idelers Psychologie dagegen ist zugleich empirisch und ethisch. Ihr ist Kants Kategorischer Imperativ, die unbedingte Achtung vor dem Sittengesetz vorgegeben. Während Kant aber noch nicht den Riß im menschlichen Organismus, den Zwiespalt zwischen Denken und Wollen, Wissenschaft und Sittlichkeit zu schließen vermochte, sei deren relative Einheit im Gemüt gegeben, denn »Sittlichkeit ist ja eben oberste Angelegenheit des Gemüts«. Daher ist jedes Gemütsstreben, jeder Trieb sowohl auf freies Wirken aus, mit der Tendenz, unendlich, dranghaft, d. h. Leidenschaft zu werden, als auch aus innerer Notwendigkeit gebunden an »schmerzliche Selbstverleugnung«, Askese, an die »Disziplin des Gemüts«.[266] Dies gilt auch für die Gesellschaft, die also zwar liberal ihre Kräfte entfaltet, deren Disziplin, Askese und Harmonie aber in der Unterwerfung unter ihren höchsten Zweck, das Sittengesetz und dessen Institutionen (Staat, Familie, Erziehung, Recht, Religion) besteht.

Nur innerhalb dieser sittlichen Grenzen herrscht Willensfreiheit, darf Lust gebilligt werden und ist zugleich Psychologie (und Seelenheilkunde) als empirische möglich. Hier ist zunächst »volle Abhängigkeit des Verstandes von den Gemütstrieben« anzuerkennen, das Verhältnis der Triebe zueinander ist »dynamisch«, nicht logisch, daher auch nicht direkt über die Sprache zu erfassen, weshalb der empirische Psychologe »auf rein historische Kenntnis« beschränkt ist, nur durch Analyse der Motive zwischen Trieben und Handlungen seine diagnostische Aufgabe erfüllen kann. Wie dem Historiker, der wohl »Urtypen der Gemütskräfte« kennt, aber wegen deren unendlicher, äußerer Modifizierbarkeit nur »rückwärtsgewendete Prophezeiung« treiben kann, geht es dem Psychologen, dessen »praktisches Genie« jedoch durch »sicheren Takt« und die eigene Entwicklung der Gemütstriebe erkennt, in welchen vorherrschenden Trieben das Individuum sich – als Charakter – gegen alle Umwelt treu bleibt, seine Identität hat. Die materialistischen Ärzte hingegen stellen den organischen über den sittlichen Befund und exkulpieren daher beispielsweise einen Mörder, »um die geistige Autokratie gleichsam zu zerstücken«; sie suchen die sittlichen Kräfte von der niederen Organisation des Lebens her aufzubauen, was Ideler mit einer Bemerkung ad absurdum führen will, die in ihrer abstrakten und verhüllenden Form einen weiteren Umschlag, den in die Psychoanalyse, vorankündigt; denn – so Ideler – wenn dem so wäre, müßte das, was er sich nur einen »gewissen Akt« im Unterleib zu nennen traut, große sittliche Aktivität darstellen.[267] Für Ideler ist vielmehr evident, daß erst seit dem ewigen Menschenbild des Christentums Völker wie Individuen nicht mehr naturnotwendig zu Einseitigkeit und Selbstzerstörung sich entwickeln müssen, sondern zur harmonischen Entfaltung aller Kräfte erzogen werden können, daß Arbeit an den Institutionen nicht mehr sinnloser Dammbau ist. So nennt Ideler das Ganze seiner Wissenschaft, d. h. Erforschung der empirischen Seelenkräfte und der für die sittliche Bildung günstigen Bedingungen, »praktische Philosophie«.

Die Seele schafft sich ihre Reize – eigenkausal – selbst, ohne Anregung aus dem Körper; es muß daher auch »so viele wesentliche Gemütstriebe als ursprünglich verschiedene Richtungen der strebenden Seele geben«, wobei ein Trieb dann »wesentlich« ist, wenn er »vor aller Kultur rege« und »zur Erhaltung des gesellschaftlichen Zustandes « notwendig ist.[268] Darauf beruht die Identität des individuellen Charakters ebenso wie die Wiederholung des Gleichen in der Weltgeschichte. Zur Erhaltung des gesellschaftlichen Zustandes wesentlich sind vor allem die Institutionen des Besitzes und der Standesunterschiede, was nach den Greueln der Französischen Revolution noch eindeutiger sei. Egoismus und Geldstreben sind notwendig, da die bürgerliche Gesellschaft darauf gebaut ist, freilich nur in den Grenzen und im Dienst der Sittlichkeit, womit Ideler einmal mehr die ambivalente Haltung des preußischen Staates zur Gesellschaft des Vormärz repräsentiert. Ebenso stabilisierend für die Gesellschaft sind Fleiß und Arbeit als sittlicher Selbstzweck, da dies vor den »wilden Begierden des großen Haufens« bewahrt; Reichtum übt in der Tugend der Hochachtung, so wie das Erkennen der Standesunterschiede – auch irrentherapeutisch – den Verstand schärft.[269] Schließlich ist der Glaube an das Gute für Ideler eine unverzichtbare Grundannahme, während materialistische Zweifel daran den Menschen »geradezu vom Schauplatz der Tätigkeit abführen«.

Idelers Kritik an den von ihm materialistisch genannten »Somatikern« –

Jacobi, Friedreich, Groos –, die sich freilich nie selbst so bezeichnet hätten, gründet in seiner positiven Setzung der »Selbständigkeit der Seele«; das Gemüt beherrscht die körperlichen Vorgänge, Schmerz ist nur gehemmter Trieb, die körperliche Bedingtheit der Anlagen und Temperamente sind ihm ein »wissenschaftliches Nichts«, und Konstitution, Gesundheit wie Krankheit lassen sich unmittelbar psychologisch betrachten, sind auch historisch in die frühe Kindheit zu verfolgen. Im übrigen wäre das »unendliche Wuchern« eines Triebes zur Leidenschaft auf Kosten aller anderen Triebe, was deren Unsittlichkeit ausmacht, dem organischen Leben nicht möglich.[270] Auch Pinel ist für Ideler nicht nur zu somatisch, sondern auch zu liberal, in seinem ethischen Urteil zu nachsichtig, da er dort einen Krankheitsautomatismus annimmt, wo dem Individuum vielmehr zügellose Leidenschaft schuldhaft anzulasten wäre. Eher gefällt ihm der auf soziale Integration bedachte Esquirol, dessen moralisch-soziologische Ätiologie und These von der Entstehung des Wahnsinns aus der Leidenschaft er übernimmt. Heinroths sittlich-pädagogischer Überforderung des Menschen stimmt Ideler zwar zu, lehnt jedoch dessen Schellingsche Annahme des absolut bösen Prinzips ab, da dies das System der unbedingten sittlichen Verantwortlichkeit des Menschen sprenge. Bleiben als Gewährsleute Idelers Langermann und Stahl. Bei ihnen sieht er Versöhnung von Idealismus und Materialismus, die er freilich als Sieg des ersteren über den letzteren [271] und konkret als Psychogenie des Wahnsinns aus der Leidenschaft begreift: »Mit einem Wort, der Wahnsinnige ist die personifizierte Leidenschaft, welche ihn his in die letzten Fasern durchdringt, und sich seines ganzen geistigen und physischen Lebens zu ihrer Darstellung bedient.«[272] Diese genetische Beziehung ermöglicht es Ideler, die Unvernunft der Irren und die Unvernunft von Materialisten und anderen politischen Aufrühern zusammenzusehen, wodurch seine Psychiatrie deutlicher als je zuvor zur rechtfertigungsideologischen Agitation für die bestehenden Institutionen nutzbar wird. Damit ist Idelers »irrtümlicher Weltanschauung«[273] der Irren schon einige Zeit vor der imperialistischen Epoche ein politischer Beiklang mitgegeben. Wie Wahnsinn das »unverhohlene Streben, alle Ordnung und Zusammenhang der Verhältnisse zu zerstören«, ist, so hat man zu erkennen, daß die »jetzigen Weltstürmer« und Revolutionäre nichts als Leidenschaft und Wahnsinn verkörpern. Die einzige Differenz ist: der Wahnsinnige sondert sich ab, der Literat mischt sich ein. Unvernunft des Irreseins erhält hier, auf der neuen Integrationsstufe der »innengeleiteten Gesellschaft«,[273a] durch Ideler die Funktion, aus der Negation das Postulat zu erhärten, Vernunft und Sittlichkeit bestünden in der Verinnerlichung der herrschenden Begriffe und Institutionen: »Wahnsinn ist also nur jede den herrschenden Begriffen widersprechende Ungereimtheit, welche den Kampf mit jenen nicht bestehen kann, und deshalb dem Gemüt alle Haltung raubt, so wie sie auch im Kontraste mit ersteren um so greller hervortritt.« Da gerade in der liberalen Wirtschaftsgesellschaft die Leidenschaften mit Notwendigkeit vorherrschen, müsse man eigentlich die Mehrheit der Menschen ins Irrenhaus stecken; doch der Schreibtisch-Psychiater Ideler fürchtet um seine Ernährung, denn in diesem Fall würde das ganze Erwerbsleben brachliegen.[274]

Wie in der individuellen Entwicklung die egoistischen vor den sittlichen Trieben einen Vorsprung haben, so war die Revolution zwar eine Zeit satanischen Frevels und seit Robespierre eine »Republik von Kannibalen«, aber danach gab es doch 40 Jahre lang sittlichen Fortschritt, da man die ordnungserhaltende Notwendigkeit positiver Gesetze und unbedingten Gehorsams erkannte und lernte, daß selbst Despotismus besser als die rasende Volksmasse ist und im Dienst der Menschheit steht, wenn »mit den Waffen in der Hand die Gebote des Machthabers zur Wiederherstellung der Ordnung und des Gesetzes gegen die unbezähmbaren Empörer« durchgesetzt werden müssen.[275] Ebenso wie bei der Therapie der Irren gilt, daß Erziehung zur Selbstbestimmung [276] und zur Harmonie der Triebe jede Empörung unmöglich macht. Während die Aufklärung die Beschränktheit des Mittelalters bekämpft habe, sei jetzt umgekehrt die Entfesselung des Liberalismus aufzuheben oder – durch »Beschränkung« – zu veredeln, und zwar nicht ökonomisch, sondern moralisch-politisch. Ähnlich wie der »Genius der Natur« sich noch im Kind, das selbst Gehorsam, nicht Nachgiebigkeit verlangt, zeigt, schätzt die Aristokratie der Wahrheitsfreunde, die »die wahren Bedürfnisse« kennt, die Zensur und hält nichts von den Parlamenten und politischen (parteiischen) Tagesblättern Frankreichs, Englands und Amerikas.[277] Auch Kunst und Literatur seien vom sittlichen Urzweck des geselligen Vereins abgefallen: Voltaire sei bloßer Zerstörer, Hugo, Dumas und George Sand suchten die menschliche Natur einzig im Laster aufzudecken, und Rousseau, »welcher eine ganz neue Weltordnung auf den Trümmern der bisherigen improvisieren, ja welcher alles Gesetz zerstören wollte«, beweise schlagend, »daß die Idee, wenn sie sich von ihrem langsamen Entwicklungsgange losreißt, um ihr Ziel im Sprunge zu erhaschen, in Wahnsinn ausarten muß«.[278] Während die Franzosen nach der Revolution aufgrund der Aktivität der Massen, »der arbeitenden Klasse«, letztlich noch nicht zur Mäßigung gekommen sind, hat Deutschland, wo »weise Regenten, gefeierte Helden« herrschen, zur Stetigkeit gefunden.[279]

Das Zusammenwirken von »weisen Regenten« und ökonomischer Expansion stimmt Ideler für Deutschland optimistisch: Die Krankheiten nehmen ab, die Zahl der Menschen nimmt zu, so daß die Wirtschaft potenziert bzw. Kolonien gegründet werden müssen; zugleich sei das Leben heute naturgemäßer, die »Lebensstimmung« fester als zur Zeit der Revolution, während die Zunahme der Geisteskrankheiten nur auf das Konto des »falschen Liberalismus« gehe.[280] Analog macht Ideler mit seiner moralisch-soziologischen »genetischen Erklärung« den Psychiater zum »weisen Regenten« über die schuldhaften Biographien seiner Patienten: »Der Wahnsinn ist [...] stets Erzeugnis einer bis zur vollständigen und anhaltenden Unterdrückung der Besonnenheit gesteigerten Leidenschaft, deren Entwicklung bis zu diesem Grade als das gemeinsame Ergebnis aller vorausgegangenen Lebenszustände und ihrer Verhältnisse zur Außenwelt angesehen werden muß.«[281] Mit Ideler ist also die geisteswissenschaftlich-idealistische Psychiatrie der »Psychiker« zu einem Bestandteil derjenigen staatstragenden, erziehenden und beschränkend-unterdrückenden Institutionen geworden, die, gerade um die ökonomische Expansion der gesellschaftlichen Kräfte zu legitimieren und zu kompensieren, den Individuen für ihren Mißbrauch der liberalen Entfaltung ihrer Energien und Interessen moralischer und politischer Art konkrete Strafen androhen – in diesem Fall: die Unvernunft des Irreseins.[282]

Nicht anders fungiert der Psychiater nach Idelers forensischem Lehrbuch vor Gericht: Die sittliche Freiheit als positives oberstes Rechtsprinzip, aus dem die Strafe als Abschreckungsmittel zur Garantie eines »ruhigen Volkszustandes« abgeleitet wird, gilt auch für den psychiatrischen Sachverständigen, der aus demselben höchsten Prinzip seine »objektive Pathologie« entwickelt, d. h. psychologisch »das Motiv der Tat in genetischen Zusammenhang mit dem ganzen früheren Leben« des Angeschuldigten bringt.[283] Die materialistischen Ärzte dagegen haben auch hier nur ihre subjektive Hypothese, daß Irresein Gehirnkrankheit sei, anzubieten. Sie untergraben indes nicht nur die Fundamente des Staates und der Kultur, sondern auch der Wissenschaft selbst und fordern damit »die vernichtende Zensur aller Wohlgesinnten« heraus.[284] Damit postuliert Ideler die in der sich industrialisierenden Gesellschaft ökonomisch verlangte Verinnerlichung der Disziplin zur Selbstdisziplin auch für die Wissenschaft; denn wenn man keine Polizei in der Wissenschaft, also Psychiatrie nicht mehr als Polizeiwissenschaft, wolle, »übernehmen wir aber auch dafür [...] die unabweisbare Verpflichtung, schonungslos jede Lehre zu verfolgen, welche den Boden jeglicher Wohlfahrt unterwühlt, und in Zeiten allgemeiner Gährung von arglistigen Aufwieglern verkündigt, mit ihrem Gifte die urteilslose Menge in einen rasenden Taumel versetzt«.[285] Mit inquisitorisch-staatstragendem Eifer entwirft Ideler eine Schwarze Liste der die Rechtsbegriffe und damit die Gesellschaft zerstörenden Positionen, die auch nach seiner Zeit die deutsche Psychiatrie immer wieder Vernunft und Unvernunft in einer vorentschiedenen politischen Sicht verteilen ließ: »Der Fatalismus, welcher jedes religiöse Bedürfnis verleugnend die Welt für das Werk der eisernen Notwendigkeit erklärt, deren mechanisches Gesetz als Determinismus die Menschen in Automaten verwandelt, welche von verborgenen Drähten bewegt auf dem Marionettentheater der Welt das Gaukelbild einer Tätigkeit aus eigenem Antriebe hervorbringen; der Sensualismus, welcher, aller schöpferischen Geisteskraft verlustig, die ihm unerreichbaren übersinnlichen Begriffe als leere Selbsttäuschung verhöhnt, und nur handgreiflich demonstrierte Wahrheiten gelten läßt; das Hirngespinst einer comparativen Psychologie, welche die Geheimnisse der menschlichen Seele aus dem Leben der Tiere deuten will (die doch keine Geschichte, Kultur haben, nur Uhrwerk sind) [...]; der hohle Skeptizismus, welcher, seiner Grundsatzlosigkeit bewußt, sie auch bei Anderen voraussetzen muß, durch sie zu jeder tiefen Erforschung verwickelter Verhältnisse unfähig wird, letztere dialektisch in lauter Widersprüche zersetzt, und dadurch dem Egoismus dienstbar wird, welcher seine Befriedigung nur durch die Verletzung sittlich rechtlicher Grundsätze erlangen kann; der Dünkel, welcher die Geistesarbeit von Jahrtausenden als ausgelebte Torheit rasiert, und seine improvisierte Weisheit als die Verkündigung einer neuen besseren Weltordnung preist; der Communismus, welcher die gesetzliche Verfassung der Völker in Trümmer schlagen möchte, um seinen völkerbeglückenden Wahnwitz verwirklichen zu können, und deshalb den Namen der Freiheit auf die Fahne des Aufruhrs schreibt.«[286]

Während die idealistische Psychiatrie der »Psychiker« sich mit dem Staat[287] identifizierte, mit diesem in die Krise geriet und seit der Revolution von 1848 für einige Zeit inaktuell wurde, weshalb auch der soziologische Ansatz Idelers keine Aufnahme fand, ging der andere Verselbständigungsversuch von der bisherigen philosophischen Psychiatrie von den Anstalten aus. Es bildete sich die Gruppe der »Somatiker«, die sich zweifellos ungleich stärker als die Professoren bemühten, den Anschluß an die Vormärz-Tendenzen der liberalen bürgerlichen Gesellschaft zu finden, d. h. von der Empirie der ihnen als Anstaltsdirektoren möglichen Beobachtungen auszugehen, sich mehr auf die französische und englische Psychiatrie zu stützen, die Philosophie durch die Wissenschaft zu überholen, hier vor allem der naturwissenschaftlich-materialistischen Entwicklung der allgemeinen Medizin zu folgen, die in Deutschland durch die Physiologie J. Müllers (ab 1833) und durch die technisch gebahnte Zellenlehre von Schwann und Schleiden (1838/39) usw. sich durchzusetzen begann. Weiter suchten diese »Somatiker« in der Praxis der Irrenbehandlung liberalisierend den pädagogischen Rigorismus zu mildern. Und mit ihrer auch am Körper ansetzenden Therapie des Irreseins lernten sie, auch der materiellen Situation der Irren mehr Rechnung zu tragen. Schließlich waren sie den Bestrebungen des politischen Liberalismus gegenüber offener als ihre akademischen Kontrahenten. Zu ihnen gehörten daher auch die Psychiater, die unter politischen Verfolgungen zu leiden hatten.[288]

Zu der Gruppe der »Somatiker« sind zu rechnen: 1. als Anstaltsdirektoren oder -ärzte: M. Jacobi, F. Bird und W. Richarz in Siegburg; C. F. Flemming, der die damals unerhörte Idee durchsetzte, daß seine Anstalt Sachsenberg nicht nach der romantischen Tradition in ländlich-natürlicher Abgeschiedenheit, sondern in der Nähe zur Stadt (Schwerin) 1830 errichtet wurde; F. Nasse, der freilich Professor in Bonn und nur Direktor einer Privatanstalt war, der aber schon früh die medizinische Methodologie auf die Beobachtung stellte, systematisierte, und der als erster Psychiater die Assoziationspsychologie Herbarts aufgriff[289]; C. F. W. Roller, der die abgelegene badische Anstalt Illenau (1842) gründete und leitete, hier die Idee der Anstalt als der »einen großen Familie«, die die Jahrhundertmitte beherrschte, exemplarisch verwirklichte, sich dabei auf die ihm bekannten französischen Psychiater ebenso wie auf den konservativ-antikapitalistischen, arbeiter- und irrenfreundlichen Lord Ashley stützte, der damit die »Irrenfrage« zum integralen Bestandteil der »sozialen Frage« machte, der von dem von ihm gegründeten »staatsärztlichen Verein« aus auf allgemeine soziale Reformen drängte und der den gesetzlichen und staatlichen Schutz für die Irren in Baden vorbildlich entwickelte[290]; schließlich E. A. Zeller, der – ähnlich wie Roller – in Württemberg die neue Anstalt Winnenthal ab 1834 leitete und dabei den pädagogischen Zwang durch somatische Behandlung, aber auch durch geistliche Zuwendung modifizierte, der die Idee der »Einheitspsychose« (die verschiedenen Formen des Irreseins sind nicht selbständig, sondern nur einander folgende Stadien eines einzigen Krankheitsprozesses) von Guislain an seinen Schüler Griesinger weitergab, der J. Kerners *Seherin von Prevorst* entmythologisierte[291] und der – wie die Mehrzahl seiner Kollegen – musikalisch und poetisch tätig war, weshalb er der Allgemeinheit eher als Dichter evangelischer Kirchenlieder bekannt ist; 2. gehören zu den »Somatikern« nicht zufällig Gerichtsärzte, wie Friedreich und Blumröder, denn schon die überspitzte forensische Position Idelers legt die Annahme nahe, daß viele für die Gerichte tätige Ärzte eher in einer somatologischen Theorie als im Prinzip der sittlichen Freiheit Autorität für ihr Geschäft suchen; sie sind daher für die naturwissenschaftlich-liberale Opposition disponiert; 3. endlich kommen einige auch psychiatrisch interessierte allgemein-medizinische Professoren hinzu, von denen hier nur K. F. Burdach erwähnt werden soll, der sich im Sinne der »Somatiker« äußerte und der eine für die Entstehung der 48er-Revolution bedeutende Rede hielt, als er 1844 bei der 300-Jahr-Feier der altliberal-freihändlerischen Königsberger Universität als Prorektor dem anwesenden reaktionären Kultusminister Eichhorn öffentlich den allgemeinen Rückschritt vorwarf.[292]

Die Periode der »Somatiker« beginnt – wie der politische Vormärz – um das Jahr 1830. Nicht nur der erste Anstaltsneubau fällt in das Jahr 1830, sondern auch die theoretisch maßgebliche Schrift Jacobis, von dem noch zu reden ist, und 1831 erscheint die erste ganz der Anstaltspraxis gewidmete Arbeit, in der ihr Verfasser, Roller, die »neue Ära« der Irrenbehandlung ausruft, die kein Forschen nach Schuld und Unschuld der Irren, keinen »Urteilsspruch«, sondern nur noch »Hilfe und Mitleid« mit den Irren kennen soll.[293] In der allgemeinen Frontstellung gegen die idealistisch-philosophische und theologische Psychiatrie der Ideler und Heinroth ist man sich einig. Wie Ideler an die »praktische Vernunft« Kants, so versuchen einige der »Somatiker« an Kants »theoretische Vernunft« anzuknüpfen, und zwar in der Vermittlung durch den Philosophen Jakob Fries, der in seiner *Psychologischen Anthropologie* (1820/21) für die Psychiatrie den Abbau ethisch-religiöser Spekulation und als exakt-naturwissenschaftliche Basis einen positivistischen Realismus gefordert hatte.[294] Nicht nur Ideler hatte den Riß zwischen Denken und Wollen bei Kant bemerkt. Daß beide Richtungen der Psychiatrie, obschon von soziologisch unterschiedlichen Voraussetzungen (Universität vs. Anstalt) aus bei Kant am jeweils entgegengesetzten Ende anzuknüpfen trachten, markiert auch in diesem Bereich den Punkt, an dem Wissenschaft und Philosophie auseinanderzutreten drohen, Theorie und Praxis ebenso wie Integration und Emanzipation die Gefahr laufen, entweder auf die Vermittlung durch die Vernunft als kritischem Maßstab des Aufklärungsanspruchs zu verzichten oder auf das ebenso kritische Eintreten in den Ernst der empirischen, wenn auch vielleicht nur hypothetisch-experimentellen, kontrollierten Realisierung der theoretischen wie praktischen Vorstellungen. Das Gegeneinander der beiden psychiatrischen Schulen unter der abstrakt-alternativen und unvermittelten Formel »Somatiker« vs. »Psychiker« bezeichnet diese Gefahr.

Freilich läßt sich die Behauptung vertreten, daß die »Somatiker« historisch »im Recht« waren. Das ergibt sich schon aus dem Desinteresse der Heinroth und Ideler ebenso wie der späten, reaktionär-okkultistischen Naturphilosophen den »wirklichen« Irren gegenüber. Aufschlußreich ist hier die Parallele der gleichzeitigen Entwicklung der Physiologie. Temkin[295] zeigt, daß die französischen Physiologen von Cabanis, Bichat und Magendie bis zu Claude Bernard nie ganz die Beziehung zu ihrer philosophischen Tradition (zu Locke und Condillac ebenso wie zur Schule von Montpellier) verloren, weshalb ihr Materialismus über dem Mechanizismus auch nicht die Probleme der Relation Zweck–Mittel und der lebendigen Organisation aus dem Auge verlor, daher mehr oder weniger vitalistischer Materialismus blieb. Den deutschen Physiologen hingegen wurde während der Romantik die Beziehung zur philosophischen Tradition des 18. Jahrhunderts abgeschnitten. Sie hatten mit der idealistischen und Natur-Philosophie einen übermächtigen Gegner zu bekämpfen, der sie als Materialisten obendrein in die politische Opposition drängte, als sie sich seit den späten dreißiger Jahren zu etablieren versuchten. Diesem an Absolutheitsansprüchen orientierten Kampf fielen auch die vitalistischen Elemente der Naturphilosophie rigoros zum Opfer. So kam es nach Temkin, daß ein wesentlicher Teil der deutschen Physiologen – Schwann, C. Vogt, Moleschott, Büchner, Dubois-Reymond, der Freud-Lehrer Brücke, aber auch der Psychologe Lotze und der Links-Hegelianer L. Feuerbach – weniger auf die Biologie als vielmehr auf Biophysik und -chemie und auf die mathematische Interpretation rekurrierten. Ihr Materialismus vermochte den Vitalismus nicht zu integrieren; er war weit mehr als in Frankreich mechanistisch, stand in der Gefahr eines »Vulgär-Materialismus« – im Sinne der Marxschen Kritik, setzte sich dadurch wieder leicht ins Unrecht.

Die Psychiatrie hat diese Stufe in vollem Umfang allenfalls in den 60er Jahren erreicht. Der Vergleich beleuchtet jedoch auch schon die Position der »Somatiker« und ihre abstrakt-radikale Antithetik gegenüber den »Psychikern«. Und in der Tat waren sie nicht in der Lage, den entscheidenden, über diese hinausführenden Schritt zu tun. Zudem blieben sie der Naturphilosophie verhaftet. Nicht zufällig war Nasse (der einzige wirkliche) Reil-Schüler und war Jacobi der Sohn des von Kant zu Schelling weisenden Philosophen F. H. Jacobi. Von den meisten »Somatikern« wurde das Irresein nur deshalb auf eine körperliche Krankheit zurückgeführt, weil für sie die Seele als das Göttliche im Menschen im naturphilosophischen Sinne nicht erkranken kann. Das Analogisieren der verschiedenen Körperorgane, vor allem des Blutes, mit psychischen Funktionen unterscheidet sich oft wenig von der Beziehungssucht der naturphilosophischen Psychiater. Es reicht im Grunde nur zu einem formalen Gegensatz zu den »Psychikern«: in beiden Lagern sind die Bestimmungen in gleicher Weise apriorisch und nicht vermittlungsfähig, und der Unterschied besteht nur darin, daß von den einen die Pathogenese des Irreseins als psychische, von den anderen als somatische behauptet wird. Dennoch besteht kein Zweifel, daß die Entwicklung zu einer psychiatrischen Wissenschaft nur über die »Somatiker« gehen konnte. Die Befreiung der Wissenschaft von ontologischen und theologischen Voraussetzungen und die Befreiung der Irren von religiöser Schuld und pädagogisch motiviertem mechanischen Zwang konnte nur im Durchgang durch die radikale Relativierung aller philosophischen und institutionellen Absolutheitsansprüche angestrebt werden, auch wenn dabei die Anthropologie verloren ging. Hierzu gaben die »Somatiker« immerhin den ersten Anstoß, obwohl sie selbst weder theoretisch noch praktisch (die meisten lehnten die Abschaffung des Zwangs ebenso wie die klinische Lehre ab) den Durchbruch zu leisten vermochten.

Am ehesten sind die »Somatiker« durch Maximilian Jacobi (1775 bis 1858) repräsentiert.[296] Er wuchs in Düsseldorf auf. Durch seinen berühmten Vater wurde er mit Goethe und Claudius bekannt. Er studierte Medizin in Jena, Göttingen und – was entscheidend war – in Edinburgh. In London erhielt er die Ausbildung als Chirurg. Später war er von München aus an der Reorganisation des bayrischen Sanitätswesens beteiligt. Nachdem er in Salzburg praktischer Arzt gewesen war, kehrte er nach Düsseldorf zurück, wo er es zum Regierungs- und Medizinalrat brachte. Von hier aus organisierte er die Gründung einer Irrenanstalt für die Rheinprovinz in Siegburg – auch er in Zusammenarbeit mit dem Minister von Altenstein. Diese Anstalt leitete er von ihrer Eröffnung (1825) an bis zu seinem Tod. Sein Regime war freilich eher patriarchalische Herrschaft, wie das seiner theoretischen

Widersacher von pädagogischer Strenge bestimmt. Seine Vorzüge und Grenzen lassen sich dadurch definieren, daß er zwar das Werk Tukes von 1813 akzeptierte und 1822 ins Deutsche übertrug[297], aber das Non-Restraint-Prinzip stets ablehnte. Seinen fähigsten Assistenten, F. Bird, entließ er, als dieser den moralischen Zwang in der Therapie durch die freie Beschäftigung der Patienten ersetzen wollte. In späteren Jahren wurde Jacobi in exemplarischer Weise zum theoretischen und praktischen Angriffsobjekt der beiden entscheidenden Kräfte des bürgerlichen Liberalismus, des naturwissenschaftlichen und des ökonomischen Materialismus: An der Kritik der Theorie Jacobis entwickelte Griesinger seinen eigenen Ansatz; und die Behörden, denen Jacobi stets treu gedient hatte, beurteilten seine Anstaltspraxis unter dem ihm fremden Aspekt ökonomischer Rationalität, entdeckten Überflüssiges und Kostspieliges im Anstaltsbetrieb, das in keinem Verhältnis zu den Heilungserfolgsquoten stehe, kritisierten also die Unrentabilität und suchten z. B. das Wartungspersonal durch billigere, konfessionelle Schwestern zu ersetzen. Jacobis humanitärer Protest, für die Heilung der »armen Irren« dürfe nach den Kosten nicht gefragt werden, wurde in der kapitalistisch sich rationalisierenden Gesellschaft nicht mehr respektiert, sondern zum Erfolg in Beziehung gesetzt. Inzwischen hat Blasius in seinem Buch *Der verwaltete Wahnsinn* die Kontroverse genauer untersucht. Dabei zeigt sich, daß die Anstalt Siegburg als »Modellanstalt« nur den bessergestellten psychisch Kranken mit günstigeren Heilungschancen offenstand, was zur Folge hatte, daß im Einzugsbereich, namentlich in der Gegend von Düsseldorf, die allgemeine Versorgung der weniger begünstigten psychisch Kranken um so schlechter war, was den berechtigten Unmut der für die Gesamtversorgung zuständigen Verwaltung hervorrief. Dies ist der erste Fall der heute aktuellen Kontroverse zwischen psychiatrischen Abteilungen an Allgemeinkrankenhäusern und großen Landeskrankenhäusern. Einen Beitrag hierzu leistete der ebenfalls in Siegburg tätige Dr. Richarz, als er in Kiel bei der Naturforscherversammlung 1847 einen Vortrag »Über die Vorzüge mehrerer kleiner, über einen Landesteil verteilter, öffentlicher Irrenheil-Anstalten vor einer einzigen großen Zentral-Anstalt« hielt. Er zählte die Vorteile kleiner Heilanstalten auf, die gemeindenah sein sollten, während für die Unheilbaren eine zentrale Pflegeanstalt mit einem großen Einzugsbereich erforderlich sei. Auch hier haben wir wieder einen Fall, wo aus der Sicht einer therapeutischen Modelleinrichtung einzig das Interesse an heilbaren Patienten sich entwickeln kann, während gleichzeitig das Interesse an den sogenannten Unheilbaren für einen therapeutisch engagierten Mediziner verlorengeht.

Jacobis Theorie liegt schon 1821 im Grundriß fest, als er für die Fundierung der Psychiatrie fordert, sich des Wissens der anderen medizinischen Fächer und des Auslands zu bedienen und sich nur auf »strengste Naturbeobachtung und Induktion« zu stützen[298], obwohl er selbst bis dahin nur wenige Irre zu Gesicht bekommen hatte. Durchgeführt wird die Theorie 1830, deren zentrale These schon den Titel seiner Schrift ausmacht: *Beobachtungen über die Pathologie und Therapie der mit Irresein verbundenen Krankheiten.* Die Polemik ist gegen Heinroth gerichtet, den er gleichsam umkehrt – nicht die körperlichen Störungen sind Folgeerscheinungen des ursprünglich psychisch-moralisch oder gar aus der Sünde entstandenen Irreseins, sondern am Anfang steht stets eine körperliche Krankheit, die sich sekundär in den psychischen Funktionen eben auch als Irresein äußern kann. Das Irresein ist bloß Symptom einer somatischen Krankheit. Deshalb kann man nur von »mit Irresein verbundenen Krankheiten« sprechen. Es ist Jacobis im besten Sinne liberal-naturwissenschaftliche, emanzipatorische Absicht, die Irren von der prinzipiellen These der christlich-philosophischen Psychiater zu befreien, ihr Irresein sei selbstverschuldet. Daher bestreitet Jacobi, daß sich von der normalen Psychologie aus die Psychopathologie entwickeln lasse; und daher betont er das Fremde und objektiv Unverfügbare des Krankheitsgeschehens an den Irren. Er behauptet damit für die Menschen allgemein als Möglichkeit und für die Irren als Wirklichkeit; durch ein ihnen Äußeres, Fremdes, Sachliches – die somatische Krankheit – ohne subjektive Schuld, objektiv notwendig und ohne sich durch die eigene Selbsttätigkeit dagegen wehren zu können, beherrscht, entfremdet, verdinglicht zu sein. Das gilt für Ideen und Gefühle wie für Handlungen. Hier ist der Punkt, an dem die Psychiatrie Schellings »falsche Einheit«, die Wirklichkeit und Undurchdringlichkeit der Unvernunft, empirisch ernsthaft durchzuhalten versucht. Und hier verläuft eine Entwicklung, wie sie ähnlich in dem nun freilich – anders als bei den Enzyklopädisten des 18. Jahrhunderts – vom psychiatrischen Denken weitgehend getrennten Ideologieproblem zu Marx führt, der gegenüber dem Idealismus auf der objektiven Undurchdringlichkeit des falschen Bewußtseins insistiert, weil und soweit dieses in funktioneller Abhängigkeit von den entsprechenden materiellen Verhältnissen steht.[299] Für Jacobi stellt Heinroths Psychiatrie nichts anderes dar als die boshafte Verurteilung von Menschen, die sich ihrer Fremdbestimmtheit nicht erwehren können. Er weigert sich anzuerkennen, daß die Irren für ihre Krankheit bzw. für deren Entstehung auf die Unbedingtheit ihrer sittlichen Freiheit hin zu beanspruchen sind oder daß der Psychiater, wenn auch in psychotherapierender Absicht, diesen Anspruch, der leicht zum Herrschaftsanspruch wird, stellen kann.[300]

Diese Position ist bei Jacobi freilich integriert in einen noch weitgehend naturphilosophischen Rahmen. Da die Entstehung des Irreseins aus der körperlichen Krankheit nun einmal ein Postulat ist, wird in manchen mitgeteilten Krankengeschichten den geringfügigsten somatischen Auffälligkeiten die pathogenetische Rolle anspekuliert. Die absolute Differenz zwischen Gesundheit und Krankheit hat ihre Notwendigkeit nicht aus empirischen, sondern aus höheren und zugleich politischen Gründen, »da sich auf sie der Glaube an alles göttliche und menschliche Recht gründet, und ohne sie weder Ethik noch Gesetzgebung bestehen könnten, sondern beide zu einem Unding werden müßten, während überhaupt das humane Dasein alles festen Grundes ermangeln würde, von welchem aus dasselbe vermöge der ihm eingepflanzten Ideen des Guten, Wahren und Schönen zu Sittlichkeit, Religion und Gottseligkeit zu gelangen bestimmt ist«.[301] So ist es von Jacobi letztlich doch noch ein gutes Stück Wegs bis zur positivistischen Arbeitsteilung zwischen der physischen und der »höheren« geistigen Welt. Vielmehr besteht zwischen beiden Welten eine Verwandtschaft: im Rhythmus. Krankheit ist Arhythmie und Heilung Rückführung zum Rhythmus, d. h. die Entwicklung des »Sinnes für Ordnung, Maß und Takt«.[302] Überhaupt richtet sich das Überwiegen organischer oder psychischer Symptome bei einer Krankheit nur nach den individuellen Unterschieden des Temperaments, das seine fundamentale Bedeutung dadurch behält, daß der Sitz der Seele nicht das Gehirn und das Nervensystem ist, sondern der ganze menschliche Organismus.[303] Zwar prägt auch die Geschichte das Temperament. So bewahren die Juden ihre körperlich-psychische Organisation auf Grund ihrer gleichbleibenden religiös-politischen Verfassung; und selbst die Zugehörigkeit zu einem Stand oder einer Familie prägt den Körper.[304] Aber die Entstehung von Krankheiten erfolgt doch immer über den Körper und über eine Revolution, die die Harmonie des Temperaments verschiebt. Denselben Weg muß dann die Therapie nehmen, selbst wenn sie psychischer Art ist.[305]

Während Jacobi die Hauptformen des Irreseins im übrigen wie üblich abhandelt, erhebt er nicht mehr den Anspruch auf die aus einem Grundprinzip sich ergebende Geschlossenheit eines Systems, wie das für die »Psychiker« gilt. Wyrsch[306] weist darauf hin, daß mit dem, was aus Jacobis System herausfällt – »die angeborenen Vitien und Mangelzustände«, »die Ausartungen der Hauptformen in sekundäre Zustände« und die »sittlichen Perversionen und Degradationen« –, das bezeichnet ist, was im letzten Drittel des 19. Jahrhunderts die meisten Probleme aufwarf: die Zustände des Schwachsinns und der Psychopathie, die sexuellen Perversionen und die chronischen bzw. im Defektzustand auslaufenden Psychosen.

c) Revolution, Medizinalreform und psychiatrisches Paradigma (Griesinger)

In dasselbe Jahr 1844, in dem Jacobi seine Monographie über die Tobsucht (auf fast 1000 Seiten) publizierte, fällt ein Ereignis, das gewissermaßen den Sieg der Anstaltspsychiater, also der »Somatiker«, institutionalisiert: Nachdem in den vorangegangenen Jahrzehnten zahlreiche psychiatrisch-anthropologische Zeitschriften gerade von »Somatikern « gegründet, aber regelmäßig nach kurzer Zeit eingegangen waren, entstand auf der Basis der Beteiligung aller Anstaltsdirektoren das erste dauerhafte Organ, die *Allgemeine Zeitschrift für Psychiatrie und psychisch-gerichtliche Medicin, herausgegeben von Deutschlands Irrenärzten in Verbindung mit Gerichtsärzten und Criminalisten*. Das Merkwürdige an dieser Gründung war, daß sie sich zwar institutionell bewährte (sie überdauerte immerhin ein Jahrhundert), daß sie die Basis darstellt für die Vereinigung der deutschen Irrenärzte, zuerst als Sektion der Naturforschersammlung (1847) und später als eigener Verein (1865), daß sie aber dennoch »verspätet« war. Sie signalisiert keinen Anfang, sondern einen Abschluß, den Abschluß der Periode der philosophisch betriebenen Psychiatrie, die nicht in der Lage war, wesentliche Elemente des Paradigmas einer psychiatrischen Wissenschaft zu verwirklichen.[307] Die Situation ist dadurch charakterisiert, daß Jacobis *Tobsucht* von 1844 gleichsam schon so »veraltet« war, daß er die angekündigten Monographien über die anderen Hauptformen des Irreseins nicht mehr folgen ließ, daß statt dessen Griesingers naturwissenschaftlich-materialistisches Hauptwerk von 1845 zunehmend als Ausgangspunkt für jede wissenschaftliche Diskussion akzeptiert wurde und daß die Revolution von 1848 und der trotz ihres Scheiterns sich partiell durchsetzende Liberalismus die sich mit der Tradition der Reformbürokratie des Staates identifizierenden Anstaltsdirektoren bzw. Autoren der *Allgemeinen Zeitschrift* in steigendem Maße anachronistisch oder – wie es hieß – »lebensfremd« erscheinen ließen. Diese Situation ist in der Person des leitenden Herausgebers der Zeitschrift, Heinrich Damerow (1798–1866), verkörpert. Dieser – wie viele seiner Kollegen Pastorensohn – hatte noch bei Horn Psychiatrie, bei Schleiermacher und vor allem bei Hegel Philosophie studiert. Nach mehreren »Anstaltsreisen« war er zeitweilig Professor in Greifswald, als Vertrauter Altensteins Repräsentant für das Irrenwesen im Berliner Ministerium und ab 1844 Direktor der Anstalt Nietleben bei Halle. Alle Arbeiten Damerows sind Belege für die Fragwürdigkeit, nach Hegels Tod noch hegelsch zu denken, ohne ihn »auf die Füße gestellt« zu haben. Damerows politische, philosophische und psychiatrische Welt besteht aus lauter zu schaffenden idealistischen Synthesen – auch dann noch, als die naturwissenschaftliche nicht anders als die ökonomische Kritik erkannt hatte, daß nur »umgekehrt aus den wirklichen Unterschieden die Ideen entwickelt werden«, daß »nur durch die Negation der seitherigen Philosophie« die Philosophie verwirklicht werden kann.[308] Das beginnt mit Damerows Idee der »relativ verbundenen Heil- und Pflegeanstalten«[309], die er als höhere Synthese der bisher getrennten beiden Anstaltstypen begreift. In Wirklichkeit war der reale Anlaß zu dieser Idee, die im übrigen in Hildesheim (1827) und Marsberg (1835) zuvor schon verwirklicht war, die Ernüchterung des anfänglichen Heilungsoptimismus, der vergeblich allein durch Errichtung repräsentativ-großartiger Anstalten nur zu Heilzwecken die Irren besser heilen zu können gehofft hatte, und die zunehmend ökonomisch motivierte Bürokratie, die die Zusammenlegung und die gemeinsame Verwaltung von Heil- und Pflegeanstalten als die billigere Lösung errechnet hatte.[310]

In ähnlicher Weise vermittelte Damerow zahlreiche andere Gegensätze, an denen es seiner Zeit nicht gerade mangelte. So ergibt sich für ihn die Psychiatrie als die Wissenschaft der Zukunft aus der Vermittlung von Medizin und Philosophie. So wird die Seele aus der Dialektik von Körper und Geist hervorgetrieben. Oder: »aus der Harmonie der Theorie und Erfahrung der Geschichte ergab sich die Seele, als das Element der Zukunft in der Geschichte.«[311] Immerhin versetzte seine idealistische Vermittlungsvirtuosität ihn in die Lage, die verschiedenen Richtungen der Psychiatrie – sowohl die akademischen »Psychiker« und Naturphilosophen als auch die »Somatiker« der Anstaltspraxis – auf der Basis einer »allgemeinen« Zeitschrift zusammenzuzwingen, wobei seine Sehnsucht nach der nationalen Einheit selbst hier ein mächtiges Motiv war, das ihn auch zu der Idee einer »deutschen Psychiatrie« inspirierte.

Nichts zeigt deutlicher, wie sehr die Philosophie sogar bei den »Somatikern« noch die naturwissenschaftlichen Ansätze überwog, als der Umstand, daß Damerow auch sie auf sein idealistisches Programm verpflichten konnte. Dieses formuliert Damerow als Einleitung zum ersten Heft seiner Zeitschrift, deren Mitherausgeber »Somatiker« (Roller und Flemming) waren und die formal bis in alle Einzelheiten eine Imitation der ein Jahr zuvor gegründeten Zeitschrift der französischen Psychiater war.[312] Diese Zeitschrift ist für Damerow der Beweis, daß die deutsche Psychiatrie in ihrer Entwicklung »ein höheres theoretisches Einheitsmoment« erreicht hat: das anthropologische, das die Einheit des Menschen als Leib, Seele und Geist darstellt und das die Wurzel oder der Hintergrund für alle einzelnen, peripheren, nur »künstlichen Theorien« am Baum der Psychiatrie ist. Daß die Anthropologie der Psychiatrie die Einheit stiftet, belege vor allem die »praktische, faktische, reale [...] objektive Psychiatrie«, d. h. die Behandlung der Irren und das öffentliche Irrenwesen; denn hier macht sich die Psychiatrie los von der Enge der einzelnen Theorien des Blutes, des Gehirns, der Leidenschaften usw. und nimmt den freieren anthropologischen, also humanen Standpunkt ein. Die jeweils einseitigen Theorien haben ihren objektiven, historischen Wert als »Selbstzweck der Wissenschaft und Mittel zu höheren Zwecken für's Leben«. Der richtige Wegweiser zur Theorie bleibt die objektive Psychiatrie, die Praxis, das Leben, also die anthropologische Idee.[313] Daraus wird – Hegel folgend – die Unterordnung der »im Leben angewandten, aus dem Wort zur Tat gewordenen deutschen Psychiatrie« nicht nur unter die Idee, sondern auch unter die Staaten abgeleitet: »Dem höheren und allgemeineren Standpunkte der letzteren, dem Staatsorganismus, muß der Organismus der Irrenangelegenheiten untergeordnet und zugleich einverleibt werden.«[314] Die angewandte, praktische und staatliche, objektive Psychiatrie ist somit die Vermittlerin zwischen Ärzten und Regierung, Theorie und Praxis, Wort und Tat, Idee und Ausführung, Technik und Administration – gegenseitige Durchdringung und Einigung in einem dritten, selbständigen, positiven Produkt, wie die Seele aus Leib und Geist, die Gegenwart aus Vergangenheit und Zukunft entsteht, wobei Damerow mit diesen organismischen Kategorien freilich zwar der Vergangenheit, doch kaum der Gegenwart und schon gar nicht der Zukunft gerecht wurde. Der Stand der öffentlichen Irrenpflege ist für Damerow ein sicherer Maßstab der geistigen Kultur und der sittlich-intellektuellen Freiheit eines Landes. Es bleibt hier jedoch bei der Psychiatrie »von oben« im doppelten Sinne: von der Idee und vom Staat herab. So bewundert er den endlich auch in Österreich eintretenden Fortschritt des Irrenwesens: »Der bloße Beschluß von oben herab zur Gründung einer neuen großen Irrenanstalt ist zum geistigen Hebel, Träger und Förderer der Psychiatrie und des öffentlichen Irrenwesens geworden.«[315] Die Ärzte sind vom Staat zu »Psychiatrikern« auszubilden, und die Psychiatrie entwickelt sich im Maße, wie »sie Gegenstand der besonderen Staatsfürsorge ist«, weshalb in Preußen seit der Regierung Friedrich Wilhelm IV. der Fortschritt groß sei.[316] So stifte die *Allgemeine Zeitschrift* nicht nur die Einheit der Psychiatrie in allen Beziehungen der Wissenschaft und des Lebens, erleichtere nicht nur die Einigung über die statistische Methode für ganz Deutschland und bringe nicht nur die Nationen einander näher, sondern sie diene auch der Sache der nationalen Einheit Deutschlands.

Damerow war sich nicht bewußt, daß seine zukunftsbegeisterte Einleitung für die Zeitschrift in fast allen Punkten eher eine Grabrede auf die Vergangenheit war:

1. Die Naturwissenschaft war in diesen sich in allen gesellschaftlichen Bereichen zuspitzenden letzten Jahren des Vormärz trotz verschärfter Zensur auch in der Psychiatrie nicht mehr bereit, sich in den Rahmen naturphilosophischer Synthesen zu stellen.
2. Dieselben Anstalten, die Damerow »als die höchsten Humanitäts- und Wohltätigkeitsanstalten«[317] pries, wurden alsbald kritisiert, sie hielten aufgrund romantischer Vorurteile die Irren von den Städten und der Gesellschaft künstlich fern und hätten vielmehr Krankenhäuser zu werden, da Irre nichts anderes als Kranke seien.
3. Indem Damerow die Non-Restraint-Bewegung hegelsch als bloße Negation des Früheren, als Treibhausfrucht der englischen »ungebildeten Psychiatrie« ablehnte und mechanischen Zwang als »verständig angewandten offenbaren Zwang« verteidigte[318], wurde auch hier wieder eine »Verspätung« inszeniert, bis andere, außerhalb der *Allgemeinen Zeitschrift* stehende Psychiater in dieser Frage an die Stelle der rechtfertigenden Vermittlung des Bestehenden dessen radikale, ungebildete Negation setzten.
4. Damerow stand auch einigermaßen ratlos vor dem Prozeß der kapitali-

stischen Rationalisierung der bürgerlichen Gesellschaft, der auch die Situation der Irren tangierte, mehr auf Gesamtversorgung der Heil- und Unheilbaren bestand, ihnen größere Gesellschafts- und Stadtnähe zugestand, da man vom Produktionsprozeß losgelöste Sondereinheiten, wie die patriarchalischen Irrenanstalten, weniger zu dulden gewillt war, der auf der Kalkulation der Kosten in Relation zum Erfolg auch in der Irrenbehandlung insistierte und die Therapie selbst möglichst auf Arbeit ausrichtete. Diesem ökonomischen Denken auch des Staates fiel Damerow selbst, nämlich seine Besoldung für seine irrenfreundliche Tätigkeit im Berliner Ministerium (1848), zum Opfer, ungeachtet seines philosophisch eingekleideten Protests.

5. Damerows Unterordnung der Psychiatrie unter den Staat und die idealistische Integration des soziologischen Ansatzes Idelers ließen den Zusammenhang der »Irrenfrage« und der »sozialen Frage« weiterhin unsichtbar bleiben. Das staatstragende Selbstverständnis war so stark, daß die politisch-philosophische Emanzipation nur allzu neutral-naturwissenschaftlich gelang. In der allgemeinen Medizin dagegen gab Virchow, von der Regierung mit der Untersuchung der schlesischen Flecktyphus-Epidemie von 1847/48 beauftragt, dieser Regierung die Schuld an der Epidemie und verordnete als Therapie nicht Medikamente und Nahrungsmittel, sondern die »volle und unumschränkte Demokratie«, Genossenschaften und die Formel des Radikalen Struve: »Bildung mit ihren Töchtern Freiheit und Wohlstand«.[319] Seine Zellenlehre war ihm Modell des demokratischen Staates, die Medizin »eine soziale Wissenschaft«, die Ärzte »die natürlichen Anwälte der Armen und die soziale Frage [...] zu einem erheblichen Teil in ihre Jurisdiktion« gehörig.[320] Solchem gesellschaftlichen Selbstbewußtsein entspricht auf der Seite der Psychiater kaum etwas, im Bismarck-Reich erst recht nicht. In diese Richtung bewegte sich allenfalls R. Leubuscher, einziger Arzt des Berliner Arbeitshauses (bei jährlich 7000 Aufnahmen asozialer Unvernünftiger aller Art) und neben dem Armenarzt S. Neumann Virchows engster Freund im Kampf um politische Demokratie und Medizinalreform während der achtundvierziger Revolution. Leubuscher forderte – in anderen Organen als der *Allgemeinen Zeitschrift* –, die Psychiater sollten aus den abgelegenen Anstalten ausziehen und sich endlich den wirklichen sozialen Problemen des »Lebens« stellen. Historisch-theoretisch unterscheidet er einen »individuellen Wahnsinn« der Dispositionen von einem »sozialen Wahnsinn«, der von einem »von der Gesamtheit normierten Gesetz« determiniert ist; der wirklich sichtbare Wahnsinn ergebe sich aus dem »gegenseitigen Abhängigkeitsverhältnis beider Erscheinungsreihen«[321], womit er auf die gesellschaftliche Bedingtheit dessen hinweist, was zu einer bestimmten Zeit Unvernunft des Irreseins genannt wird.

6. Während Damerow noch das Christentum für seine Anthropologie bemüht, etwa gelegentlich einer Rezension die Staaten über die Heilkunde

und Psychiatrie – übrigens »das Nichtassimilierbare ausstoßend« – zu einer Völkerreligion kommen läßt[322] und der christliche Glaube in den Anstalten noch lange eine Rolle spielen wird, fällt all dies von der zur Naturwissenschaft säkularisierten akademischen Psychiatrie ab, wobei die Liberalisierung der Universitäten in den fünfziger und sechziger Jahren freilich auch damit zu tun hat, daß vom naturwissenschaftlich-positivistisch neutralen Forschungsbetrieb weit weniger politische Gefahr drohte als von der Wissenschaft des Vormärz, deren philosophische Verpflichtung stets auch eine politische – für oder wider das Bestehende – implizierte.

7. Skeptisch oder ablehnend verhielt man sich auch zur Frage des klinischen Unterrichts, hier zwar weniger Damerow, wohl aber die Mehrzahl seiner Anstaltskollegen, so Leupoldt, Flemming, Jacobi. Man gab vor, die klinische Demonstration sei den Patienten schädlich. Dahinter stand jedoch die berechtigte Furcht der Anstaltsärzte, die Psychiatrie werde so noch mehr an die Universitäten gebunden, die Irren würden aus philosophisch konzipierten Unvernünftigen zu körperlich Kranken entmythologisiert, aus der staatlich-ständisch geschützten Ordnung heraus der als Unordnung begriffenen Gesellschaft, Öffentlichkeit und Stadt ausgesetzt, womit die klassische Anstalt als das selbstgenügsame mikrokosmische Modell der großen Welt ihren romantischen Zauber ebenso wie ihren moralisch-pädagogischen Anspruch verlieren würde; denn Klinik bedeutete unvermeidlich Stadt. Dies war in der Tat der Anspruch der liberal-naturwissenschaftlichen Psychiater: die Emanzipation der Irren nicht mehr vom mechanischen, sondern vom moralischen Zwang und ihre maximale Annäherung an die bürgerliche Gesellschaft. Den neuen Formen der Emanzipation folgten freilich auch hier solche der Integration: die wirkliche in den Produktionsprozeß und – in den siebziger Jahren – die theoretisch-weltanschauliche in die Degenerationslehre. – Wieder verhält sich der Prozeß der Emanzipation der Juden analog. Ebenfalls um 1860 begann man, ihre Emanzipation nicht mehr unter dem pädagogischen Aspekt des Reifenachweises zu sehen, sondern – wie die französische Revolution von vornherein – unter dem Aspekt des politischen Liberalismus und des ökonomischen Nutzens: »In dieser Argumentation erwies sich [...] die Abkehr von der aufgeklärt-absolutistischen Emanzipationskonzeption. [...] Der Staat hatte nicht zu erziehen, [...] er hatte auch den Juden gegenüber nichts anderes zu tun, als Hemmnisse zu beseitigen und Voraussetzungen zu schaffen für die freie Entfaltung des Individuums in der bürgerlichen Gesellschaft. Die soziale Integration der Juden konnte keine Aufgabe des Staates mehr sein, sondern nur noch Aufgabe der Gesellschaft selber.«[323] Doch auch hier war – und zwar im Augenblick der Verwirklichung der Emanzipation – ein neuer weltanschaulicher Integrationsbegriff zur Stelle: der Begriff der »jüdischen Race«.[324]

8. Am deutlichsten wird das Scheitern Damerows und der ihm folgenden Psychiater in der Frage der hegeltreuen Identifizierung mit dem Staat und

der Ableitung auch der Psychiatrie von diesem – trotz des Mißlingens der Revolution und der Reaktion der 50er Jahre. Damerow hatte die besten Beziehungen zum Kultusminister Eichhorn, dem bestgehaßten Mann der 40er Jahre, und selbst seine Zeitschrift verdankte ihre Existenz einer Initiative »von oben«, nämlich Eichhorns; denn erst als dieser 1843 bekanntmachte, er werde nur dann die Akten seines Ministeriums der Zeitschrift öffnen und 40 Exemplare als finanzielle Stütze abnehmen, wenn Damerow die Leitung behalte, gelang die Gründung der Zeitschrift[325], deren Titel im übrigen nicht mehr – wie häufig zuvor – auch die nichtärztliche Öffentlichkeit ansprach, dafür aber den forensischen Dienst des Psychiaters am Staat gleichberechtigt berücksichtigte. Es ist daher nicht verwunderlich, daß nach der Revolution in der *Allgemeinen Zeitschrift* häufig die staatstragende Gegenposition der Anwaltschaft des Arztes für die Armen zu Worte kam. So versteht namentlich Kieser die Zeichen der Zeit. Für ihn wird 1850 die »vernunftlose Einseitigkeit« der Leidenschaften des Proletariats während der Revolution vollends identisch mit der Unvernunft der Irren, wie man sie bisher durch Anstalten zu bekämpfen oder harmonisieren gesucht habe. Vernunft verkommt bei Kieser zum bloßen Ordnungsbegriff, in dem Erziehungs- und Machtstaat zusammenfallen. Wie beim Irresein handele es sich bei der politischen »zunehmenden Geistesverwirrung« um eine psychische Krankheit; beides sei nur psychisch, durch Stärkung der Vernunft und des Glaubens, also der Demut, zu therapieren; und dies seien auch die vorbeugenden Mittel, »durch welche allein dem kommenden Sturme, den das Proletariat mit seinen Folgen verkündet, das abwehrende Schild geboten werden kann«. So sei der Damm zu bauen gegen die »drohende Anarchie« der inneren und – von nun an immer häufiger gesehen – äußeren Feinde, die Rüstung für die nahen »Tage der Entscheidung« – unter den Augen der »allgewaltenden ewigen Weisheit von Oben«.[326] Extremer Ausdruck derselben Position: zur gleichen Zeit wurde eine medizinische Dissertation mit dem ernstgemeinten Titel »De morbo democratico« von der Berliner Fakultät, also in der Ära Idelers, diskutiert und angenommen.

Alle diese acht Aspekte machten es den jüngeren Psychiatern unmöglich, die bisherige Psychiatrie wie den bisherigen Staat zu akzeptieren, lenkten ihre Entwicklung in die naturwissenschaftliche wie in die liberale Richtung, was zur Folge hatte, daß nie in der Geschichte der Medizin in Deutschland so viele Psychiater – und Ärzte allgemein – politisch engagiert waren wie vor und in der achtundvierziger Revolution. Hierin geht freilich noch ein weiteres Motiv ein; denn diese Revolution war schließlich auch gekennzeichnet durch das expansive Hervortreten der besonderen Interessen der einzelnen sozioökonomischen Positionen, so des Wirtschaftsbürgertums, des Handwerks, einzelner Berufsstände und des Proletariats, und das Aus- und Gegeneinandertreten dieser Partikularinteressen hat nicht wenig zum Scheitern dieser ungleichzeitigen und verspäteten Revolution beigetragen, in der die Arbeiter ihre Ansprüche schon anmeldeten, als die Bürger die ihren noch nicht erkämpft hatten. Das Sonderinteresse der Ärzte war die seit Jahren immer heftiger geforderte Medizinalreform[327], die, wie erinnerlich, auch in Frankreich mit der Revolution zusammengefallen war. Weder vor- noch hinterher waren die Ärzte jemals enger an den Staat gebunden und verbeamteter als in den Jahren des Vormärz. Die Collegia medica hatten umfassendes Aufsichtsrecht; nach einem preußischen Erlaß von 1835 wurden Medizinstudenten vor der Zulassung zum Staatsexamen politisch überprüft; die ständische Rangskala der Ärzte bewirkte ein Kompetenzchaos; niedrige und willkürliche Besoldung der (jungen) Ärzte führte zu einem harten Konkurrenzkampf und zu mangelnder Versorgung der Armen. Wenn auch die Reformforderungen in Berlin und in Virchows und Leubuschers Zeitschrift *Medizinische Reform* (erschienen ab Juni 1848 für ein Jahr) ein Zentrum hatten, scheiterten sie u. a. doch an ihrer lokalen Heterogenität, da sie bald englisch, bald französisch, bald ständisch-konservativ, bald eindeutig sozialistisch orientiert waren. Einigermaßen einheitlich war die Bewegung in ihrem Streben nach Unabhängigkeit vom Staat und den Fakultäten, nach beruflicher Selbstbestimmung, nach nationalem Zusammenschluß und nach auch ökonomischer Anpassung an die liberale Wirtschaftsgesellschaft, wodurch jeder »Kurierzwang« (für Staatsbeamte wie für die Armen) durch Behandlungsfreiheit und freie Arztwahl ersetzt werden sollte, eine Freiheit, die freilich wieder das Proletariat benachteiligte, obwohl einige Unternehmer – nicht erst Bismarck – schon in den 40er Jahren die ersten Versicherungsexperimente wagten. Während keine der Forderungen direkt durchgesetzt wurde, fanden doch die meisten durch diesen revolutionären Anstoß in den »liberalen 60er Jahren« ihre Verwirklichung. So wurde auch dem 48er Verlangen der Berliner Studenten nach Abschaffung der Prüfungen in den philosophischen und historischen Fächern 1861 entsprochen; an die Stelle des Philosophikums trat das Physikum. Nichts symbolisiert eindrucksvoller den Umstand, daß damit die Medizin – und die Psychiatrie – aus einer staats- und polizeiwissenschaftlich integrierten und aus einer philosophisch und historisch reflektierten Disziplin zur Naturwissenschaft befreit war – freilich nur dem subjektiven Anspruch nach; denn die nunmehr vorgeblich verabschiedeten Bestimmungen blieben objektiv – als politische Realität die einen, als zur Wissenschaft gehörige Aufgabe die anderen – erhalten; doch erlaubte das positivistische Selbstbewußtsein den Ärzten und Psychiatern fortan und bis heute, zu glauben, sie seien von der Reflexion dieser Bestimmungen entlastet. Wenn jetzt die Folgen dieses Irrtums der Medizin zu dämmern beginnen, pflegt man freilich zu vergessen, daß der Sieg der Naturwissenschaft in Medizin und Psychiatrie zum damaligen Zeitpunkt eine ungeheure Befreiung von theologischen, philosophischen und politischen Beengungen für die Theorie wie für die Praxis darstellte.[328]

Nur von daher läßt sich das Ausmaß verstehen, in dem die jüngeren Psychiater im Gegensatz zu den Vertretern der noch herrschenden Psychiatrie in der Revolutionszeit politisch tätig waren. Von Leubuscher war bereits die Rede, vorher schon von dem linken Frankfurter Abgeordneten Blumtöder. W. Griesinger gehörte 1848 als junger a. o. Professor in Tübingen der entschiedenen Linken an, nachdem er von derselben Universität als Student in den 30er Jahren wegen politisch-republikanischer Betätigung verwiesen worden war. – E. v. Feuchtersleben, der – Kant und Ph. K. Hartmann folgend – sich zu den Psychosomatikern zählte und eine zentrale Figur der Wiener Salons in den 30er und 40er Jahren war[329], war als Dekan Wortführer der österreichischen Medizinalreformer; er wurde 1848 entlassen. Er war – wie übrigens ein großer Teil der damaligen Psychiater – beeinflußt von dem politisch vermittelnden Hegelianer K. Rosenkranz, der in Königsberg als Philosoph Psychiatrie las. – Mit H. Neumann beginnt die Kette der bedeutenden jüdischen Psychiater des dritten Jahrhundertdrittels. Er ist wohl der einzige Wissenschaftstheoretiker der Psychiatrie im 19. Jahrhundert. Seine zugleich auf Körper und Seele angewandte »analytische Methode« wurde von Wernicke und Freud übernommen. Als Assistent an der schlesischen Anstalt Leubus versuchte er in der Revolutionszeit, eine »konstitutionelle Verwaltung« mit Sitz und Stimme aller Personalgruppen einzuführen, während er die traditionellen Psychiater als »abgeschlossene Kaste« kritisierte. Damit machte er sich an der Anstalt unbeliebt. 1850 war er Militärarzt beim polnischen Aufstand, und 1852 gründete er eine Privatirrenanstalt bei Breslau, die er bezeichnenderweise »Medizinalanstalt« nannte. – In Königsberg war der junge a. o. Professor G. B. Heinrich 1848 medizinreformerisch wie politisch tätig; er gehörte der Gagern-Dahlmannschen Partei, zeitweilig auch der Demokratisch-konstitutionellen Partei Ostpreußens an. Eine ihn schon zuvor quälende Depression und die politische Enttäuschung trieben ihn im April 1849 in den Selbstmord, nachdem er bereits Silvester 1848 geschrieben hatte: »Ich bin schon seit Wochen wie paralysiert und unfähig, irgend aktiv zu wirken. ... Ein neues Jahr steht vor der Tür: Der Idealismus von 1848 ist ausgeträumt, die Wirklichkeit folgt nach.«[330] – K. Spurzheim, der Neffe des Phrenologen und als Leiter des Ybbser Versorgungshauses, später der Wiener Anstalt einer der Irrenreformer Österreichs, war 1848 gemäßigter Abgeordneter im Frankfurter Parlament. – Ludwig Meyer war als Bonner Student aktiver Revolutionär zusammen mit Schurz, Kinkel und Spielhagen. Er beteiligte sich am Sturm auf das Siegburger Zeughaus, wurde des Umsturzes angeklagt und von der Universität verwiesen. Während der Reaktion wurde er von Virchow in Würzburg gedeckt. Ihm gebührt das Verdienst, 1858 als erster in Deutschland, und zwar in Hamburg, Conolly akzeptiert und das Non-Restraint-Prinzip eingeführt zu haben. So war er prädisponiert, Griesingers engster psychiatrischer Freund und Mitstreiter im Kampf um die naturwissenschaftliche Psychiatrie und die Abschaffung allen mechanischen Zwangs zu werden. Es gehört freilich auch zum Zeittypischen dieser Biographie, daß er später in Bismarck-Begeisterung aufging und als Nationalliberaler für den Reichstag kandidierte. – August Zinn, aus der bayrischen Rheinpfalz gebürtig, beteiligte sich nach einem Forststudium an der 48er Revolution. Als Zivilkommissar der provisorischen Regierung mußte er 1849 in die Schweiz fliehen. Hier kam er durch Freundschaft mit dem Physiologen Ludwig zum Studium der Medizin. Als Psychiater reformierte er verschiedene schweizerische und deutsche Anstalten, zuletzt die brandenburgische in Eberswalde. Auch er blieb politisch aktiv, doch er wechselte als Reichstagsabgeordneter von den Fortschrittlern über die Gruppe »Löwe-Zinn« zu den Nationalliberalen. – Endlich J. Spielmann aus Böhmen, dessen *Diagnostik der Geisteskranken* von 1855 nahezu vergessen wurde, obwohl sie der Theorie Griesingers kaum nachsteht.[331] Spielmann war seit 1847 an der Prager Anstalt. Auch er war revolutionär aktiv, und er beteiligte die Irren seiner Anstalt an der Revolution; da die Revolutionäre über keine Druckereimaschinen verfügten, ließ er die Irren die politischen Flugblätter abschreiben. Es versteht sich, daß auch er entlassen wurde, was dazu führte, daß er als einer der ersten freipraktizierenden Psychiater in Tetschen-Bodenbach in einer Vielzahl von sozial-reformerischen kommunalen Tätigkeiten aufging, freilich auch hier seine anstaltsferne psychiatrische Theorie entwikkeln konnte.

Mit den acht aufgeführten Aspekten ist die Situation zwischen 1840 und 1865 hinreichend strukturiert. Zugleich sind mit ihnen die Bereiche bezeichnet, in denen Griesinger zur Negation der bisherigen Psychiatrie kam, wodurch – wie wir meinen – das erste vollständige theoretische und praktische Paradigma der psychiatrischen Wissenschaft in Deutschland entstand, d. h. wodurch das vollendet wurde, was Reil begonnen hatte, was aber aufgrund der besonderen philosophischen, sozio-ökonomischen und politischen Entwicklung Deutschlands in der Zwischenzeit nicht verwirklicht werden konnte. Der Strukturwandel der Jahrhundertmitte wird auch sichtbar, wenn man die soziale Herkunft der Psychiater nach dem Beruf des Vaters vergleichend untersucht. Soweit entsprechende biographische Angaben gesammelt werden konnten, ergab sich: Von 67 Psychiatern, die zwischen 1800 und 1845 mit dem Medizinstudium begannen, hatten 33 % freiberuflich tätige Väter; von 90 Psychiatern, die zwischen 1846 und 1890 Medizinstudenten wurden, war dies bei 42 % der Fall. Der Zuwachs betrifft vor allem Familien mit Ärzten, Kaufleuten, Industriellen und Rechtsanwälten als Vätern. Dagegen besteht kaum ein Unterschied zwischen den Psychiatern der ersten und der zweiten Jahrhunderthälfte, was ihre Herkunft aus Beamten-Familien angeht: deren Zahl sank von 56 % auf 54 %. Ihr hoher absoluter Anteil ist ein weiteres Indiz für die Affinität zwischen der Herkunft aus einem »staatstragenden« Milieu und der Tätigkeit als

Psychiater.[332] Diese BeamtenFamilien setzen sich zu gleichen Teilen aus höheren Verwaltungsbeamten, Pfarrern und beamteten Ärzten zusammen – und zwar sowohl in der ersten als auch in der zweiten Jahrhunderthälfte. Im übrigen zeigt sich, daß die Möglichkeit des sozialen Aufstiegs aus den unteren Klassen in der zweiten Jahrhunderthälfte des liberalen, »freien und gleichen« Daseinskampfes eher noch schwieriger war als in der geschlossenen, bürokratisch-feudal regierten Gesellschaft der ersten Jahrhunderthälfte, in der es noch ein auf die Person bezogenes Mäzenatentum auch für die wissenschaftliche Karriere gab: Der Anteil der sozial niedrigsten für einen Psychiater möglichen Herkunft – aus Familien kleiner Beamter, Handwerker oder Kleinbauern – sank von der ersten zur zweiten Jahrhunderthälfte von 13 % auf 5,5 %.

Wilhelm Griesinger (1817–1868) war Sohn des Stiftungsverwalters des Hospitals in Stuttgart, der von dem geisteskranken Klavierlehrer der Familie getötet wurde.[333] 1834 begann er das Medizinstudium in Tübingen. Hier weigerte er sich, die psychiatrischen Vorlesungen des Naturphilosophen Eschenmayer zu hören, der damals in der Polemik gegen Hegel und D. F. Strauss aufging. Griesinger zog die Lektüre der Physiologie Johannes Müllers vor. Das erwähnte politische Consilium abeundi zwang ihn, nach Zürich zu gehen. Hier schätzte er den naturhistorischen Mediziner J. L. Schönlein, wenngleich er auch ihn später (1842) als Ontologen bekämpfte. 1838 ging er nach der Promotion für ein Jahr nach Paris, wo er vor allem bei Magendie lernte. 1839 betrieb er eine Allgemeinpraxis am Bodensee. Ab 1840 war er für zwei Jahre Assistent an der Irrenanstalt Winnenthal bei dem »Somatiker« Zeller. In dieser Zeit schloß er Freundschaft mit dem dort als Patient weilenden Arzt und Naturforscher Robert Mayer, woraus der bekannte Briefwechsel zwischen beiden über das mechanische Wärmeäquivalent, die Umwandlung von Wärme und Bewegung und die Ausdehnung des Energieprinzips auf alle, also auch die physiologischen Naturerscheinungen hervorging.[334] Die Grundlagen für sein psychiatrisches Hauptwerk von 1845 lieferte diese zweijährige Anstaltstätigkeit: a) das empirische Material der Beobachtung, b) das theoretische Modell der Einheitspsychose seines Lehrers Zeller und c) das aus dem physikalischen, nicht aus dem organischen Bereich stammende energetische Denken R. Mayers. Gleichwohl war Griesinger danach lange Zeit fast nur physiologisch, pathologisch-anatomisch und allgemein-medizinisch tätig. Dies war ihm allerdings von Anfang an kein Gegensatz zur psychiatrischen Medizin. 1843 wurde er Assistent an der Tübinger medizinischen Klinik bei seinem Jugendfreund K. A. Wunderlich, dessen *Archiv für physiologische Heilkunde* er ab 1847 redaktionell übernahm. Im selben Jahr wurde er a. o. Professor. 1848 folgte eine Zeit politischer Tätigkeit, die sich auch auf die Medizinalreform und schon auf die Irrenreform erstreckte. 1849 wurde er Ordinarius an der medizinischen Klinik in Kiel. 1850 übernahm er auf ein Angebot des ägyptischen Vizekönigs hin das Direktorat der Medizinischen Schule in Kairo. Hier entstanden größere Arbeiten über tropische Krankheiten. 1854 war er Direktor der medizinischen Klinik in Tübingen. Ab 1859 sammelte er auch Erfahrungen in der Anstalt für geistesschwache Kinder Mariaberg, was sich in der 2. Auflage seines psychiatrischen Buches (1861) niederschlug. Da die Regierung nicht die Bedeutung der von ihm geforderten Poliklinik einsehen wollte, nahm er 1860 einen Ruf nach Zürich an.

Hier beginnt die zweite psychiatrische Phase Griesingers, und zwar eine der praktischen Veränderung. Er baut, mit Billroth und Wesendonck befreundet, die bestehende Irrenanstalt in eine Klinik um, d. h. er verwandelt die Anstalts- in die »Universitätspsychiatrie«, da die Irren ihm körperlich Kranke sind; gleichzeitig führt er das Non-Restraint-Prinzip ein und betreibt die Planung einer neuen großen Irrenanstalt. Einen Ruf nach Berlin (1864) nimmt er unter der Bedingung an, daß ihm nicht nur die psychiatrische Professur, sondern auch eine Nervenklinik und Poliklinik zugesprochen wird, weil er eine rein psychiatrische Spezialisierung als der somatischen Basis entbehrend ablehnt, auch statonäre ohne ambulante Behandlungen für unmöglich hält, seinem gemeindepsychiatrischen Konzept entsprechend. Zuvor und auch später unternimmt er Reisen, die vor allem das Kennenlernen der freieren Behandlung der Irren im westlichen Ausland bezwecken: in England studiert er das Non-Restraint-Prinzip, in Frankreich die »agricolen Colonien«, wie sie dort z. B. in der Ferme von Fitz-James schon 1847 gegründet worden waren, in Belgien die Irren-Siedlung von Gheel. Auch in Berlin schaffte er allen mechanischen Zwang ab, was dort um so mehr zu erbitterten Angriffen gegen ihn führte, als er die Nachfolge Idelers anzutreten hatte. Griesingers Kombination der »Psychiatrischen und Nervenklinik«, die er in Berlin verwirklichte, war 100 Jahre lang Modell aller »Universitätspsychiatrie«, was zeigt, wie schwer die Psychiater den Neurologen ihre Verselbständigung gemacht haben. 1867 gründete Griesinger zusammen mit seinem Freund L. Meyer und seinem Schüler und Nachfolger J. C. Westphal das *Archiv für Psychiatrie und Nervenkrankheiten*. Es war eine Kampfgründung gegen die Anstaltspsychiater und ihre *Allgemeine Zeitschrift*, mit der die liberal-naturwissenschaftlichen Universitätspsychiater nicht nur die freie Behandlung der Irren und die Abschaffung des Zwangs forderten, sondern auch die nahezu »imperialistische« Expansion des Gegenstandsbereichs der Psychiatrie einleiteten: einerseits in die Richtung der (nicht-geisteskranken) neurologischen Hirn- und Nervenkrankheiten, andererseits – folgenschwer – in die Richtung der Gesellschaft überhaupt, d. h. jener zahllosen Individuen, deren »Unvernunft« bisher gar nicht sichtbar werden konnte, da sie nie in die Anstalten kommen, die vielmehr ihr Leiden an der Gesellschaft vor ihr verbergen, in sich einschließen, die aber nun zunehmend dem erbarmungslosen diagnostischen Kontrollorgan des Wirtschaftsliberalismus, dem Leistungszwang, als »Schwache«

»auffallen« und daher wenigstens sich dem frei praktizierenden Nervenarzt oder dem klinischen Psychiater gegenüber auszusprechen beginnen, d. h. das Heer der »reizbar Schwachen«, der »Abnormen«, der »sexuell Perversen«, der Süchtigen, der Psychopathen, Zwangskranken, Neurotiker, also der Bereich, in dem die Grenze zwischen »Abnorm« und »Normal« zu verschwinden droht. Sie, die ihre »Unvernunft« hinter einer sozialen »Fassade« verbergen, wurden zuerst Griesinger sichtbar, der damit auch diese Bewegung der Psychiatrie einleitete bzw. die alte Tradition der »Sprechstundenpsychiatrie« aufgriff und sie in die »klinische« Psychiatrie – namentlich durch die Institution der »Poliklinik« – integrierte.[335]

Noch auf dem Sterbebett – Griesinger starb mit 51 Jahren an einer Blinddarmentzündung – erhielt er die Nachricht, daß die Vereinigung der immer noch mächtigen Anstaltspsychiater seine Reformvorschläge abgelehnt hatte, die später fast alle realisiert wurden. Während seine Schüler ihn »im Kampf für seine Überzeugungen« gestorben sein ließen[336], wurden selbst noch die Nekrologe auf ihn angegriffen. Obwohl Griesinger nicht nur institutionell und in der Behandlungspraxis die psychiatrische Zukunft prägte, sondern auch allen folgenden theoretischen Richtungen – der neuro-pathologischen, der klinischen und der psychoanalytischen Psychiatrie – wesentliche Elemente lieferte, liegt eine umfassende Interpretation bisher nicht vor. Die zu seiner Zeit herrschenden und von ihm bekämpften Anstaltspsychiater (etwa Damerow, Jacobi und Flemming) äußerten sich verständlicherweise reserviert oder ablehnend. Die folgende Zeit bis zur Jahrhundertwende akzeptierte Griesinger zwar, aber die einzelnen Richtungen schnitten sich die ihnen passenden (und daher bald verhärtenden) Stücke aus seinem Paradigma heraus; oder er war ihnen jetzt schon zu spekulativ und aprioristisch. Vollends zerfiel die Griesinger-Rezeption, als man mit dem Ende der 1920er Jahre (und mit dem Dritten Reich) das 19. Jahrhundert nur noch als positivistisch und materialistisch zu verdammen lernte.[337] Dieser Reaktion, die heute an ein Ende kommen könnte, dient schon 1932 Gruhle, der von Griesinger nur noch eine Wesensbestimmung des Irreseins aus der Anatomie wahrnimmt, alles wirr findet und die Zahl der Auflagen seines Buches nicht begreifen kann.[338] Für L. Binswanger (1936) hat Griesinger die »Verfassung der klinischen Psychiatrie« gestiftet, auch »verstehende Psychologie« betrieben (freilich waren bei Griesinger »verstehen« und »erklären« gerade noch nicht arbeitsteilig aus- und gegeneinandergetreten), und sowohl Kraepelins klinische Psychiatrie als auch Freuds Psychoanalyse seien von Griesingers »Verfassung« abzuleiten; jedoch steht diese Erkenntnis im Dienst der Ablehnung beider, Kraepelins und Freuds, zugunsten Binswangers anthropologischer, daseinsanalytischer Psychiatrie, für die zum Leben, zur Natur noch etwas hinzukommt, ehe es »Menschsein« ist, die also von der »Gesamtexistenz« ausgeht, weshalb auch Geisteskrankheit zunächst nicht Krankheit, sondern »ursprüngliche Möglichkeit des Menschseins« ist.

Damit wird Griesinger der Sündenfall der Psychiatrie zugeschrieben: seit ihm herrsche der konstruktive Gedanke, nicht mehr die Anthropologie; seit ihm sei das »Menschsein entpersönlicht«, seien die phänomenologischen Tatsachen verbildet.[339] Zehn Jahre später klingt es ähnlich. J. Bodamer sieht bei Griesinger 1948 ein geradezu klassisch monistisches, ein »absolut mechanistisches System«, das von den Elementen Reflex, Assoziation und Einheitspsychose aus zu lückenloser Geschlossenheit aufgebaut wird, wobei er einräumt, daß Griesingers psychologischer Krankheitsbegriff und anderes sich diesem Urteil nicht recht einfügt.[340] Wieder acht Jahre danach lebt man immer noch von der Reaktion auf den Materialismus des 19. Jahrhunderts. J. Wyrsch vermißt die »Person«-Qualität des Ich bei Griesinger: »es ist, wie wenn wir aus der lebendigen Welt heraustäten«, da hier das Ich nur die Abstraktion aus allem Früheren sei.[341] – Die erste zutreffendere Interpretation Griesingers scheint bei Ackerknecht vorzuliegen: »Wie Marx für sich beanspruchte, Hegels Philosophie zwar verwertet, aber gleichzeitig ›auf die Füße gestellt‹, d. h. materialistisch interpretiert zu haben, so hätte auch Griesinger von sich aus sagen können, daß er die romantische Psychologie ›auf die Füße gestellt habe‹.«[341] Auch in den USA ist in jüngster Zeit Griesinger wiederentdeckt worden: 1965 erschien eine Arbeit, die den »offiziellen« psychoanalytischen Psychiatriehistoriker Zilboorg kritisiert, bei Griesinger keine Psychologie erkannt zu haben; die Autoren leiten demgegenüber in bemerkenswerter Weise so gut wie alle Grundbegriffe der psychoanalytischen, dynamischen Psychiatrie von Griesinger ab.[343]

Ein letzter Indiz für die Griesinger-Renaissance und dafür, daß die Auseinandersetzungen der Gegenwart durchaus noch mit den Entfaltungsmöglichkeiten des Paradigmas Griesingers zu tun haben: »Erstaunlicherweise«, so schreibt M. Schrenk Ende 1968, »bewirkte aber nun Griesinger gerade mit seiner These von den Geisteskrankheiten als Hirnkrankheiten – also gerade mit dieser weder psychologischen, noch gar soziologischen, sondern naturwissenschaftlichen These – einen entscheidenden Wandel im Bereich aller der Probleme, die wir heute sozialpsychiatrisch nennen, also [. . .] 1. in der Stellung des Geisteskranken innerhalb der Gesellschaft, 2. in der Frage der Hospitalisierung der Geisteskranken, 3. in der Auffassung über soziale Einflüsse auf die Entstehung psychischer Störungen.« Schrenk nennt dies »erstaunlich« und »paradox« und glaubt, daß Griesinger nur deshalb nicht seiner Sozialpsychiatrie die heute geltende Form geben konnte, weil er keinen philosophisch und medizinisch »anthropologischen Personbegriff« in seinem Ansatz hatte.[344] Der legitimste Schüler und Nachfolger Griesingers, Karl Bonhoeffer, hat dem NS-Regime freilich nicht nur im Zusammenhang mit dem Widerstand des »20. Juli«, sondern gerade auch als dezidiert naturwissenschaftlicher Psychiater und als Arzt eher widerstanden als viele derjenigen Psychiater, die den idealistisch-anthropologischen Personbegriff in ihrem Ansatz hatten.

So weit eine vor allem an die Biographie anknüpfende, vorlaufende Interpretation Griesingers. – Ziemlich die erste wissenschaftliche Äußerung Griesingers ist ein emphatisches Bekenntnis (1842) zur Negation und wider den Positivismus (der ihm bis heute angekreidet wird), zur Kritik und zur Vermittlung von Theorie und Praxis: »Tatsachen! Nur Tatsachen! ruft ein Positivismus, der keine Ahnung davon hat, daß auf jedem Punkte die Wissenschaft zu einem neuen Schritte der Negation sich bedienen muß, der sich nicht klar machen will, daß der jedesmaligen Rekonstruktion der Begriffe ihre Auflösung vorangehen muß«[345] – so beginnt der Essay, der sogleich Griesingers doppelseitige Reflexion zeigt, seinen Zweifrontenkrieg gegen die Spekulation und Ontologie der Vergangenheit und gegen die allzu kumulativ und arbeitsteilig betriebene positivistische Forschung der Gegenwart. Nicht mehr die Philosophen, sondern diejenigen sollen die Theoretiker sein, die selbst »mit dem einzelnen des Materials gerungen haben«. Und denen, die sich für »die Positiven« halten, wird ein Plädoyer für die Subjektivität, die »Parteilichkeit« der Wissenschaft gehalten, deren Standpunkte »etwas ›Erlebtes‹ sein müssen, allmähliches Resultat des Studiums und der sonstigen Lebensansichten ihres Inhabers«; denn »mit Wärme und Innigkeit will die Natur erfaßt sein«, nur dann ist die Negation »von innen heraus treibende und fördernde«.[346] Zugleich ist der subjektive ein objektiver Prozeß: »Naturforschung selbst ist Natur, der notwendige Drang der einen Seite dieser, der erkennenden, nach der anderen, erkennbaren, als dessen Träger nur das Subjekt sich mit Freude und Stolz, aber mit keinem sich überhebenden, fühlt.« Nur insofern das Individuum die äußere und innere Richtung seiner Natur vermittelt, gelingt die »gegenseitige Durchdringung der Praxis und der Theorie, des Lebens und der Wissenschaft«.[347]

Mit dieser Grundhaltung sucht Griesinger die bisherige philosophische Medizin naturwissenschaftlich »auf die Füße zu stellen«. So zieht er gegen die Ontologie des »christlich-germanischen« Ringseis und des zum preußischen Hofarzt avancierten Schönlein zu Felde: ihrer »ontologischen Krankheitsauffassung, welche von jeher die herrschende in der deutschen Medizin war«, den Systemen, in denen Krankheits»Exemplare« »unter Glas und Rahmen vorgezeigt« werden, der Absolutheit des Unterschieds von Krankheit und Gesundheit setzt er die einzigen ihm legitim erscheinenden Mittel entgegen: »Physiologie im weitesten Sinne, pathologische Anatomie und die Kritik des Bestehenden«.[348] Nichts anderes ist möglich als die Negation und Verflüssigung alles Fertigen, aller Systeme, das Verfolgen aller Funktionsstörungen, aller pathologischer Details und Stufen des Krankheitsprozesses auf die ihnen zugrunde liegende materielle Störung, ohne durch ein von außen herangetragenes absolutes Prinzip den Forschungsprozeß schon vorentschieden zu haben: »Von keiner Krankheit kennen wir bis jetzt in diesem Sinne das Wesen.«[349] Dieses Wesen, das »die ganze Geschichte der

Krankheit« und zugleich ihre materielle Natur ist, wird somit zur Utopie der naturwissenschaftlichen Medizin Griesingers, auf die sich die theoretische Vermittlung des empirisch Beobachtbaren durch die Physiologie unabweislich zu beziehen hat, wobei man sich stets der Vorläufigkeit, »der Abstraktheit aller dieser Erklärungsversuche bewußt« sein muß.[350] Die Methode der Physiologie bringt Griesinger auf die dialektische Formel der gegenseitigen Durchdringung des experimentell-konstruktiven und des historisch-kritischen Verfahrens.[351] »Auf die Füße gestellt« wird auch die Pathologie: Während Griesinger das ordnende System der Nosologie, auf das die Ärzte ihre Praxis stützen, als »unpraktisch« abtut, ist für ihn die als nur theoretisch geltende Pathologie »eminent praktisch, weil sie zunächst es ist, welche die praktische Medizin mit der Physiologie und der feineren Anatomie vermittelt und verbindet, damit dem ärztlichen Urteil und Handeln eine rationelle Basis gewährt«; zugleich ist sie ihm »philosophisch«, gerade insofern in ihr das Allgemeine nicht »apriorisch von außen« aus irgendeiner Weltordnung hinzugefügt wird, sondern sich aus der Vermittlung mit dem einzelnen des empirisch Beobachteten ergibt.[352] Dies erklärt, daß Griesinger – ähnlich wie Marx – von den Philosophen als Positivist und Elementarist[353], von den Positivisten als Philosoph abgelehnt wurde, was aber gerade die Spannweite, Gegenstandsnähe und lange Tragfähigkeit seines Paradigmas ausmacht. Griesingers Vermittlung von Subjekt und Objekt, Negation und Position, Theorie und Praxis, Konstruktion und historischer Kritik, Mensch und Natur bezeichnet den »Ernst« der durchgehaltenen bzw. sich durchsetzenden Unversöhntheit, Nichtidentität dieser Verhältnisse.[354] So ist seine Nervenphysiologie nur eine gegenüber ihrer historischen Selbstaufhebung stets offene »Konstruktion« (freilich weniger bei seinen Nachfolgern) und die darauf begründete Psychiatrie kein System und ohne Synthese in einer idealistischen Identität, so großzügig sie auch mit Analogien aller Art entworfen wird. Daher legt diese Psychiatrie die psychischen Krankheiten als wirkliche Brüche und Entfremdungen der physiologischen Lebenstätigkeit der Menschen bloß, ohne sie wieder systematisch oder normativ zu integrieren, läßt sie wirkliche, aber bisher unsichtbare Leiden wahrnehmen und öffnet sie in einem bis dahin höchst unvernünftigen Maße der Unvernunft der Irren die Gesellschaft.

Griesingers theoretischer Entwurf der Psychiatrie ist enthalten in zwei Artikeln einer physiologischen (!) Zeitschrift (1843 und 1844), der Rezension der *Tobsucht* Jacobis (1844) und in seinem zusammenfassenden Buch (1845). Die »Konstruktion« für die Theorie liefert der erste Artikel »Über psychische Reflexaktionen«. Da Rückenmark und Gehirn anatomisch zusammenhängen, so beginnt Griesinger, liegt es nahe, auch ihre »Lebenstätigkeiten« zu vergleichen, d. h. »die Parallelen zwischen den Aktionen des Rückenmarks und denen des Gehirns, sofern es Organ der psychischen Erscheinungen im engeren Sinne ist, hervorzuheben«.[355] Damit – und das ist wesentlich – knüpft Griesingers Paradigma wieder an der Tradition der nervenphysiologischen Aufklärungspsychiatrie des 18. Jahrhunderts an, an Whytt, Haller, Unzer und gerade noch an Reil, rezipiert die deutsche Psychiatrie nur in der Kritik und stützt sich dann erst wieder auf die neueren empirischen neurophysiologischen Ergebnisse vornehmlich westlicher Provenienz, auf Bell, M. Hall, J. Müller, J. Budge, B. Stilling u. a. – Zahlreiche experimentelle, vergleichende und genetische Befunde bringen Griesinger dazu, daß in der Tat eine »Analogie«, Parallele, Harmonie besteht zwischen Rückenmark und Gehirn, d. h. zwischen Empfindung/Bewegung und Vorstellung/Strebung. Damit entspricht auch dem Muskeltonus, als der reinsten Reflexaktion, obwohl selbst hier Vorstellungen (»Seele«) »eine entsprechende Stimmung im Rückenmark« veranlassen können, der »psychische Tonus« im Gehirn, das Bewußtsein. Auf beiden Ebenen wird der Tonus dialektisch beschrieben als »Zustand scheinbarer Ruhe«, nämlich als Ergebnis zweier regulierender Aktionen des Rückenmarks bzw. Gehirns: der »Zerstreuung« der Eindrücke bzw. Vorstellungen und ihrer Umwandlung in »motorische Anregung«.[356] Im Gehirn heißt der mehr rezeptive Anteil Gemüt, der die Strebungen regulierende Anteil Charakter. Wie im Rückenmark beruht auch der Übergang Vorstellung–Strebung auf »organischer Nötigung«, »auf organischem Zwang und Drang«. Und für geistiges Tun gilt: »Wir fühlen es, wie es uns treibt, wie wir nur in diesem letzten Übergange der Vorstellung in Strebung und Handlung das Ziel der Vorstellung, die Verwirklichung unseres geistigen Ichs erreichen, wie die Tat unsere Bestimmung ist und unser Inneres befreit«[357], denn die Intensität dieses Übergangs läßt ihn ins Bewußtsein fallen, ermöglicht Wollen, dessen Freiheit durch Übung und Erziehung der Zerstreuungs- und Kombinationsfunktionen des Gehirns potenziert werden kann: »Denken macht frei.«[358] Wie zwischen niederem Tier und Mensch, so ist auch zwischen Reflexaktion und Bewußtsein, Willkür keine scharfe Grenze zu ziehen. »Der Anfang der Vorstellungen ist nämlich im höchsten Grade undeutlich und unbestimmt, ihre Intensität nimmt durch unfaßbare Mittelstufen zu, und der quantitative Unterschied in der Stärke schlägt an einem gewissen Punkte in eine Qualitätsveränderung um – nämlich in das Bewußtwerden, womit die Vorstellung erst in den Vordergrund der ›Seele‹ tritt. « Wie das Rückenmark von unendlich vielen Eindrücken »geladen« ist, von denen nur wenige als Empfindung bewußt werden, so ist das Gehirn mit den seiner »spezifischen Energie« entsprechenden Vorstellungen geladen, »deren unendliche Mehrzahl in dunkler Ruhe beharrt«. Von diesem »dunklen Halbbewußtsein« gehen jene zwischen Reflexaktion und Willkür liegenden Bewegungen aus, die nur deshalb nicht Instinkte heißen können, weil auch sie der Erfahrung, Nachahmung und Gewohnheitsbildung ausgesetzt sind, etwa in der Sprache.[359]

Diesen Entwurf, an dessen »Übergängen« nirgends ein neues Prinzip

»von außen« – ein Positives: Bewußtsein, Seele, Person, Ich – hinzutritt, reflektiert Griesinger noch einmal von seiten der Negation, hemmungstheoretisch. »Das gemeinschaftliche Wirken aller übrigen Vorstellungen auf die eben im Flusse befindliche konstituiert eine psychische Hemmung, welche man Besonnenheit [...], Reflexion nennen kann« – das treibende und fördernde Negative aller praktischen und theoretischen Lebenstätigkeit.[360] Von hier aus kommt man für das Rückenmark wie für das Gehirn zu zwei »Grundformen« der Störung: zu große und zu geringe Hemmung, Erschwerung und Erleichterung der Zerstreuung und motorischen Anregung, was im Gehirn sich als depressive oder manische Ver-stimmung des psychischen Tonus äußert. Es sind dies also Negations-Störungen. Die psychische »Alienierung« wird durch die Umkehrung der idealistischen Psychiatrie zwar als quantitative Veränderung des physiologischen Zustandes konzipiert, aber auch als »organische Nötigung«, als objektives, für das Subjekt undurchdringliches Leiden ernstgenommen, etwa auch am Unterschied der »Zerstreuung« bei Fichte und der idealistischen Psychiatrie gegenüber Griesinger ablesbar. Ähnliches vollzieht sich in der Kritik des Sich-Verlierens der Menschen an das gesellschaftlich-materielle Sein durch Marx' Umkehrung des Idealismus: »Wie Fichte gegenüber Holbach, so versteift Marx gegenüber Fichte den Dogmatismus noch einmal; noch einmal gewinnt dieser an Undurchdringlichkeit der Substanz, an Naturwüchsigkeit objektiver Verblendung.«[361] Freilich hatten die »Zerstreuung« Fichtes und der idealistischen Psychiater noch mehr miteinander gemein als etwa das materielle Sein bei Marx und Griesinger, von ihren Nachfolgern zu schweigen: Das »Auf-die-Füße-Stellen« des Idealismus hatte – ungeachtet seines befreienden Moments – auch zum Ergebnis, daß die natur- und gesellschaftwissenschaftlichen »Füße« im Medium der liberalen Arbeitsteilung kaum noch zu gemeinsamem Takt finden konnten und bis heute mit Vorliebe getrennt marschieren. – In Analogie zur Neuralgie, dem über das Rückenmark geleiteten körperlichen Schmerz, ist es für Griesinger »unantastbares Gesetz«, daß sich alle anderen psychischen Krankheiten aus dem psychischen Schmerz, der depressiven Grundform, entwickeln. Für diese Idee der Einheitspsychose bezieht sich Griesinger auf Zeller und Guislain, den er zitiert: »Ursprünglich ist der Wahnsinn ein Zustand von Übelbefinden, Angst, Leiden, ein Schmerz, aber ein moralischer, intellektueller, zerebraler.«[362]

Die materialistische Umkehrung soll aber auch die idealistische Psychiatrie beerben, ihren psychologischen Gehalt realisieren, indem er mit dem materiellen Sein zusammengedacht wird. Gerade den »Somatikern« gegenüber, die nur einzelne Organe, nicht die Seele erkranken lassen wollen, insistiert Griesinger darauf, daß das Gehirn ebensogut »primär« wie durch »sympathische Reizung« über andere Organe wie aber auch »von den verschiedensten äußeren Erlebnissen aus«[363] erkranken, zur Depression und –

hinsichtlich des Übergangs Vorstellung-Strebung – sogar vornehmlich zur »Willenskrankheit« führen kann. »Wir glauben auch der ›Seele‹ selbst kein Unrecht zu tun, und nichts ihrer Unwürdiges zu behaupten, wenn wir gerade sie in ihrem Innersten im Wahnsinne für erkrankt halten.«[364] Gerade die somatologischen Voraussetzungen sollen eine Psychologie innerhalb der Psychiatrie ermöglichen.

Seine Grund-Analogie ausweitend, läßt Griesinger 1844 der »Spinalirritation« (mit Krämpfen, Schmerz- und Kälteempfindungen, Hyperämie usw.) des Rückenmarks das Irresein als »Zerebralirritation« des Gehirns entsprechen. Die Praxis-Orientiertheit seiner »Konstruktion« zeigt sich hier darin, daß er den Vergleich mit den Mißempfindungen der Neuralgie auf die Zustände ausdehnt, in denen jeder Eindruck und Anspruch psychisch anders – etwa mit »psychischem Schmerz«, mit »geistiger Kälte« – beantwortet wird, also auf die vielen Menschen, »welche man häufiger in der Welt, als in den Irrenanstalten beobachten kann, und welche in habituell mißmutiger Verstimmung und übler Laune, und daraus sich ergebendem Argwohn, Mißtrauen, Neid und Bosheit als bleibenden Charaktereigenschaften sich äußert«. Auch diesen Menschen, deren spätere Bezeichnung – »Psychopathen« oder »Soziopathen« – zum moralischen oder politischen Schimpfwort wurde, billigt Griesinger dieselbe genetische Erklärung und denselben »psychologischen Prozeß« ihrer Störung zu wie den Geisteskrankheiten – jenseits moralischer Schuldzuschreibung –, was ihn zu der Ansicht führt, daß auch »solche Individuen mehr des Bedauerns als des Hassens wert sind.«[365] Unabhängig davon ist jedenfalls der »Stimmungszustand geistiger Kälte« – analog dem des eingeschlafenen Gliedes – Ergebnis einer Gleichgültigkeit gegenüber allem bisher Geliebten und führt, als Projektion nach außen, dazu, daß die Patienten ihre Umwelt »als ein ganz Anderes geworden« erleben, sie leugnen, Halluzinationen an deren Stelle setzen, daß sie zu Vorstellung und Drang der Welt- oder Selbstvernichtung kommen. Die Seele bleibe eben nicht unberührt von den Leiden des Körpers, und Irresein wird von Griesinger als eine der Möglichkeiten »des ganzen Menschen«, insofern er sich ständig verändert, physiologisch »normalisiert« und von seiner prinzipiellen Ausgegrenztheit theoretisch emanzipiert; denn die Erfahrung zeige »stets wechselnde, bald plötzliche, bald allmählichere Veränderungen der Gehirnzustände, aus denen die Einheit des ›Ich‹ abstrahiert wird, und auf der Möglichkeit dieser Veränderung beruht die Möglichkeit des Erkrankens wie der Vervollkommnung«.[366] Dieser biographische Abstraktionsprozeß ist Verinnerlichung der Außenwelt und zugleich Entfremdung von ihr. Nur wegen der normalen Langsamkeit der Veränderung »fühlen wir nicht, wie die fortschreitende Metamorphose der Anschauung und Empfindung der Welt und des eigenen Ich oft in kürzester Zeit rasch abläuft, fühlt der Kranke oft bald, und zwar innerlich ganz mit Recht, daß er ein anderer, eine ganz andere Persönlichkeit geworden ist, und er ist dann nicht mehr weit davon, eine andere *bestimmte* Persönlichkeit in sich zu vermuten«.[367]

Hiermit sind bereits wesentliche Gedanken des Hauptwerks Griesingers vorweggenommen. Geisteskrankheiten sind Gehirnkrankheiten; gegenüber den bisherigen Leib-Seele-Dualismen empfiehlt sich der Rekurs auf die einfachste, die materialistische Hypothese, Konstruktion, also auf die »unmittelbare Einheit der leiblichen und Seelen-Erscheinungen«, auf den Satz, daß die Seele »die Summe aller Gehirnzustände«, die spezifische Energie, die Funktion des Gehirns ist.[368] Entgegen einem »seichten Materialismus« bleiben jedoch die Selbstbestimmung des Menschen und überhaupt alle psychischen Inhalte unangetastet, bis – hier wieder die naturwissenschaftliche Utopie – sie sich als physiologische Frage begreifen lassen. Bis zur Einlösung dieses Anspruchs aber und mit dem Ziel seiner eigenen Aufhebung ist das psychologische Vorgehen adäquat, freilich nicht das der bisherigen dualistischen, moralischen Psychiatrie, deren Schuld es sei, daß nun die Gesellschaft die Irren als unmoralisch ansehe[369], was zu revidieren der Anspruch der materialistischen Konstruktion Griesingers ist.

In diesem Rahmen geht Griesinger zugleich trieb- und ichpsychologisch vor. Wie nach dem Modell der Reflexaktion das dranghafte Triebwerk des Menschen in Stufen aufgebaut wird bis zu dem »Wir müssen wollen«, uns entäußern, Begriffe realisieren, so wird – in Anwendung der Gesetze der Ideenassoziation Herbarts – das Ich als Widerstreit verschiedener Vorstellungsmassen verstanden. Ichstärke besteht in dem Maße, wie die Austragung und Regulierung des Widerstreits geleistet wird; dies konstituiert Selbstbildung, Besonnenheit, Freiheit. Freilich kann es nach den verschiedenen Funktionen des Menschen mehrere Ichs geben, die sich zudem immer wieder neu bilden. Dies geschieht namentlich in der Pubertät[370], die bis heute als physiologisches Modell der Entstehung des Irreseins aktuell geblieben ist: es entwickeln sich neue Empfindungen, Triebe, die dem alten Ich anfangs als fremdes, unassimiliertes »Du« gegenüberstehen; diese »Duplizität« alter und neuer Vorstellungsmassen erzeugt heftige Affekte, Staunen und Schrecken, weshalb auch das erste Stadium des Irreseins fast immer ein (trauriges) Gemütsleiden ist; bei vorheriger Ichschwäche ist die Gefahr größer, daß dieser Prozeß fortdauert, das neue Ich das alte allmählich besetzt, das dann »verfälscht und ein anderes geworden« oder in mehrere Ichs zerfallen ist.[371]

Andere dem Irresein phänomenologisch vergleichbare physiologische Zustände neben der Pubertät sind für Griesinger: heftige Affektzustände, narkotische Vergiftungen, Alkoholrausch, Träume, Übergänge zwischen Wachen und Schlafen, Fieberdelir.[372] Entsprechend dem Kampf gegen die »Ontologie Wahnsinn« und der energetischen Dialektik Quantität–Qualität gibt es zwischen diesen Zuständen unendlich viele Übergänge und unentscheidbare Zwischengebiete. Wenn der Psychiater dies vor Gericht nicht zugibt, entfremdet er sich an das sittlich-normative Denken der Juristen; die meta-gesellschaftliche naturwissenschaftliche Position verbietet es Griesinger, »von der Moral und der guten bürgerlichen Ordnung in der Welt« her zu denken.[373] Kriterium des Irreseins bleibt gleichwohl die »Wesensänderung« des Menschen, die »Entfremdung« von seinem bisherigen Wesen[374], Begriffe, die hiermit in das Zentrum der Psychiatrie gestellt sind, und die der gleichzeitig und ebenfalls durch Umkehrung der bisherigen Philosophie konzipierten Idee der gesellschaftlichen Entfremdung bei Marx entsprechen. Bis heute ist es nicht gelungen, zwischen beiden Formen der Entfremdung ein inhaltliches Verhältnis zu denken – es sei denn um den Preis eines ontologisch-anthropologischen, unhistorischen Kurzschlusses. Dies geschah bereits in der falschen Einheit der aus Frankreich re-importierten ersten Objektivierung der Neo-Romantik, der Degenerationstheorie Morels, in der Griesingers aufklärerische, offene und nichts versöhnende »Entfremdung« zur religiös-biologischen »Entartung« verfestigt wird. Daß Griesinger in den späteren sechziger Jahren selbst Morel zunehmend akzeptiert, zeigt, daß das Paradigmatische seiner Psychiatrie nicht so sehr seiner »Person« als vielmehr seiner »Zeit«, der sozioökonomisch und philosophisch-wissenschaftlich liberalen Übergangssituation Deutschlands zuzuschreiben, also nachgerade seinem frühen Tod zu verdanken ist.

Unter dem Titel der allgemeinen Prädispositon werden vor allem die sozialen Bedingungen diskutiert. Hier wird nun auch in Deutschland der Wirtschaftliberalismus thematisch, den Griesinger bejaht, was ihn auch in die Lage versetzt, die »soziale Frage« wahrzunehmen. Zwar sieht er bedenkliche Zivilisationserscheinungen (Zunahme zerebraler Tätigkeit; liberale Erziehung; Leistungsehrgeiz der Massen, der manche Individuen überfordert; ökonomischen, sozialen und politischen Schwindel; Jagd nach Erfolg; Genuß statt Naturnähe; allgemeine Diskussion). Dies führe aber höchstens zu »rauschhafter Gehirnreizung«, und die Revolution könne schon gar nicht pathogen wirken. Vielmehr sei der Fortschritt der Zivilisation dem Leben und der Gesundheit förderlich, was sich in Wohlstand, Bildung, Hygiene und auch in den Irrenanstalten zeige. Weit wichtiger ist für Griesinger die Erfahrung, daß die sozial (nach Klasse und Beruf) Niedrigeren, die Ungebildeten und die Armen eher dem Irresein verfallen. Daraus schließt er – Virchow entsprechend –, daß namentlich der Hunger, die Armut, das Elend der Massen in den Städten, als Folge davon der Alkohol sowie die mangelnde Bildung der Intelligenz, der Hemmungs- und Kritikfähigkeit (also der Kraft zur Negation) zum Irresein disponieren.[375]

Mit dem Interesse der bürgerlichen Wirtschaftsgesellschaft für die armen Massen tritt in Deutschland die Beziehung zwischen der Unvernunft der Armen und der Irren in den Vordergrund – unabdingbar für ein Paradigma der Psychiatrie. Die Unvernunft erscheint jetzt jedoch bereits als moralisch entmythologisierte, eher industriell technisierte, »zerebralisierte«: als Mangel der triebbeherrschenden Intelligenz und als Entfremdung im Sinne funktionellen – gleichsam rollentheoretischen – Andersseins. Daher und weil mit der Zahl der Anstalten auch die der beobachtbaren armen Irren wächst, vermag Griesinger erstmals deutlich die Symptome der endgültig erst seit der Jahrhundertwende begrifflich »existierenden« Schizophrenie zu »sehen«, also die »Entzweiung der Seele«, den Zwiespalt, den »Riß im Ich« und den bleibenden Defekt. Dasselbe gilt für den erst jetzt in Deutschland sozial sichtbar werdenden Schwach- und Blödsinn, weshalb Griesinger zu Recht meint: So wie die Irrenanstalten die Voraussetzung für die Erkenntnis der Irren sind, so machen die jetzt zu gründenden Idiotenanstalten erst das Kennenlernen dieser Intelligenzmängel möglich.[376] Es korrespondiert damit, daß Griesinger zur selben Zeit sozusagen spezifisch für die Bürger, »die gebildeten Leute«, eine neue Krankheit ausmacht: die Neurose. Diese hat zwar faktisch, aber kaum begrifflich etwas gemein mit der Hypochondrie und Hysterie der guten Gesellschaft des 18. Jahrhunderts; zu ihrem Zentrum wird – in Abhängigkeit von der sozioökonomischen Entwicklung – nunmehr der »Zwang«.[377] Auch wirft es ein Licht auf den Stand der Emanzipation der Frau und ihre gleichzeitige Integration in den Arbeitsprozeß, wenn Griesinger findet, daß junge Lehrerinnen und Gouvernanten besonders häufig Irresein entwickeln. Dagegen stehen inzwischen von den ehemals Ausgegrenzten die eigentlichen Bettler und Vagabunden als einzige jenseits der Gefahren und Chancen der bürgerlichen Leistungsgesellschaft – für Griesinger werden sie wegen ihrer Gleichgültigkeit und Uninteressiertheit an der bürgerlichen Gesellschaft besonders selten geisteskrank.[378]

Unter den individuellen Dispositionen hebt Griesinger die Vererbung hervor, die er jedoch mit der Erziehung weitgehend zusammensieht, bevor beide, »weltanschaulich« verhärtet, als Rasse vs. Klasse, Anlage vs. Milieu, abstrakt gegeneinandertreten. Im konkreten Fall bestehe statt einer erblichen Geisteskrankheit oft nur Familienzerrüttung, Nachahmung und »psychische Fortpflanzung von Charaktereigentümlichkeiten«.[379] Findet die Degenerationslehre in der 2. Auflage seines Buches auch eine freundliche Rezeption, so integriert Griesinger sie doch in sein Modell und kommt zu der urliberalen Ansicht, daß jedes Individuum, je nach seiner Lebensgeschichte, einen eigentümlichen organischen oder psychischen »Kampfplatz« habe, auf dem der »Riß im Ich«, das Irresein, entstehen kann.[380] Ätiologisch berücksichtigt er im übrigen mit Vorliebe die Sexualität, wobei einerseits immer noch Onanie und sexueller Exzeß kritisiert werden, andererseits aber schon der Mangel an sexueller Befriedigung beachtet wird; so stimmt er einem französischen Bericht zu, nach dem eine leidende Ehefrau genas, indem sie mit ihrem Geliebten durchbrannte, d. h. ihre Begierde nicht mehr unterdrückte[381], eine Vorstellung, wie sie zuletzt Reil zu äußern gewagt hatte.

Die Formen des Irreseins werden im Rahmen der naturwissenschaftlichen Konstruktion psychologisch beschrieben, weshalb Griesinger keine Skrupel hat, die Übergänge zwischen den einzelnen Symptomen und Stadien dynamisch und teleologisch zu interpretieren. Die Doppelheit des Ansatzes wird als unversöhnte offengehalten. Einerseits bewirken die Subjekte handelnd den Übergang zwischen den Stadien des Irreseins. Andererseits geht es um das Fortschreiten des objektiven, organischen Krankheitsprozesses, demgegenüber das Handeln der Subjekte nicht gewollt ist.[382] Der *eine* Krankheitsprozeß beginnt fast immer mit dem Grundzustand der Depression, des psychischen Schmerzes, als erstem Stadium. Dies kann sich als Melancholie (Objektlosigkeit der Stimmung, Schmerzhaftigkeit jeder Empfindung, Veränderung oder Verlust von Welt und Selbst, Ersatz des Verlorenen durch Halluzination) äußern oder als Hypochondrie (jeder Sinn empfindet für sich, erreicht die Objekte nicht, die er berührt, ist von Befriedigung abgeschnitten). Griesinger beobachtet hier erstmals deutlich – gleichzeitig mit mehreren Franzosen – das zyklische Alternieren von Depression und Manie, was in der Folge zur Konzeption des manisch-depressiven Irreseins führte. Zeitgleich wurde in der Wirtschaft der zyklische Charakter der Überproduktions-Konjunkturkrisen wahrgenommen.

Der Übergang der Depression zur Manie bzw. Tobsucht ist psychologisch der Versuch des Subjektes, sich für die Hemmung der Depression schadlos zu halten, den Mangel an Selbstempfindung durch gesteigerte Selbstempfindung und Veräußerung der Triebenergie in alle möglichen Handlungen zu überwinden. Von der Manie wie von der Depression aus entwickeln sich sekundäre Störungen, Halluzination und Wahn. In ihnen versucht das Subjekt, die Hemmung oder Steigerung, das Erschrecken über das Anderswerden, die Entfremdung sich durch Projektion nach außen zu erklären. Wahn ist Erklärungsversuch, Rationalisierung, denkende oder handelnde Objektivierung der Beeinträchtigung oder Befriedigung der eigenen Gemütsinteressen.[383] Zugleich ist dies ein nicht oder nur dunkel bewußter Prozeß. Ist auch der Wille in den Dienst der fixierten Wahnerklärung gestellt und hat sich dadurch die Erregung des Gemüts gelegt, so ist zwar äußere Ruhe, aber ein Zustand weit »tieferer Unvernunft« eingetreten, da nun das Ich selbst von der Entfremdung ergriffen und »ein Anderes« geworden ist.[384]

Das ist der Übergang zu den Residuen des Irreseins, zu den »konsekutiven psychischen Schwächezuständen«. Während die Affekte sich beruhigt haben, die Aktivitäten des organischen Prozesses wie des Subjekts erloschen sind, ist jetzt das Grundleiden der Defekt der Intelligenz selbst; der vorwärtstreibende innere Widerspruch zwischen den Vorstellungen kann vom Subjekt nicht mehr gebildet werden. Alle Aktivität ist allerdings nicht dahin; vielmehr stellt Griesinger die für die Behandlung entscheidende Maxime auf, daß auch diese Individuen nur in dem Maße defekter werden, in dem sie sich selbst überlassen bleiben und keine »Ansprache«, Beanspruchung von außen erfahren. Diese Schwächezustände gibt es als partielle Verrücktheit (hier akzeptiert Griesinger als Gemütsverrücktheit auch die »moral insanity«), allgemeine Verrücktheit, Blödsinn, Idiotismus und Kretinismus.

Die therapeutische Praxis bedarf der utilitaristischen Kritik des bisherigen Zustandes, in dem die Irren lediglich Gegenstand eines selbstgefälligen Humanitätsprinzips und des Staates waren, nicht aber der medizinischen Wissenschaft: »Eben deshalb aber dürfen wir jene humanistischen Grundsätze auch nur insoweit als Regeln anerkennen, als sie unsere Zwecke fördern, wir müssen uns erinnern, daß nicht dasjenige Verfahren mit Irren das Humane ist, welches dem individuellen Gefühle des Arztes oder des Kranken wohltut; sondern das, welches ihn heilt, und die Psychiatrie soll nicht aus dem Ernste einer Beobachtungswissenschaft heraus in Sentimentalitäten, die kaum den Laien bestechen können, geraten.«[385] Die bisherige Psychiatrie war also weniger für die armen Irren da als für die psychiatrischen Bürger, ihr moralisches Gesetz und ihre Staatsverabsolutierung; erst später wird sich erweisen, daß die Psychiatrie auch um ihrer selbst als positivistischer Wissenschaft willen da sein kann. Wie die Theorie, so hat für Griesinger auch die Therapie die Irren gleichzeitig körperlich und psychisch zu erfassen. Das alte Ich und seine verbliebenen Fähigkeiten sind zu beanspruchen. Entscheidend ist die individuell adäquate Beschäftigung. Im Gegensatz zur ersten Auflage bekennt Griesinger in der zweiten, nun von Conollys Non-Restraint-Prinzip überzeugt zu sein; entgegen der bisherigen Behandlung in Deutschland, die aus Zwang und »süßen Schilderungen von der Weihnachtsbescherung« gemischt sei, gilt ihm jetzt jeder Zwang als Vernachlässigung, fordert er die vollständige Abschaffung mechanischer Zwangsmittel und ihre Ersetzung durch aktiv heilende Methoden.[386]

Die praktische (therapeutische und institutionelle) Seite seines Paradigmas hat Griesinger in einer Artikelserie des ersten Bandes seines *Archivs* programmatisch vorgetragen. Dieses Reformprogramm wurde ihm von den herrschenden Anstaltspsychiatern weit mehr verübelt als seine theoretische Konstruktion: Kriterium darf nur das »praktische Bedürfnis« sein. Dann aber ist die bisherige Unterscheidung in Heilbare und Unheilbare zu normativ und unpraktisch, ist sie zu ersetzen durch die in akut und chronisch Kranke; folglich muß es Einrichtungen für transitorischen und für langen Aufenthalt der Irren geben, weshalb Griesinger für den ersteren Zweck ein »Stadt-Asyl« in jeder Stadt fordert. Dieses ist in den meisten Hinsichten das Gegenteil der bisherigen Anstalt. Es soll nicht in romantischer Landschaft liegen, sondern am Rande der Stadt, auf deren »flottierende Bevölkerung« eingestellt; Aufnahme sollen finden alle akuten psychischen, aber auch Hirn- und Nervenkrankheiten; gegen den bisherigen juristisch komplizierten Aufnahmemodus soll sofortige Aufnahme möglich sein, um Suizide und Unglücksfälle zu verhindern und die Heilungschance zu erhöhen;

während für die Reichen Privatanstalten da sind, ist das öffentliche Asyl primär für die Armen da, mit niedrigem Verpflegungssatz und Gratis-Aufnahmen. Hier symbolisiert sich der soziale Abstieg des Bildungsbürgertums in der wirtschaftsbürgerlichen Gesellschaft darin, daß bei den Armen nicht nur an die unteren Klassen zu denken sei, sondern auch an »die Klasse der Bevölkerung, die bei guter Erziehung und sorgfältiger Geistesbildung ohne weitere Mittel auf den steten Ertrag ihres einzigen Kapitals, ihrer geistigen Kräfte, angewiesen ist, deren Einnahme alsbald mit ihrer Erkrankung stockt, wo daher die Unterbringung in Privatasyle meistens unmöglich ist«.[387] Die gesellschaftliche Marginalität der Proletarier und Intellektuellen vereint sie im Irrenhaus, wo zwar für die letzteren einige Einzelzimmer, jedenfalls aber nur eine Verpflegungsklasse vorgesehen ist.

Die weiteren therapeutisch aktiven Eigenschaften des Asyls sind teilweise heute noch – namentlich in Deutschland – gemeindepsychiatrischer Wunschtraum. Vor jeder Aufnahme soll ein Arzt des Asyls den Kranken in seiner Wohnung aufsuchen, um ihn in seinen »bisherigen Verhältnissen« kennenzulernen. Der Aufenthalt ist auf ein Jahr befristet. Der Kranke weiß seine Familie stets in der Nähe, wodurch das »Sich-Wieder-Einleben in das Alte« erleichtert wird; probeweiser Urlaub, Arbeit außer Hause und ambulante Nachbehandlung werden möglich.[388] Überhaupt ist in Griesingers Begriff des »transitorischen Aufenthalts« die Aufhebung seines eigenen Klinizismus vorweggenommen: das heutige gemeindepsychiatrische Programm des Übergangsheims, der Tag- und Nachtklinik, der Nachsorge, der Arbeit noch während des Patientenstatus und des grundsätzlichen Vorrangs der ambulanten Behandlung werden denkmöglich. Für Griesinger sind freilich die Irren noch nur Kranke. Daher sollen sich die Stadt-Asyle auch architektonisch von Krankenhäusern nicht unterscheiden, um so mehr aber von den bisherigen Irrenanstalten »mit Türmchenspitzen und anderen dgl. törichten Schnörkel«, mit Kirche, Kegelbahn usw. Vielmehr soll eine »Beobachtungsstation« mit Tag- und Nachtwache die diagnostische Klärung aller Neuaufnahmen garantieren.[389] Schließlich soll das Stadt-Asyl in Universitätsstädten als Klinik auch der Lehre dienen, daher im Verband der übrigen Kliniken gelegen sein. – Das Asyl ist die Objektivierung der theoretischen Erkenntnis Griesingers, daß Irre Kranke unter anderen Kranken sind, daß die Zeit der Ausgegrenztheit, überhaupt der Sonderstellung der Irren und damit auch »die zunftmäßige Abschließung der Psychiatrie« zu Ende sind. Die »Einheit der sogenannten Geisteskrankheiten mit den übrigen Hirn- und Nervenkrankheiten« ist die Integration der Psychiatrie in die Medizin als ein Fach unter anderen.[390]

Noch eine Gruppe soll aus den bisherigen, inzwischen überfüllten Anstalten herausdifferenziert werden. Ruhige Schwach- und Blödsinnige, Gelähmte und Epileptiker (Griesingers Ökonomismus bringt ihn in Gefahr, auch hier Zukunft vorwegzunehmen: er spricht von »sozialen und intellektuellen Nullen«) sollen mit körperlich Siechen in großen Verpflegungshäusern durch religiöse Gemeinschaften, deren sonstige therapeutische Tätigkeit er ablehnt, versorgt werden.[391] Auch die jetzt noch in den Anstalten verbliebenen chronischen Irren sind weiter zu differenzieren – nach dem ökonomischen Nutzen und nach größerer Freizügigkeit; die »kasernenartige Massenverpflegung chronischer, noch eines humanen Lebens fähiger Geisteskranker« muß aufhören.[392] Verurteilt wird das bisherige Prinzip des Schutzes und der Sicherheit der Gesellschaft, das dazu führte, alle Irren nach den seltenen Beispielen weniger, wirklich gefährlicher Irrer wahrzunehmen und ihnen die Freiheit sinnlos und schädigend vorzuenthalten. »Sicher ist auch, daß einzelne gefährliche Handlungen, wie überhaupt einzelne Unglücksfälle in der Welt sich bei jeder Vorsicht in gar keiner Weise verhüten lassen, selbst wenn man alle Kranken beständig binden und einsperren wollte.«[393] Dies ist das erste Dokument der Relativierung des sozio-ökonomisch motivierten und philosophisch bestätigten Perfektionismus.

Weitere Dezentralisierung soll der ökonomischen Unzweckmäßigkeit der bisherigen Anstalten abhelfen. Lediglich im Zentrum der Anstalt soll ein geschlossenes Asyl für die wirklich gefährdeten oder gefährlichen Irren liegen. Diesem sollen – bei lokaler Trennung – aus dem Westen zu importierende »freie Verpflegungsformen« administrativ angegliedert werden. Deren erste Stufe ist die »agricole Colonie«, in der Irre und Wärter zusammen wohnen und Landwirtschaft betreiben. Noch freier ist die »familiale Verpflegung«: »Sie gewährt, was die prachtvollste und bestgeleitete Anstalt der Welt niemals gewähren kann, die volle Existenz unter Gesunden, die Rückkehr aus einem künstlichen und monotonen in ein natürliches soziales Medium, die Wohltat des Familienlebens«[394], d. h. die Irren werden entweder in den umliegenden Dörfern zu Bauern oder Handwerkern in Pension gegeben, oder es wird eigens eine Siedlung gebaut, nach dem Modell der allenthalben durch die Industrie geschaffenen billigen Arbeitersiedlungen (»cité ouvrière« von Mühlhausen), was übrigens auch billiger sei als ein Anstaltsneubau. Diese »freien Formen« haben den Vorteil, daß sie »einer unbegrenzten Ausdehnung mit viel geringeren Kosten fähig und zum Teil selbst ökonomisch so vorteilhaft sind, daß sie bei guter Führung vielleicht einer Selbsterhaltung nahe kommen können«. Damit wird die gesamte Irrenbehandlung unter die Maxime gestellt: »Man soll jedem gerade das Maß der Freiheit geben, welches ihm gelassen werden kann. Die Erfahrungen über dieses Maß sind immer fortzusetzen.«[395]

Der Grad der Emanzipation der Irren, der Griesinger und seiner Zeit denkbar war, fällt mit der Förderung ihrer Integration in die städtische Öffentlichkeit und vor allem in den Produktionsprozeß zusammen. So motiviert Griesinger auch seine Werbung für das Non-Restraint-Prinzip: »Dies alles, besonders aber das Allernotwendigste, ein gutes Wartepersonal, erfordert Mittel, und die Frage des Non-Restraint und der freien Behandlung ist deshalb vor allem eine Geldfrage. Aber jedes hierauf verwendete Geld ist wohl angewendet, indem bei Herstellung solcher Verhältnisse mehr Kranke arbeitsfähig, also Produzenten, und mehr Kranke entlassungsfähig (genesen oder gebessert) werden.«[396]

Damit ist Griesinger das erste vollständige Paradigma der Psychiatrie als Wissenschaft für Deutschland zugeschrieben, nachdem Reil, auf den Griesinger sich wiederholt beruft, den ersten Anlauf gemacht hatte, jedoch im Schriftstellern steckengeblieben bzw. den »verspäteten« Entwicklungen Deutschlands zum Opfer gefallen war. Wie Battie und Pinel ist Griesinger in Deutschland – nach Reil – der erste, der sich der Psychiatrie verschrieb, als er bereits in einer anderen medizinischen Disziplin wissenschaftlich arriviert und eine sozial angesehene Persönlichkeit war. Alle drei konnten ihr Paradigma nur etablieren in jener spezifischen Übergangssituation, in der mit der industriell-kapitalistischen Expansion der Wirtschaft und nach der zumindest partiellen politischen Emanzipation der Bürger die Unvernunft der Armen und Irren und zugleich die innere Unvernunft des Menschen der bürgerlichen Gesellschaft unabweisbar sichtbar wurde und die soziale Frage sich stellte. Bei diesem Vergleich sind freilich die inhaltlichen Unterschiede groß, aufgrund der Ungleichzeitigkeit der Entwicklung der drei Gesellschaften. Battie, Pinel und Griesinger lieferten ein vollständiges Paradigma, eine neue Sichtweise der Irren im Rahmen eines spezifisch bürgerlichen Verhältnisses von Vernunft und Unvernunft, mit institutionellen Veränderungen der Grenzziehung zwischen den Irren und der Gesellschaft, mit einer umfassenden und jeweils erweiterten Theoretisierung des Irreseins und mit einer veränderten therapeutischen Praxis. Alle drei – und nicht Reil – sammelten Beobachtungen in Anstalten, ehe sie sich theoretisch äußerten, Griesinger freilich in der bezeichnenden Sonderstellung, daß er es mit zwei Jahren Anstaltserfahrung genug sein ließ und zu einer theoretischen Konstruktion kam, bevor er praktisch-institutionelle Veränderungen konzipiert und realisiert hatte. Für alle drei gilt endlich, daß bei ihnen die emanzipierende Intention im Vordergrund stand, während bei ihren Nachfolgern – Tuke, Esquirol, Kraepelin – das moralisch oder sozial integrierende Moment überwog.

Die Besonderheit der psychiatrischen Praxis Griesingers ist schließlich auch davon geprägt, daß sie vor allem in die 60er Jahre fiel, also in die kurze Zeit, in der sich nicht nur der Wirtschaftsliberalismus, sondern auch eine politisch liberale Öffentlichkeit in Deutschland entfaltete. So beschließt Griesinger seine Schrift über das Non-Restraint-Prinzip mit dem Votum, falls der Staat den Anstaltspsychiatern die Abschaffung des mechanischen Zwangs von oben dekretorisch aufzwänge, würde er sich solchem Vorgehen, obwohl es seiner Intention entspräche, »mit der größten Bestimmtheit« widersetzen; »wenn sich aber einmal die öffentliche Meinung dafür interessiert [...], welche Anstalten das Prinzip der freien Behandlung angenommen haben, welche nicht? – so halte ich dies nicht für schädlich und sehe nicht ein, wie einem solchen Verlangen mit Grund entgegengetreten werden könnte«.[397] Und Ludwig Meyer, der Freund Griesingers, machte die Öffentlichkeit geradezu zum Forum der Befreiung der Irren von der Ausgegrenztheit und vom mechanischen Zwang. Als er 1858 zum Oberarzt für das Irrenwesen in Hamburg berufen wurde, versteigerte er an einem Tage alle vorhandenen Zwangsinstrumente – öffentlich.[398]

Anmerkungen

1 K. Marx hat diese Schicht die »leichte Infanterie des Kapitals« genannt, »die es je nach seinem Bedürfnis bald auf diesen Punkt wirft, bald auf jenen«, in: *Das Kapital*, Bd. I, S. 693. Zur zahlenmäßigen Bedeutung vgl. Lütge, *Deutsche Sozial- und Wirtschaftsgeschichte*, S. 273–278 und 244 ff. »Man rechnete in Deutschland etwa im 18. Jahrhundert in den geistigen Territorien auf je 1 000 Einwohner 50 Geistliche und 260 Bettler. In Köln allein schätzte man die Zahl der Bettler zwischen 12 000 und 20 000 bei einer Gesamteinwohnerzahl von 50 000. Groß war ihre Zahl auch in Bayern. In den protestantischen Gegenden waren sie zwar weniger zahlreich, aber doch immer für unsere heutigen Vorstellungen erschreckend hoch.« (S. 274.)

2 Kirchhoff, *Grundriß einer Geschichte der deutschen Irrenpflege*, S. 127 und 140.

3 Haisch, »Irrenpflege in alter Zeit«, S. 3146.

4 A.a.O., S. 3145.

5 Kirchhoff, *Grundriß*, S. 126.

6 Sombart, *Der moderne Kapitalismus*, Bd. I, S. 815.

7 A.a.O., Bd. I, S. 820.

8 Arendt, *Vita activa*, S. 47. Damit ist zugleich die Basis beschrieben für den Übergang der Unvernunft des Irreseins von der Verstandesstörung zur Störung der Gefühle, der Lebenskraft, des Lebens.

9 Hofmann, *Gesellschaftslehre als Ordnungsmacht*, S. 29 und 33: »Die Arbeit Unfreier (sei es Höriger, Leibeigener, Sklaven, Strafgefangener oder in welcher Weise immer Freiheitsbeschränkter oder ihrer Freiheit vorübergehend oder dauernd Beraubter) ist [. . .] ineffizient.«

10 Mottek, *Wirtschaftsgeschichte*, Bd. II, S.76 und 78 f.

11 A.a.O., S. 100 ff. und 113 ff.

12 A.a.O., S. 76.

13 Plessner, *Die verspätete Nation*, S. 41.

14 Lütge, S. 275.

15 Kirchhoff, *Grundriß*, S. 112 f.

16 A.a.O., S. 126 f. Trenckmann (»Die institutionelle Entwicklung«) beschreibt die Abgrenzungsprobleme für Sachsen.

17 A.a.O., S. 138. Damals wurde »Spinnen« eine Bezeichnung für Irresein.

18 A.a.O., S. 147 f.

19 Wagnitz, *Historische Nachrichten und Bemerkungen über die merkwürdigsten Zuchthäuser in Deutschland*, zit. nach Kirchhoff, *Grundriß*, S. 115 f. Reformvor-

schläge publizierte Wagnitz vor allem in *Ideen und Pläne zur Verbesserung der Polizei- und Kriminalanstalten.*

20 Panse, S. 15 f.

21 So lautete ein Artikel des Regulativs für das Pflegepersonal von 1580: »Sich in eines Jeden Weiss, so Viel möglich schickhen, Ihr aigenschafftten ausslehrnen, da sie Kohlern, Wüthen Toben &c. mit nichten Wieder beissen, undt Sie zum Zorn mehr anreitzen.« (Rieger, *Über die Psychiatrie in Würzburg.*)

22 Kirchhoff, *Grundriß*, S. 108.

23 Laehr, *Gedenktage*, S. 66.

24 Kirchhoff, *Grundriß*, S. 142 f. und 152 f. Simultane Straf- und Irrengefängnisse gab es auch um 1850 noch in Deutschland, z. B. im Berliner Arbeitshaus, in Gera und Strelitz.

25 Haisch, »Irrenpflege«, S. 3146.

26 Panse, S. 17.

27 Jetter, »Zur Planung der Schleswiger Irrenanstalt«, S. 136.

28 Frank, *System einer vollständigen medicinischen Polizey*, Bd. IV, S. 146. Diese wie die übrigen josephinischen Reformen brachte kaum eine allgemeine Veränderung zustande. Der Wiener »Narrenturm« blieb eine Quelle ständiger Mißstände und später eine dankbare Zielscheibe irrenärztlicher Kritik; denn trotz allem wurde er erst 1869 durch eine bessere Unterkunft für die Irren ersetzt. – Heute, 1969, wohnen in ihm – Krankenschwestern.

29 Rürup, »Die Judenemanzipation in Baden«, Zitat S. 247.

30 Über die Beziehungen zwischen Juden und Irren selbst noch als Objekte der nazistischen Vernichtungsaktionen vgl. Dörner, »Nationalsozialismus und Lebensvernichtung«, S. 121 ff.

31 Lesky, »Spezialisierung«, S. 1017 ff.

32 Rosen, »The evolution of social medicine«, S. 17 ff.

33 Frank, *Supplement-Bände zur medicinischen Polizey*, Bd. 3, S. 223.

34 Lütge, S. 297.

35 Jener Prof. Stahl hat sich auch um die Perfektionierung der Ausgrenzung der Unvernunft verdient gemacht; denn u. a. auf ihn geht ein preußischer Erlaß von 1716 zurück, der für Jahrmärkte verbot »Marktschreier, Komödianten, Gaukler, Seiltänzer, Riemenstecher, Glückstöpfer, Taschen-, Marionetten- oder Puppenspieler [...] und sogenannte Quacksalber«; wesentlicher Anlaß dafür war der Ärger der professionalen und aufgeklärten Mediziner mit dem erfolgreichen Wanderarzt Johann Andreas Eisenbarth. (Promies, *Der Bürger und der Narr*, S. 81 f.)

36 Rothschuh, »Vom Spiritus animalis zum Nervenaktionsstrom«, S. 2967 f.

37 Bolten, *Gedanken über psychologische Kuren.*

38 Zu Zückert vgl. Leibbrand/Wettley, S. 302.

39 Kirchhoff, in: *Deutsche Irrenärzte*, Bd. I, S. 17–19.

40 Im Sinne der Anm. 8 dieses Kapitels. Zur Fortdauer der rationalistischen Ausgrenzung: »Während der Narr auf dem Theater innerhalb der vom gesunden Menschenverstand geforderten naturgemäßen, regelmäßigen Kunstübung ein Fremdkörper blieb, wurde der geborene Narr – setzte sich das Bürgertum als Maß alles Menschlichen fest – ein Gegenbild des normativ Bürgerlichen: je nachdem unmenschlich, allzu menschlich, immer aber menschlich verächtlich.« (Promies, *Der Bürger und der Narr*, S. 72.)

41 Hauser, Bd. II, S. 105.
42 A.a.O., S. 104 und 118.
43 A.a.O., S. 115.
44 Habermas, *Strukturwandel*, S. 86 f.
45 Krauss, *Studien zur deutschen und französischen Aufklärung*, S. 388.
46 A.a.O., S. 388 f.
47 Habermas, *Strukturwandel*, S. 42.
48 Holborn, »Der deutsche Idealismus«, in: Wehler (Hrsg.), *Moderne deutsche Sozialgeschichte*, S. 91.
49 Lieber, S. 60.
50 Spieß, *Biographien der Wahnsinnigen*, S. IV f.
51 Gadamer, S. 24 und 29–31.
52 Im 18. Jahrhundert gab es keinen deutschen Arzt, der nach langer Beobachtung von Irren zu einer wissenschaftlichen Ansicht über sie gekommen wäre. Eine relative Ausnahme ist J. E. Greding, der sich ab 1758 als Arzt des Armenhauses in Waldheim/Sachsen um eine Verbesserung der Verhältnisse gerade der Irren bemühte. Sein wissenschaftliches Interesse betraf freilich vorwiegend die Verstorbenen. In dieser Hinsicht, der pathologisch-anatomischen, fand er allerdings im Ausland viel Beachtung.
53 Kant, *Anthropologie in pragmatischer Hinsicht*, S. 1 f. Gerade hieran knüpft eine vernichtende und ironische Rezension Fr. Schleiermachers in *Athenaeum*, Bd. 2, 1799 (Rowohlts Klassiker der Literatur, Bd. 29, 1969, S. 118–122) an: Kant habe mit dieser Schrift nur zeigen wollen, daß man von seinen Voraussetzungen aus gar nicht zu einer Anthropologie kommen könne, habe also die »Negation aller Anthropologie« geliefert, während wirkliche Anthropologie doch nur zugleich pragmatische *und* physiologische sein könne: »physiologische und pragmatische ist ein und dasselbe, nur in verschiedener Richtung«; dies gibt eine Vorahnung der Unzufriedenheit der kommenden Philosophie und Wissenschaft mit Kant.
54 Flugel, *Probleme und Ergebnisse der Psychologie*, S. 123 f.
55 Kant, *Anthropologie*, S. 15 und 3.
56 Leibbrand/Wettley, S. 362 ff.
57 Kant, *Anthropologie*, S. 108 f.
58 Leibbrand/Wettley, S. 653.
59 Kant, *Anthropologie*, S. 109 und 111.
60 Fichte, *Werke*, Bd. III, S. 17.
61 Habermas, *Theorie und Praxis*, S. 236.
62 Kant, *Anthropologie*, S. 112 f.
63 A.a.O., S. 105.
64 A.a.O., S. 117. Wenn sich heute psychisch Kranke damit quälen oder von anderen damit gequält werden, daß ihre Leiden doch »bloße Einbildungen« seien, hat das durchaus auch noch mit der großen Suggestion der Kantschen Vernunftforderung auf diesem Gebiet zu tun.
65 Kant, »Von der Macht des Gemüts durch den bloßen Vorsatz seiner krankhaften Gefühle Meister zu sein«, S. 25.
66 Kant, *Anthropologie*, S. 118.
67 A.a.O., S. 119. Ein Zeichen vorpsychiatrischen Denkens ist es auch, daß der Hypochondrie in der Systematik ein eher höherer Platz eingeräumt wird als der Manie, zu deren ausgegrenztem Status man kaum direkten Zugang hat.

68 Aus Kants »Wahnwitz«, der Störung der Urteilskraft, lesen Leibbrand/Wettley (S. 367) Manie, dagegen Kisker (»Kants psychiatrische Systematik«, S. 24) Schizophrenie heraus.
69 Die bürgerliche Verabsolutierung der »Selbsterhaltung« vermag selbst im Status der Unvernunft des Irreseins vor der Ausgrenzung zu schützen.
70 Kant, *Anthropologie*, S. 121 f.
71 A.a.O., S. 119.
72 Brachmann, *Der Fall Rüsau*, S. 25.
73 Kant, »Von der Macht des Gemüts«, aus dem Vorwort von C. W. Hufeland, S. 5 f.
74 Kant, *Anthropologie*, S. 123 f. Kants Skepsis gegen alle äußeren – somatischen wie sozialen – Ursachen macht es unmöglich, ihm einen psychophysischen, »empirischen Dualismus« zu unterstellen, wie Kisker (»Kants psychiatrische Systematik«, S. 25 f.) es versucht, erhellt vielmehr den Als-ob-Dualismus der deutsch-idealistischen Psychiatrie selbst noch des 20. Jahrhunderts.
75 Kant, *Anthropologie*, S. 123.
76 Leibbrand/Wettley, S. 519 ff.; Dörner, »Zur Geschichte der endogenen Psychosen«.
77 Mühlmann, *Geschichte der Anthropologie*, S. 63–65.
78 Kant, *Anthropologie*, S. 125. Wenn Kisker (»Kants psychiatrische Systematik«, S. 25) meint, daß hier mit dem sensus communis die daseinsanalytische Kategorie der zwischenmenschlichen Kommunikabilität antizipiert wird, gerät in Vergessenheit, daß der Gemeinsinn als Probierstein der Richtigkeit der Urteile vielmehr nur ein theoretisches Vermögen darstellte.
79 Kant, *Anthropologie*, S. 125 f. und 137, sowie Kant, *Kritik der Urteilskraft*, § 40.
80 Kant, Anthropologie, S. 133.
81 Lukács, *Geschichte und Klassenbewußtsein*, S. 147 f.
82 A.a.O., S. 142 f.
83 Kant, *Anthropologie*, S. 123. Schleiermacher wirft Kant in der erwähnten Rezension (s. Anm. 53 dieses Kapitels. Hier: S. 122) »die Behandlung des weiblichen Geschlechts als einer Abart« vor.
84 Kant, *Anthropologie*, S. 166 und 195 f.
85 A.a.O., S. 183f. Immerhin ist es Kant mit seinem anthropologischen Ansatz gelungen, alle wichtigen Antinomien und Widersprüche der Psychiatrie wahrzunehmen und zu formulieren. Insofern kann die dringend notwendige, erst noch zu entwickelnde anthropologische Fundierung der Psychiatrie sich namentlich auf die Vorarbeit von Kant stützen. Dafür hat Martina Thom in ihrem Buch *Ideologie und Erkenntnistheorie* den Boden bereitet, indem sie in der Analyse seiner Frühschriften nachgewiesen hat, daß die gesamte Philosophie Kants im Grunde Anthropologie ist; sie zitiert Kant: »Philosophie ist wirklich nichts anderes als eine praktische Menschenkenntnis« (S. 75). – Allein methodologisch ist es aufregend genug, daß Kant allen, die aus der Psychiatrie eine Wissenschaft machen wollen, den Hinweis mit auf den Weg gibt, daß die Beschaffenheit des Problembereichs die Herstellung einer Klassifikation verbietet, aber eine Typologie erlaubt. Auch insofern muß der Ansatz Kants von uns erst noch beerbt werden.
86 Kloos, *Die Konstitutionslehre von C. G. Carus*, S. 26–29.
87 A.a.O., S. 30 f. Zu dieser Zeit legte der schottische Nervenphysiologe Charles Bell (*Essays on the Anatomy of Expression in Painting*, 1806) seiner Physiognomie als

einer »Anatomie des Ausdrucks« bereits »rein empirisch« die genaue Beschreibung der mimischen Muskeln zugrunde. Er gibt hier auch die Physiognomie der »tobenden Irren« im Bedlam wieder, führt sie jedoch auf die äußeren Bedingungen, den mechanischen Zwang in diesem Hospital zurück.

88 Über diese Zeitschrift vgl. Leibbrand, »K. P. Moritz und die Erfahrungsseelenkunde« (Zitat hier S. 399).

89 Zit. nach Krauss, *Studien zur deutschen und französischen Aufklärung*, S. 390 f.

89a Spätere Historiker werden vielleicht die heutige Zeitschrift *Sozialpsychiatrische Informationen* und unser Lehrbuch *Irren ist menschlich* ähnlich einschätzen.

90 Moritz, *Anton Reiser, ein psychologischer Roman*, S. 312.

91 A.a.O., S. 5.

92 Zit. nach dem Nachwort zu Moritz, a.a.O., S. 379.

93 Maimon, *Geschichte des eigenen Lebens*, Berlin 1935, aus dem Vorbericht zur 1. Aufl. von 1792 von K. P. Moritz, S. IX.

94 Maimon, a.a.O., S. 206–210.

95 »Das deutsche Bürgertum verdankt den vielfachen Stützpunkten im protestantischen Pfarrhaus die Ausweitung seiner geistigen Herrschaft über ausgedehnte zusammenhängende Gebiete. Mit diesem Ursprung erklärt sich die größere Wirksamkeit der theologischen Mitgift, die eine konsequente Entwicklung der deutschen Aufklärung zum Materialismus und Atheismus vereitelte. Bezeichnenderweise verkörpert sich der weltanschauliche Materialismus und Atheismus in Wort und Ton in den Gestalten der großen Bösewichter, in Don Giovanni und Franz Moor.« (Krauss, S. 428.)

96 Promies, S. 56 und 272.

97 Bernhardi-Tieck, *Bambocciaden*, 3 Bde., Berlin 1797/1800, zit. nach Promies, S. 97.

98 Promies, S. 261.

99 Leibbrand, »K. P. Moritz«, S. 412.

100 Hauser, S. 193 f.

101 Plessner, *Die verspätete Nation*, S. 48.

102 Vgl. Arno Schmidt, *Die Ritter vom Geist*, S. 213–262.

103 Hauser, S. 190.

104 Zit. nach Leibbrand, *Romantische Medizin*, S. 49.

105 Novalis, *Fragmente*, IV, § 326.

106 Schöne, *Interpretationen zur dichterischen Gestaltung des Wahnsinns*.

107 Laehr, *Gedenktage*, S.42 f. und 69.

108 Jaspers, *Schelling*, S. 16, sowie Leibbrand, *Romantische Medizin*, S. 164 f. Ein anderes Beispiel für den medizinischen Enthusiasmus der Dichter liefert Jean Paul, der etwa v. Platen mit magnetischen Strichen von seinen Schmerzen zu befreien suchte.

109 Boldt, *Über die Stellung und Bedeutung der ›Rhapsodien‹*, S. 64.

110 Zur Biographie vgl. u. a. Neuburger, *J. C. Reil*, sowie Donalies, *J. C. Reil*.

111 Nach Lenz, *Geschichte der Königlichen Friedrich Wilhelm Universität zu Berlin* (1. Bd., S. 46 f., 102 ff., 202), spielte Reil und nicht C. W. Hufeland die führende Rolle in der medizinischen Fakultät in Berlin.

112 Neuburger, *J. C. Reil*, S. 92.

113 Dieser Begriff mag in dem Streit vermitteln zwischen Boldt, der Reil als Materialist bezeichnet, und Leibbrand/Wettley (S. 654), die dies ablehnen.

114 Leibbrand/Wettley, S. 388 und 393.
115 Reil, *Von der Lebenskraft*, S. 23.
116 Ders., *Über die Erkenntnis und Cur der Fieber*, Bd. IV, S. 45.
117 Mechler, »Das Wort ›Psychiatrie‹«, S. 405 f.
118 Reil, *Rhapsodien*, S. 479 f.
119 1805 gründen Reil und A. B. Kaißler das *Magazin für die psychische Heilkunde*, in dem fast nur der letztere naturphilosophische Abhandlungen publiziert. 1806 geht das *Magazin* ein. Von 1808–1810 erscheinen von Reil und dem Philosophen J. C. Hoffbauer *Beyträge zur Beförderung einer Curmethode auf psychischem Wege*. Erst der Reil-Schüler F. Nasse gründet 1818 die erste medizinisch ausgerichtete psychiatrische Zeitschrift.
120 Reil, *Rhapsodien*, S. 52. Das Irresein, die Irren »vom Erdball vertilgen« – in Deutschland wird von Beginn an psychiatrisch gemeingefährlich radikal gedacht, bis heute – mehr als im Westen und praxisferner, mehr auch auf das »Nationalglück« bezogen.
121 A.a.O., S. 14 f. Die Erwähnung der Unterbringungsart »über den Stadttoren« zeigt, daß in Deutschland offenbar gelegentlich noch die mittelalterliche Tradition bestand, die Irren, die man religiös-ontologisch als Grenzgänger konzipierte, innerhalb der Stadtmauern, auf der Grenze zwischen Stadt und Nicht-Stadt zu lokalisieren.
122 A.a.O., § 1, S.7–18.
123 Lukács, *Geschichte und Klassenbewußtsein*, S. 150.
124 A.a.O., S. 151.
125 Reil, *Rhapsodien*, S. 481–488 und 52f.
126 A.a.O., S. 47.
127 A.a.O., S. 115.
128 A.a.O., S. 54 f.
129 A.a.O., S. 62 ff.
130 A.a.O., S. 46 und 8 f.
131 Reil, *Fieberlehre*, Bd. IV, S. 43.
132 Ders., *Rhapsodien*, S. 133 ff.
133 A.a.O., S. 123 f.; dies wieder ähnlich Kant.
134 A.a.O., S. 26. Die Übersetzung von »*moral* treatment« mit »*psychische* Curmethode« spiegelt ebenfalls den mangelnden Gesellschaftsbezug.
135 A.a.O., S. 49 f.
136 Rommel, O., »Rationalistische Dämonie«, in: DVj 17, 1939.
137 »Die Deutschen dürften geistreicher als alle anderen Nationen gewesen sein im Erdenken von Foltern, mit denen sie ihre Patienten zu quälen suchten.« (Neuburger, *British and German Psychiatry*, S. 129.)
138 Reil, *Rhapsodien*, S. 253.
139 A.a.O., S. 476.
140 A.a.O., S. 33.
141 A.a.O., S. 236.
142 A.a.O., S. 209 f.
143 A.a.O., S. 468. Hier wirkt sich der medizinische Ansatz aus: Therapie-Begeisterung für die Heilbaren; die Unheilbaren gehen – abgetrennt – leer aus.
144 A.a.O., S. 472.
145 A.a.O., S. 479.

146 Koselleck, »Staat und Gesellschaft in Preußen«, in: Wehler (Hrsg.), S. 61.
147 A.a.O., S. 63.
148 Kehr, »Zur Genesis der preußischen Bürokratie«, in: Wehler (Hrsg.), S. 40 und S. 42.
149 Zit. nach Koselleck, in: Wehler (Hrsg.), S. 83.
150 A.a.O., S. 61.
151 Zit. nach Koselleck, a.a.O., S. 79; »Verwöhnung« ist hier noch nicht kulturkritisch gemeint, sondern zielt durchaus auf die Sorge der Verbiegung der Persönlichkeit durch Industriearbeit im kindlichen Alter.
152 A.a.O., S. 79.
153 Braubach, »Stein und die inneren Reformen in Preußen«, S. 67 f.
154 Holborn, »Der deutsche Idealismus«, in: Wehler (Hrsg.), S. 95 und 102.
155 Koselleck, in: Wehler (Hrsg.), S. 80.
156 Holborn, in: Wehler (Hrsg.), S. 103.
157 A.a.O., S. 97.
158 Jetter, »Das Krankenhaus des 19. Jahrhunderts«, in: Artelt/Rüegg, S. 71.
159 *Hundertfünfzig Jahre Regierungsbezirk Köln*, S. 238 f.
160 Laehr, *Gedenktage*, S. 49.
161 A.a.O., S. 116. Elemente dieser gesetzgeberischen Haltung, die von den wirklich gefährlichen Irren her eine Norm für alle psychisch Kranken konstruiert und die so von der Priorität des Schutzes der Öffentlichkeit gegen die Irren vor ihrer Heilungsbedürftigkeit ausgeht, bestehen heute noch, vgl. Panse, S. 208 ff., sowie Wettley, »Die Stellung des Geisteskranken«, in: Artelt/Rüegg, S. 66 f.
162 Langermann, *Dissertatio de methodo cognoscendi curandique animi morbos stabilienda*, Jena 1797, hier nach Ideler, *Grundriß der Seelenheilkunde*, 1835, in dessen Einleitung »Langermann und Stahl als Begründer der Seelenheilkunde« (S. 3–94) große Auszüge der Theorie Stahls und der Dissertation Langermanns abgedruckt sind.
163 Leibbrand/Wettley, S. 500.
164 Eben dieses Märchen dient heute noch als Begründung für die Forderung, psychisch gestörte Studenten, »Kümmerneurosen«, hätten auf der Universität nichts zu suchen, z. B. W. Thiele, »Neurosen bei Studenten«, in: *Die Berliner Ärztekammer*, 4: 221–225, 1967. Aber die Selbstverschuldung wird Voraussetzung sowohl des psychotherapeutischen als auch des pädagogischen Ansatzes, den Langermann bevorzugt.
165 Bericht Langermanns vom 28. 5. 1804.
166 A.a.O., S. 585.
167 A.a.O., S. 601 ff. (eine Äußerung Langermanns von 1805).
168 A.a.O., S. 589 ff.
169 So H. Laehr in: Kirchhoff (Hrsg.), *Deutsche Irrenärzte*, Bd. I, S. 42.
170 Horn setzte auch die Gleichstellung der Irren mit den körperlich Kranken durch und führte verschiedene technische Erfindungen – so die Coxsche Drehmaschine – aus England ein, ähnlich dem Import von Web- und Dampfmaschinenmodellen aus England, der den deutschen Unternehmern freilich oft nur illegal, durch z. T. staatlich finanzierte Betriebsspionage, gelang. (Motteck, S. 114 f.)
171 Horn, *Öffentliche Rechenschaft über meine zwölfjährige Dienstführung als 2. Arzt des königl. Charité-Krankenhauses nebst Erfahrungen über Krankenhäuser und Irrenanstalten*, S. 222 f.

172 Der vollständigste Katalog der Zwangs- und Foltermittel für die Irren dürfte enthalten sein in Schneider, *Entwurf zu einer Heilmittellehre gegen psychische Krankheiten*, 1824. Wenn man dem therapeutischen oder pädagogischen »Terror« dieser ersten Psychiatergeneration gerecht werden will, muß man sich klarmachen, daß ihre Absicht darin bestand, die akuten Krankheitszustände mit aller idealistischen Begeisterung und Intensität anzugehen, um möglichst viele Irre in möglichst kurzer Zeit zu heilen und sie dem Schicksal der Unheilbarkeit zu entreißen. Daß sie darin erfolgreich waren, ist an den hohen Entlassungszahlen und kurzen Aufenthaltszeiten abzulesen. Einige Jahrzehnte später, wenn der Irre mehr als Kranker gesehen und das Regime mehr naturwissenschaftlich-medizinisch und damit »humaner« wird, verlängern sich auch die Aufenthaltszeiten zunehmend, produzieren die Anstalten mehr»Unheilbare«, die sich selbst überlassen bleiben, weil sie für das medizinisch-therapeutische Vorgehen uninteressant geworden sind, da dieses nur »heilen« will.

173 Ungeachtet des fraglichen Rechts, Elemente des Nationalsozialismus aus dem Preußentum abzuleiten, kommt man um den Hinweis nicht herum, daß der »therapeutische Idealismus«, von dem hier die Rede ist, bei der Mehrzahl gerade derjenigen Psychiater persönlich nachweisbar ist, die die Lebensvernichtung von Geisteskranken und anderen »Unvernünftigen« im Dritten Reich verantwortlich leiteten. Diese »Haltung« ist darüber hinaus weit eher beweisbar als der bisher mit Vorliebe angeschuldigte verobjektivierende Geist der Naturwissenschaft, eine Anschuldigung, die – so ist man versucht zu sagen – selber einem typisch deutschen anti-naturwissenschaftlichen Ressentiment entspringt. Hier ging es freilich buchstäblich um »Heilung um jeden Preis«, d. h. um die Bejahung des Tötens, wenn andere Mittel sich als unwirksam erweisen. Zugrunde lag zudem das Postulat der Machbarkeit der idealen, perfekten Gesundheit – wenn schon nicht des Individuums, dann doch des »Volkskörpers«; und auch dies war eine Analogie, die die politisch sich nicht reflektierende und verspätete Nation (und Psychiatrie) hemmungsloser als die bürgerlichen Gesellschaften des Westens kurzzuschließen sich zur Tradition gemacht hatte (vgl. Dörner, »Nationalsozialismus und Lebensvernichtung«).

174 Zit. nach Haisch, »Irrenpflege«, S. 3152.

175 Nostitz und Jänkendorf, *Beschreibung der Königl. Sächs. Heil- und Verpflegungsanstalt Sonnenstein*.

176 Zit. nach Dehio, in: Kirchhoff (Hrsg.), *Deutsche Irrenärzte*, Bd. I, S. 97. Diese humane Glaubwürdigkeit Hayners mag damit zu tun haben, daß er zu den wenigen gehört, die bewußt die Arbeit mit Unheilbaren gewählt haben. Der Gegentyp ist Pienitz (s. u.).

177 F. Autenrieth (1772–1835) war Professor für Medizin in Tübingen. Als autoritärer Politiker und Organisator entwickelte er seine Position als Kanzler der Universität in der Restaurationszeit (1822–1832) zu einer Art Diktatur, was ihn z. B. mit R. v. Mohl verfeindete. Als Freund Reils hatte er naturphilosophische Vorstellungen über die Irren, zu deren pädagogischer Bestrafung er neben – dem vergleichsweise humanen Pallisadenzimmer – quälende Zwangsinstrumente mit viel Liebe ersann, so etwa eine Gesichtsmaske, die das Schreien der tobenden Irren erstickt, damit der Arzt nicht selbst krank werde; dabei bekam auch Autenrieth nur wenige Irre zu Gesicht. (Vgl. Gaupp, R. in: Kirchhoff (Hrsg.), *Deutsche Irrenärzte*, Bd. I, S. 55–57). Er gehörte andererseits zu der leider er-

folglosen Minderheit, die die gleichmäßige Verteilung der Irren über die Gesellschaft besser fand als ihre Konzentration in großen Anstalten – ein erster Vorläufer der heutigen Gemeinde- oder italienischen Psychiatrie. Hölderlin verdankte ihm seine Familienpflege. (Vgl. Härtling, S. 580 ff.)

178 Hayner, »Über einige mechanische Vorrichtungen, welche in Irrenanstalten mit Nutzen gebraucht werden können«, S. 339.

179 Vgl. G. Ilberg, in: Kirchhoff (Hrsg.), *Deutsche Irrenärzte*, Bd. I, S. 99–101.

180 Vgl. Kirchhoff, in: Kirchhoff (Hrsg.), *Deutsche Irrenärzte*, Bd. I, S. 51–54, sowie den Nachruf in der *Allgem. Zschr. Psychiat.*, Bd. 10, 1853.

181 Rürup, »Die Judenemanzipation in Baden«, S. 255 ff.

182 Panse, S. 27.

183 Vgl. C. Schneider, in: Kirchhoff (Hrsg.), Bd. I, S. 176 f.

184 Vgl. H. Schulte, in: Kirchhoff (Hrsg.), Bd. I, S. 131–133.

185 Der Schwierigkeit der Aufgaben wegen mußte auch Ruer für die Verwaltung folgende Bedingungen erfüllen: imponierende Figur, Muskelkraft, Gesundheit, furchtlose Miene, starke Stimme, Kenntnis der empirischen Psychologie, Menschenkunde und Menschenliebe; d. h. er hatte »Persönlichkeit« zu sein (a.a.O., S. 131). – In der ganzen bisherigen Geschichte der Psychiatrie kommt das Pflegepersonal selbst so gut wie nie zu Wort, weniger noch als die Patienten. Daß sich dies heute ändert, ist das hoffnungsvollste Zeichen für eine Normalisierung psychiatrischer Beziehungen zwischen Menschen.

186 Jetter, »Zur Planung der Schleswiger Irrenanstalt«.

187 Zit. nach Kirchhoff (Hrsg.), S. 146.

188 Leibbrand/Wettley, S. 676, sowie O. Mönkemöller, in: Kirchhoff (Hrsg.), S. 123 ff.

189 Wettley »Die Stellung des Geisteskranken« in: Artelt/Rüegg, S. 58.

190 Errechnet aus Unterlagen in Burrows, *Untersuchungen über gewisse die Geisteszerrüttung betreffende Irrtümer*, S. 136 f.

191 Funcke, F. O., *Reisebilder und Heimathklänge*, 3. Reihe, Bremen 1873, zit. nach Haisch, »Irrenpflege«, S. 3150.

192 Lukács, *Die Zerstörung der Vernunft*, S. 112 ff., sowie Habermas, *Theorie und Praxis*, S. 108 ff.

193 Schelling, *Ideen zu einer Philosophie der Natur* (1797), *Werke*, Bd. I, S. 706.

194 Ders., *Von der Weltseele* (1798), Bd. I, S. 574.

195 A.a.O., S. 630.

196 Lukács, *Die Zerstörung der Vernunft*, S. 118 f.

197 Schelling ist daher gegenüber Brown darauf aus, den »Grund, der vor aller wirklichen Erregung die Erregbarkeit setzte«, zu finden (*Werke*, Bd. IV, S. 196). Nicht anders ist für Schelling das Verhältnis zwischen Erziehung und Erziehbarkeit.

198 Vgl. Kants *Anthropologie*, bes. § 55: Kant wie Schelling sprechen vom »belebenden Prinzip«: aber für ersteren ist es der Geist, für letzteren die Seele, die als Antrieb, als Instinkt von Schelling um ebenso viel mehr im objektiven Naturprozeß verankert wird wie das Genie, das bei ihm zugleich reine schöpferische Einbildungskraft ist, während das Genie bei Kant von der subjektiven Anlage, von der »Natur des Subjekts« getragen wird und vom Erlernen »gewisser mechanischer Grundregeln« nicht unabhängig ist, weshalb es auch nicht die Natur selbst »ursprünglich hervorbringt«, sondern lediglich »der Kunst die Regeln giebt«.

199 Leibbrand, *Romantische Medizin*, S. 59 f.
200 Schelling, *Werke*, Bd. IV, S. 195 und 211.
201 Eschenmayer, *Die Philosophie in ihrem Übergang zur Nichtphilosophie*, S. 25.
202 Schelling, *Philosophie und Religion* (1804), *Werke*, Bd. IV, S. 20 f., 13, 28.
203 Habermas, *Theorie und Praxis*, S. 113.
204 »Das Gegenbild, als ein Absolutes, das mit dem ersten alle Eigenschafen gemein hat, wäre nicht wahrhaft in sich selbst und absolut, könnte es nicht sich in seiner Selbstheit ergreifen, um als das andere Absolute wahrhaft zu sein.« (Schelling, *Werke*, Bd. IV, S. 29.)
205 Nach einer Zusammenstellung von Äußerungen Schellings durch Habermas (*Theorie und Praxis*, S. 122 f.), die hier um einige Aspekte vervollständigt wurde.
206 Schelling, *Philosophische Untersuchungen über das Wesen der menschlichen Freiheit* (1809), »Werke«, Bd. IV, S. 258 und 263. Es versteht sich: hier im Interesse der Irren etwa für deren Unzurechnungsfähigkeit einzutreten, hieße, das ganze System Schellings in die Schranken zu fordern.
207 Schelling, *Stuttgarter Privatvorlesungen* (1810), *Werke*, Bd. IV, S. 352 f.
208 A.a.O., S. 353 f.
209 A.a.O., S. 355 ff.
210 Während der Leib für Schelling nur die Blume ist, aus der man Honig oder Gift saugen kann, gilt: »Wer mit den Mysterien des Bösen nur einigermaßen bekannt ist, der weiß, daß die höchste Korruption gerade auch die geistigste ist, daß in ihr zuletzt alles Natürliche, und demnach sogar die Sinnlichkeit, ja die Wollust selbst verschwindet, daß diese in Grausamkeit übergeht, und daß der dämonisch-teuflische Böse dem Genuß weit entfremdeter ist als der Gute. Wenn also Irrtum und Bosheit beides geistig ist, und aus dem Geist stammt, so kann er unmöglich das Höchste sein.« (A.a.O., S. 360).
211 A.a.O., S. 361. Zu beachten ist die sonst seltene Position Schellings, wonach der Wahn auch seinen Sinn in sich selbst hat. Bei den meisten Theoretikern der Psychiatrie ist er letztlich nur eine Form von Un-Sinn.
212 A.a.O., S. 361 f.
213 A.a.O., S. 364.
214 A.a.O., S. 370.
215 Gadamer, S. 56 u. 78 f.
216 Die Psychiatriegeschichtsschreibung hält es sonst umgekehrt. Leibbrand/Wettley z. B. kommentieren Schellings Bestimmung des Wahnsinns nur mit dem Attribut »wunderlich«, verweisen aber zu Recht auf das Fortleben Schellings in der Gegenwart, so in der »Pathosophie« V. v. Weizsäckers.
217 Wir unterschlagen hier eine dritte, vermittelnde Entwicklungslinie, die von dem Philosophen und Kant-Schüler J. C. Hoffbauer ausgeht, der bei ebenso geringer Erfahrung zwischen 1802 und 1807 drei Bände herausgibt, in denen er gegen Reil auf der Eigengesetzlichkeit psychischer Vorgänge und Störungen insistiert, sich aber gegen Langermanns sittlichen Subjektivismus absetzt. Als Kantianer leitet er das Irresein von den Vermögen ab, bestimmt es aber vor allem als Vertiefung (Fixierung) oder Zerstreuung der Aufmerksamkeit. Nur das Genie findet noch aus der größten Zerstreuung zum Naturzweck = Vernunft = Selbst zurück, während der Durchschnittsmensch dabei irre wird – im Stadium der Leidenschaften noch mit Freiheit, also schuldhaft, nach der Habitualisierung der Selbst-Abweichung jedoch als Krankheit. (*Untersuchungen über die Krankheiten der*

Seele, Bd. I, S. 23 ff. u. 274.) Sein Bemühen, die Psychologie durch die Beobachtung der »positiven« Erscheinungen vom Spiritualismus und Materialismus fernzuhalten (Bd. III, S. IV), honorierte ihm der spekulationsfreudige Gesellschaftszustand Deutschlands nicht sonderlich. Sein Ansatz wurde später naturwissenschaftlich-physiologisch von J. F. Herbart und F. E. Beneke integriert, während man erst in der zweiten Jahrhunderthälfte für den Spielraum »reiner« psychologischer Betrachtung etwas übrig hatte, etwa ab F. W. Hagen (*Studien auf dem Gebiete der ärztlichen Seelenkunde*, 1870).

218 Leibbrand, *Romantische Medizin*, S. 103 ff.

219 A.a.O., S. 163.

220 Koreff war Arzt, ein Schüler Steffens' und einer der Serapionsbrüder E. T. A. Hoffmanns. Er behandelte magnetisch z.B. A. W. Schlegel, K. v. Humboldt und in Paris die Kameliendame.

221 Haisch, »Irrenpflge«, S. 3841.

222 Dies scheint auch heute etwa darin nachweisbar zu sein, daß Patienten mit phasischen Psychosen im Maße intellektueller Selbstbezogenheit (nach Ausbildung und Beruf) eher zum Ausdruck hypochondrischer Symptomatik neigen. (Dörner/Winzenried, *Wahninhalte phasischer Psychosen*, S. 40 ff.)

223 Schelling, *Philosophische Einleitung in die Philosophie der Mythologie oder Darstellung der rein rationalen Philosophie*, Werke, Bd. V, S. 715 u. 732.

224 Die weitere Wirkung Schellings auf die deutsche Psychiatrie ist kaum untersucht. Immerhin hat sich nicht zuletzt durch Schelling die – irrationalere, geistfeindlichere – deutsche Standardbezeichnung »Geisteskrankheit« für das Irresein durchgesetzt, da nach ihm die Seele, das »Göttliche im Menschen«, nicht krank werden kann – und dies gegen die Tradition Hegels, der umgekehrt formuliert hatte: »Der Geist ist frei und darum für sich dieser Krankheit nicht fähig«. (*Encyclopädie der philosophischen Wissenschaften*, S. 354). Die daseinsanalytische Psychiatrie verzichtete darauf, das ihr durch Heidegger überkommene Erbe Schellings zu reflektieren. Eine besonders wichtige und – mit Ausnahme Leibbrand/Wettley, S. 518 ff. – kaum gesehene Beziehung besteht zwischen der deutschen Naturphilosophie und der späteren französischen Romantik, soweit sie sich zur Degenerationstheorie entwickelte. Ihr Schöpfer, B. A. Morel (1857), gründet seine Ideen des durch die Generationen einer Familie fortschreitenden Verfalls bis zum Blödsinn nicht anders als Schelling auf den Abfall des ersten Menschen von Gott. Seine Theorie war freilich im Rahmen der französischen Tradition von vornherein auch eine soziale. Vor Heine hatte schon Gall die Franzosen verspottet und nachzuweisen versucht, daß sie trotz ihrer Aufgeklärtheit der deutschen Romantik auf den Leim gegangen seien (Leibbrand/Wettley, S. 669). Die Anthropologie G. Meiners' wie Carus' Denkschrift zum 100. Geburtstag Goethes *(Über ungleiche Befähigung der verschiedenen Menschheitsstämme für höhere geistige Entwicklung)* nahmen Ideen Gobineaus vorweg. Die Rückwendung dieser in Frankreich ausgearbeiteten »entartungs«-theoretischen und ethnologischen Vorstellungen nach Deutschland in den 1870er-90er Jahren, die für die Ausbildung des »in das Innere der eigenen Seele« verlegten, speziell deutschen Imperialismus (Arendt, *Elemente und Ursprünge totaler Herrschaft*, S. 343) von Bedeutung war, ist ebenfalls kaum untersucht. Bei alledem ist diesen Naturphilosophen andererseits zu danken, daß sie mit aller Hartnäckigkeit durch das zunehmend positivistische 19. Jahrhundert hindurch daran festgehalten ha-

ben, daß Psychiatrie nicht nur ein medizinisches, sondern immer auch ein philosophisches Problem ist, daher – wie jede Wissenschaft vom Menschen – zumindest einer philosophisch-antrhopologischen Fundierung bedarf, wie wir dies seit Kant wissen. Das Fehlen einer solchen handlungsleitenden Reflexionsmöglichkeit hat die psychiatrischen Vernichtungsaktionen des 20. Jahrhunderts begünstigt. Dennoch stehen wir immer noch vor der Aufgabe, die an den sozialen Bedürfnissen und Rechten der psychisch Kranken orientierte und uns vor den schlimmsten Gefahren unseres psychiatrischen Handelns bewahrende philosophisch-wissenschaftliche Vermittlungsarbeit zu leisten. Unterschiedliche Vorarbeit hierfür verdanken wir einerseits der noch zu beerbenden daseinsanalytischen Psychiatrie, zum anderen Sartres epochalem Werk *Der Idiot der Familie: Gustave Flaubert* sowie Martin Bubers *Das dialogische Prinzip.*

225 Haindorf war wohl der erste jüdische Psychiater in Deutschland. Der erste jüdische Neurologe war – nach einer Mitteilung von Herrn Prof. H. Spatz – der Kasseler Arzt B. Stilling (1810–1879). Die wissenschaftssoziologische Bedeutung jüdischer Ärzte für die Nervenheilkunde in Deutschland ist gleichfalls ein ebenso ergiebiges wie unausgeschöpftes Thema. Hier nur einige Andeutungen. In der ersten Hälfte des 19. Jahrhunderts konnten jüdische Ärzte auf irrenärztlichem Gebiet kaum zu wesentlichen Positionen kommen. Neben Haindorf mag K. F. Stahl, der jüngere Bruder des konservativen preußischen Staatsrechtlers J. F. Stahl, erwähnt werden. Dieser war Anstaltsdirektor erst in Bayreuth, später in der fränkischen Kreisirrenanstalt Karthaus-Prüll. – Erst seit den 70er Jahren war den deutschen Juden wenigstens die formale Möglichkeit zu gesellschaftlichem und beruflichem Aufstieg gegeben. Nur wenig später beginnt der Antisemitismus der imperialistischen Ära. Zu dieser Zeit war die Psychiatrie in Deutschland bereits weitgehend professionalisiert und gesellschaflich integriert. Zur gleichen Zeit befindet sich die zwischen Innerer Medizin und Psychiatrie sich spezialisierende Neurologie in einer Außenseiterposition namentlich gegenüber der etablierten Psychiatrie und beginnt ihren Kampf um Anerkennung als eigenständiger akademischer Wissenschaft. Alle diese Umstände führen dazu, daß jüdische Ärzte – selbst noch soziale Außenseiter – in der Neurologie weit eher als in der (damals zunehmend national-liberal-staatstragenden) Psychiatrie Erfolg haben konnten. Sie haben daher in der Tat gerade für die Neurologie in ihrer Entstehungszeit einen ganz erheblichen Beitrag geleistet. Aus denselben Gründen waren jüdische Nervenärzte in ihrer praktischen Tätigkeit mehr auf die freie Arztpraxis angewiesen – wegen der weiterhin bestehenden gesellschaftlichen Schranken gegen den Aufstieg jüdischer Ärzte an den Universitäten. Nervenärztliche Therapie in der Sprechstunde, die neurologisch unbefriedigend sein mußte, richtete sich daher vor allem auf Hysterien und andere neurotische Störungen. Diese soziologischen Bedingungen machen zu einem wesentlichen Teil die Konstellation aus, die zur Entstehung der Psychoanalyse führte. Sie erklären den Umstand, daß die Psychoanalyse vor allem von jüdischen Ärzten, die zunächst Neurologen waren, begründet und ausgearbeitet wurde. S. Freud ist in dieser Hinsicht nur ein Beispiel von vielen. Späteren Zeiten kam es gelegen, den »jüdischen Materialismus« an der neurologischen und triebtheoretischen Orientierung jüdischer Nervenärzte nachzuweisen. Endlich hat die in Deutschland offenbar zeitlose Ablehnung der psychoanalytischen Psychiatrie durch die übrigen Psychiater in diesen Zusammenhängen einige der wirksamsten Ursachen.

226 Haindorf, *Versuch einer Pathologie und Therapie der Geistes- und Gemütskrankheiten*, S. 7. Im Wort »Wahnsinn« ist sowohl die Bedeutung »arm« als auch »schief« (wahnschaffen) enthalten. Was »schief« ist, ist rational schwerer angreifbar als das, was genau »gegen« steht – also auch bedrohlicher. (F. Kluge, *Etymologisches Wörterbuch*, Berlin 1967, S. 832.)

227 A.a.O., S. 10.

228 A.a.0., S. 405.

229 Heinroth, *Lehrbuch der Störungen des Seelenlebens vom rationalen Standpunkt aus entworfen*, 1. Teil, S. 21–25.

230 A.a.O., S. 51–57 und 2. Teil, S. 3ff.

231 Haindorf, *Versuch*, S. 82 f.

232 Heinroth, *Lehrbuch*, 1. Teil, S. 67 f.; Vgl. Hegels *Grundlinien der Philosophie des Rechts*, § 241–246. Die Etablierung der Krankheitsform der Dementia praecox (später Schizophrenie) am Ende des Jahrhunderts wird mit diesem pessimistischen bürgerlichen Bedrohtheitsgefühl zu tun haben: abstrakt-theoretisch hätte man diese Form ja auch schon vorher »sehen« können.

233 Heinroth, a.a.O., S. 117.

234 A.a.O., S. 147.

235 A.a.O., S. 200.

236 Heinroth, »Abhandlung über die Seelengesundheit«, in: Burrows, *Untersuchungen über gewisse die Geisteszerrüttung betreffende Irrtümer*, übers. Heinroth, S. 203.

237 Schellings Entstehung des Bösen, Negativen im Absoluten selbst wird hier zugunsten ihrer Integration in die moralische Vernunftordnung nicht mehr ernstgenommen.

238 Heinroth, *Lehrbuch*, 1. Teil, S. 383 ff.

239 Ders.: »Abhandlung«, S. 197.

240 A.a.O., S. 203 f.

241 A.a.O., S. 251–260.

242 Ders., *Lehrbuch*, 2. Teil, S. 377–383. Die zahlreichen Beziehungen zwischen Heinroth und Hegel (vgl. *Encyclopädie*, S. 353 ff.) sind leicht nachzuweisen, während die Differenzen vor allem in Heinroths theologischer Determination zu suchen sind.

243 Zit. nach Leibbrand, *Romantische Medizin*, S. 48.

244 Zit. nach Leibbrand/Wettley, S. 437.

245 Hauser, S. 239.

246 Belgien gibt ein weiteres Beispiel für den Zusammenhang zwischen der bürgerlichen politischen und ökonomischen Revolution und dem Sichtbarwerden der Irren. Hier wurde nach der Revolution vom August 1830 die Monarchie durch eine Verfassung eingesetzt und begrenzt sowie eine für alle europäischen liberalen Verfassungskämpfer modellhafte Staats- und Kommunalverfassung geschaffen. Dieselbe Revolution gab den Anstoß für die Irrenreform, die J. Guislain von Gent aus in den folgenden Jahren in der Praxis der Behandlung, Forschung und Lehre und in der Theorie realisierte.

247 Hierzu und zum folgenden vgl. Mottek, *Wirtschaftsgeschichte*, S. 119–134.

248 Nach Daten aus Laehr, *Gedenktage*, bzw. der 9. Aufl. dieses Buches von 1937, die vom Verf. ergänzt wurden.

249 »Acta betr. den Reisebericht des Prof. Dr. Mandt und des prakt. Arztes Dr. Rust

in specie über die Irrenanstalten in Frankreich, England«, Greifswald-Berlin, 20. Mai 1833; aus dem ehem. Berliner Geh. Staatsarchiv, zit. nach Leibbrand/ Wettley, S. 661.

250 Mottek, S. 128. Lütge (S. 355) weist darauf hin, daß gegenüber dem liberalen Freihandel sich die Idee der »Nationalen Ökonomie« in Deutschland behauptete, und versucht, damit seine These zu stützen, daß während des ganzen 19. Jahrhunderts die Gedanken einer merkantilistischen nationalpolitischen Wirtschaftslenkung in Deutschland lebendig blieben und sich seit dem Ende des 19. Jahrhunderts wieder verstärkten.

251 Hegel, *Grundlinien der Philosophie des Rechts*, S. 201.

252 Wie traditionell allerdings auch die Ablehnung des Rechtsanspruchs der Armen auf Hilfe verstanden wurde, zeigt die Begründung der Provinzialstände von 1835: »Nach der Ansicht der Versammlung darf überhaupt die Armut kein Rechtszustand werden. [...] Gesetzliche Armut wird die Scham und die Religion des Armen austilgen, denn das Band der Wohltätigkeit, geknüpft zwischen der Religion und dem Armen, wird gelöst.« (Zit. nach Koselleck, »Staat und Gesellschaf in Preußen 1815–1848«, in: Wehler (Hrsg.), *Moderne deutsche Sozialgeschichte*, S. 480.) – Ähnliche Motive dürfen bei der obligaten gesetzlichen Benachteiligung der psychisch Kranken häufig im Spiel gewesen sein.

253 Weihold, *Von der Überbevölkerung*, S. 45 f.

254 Mottek, S. 39.

255 Koselleck, in: Wehler (Hrsg.), S. 77 f. Die Eisenbahnen und ihre sozialen Folgen blieben auch für die Entwicklung der Medizin und der Psychiatrie nicht ohne Wirkung. Zunächst begegneten viele Ärzte dieser Neuerung mit Skepsis. Analog zu mehreren Monarchen, die ihr Privileg der schnellsten Beförderung gefährdet sahen und daher die Eisenbahnen als demokratisch-gleichmacherisch und verderblich ablehnten, wiesen Ärztekommissionen die Gesundheitsschädlichkeit sowohl des Eisenbahnfahrens als auch des bloßen Zuschauens nach (Lütge, S. 364). Zum anderen entzündete sich die erste Welle der Spekulation 1836 an den Eisenbahnaktien. Dies ermöglichte deutschen Psychiatern, was ihre englischen Kollegen schon im 18. Jahrhundert konnten: über die sozio-ökonomische Pathogenese psychischer Störungen durch Spekulation und andere Äußerungen des Wirtschaftsegoismus systematisch nachzudenken. Endlich spielen die Bahnhofsviertel eine Rolle, die seit den 60er und 70er Jahren Öffentlichkeit als anonyme exemplarisch zum Ausdruck bringen. Es ist kein Zufall, daß während derselben Zeit Homosexualität, Transvestitismus, Exhibitionismus und andere (sexuelle) Abnormitäten erstmals der Psychiatrie sichtbar und systematisch zum Gegenstand ihrer Forschung gemacht werden, obwohl es sie doch immer schon gegeben hatte; denn schon in den ersten wissenschaftlichen Berichten über solche Individuen werden sie immer wieder im Milieu der Eisenbahnen und Bahnhöfe und deren Umgebung geschildert, haben auch häufig kaufmännische Berufe, Umstände, die bis heute nicht unwirksam geworden sind. Es ist dies ein eindringliches Beispiel für die Bedeutung der sozialen Bedingungen, deren Entwicklung den Gegenstand einer Wissenschaft und damit auch sie selbst in entscheidender Weise konstituieren, ebensosehr aber auch ein Beispiel für den problematisierenden, aufdeckenden Charakter der technischen Rationalisierung in der Entwicklung der bürgerlichen Gesellschaft, zumal auch erst seit derselben Zeit Homosexualität usw. viel stärker als bis dahin zum strafrechtlichen Problem »gemacht« worden ist.

256 Haisch, »Irrenpflege«, S. 3160.

257 Panse, S. 28. Nicht viel später werden liberale Psychiater wie Griesinger diese noch ganz neuen Errungenschaften bereits als »Kasernen« kritisieren.

258 Laehr, *Gedenktage*, S. 33.

259 Die Industrialisierung muß sich im Gegensatz zu England und Frankreich bis 1848 teilweise noch gegen den Staat durchsetzen, so daß die Not der Armen noch eher von der mangelnden Kapazität der Wirtschaft als von der systembedingten frühliberalen Ausbeutung abhängt. Politische Öffentlichkeit im Sinne parlamentarischen Lebens gibt es allenfalls in den südwestdeutschen Staaten. Der »sozialen Frage« stellen sich die Bürger erst seit den 40er Jahren mit nennenswerter Ernsthaftigkeit, sei es durch pragmatische Lösungsversuche, christliche Reformvorschläge, Sozialutopien, revolutionäre Bewegungen oder Ansätze zu einer Sozialwissenschaft. Die Naturwissenschaften lernen noch vom Westen, stehen gegenüber der staatlich sanktionierten Naturphilosophie noch in der Defensive. Und die literarische Form der etablierten bürgerlichen Gesellschaft, der moderne Roman, hat noch keine Existenzbedingungen in Deutschland: es gibt nichts den zugleich sozial- und naturwissenschaftlichen und dazwischen die Psychiatrie integrierenden Romanen Balzacs und Stendhals Vergleichbares.

260 Laehr, *Gedenktage*, S. 85.

261 Freilich kam es im Bekenntnis zu Bismarcks Staat, dem sich nach 1870 fast alle Psychiater unterwarfen, auch zu einer Einheit beider Parteien. Dies war die Zeit, in der die deutsche Psychiatrie – hier stimmt die gesamte Psychiatriegeschichtsschreibung überein – »aufgeholt« hat und in Europa »führend« wurde. Die Einheit, die politisch auch diesmal »von oben« kam und der theoretisch auch jetzt nicht das Abarbeiten an den Ansprüchen der Aufklärung zugrunde lag, gab nicht nur den Anstoß für die umfassendste Synthese der Psychiatrie, für den Schizophreniebegriff (E. Kraepelin und E. Bleuler), sondern auch für einige besonders »weltanschauungs«- und ideologie-gefährdete, abstrakte Verknüpfungen, wie idealistischen Monismus, idealistische Rassevorstellungen und Motivationen zum Euthanasieproblem, sozialbiologische Theorien oder die Mythologisierung des »Endogenen« gegenüber dem »Exogenen«.

262 Kirchhoff, *Grundriß*, S. 154 f.; Leibbrand/Wettley, S. 501.

263 Ideler, *Lehrbuch der gerichtlichen Psychologie*, S. 8.

264 Ders., *Grundriß der Seelenheilkunde*, Bd. II, S. 495 f.

265 A.a.O., Bd. I, S. 130. Ideler gehört zu den Psychiatern, die psychoanalytische Begriffe vorgeprägt haben.

266 A.a.O., S. 123–127.

267 A.a.O., S. 141–144.

268 A.a.O., S. 238.

269 A.a.O., S. 281–290.

270 A.a.O., S. 522.

271 Ideler, *Grundriß*, Bd. II, S. 61 und 138. Diese Position, in der die Synthese der Widersprüche von Körper und Seele, von Materialismus und Idealismus stets wieder idealistisch ausfällt, findet ihre Nachfolge im heutigen versöhnenden Begriff der Psychosomatik in der Medizin, der ebenfalls in der Regel nur verdeckt, daß er eigentlich Psychogenie meint. Dagegen stände heute wie damals vielmehr zur Diskussion, wie »der Ernst, der Schmerz des Negativen« und die Härte und Objektivität der Entfremdung, in der Gesellschaft wie in der Natur, im Medium

der Theorie nicht kurzschlüssig harmonisiert und zu einem Sinn vermittelt, sondern in ihrer Unversöhntheit ausgetragen werden können.

272 A.a.O., S. 227.

273 A.a.O., S. 59.

273a Vgl. die Unterscheidung Riesmans zwischen traditioneller, innen- und außengeleiteter Gesellschaft in *Die einsame Masse*.

274 A.a.O., S. 249–251.

275 A.a.O., S. 284.

276 An den Zusammenhang des nunmehr verinnerlichten Begriffs der Selbstbestimmung mit den Nerventheorien des 18. Jahrhunderts, der Spannung und Stimmung der Nervensaiten, sei noch einmal erinnert.

277 A.a.O., S. 5 f.

278 A.a.O., S. 328–334 sowie ders., *Der Wahnsinn in seiner psychologischen und sozialen Bedeutung*, S. 155.

279 Ders., *Grundriß*, Bd. II, S. 335 f.

280 A.a.O., S. 402 f.

281 A.a.O., S. 355.

282 Der Krankheitslehre Idelers sind zwei Aspekte zu entnehmen. Melancholie ist zwar Depression der Gemütstriebe, aber keineswegs Negation, Mangel der Tätigkeit, vielmehr negative Tätigkeit, höchste Anspannung, »Starrkrampf des Geistes«. Diese paradoxe, aber gerade die depressive Gehemmtheit richtig beschreibende Beobachtung wird auch zur begrifflichen Basis der katatonen Form der Schizophrenie gehören, meint bei Ideler freilich, daß auch die Melancholie eine biographisch anzulastende eigene Tätigkeit der Seele ist (a.a.O., Bd. II, S. 601 f.). Dem entspricht es, wenn Ideler die »manie sans délire«, auch die Mordmonomanie akzeptiert, nicht aber die Annahme eines rein körperlichen, automatischen Antriebs etwa zum Mord. Denn irgendwann im Leben muß im Gedankenspiel ein »geheimer Widerspruch« vorgelegen haben, der sich später im Wahnsinn oder im Mord entlud. Der idealistische Anspruch verlangt, in jedem Fall nicht nur die äußere Biographie des Individuums, sondern auch die Lebensführungsschuld, »die geheime Geschichte seines Herzens«, deutend beherrschen zu können (a.a.O., Bd. II, S. 596f.).

283 Ideler, *Lehrbuch der gerichtlichen Psychologie*, S. 12 f., 17 f., 236–239.

284 A.a.O., S. 4.

285 A.a.O., S. 9.

286 A.a.O., S. 9 f.

287 Gegenüber dem im Staat verkörperten obersten Rechtsprinzip der sittlichen Freiheit sind die materiell-ökonomischen wie die materiell-somatischen Bedingungen zu vernachlässigen: erziehungs- und milieugeschädigte Menschen »kann der Staat [...] nur aus dem Prinzip der Selbsterhaltung, aus der gebieterischen Notwehr gegen die Empörer wider sein Gesetz« legitim strafen; denn darf er im Krieg, bei einem äußeren Angriff, gute Bürger opfern, so hat er um so mehr das Recht, die durch die Gesellschaft selbst Geschädigten, »seine inneren Feinde, welche durch Verbrechen die notwendige Rechtsordnung zu stürzen trachten, schonungslos zu verfolgen« (a.a.O., S. 28 f.). Arme und Irre stehen als Unvernünftige auch hier beieinander, wo Vernunft als objektiv-sittliches Unterscheidungsvermögen vorausgesetzt wird. Von dem als Norm gesetzten Krieg gegen äußere Feinde her innergesellschaflichen Zwang (von der Todesstrafe bis zur

Tötung der Geisteskranken) zu motivieren, wird ebenfalls erst mit dem Jahrhundertende, seit den neunziger Jahren, allgemeiner als richtig angesehen.

288 J. B. Friedreich wurde 1832 seiner medizinischen Professur in Würzburg enthoben, weil er die Studenten aufrührerisch gemacht habe; er wurde dannGerichtsarzt in Weißenberg, und erst in dieser Position, d. h. von forensischen Fragen aus, entwickelte er sich zum psychiatrischen Theoretiker – vom »somatischen« Standpunkt aus. – C. F. Flemming trat als Anstaltsdirektor (Sachsenberg) 1852 zurück, als die Behörden während der nach-48er-Reaktion gegen seinen Willen die Amtswohnung eines Geistlichen in die Anstalt verlegten. – G. Blumröder, erst Theologe und Romanschriftsteller, kam durch Freundschaft mit Gall und als Armen- und Gerichtsarzt im Fichtelgebirge zur psychiatrischen Schriftstellerei; 1848 war er linker Bezirksabgeordneter in Frankfurt, ging mit dem Rumpfparlament nach Stuttgart, wurde dort verhaftet, erkrankte im Kerker an Tuberkulose, weshalb man ihn 1850 entließ, bevor er 1853 an dieser Krankheit starb.

289 Vgl. H. Schipperges, »Leitlinien und Grenzen der Psychosomatik bei F. Nasse«, in: *Confin. Psychiat.* 2:19–37, 1959. Immerhin kam der Begründer des deutschen Paradigmas der Physiologie, Johannes Müller, aus dieser »Nasse-Schulung«, wie man sie nannte. Eine ausführliche Würdigung Nasses stammt von Kaiser und Trenckmann: *Wiss. Z. Univ. Halle* 29: 65–89, 1980.

290 Es ist daher nicht verwunderlich, daß gerade dieser Praktiker freilich im konservativ-integrierenden Sinne die Realität der »Irrenfrage« als Frage der armen Irren besonders deutlich wahrnahm. In seinem Statut legte er fest, daß arme Irre ein halbes Jahr frei behandelt werden, wenn ihr Aufnahmegesuch innerhalb der ersten sechs Monate ihrer Krankheit erfolgt. Außerdem errichtete er eine Poliklinik, wo Arme umsonst untersucht wurden. Gleichzeitig verkörperte Roller innerhalb seiner »Illenauer Gemeinschaft« den Typ des allgewaltigen »Anstaltspatriarchen«, der das Non-Restraint-Prinzip ablehnte und alsbald von liberaler Seite kritisiert wurde, weil seine Anstalt (mit eigenem Musiklehrer, Geistlichem und mit Turnen, Vorträgen und Tanzveranstaltungen) zu sehr auf dauerhafte Absonderung der Irren von der Gesellschaft ausgerichtet sei und zu wenig auf möglichst schnelle Wiedereinordnung in den Produktionsprozeß.

291 Es ist daran zu erinnern, daß in den häufig auch politisch motivierten Diskussionen zwischen Idealisten und Materialisten nicht nur Kerners »Seherin« zum Beweis für die Existenz des Übersinnlichen herhalten mußte, sondern z. B. auch Kaspar Hauser. Der 1828 aufgetauchte 14jährige Junge wurde von der Stadt Nürnberg dem Gymnasialprofessor Daumer anvertraut, einem therapie- und erziehungswütigen Lehrer. Dieser unterwarf Hauser, der offenbar an Temporallappen-Epilepsie mit mäßigem Schwachsinn litt, Experimenten und pädagogischen Überforderungen, nur zu dem Zweck, gegenüber »dem gemeinen materialistischen Verstand« die Wirklichkeit des Höheren, Außerordentlichen und des »positiven Glaubens« demonstrieren zu können. (G. Hesse, »Die Krankheit Kaspar Hausers«, in: *Münch. Med. Wschr.* 109:156–163, 1967).

292 Für H. v. Gagern war diese Rede ein ermutigendes Zeichen dafür, daß sich »die Bewegung zum Vormärz« wieder ermannte. (Wentzke/Klötzer, *Deutscher Liberalismus im Vormärz*, S. 288).

293 Roller, *Die Irrenanstalten nach allen ihren Beziehungen*, 1831.

294 Fries verlor 1817 seinen Jenenser Lehrstuhl wegen burschenschaftlicher Umtriebe. Im Einklang mit seinem politischen Liberalismus wurde er danach zu einem

Wortführer der antisemitischen »Hepp! Hepp! Bewegung« in Heidelberg, während die badische Regierung ihre jüdischen Untertanen zu schützen bemüht war und daher Fries' Schrift *Über die Gefährdung des Wohlstandes und des Charakters der Deutschen durch die Juden* (Heidelberg 1816) konfiszierte (Rürup, S. 262 f.). – Diese Vorgänge mögen erklären helfen, daß gerade in Baden nicht ein Liberaler, sondern der konservativ-»staatsmedizinische« Roller in Zusammenarbeit mit der Regierung die Situation der Irren wie der Armen überhaupt zu verbessern trachtete. Später wurde auch Roller begeisterter Bismarck-Verehrer.

295 Temkin, *Materialism in French and German Physiology*, S. 322 f.

296 Zur Biographie Jacobis vgl. Herting in: Kirchhoff (Hrsg.), *Deutsche Irrenärzte*, Bd. I, S. 83–93. Es ist noch einmal darauf hinzuweisen, daß die obige Aufzählung prominenter »Somatiker« zeigt, daß sie fast alle der geographischen Verteilung nach in Gebieten wirkten, die in der Revolutionszeit französisch beeinflußt waren.

297 Dieser Übersetzung stellte Jacobi als Motto einen an Fichte gerichteten Satz seines Vaters voran, der auch den Sohn bezeichnet: »Und wahrhaft über sich selbst erhebt den Menschen denn doch nur sein Herz, welches das eigentliche Vermögen der Ideen ist.«

298 Jacobi, *Sammlung für die Heilkunde der Gemütskrankheiten*, Bd. I, S. VIII f. und 35 f.

299 Zu Marx in diesem Zusammenhang vgl. Lieber, S. 64 f., sowie Habermas, *Theorie und Praxis*, S. 238 f.

300 Vgl. hierzu Leibbrand/Wettley, S. 496 f.

301 Jacobi, *Die Hauptformen der Seelenstörungen*, Bd. I: *Die Tobsucht*, S. 527.

302 Jacobi, *Sammlungen*, Bd. I, S. 114 f.

303 Ders.: *Sammlungen*, Bd. II: *Über die psychischen Erscheinungen und ihre Beziehung zum Organismus im gesunden und kranken Zustande*, 1825, S. 156 ff.

304 A.a.O., S. 185–190.

305 A.a.O., S. 377 ff.

306 Wyrsch, *Zur Geschichte und Deutung der endogenen Psychosen*, S. 17.

307 Zur Geschichte der Gründung der *Allgemeinen Zeitschrift* vgl. odamer, »Zur Entstehung der Psychiatrie als Wissenschaft im 19. Jahrhundert«, S. 511 ff.

308 Marx, *Kritik des Hegelschen Staatsrechts*, S. 210 bzw. *Kritik der Hegelschen Rechtsphilosophie*, Einleitung, S. 384.

309 Damerow, *Über die relative Verbindung der Irren-Heil- und Pflegeanstalten*, 1840.

310 Panse, S. 30. Gerhard Zeller, der Urenkel des somatischen Psychiatriereformers Albert Zeller, hat für die heutige Zeit das Verhältnis zwischen Heil- und Pflegeanstalten bzw. zwischen Akutkranken und chronisch Kranken bzw. zwischen Heilbaren und Unheilbaren aktualisiert. Er kommt zu dem Ergebnis, daß wir aus dem Dilemma nur dann herauskommen, wenn es uns gelingt, getrennt voneinander nicht nur für die Akutkranken, sondern auch für die chronisch Kranken, die sogenannten Unheilbaren, eigene Konzepte – gleichberechtigt nebeneinander – zu entwickeln (G. Zeller, »Von der Heilanstalt zur Heil- und Pflegeanstalt«).

311 Damerow, *Die Elemente der nächsten Zukunft der Medizin*, zit. nach Leibbrand, *Romantische Medizin*, S. 174.

312 Es ist bezeichnend, daß die literarische die wirkliche Vereinigung der Psychiater in Deutschland initiierte; für Damerow ist seine Zeitschrift die erste, notwendige

geistige Voraussetzung, »das geistige Band«, für alle weiteren Schritte. (Damerow, a.a.O., Einleitung zum 1. Bd., S. XXVI).

313 A.a.O., S.III-IV.

314 A.a.O., S. V.

315 A.a.O., S. XXIX. Die hegelsch-dialektische Vermittlungsvirtuosität von Damerow war schon deshalb wenig lebensfähig, weil sie jedesmal allzu schnell das »Dritte«, die Synthese formulierte, statt die real vorhandenen Widersprüche in ihrer Spannung auszuhalten und auszutragen. Daher hat auch nur eine Anthropologie, die dieses vermag, für die praktisch-theoretische Fundierung der Psychiatrie einen Sinn und eine Chance.

316 A.a.O., S. XXX.

317 A.a.O., S. V.

318 A.a.O., S. XXIV.

319 Ackerknecht, *Rudolf Virchow*, S. 11; Jacob, *Medizinische Anthropologie*, 1967, bemüht sich gegenüber Ackerknecht wieder mehr um den Einklang Virchows mit der idealistischen Tradition der deutschen Medizin.

320 Ackerknecht, a.a.O., S. 36. Von diesem Pathos einer kritisch-sozialen Fundierung der Medizin blieb im Zuge der progredienten Arbeitsteilung formal nichts als einige »Bindestrich«-Disziplinen wie Sozial-Medizin und Sozial-Hygiene, während die eigentlichen medizinischen Fächer sich positivistisch ganz davon »befreiten«. Gleichzeitig wurde der vorstellbare Gehalt kritisch-soziologischer Selbstreflexion der Medizin an den unscheinbaren und inkohärenten Rand ihres akademischen Lehrbetriebes zerstreut, so an Arbeits-, Sozial-, Staats-, Versicherungs-, Gerichtsmedizin, Hygiene, Medizingeschichte und so etwas wie Medizinphilosophie. Zudem wurde die Mehrzahl dieser Fächer in den Dienst der Leistungssteigerung und -sicherung des Produktionsprozesses gestellt. – Virchow dagegen hatte als Ziel der achtundvierziger Revolution durchaus auch die Befreiung des Proletariats im Auge: »So hat das Christentum die Sklaven, die Reformation die Bürger, die Revolution die Bauern emanzipiert und eben beschäftigen wir uns damit, die Arbeiter, die Besitzlosen in die große Kulturbewegung aufzunehmen. Das ist der lange Kampf des Menschen gegen das Unmenschliche, der Natur gegen das Unnatürliche, des Rechts gegen das Vorrecht.« (A.a.O., S. 139).

321 Leubuscher, Einleitung zu Calmeil, *Der Wahnsinn*, S. 1–21.

322 Damerow, Rez. v. Stürmers *Zur Vermittlung der Extreme im Staatsleben durch die Heilkunde*, Leipzig 1845, in: *Allgem. Zschr. Psychiat.* Bd. 2, 1845, S. 159 f. Damarows Scheitern ist um so tragischer, als er praktisch der einzige war, der im 19. Jahrhundert dialektisches Denken hätte in die Psychiatrie bringen können. Dies blieb Griesinger vorbehalten – freilich jetzt mehr wissenschaftlich als philosophisch, nicht mehr beides gemeinsam.

323 Rürup, »Die Judenemanzipation in Baden«, S. 296.

324 So in der Gestalt des liberalen Historikers L. Häusser, während der parlamentarischen Diskussion über die endgültige Verwirklichung der Emanzipation der Juden in Baden. (Rürup, S. 297).

325 H. Laehr berichtet hierüber zum 5ojährigen Bestehen der Zeitschrift (*Allgem. Zschr. Psychiat.* 50:21, 1894) und fügt hinzu: »Inzwischen hat Deutschland die Einheit mit seinem Blute auch auf politischem Gebiete erkämpft, für die auf wissenschaftlichem Gebiete die Zeitschrift seiner Zeit literarisch eintrat und die sie im engern Kreise auch erreichte.« (Ebd.)

326 Kieser, »Von den Leidenschaften«, in: *Allgem. Zschr. Psychiat.* 7:251, 1850. Es bleibt zu fragen, ob Kieser mit dieser politischen Funktionsausweitung der Unvernunft bekämpfenden Irrenanstalten im Sinne von »Konzentrationslagern« mehr rückwärts- ins 18. Jahrhundert oder vorwärtsgewandt ins 20. Jahrhundert ist.

327 Hierzu Ackerknecht, *Beiträge zur Geschichte der Medizinalreform von 1848*, sowie Diepgen, *Die Revolution von 1848/49 und der deutsche Ärztestand.*

328 Aus der Konstellation von 1848 hätte die Medizin auch als Sozialwissenschaft hervorgehen können, wenn das Scheitern der Revolution nicht zu einem fast kompletten Rückzug der Mediziner in den neutralisierenden und positivistischen Elfenbeinturm der Naturwissenschaften geführt hätte.
Aus heutiger Sicht haben wir es mit folgender merkwürdigen Überlegung zu tun: 1848 forderten die revolutionären Studenten die Ersetzung der philosophischen und historischen Fächer durch Unterricht in den exakten Naturwissenschaften und erreichten in der Tat die Einsetzung des Physikums. 1967/68 forderten die revolutionären Studenten der Studentenbewegung die Wiedereinsetzung der philosophischen und historischen Fächer in den Medizinunterricht. Auch diesmal hatten sie Erfolg, wenn auch nur einen Teilerfolg: In der neuen Approbationsordnung werden die neuen Fächer Medizinische Psychologie und Soziologie sowie Psychotherapie/Psychosomatik eingeführt. Es befassen sich diese Fächer in der Tat mit Problemen, die früher zum Begriff der Philosophie gehörten, allerdings in der Zwischenzeit derart positivistisch verwissenschaftlicht, daß der Kern der studentischen Forderung nach wie vor unerfüllt ist: Immer noch haben die heutigen Medizinstudenten keine Chance, philosophisches, anthropologisches, überhaupt reflektierendes und historisches Denken und Handeln zu lernen.

329 Leibbrand/Wettley, S. 507.

330 Aus dem Nachruf in der *Allgem. Zschr. Psychiat.* 6:445–456, 1849. – Die andere Form der Resignation, die Transformation der politischen in naturwissenschaftliche Energien, die wesentlich zum Verständnis der Entwicklung der Wissenschaft in Deutschland beiträgt, ist vielleicht am authentischsten im Tagebuch des Bakteriologen F. Cohn unter dem Datum des 25. 9. 1849 ausgedrückt worden: »Deutschland todt, Frankreich todt, Italien todt, Ungarn todt – Freiheit, Einheit, Gleichheit todt, Glaube, Liebe, Hoffnung todt, – und die Cholera und die Standgerichte unsterblich. Ich aus der unfreundlichen Welt da draußen in mich zurückgezogen, in meine Bücher und Studien vergraben; Wenige sehend, viel lernend, nur noch von der Natur begeistert.« (zit. nach Leikind, *Bull. Hist. Med.* 7:51, 1939).

331 Allerdings knüpfte K. L. Kahlbaum, der spätere Begründer der klinischen Psychiatrie in Deutschland, sowohl an Spielmann als an H. Neumann an.

332 Wenn auch nicht genügend Vergleichszahlen gesammelt werden konnten, so hat es doch den Anschein, daß in England und Frankreich deutlich weniger Psychiater dem Beamtenmilieu entstammen, dafür eher dem Wirtschaftsbürgertum und den sozial niedrigen Klassen.

333 Biographische Angaben über Griesinger u. a. in Leibbrand/Wettley, S. 509 f.; R. Thiele in: Kolle (Hrsg.), *Große Nervenärzte*; Kirchhoff (Hrsg.): *Deutsche Irrenärzte*, Bd. II, S. 1–14; K. Bonhoeffer, »Die Geschichte der Psychiatrie in der Charité im 19. Jahrhundert«, in: *Zschr. Neur. u. Psychol.* 168:37, 1940.

334 Preyer, *R. v. Mayer ... Briefe an W. Griesinger*, 1889.
335 Griesinger, »Über einen wenig bekannten psychopathischen Zustand«, *Gesammelte Abhandlungen*, Bd. I, S. 180–191.
336 Vgl. Nachruf in *Arch. Psychiat. Nervenkr.* 1:760 f., 1869/70.
337 Der Medizinhistoriker Diepgen z. B. kennt nach der Romantik im 19. Jahrhundert nur noch »materialistische Pseudophilosophie« (Diepgen, S. 57); dagegen gilt ihm für seine Gegenwart, daß hinter jedem Mikroskop eine Weltanschauung sitze, die alle Einseitigkeiten zu umgreifen habe: »Nur mit diesem Universalismus kann ein guter Arzt bestehen. Es ist die Totalitätsbetrachtung der Medizin, die der deutsche Nationalsozialismus von ihm fordert« (S. 60).
338 Gruhle, »Geschichtliches«, S. 16 f.
339 Binswanger, »Freud und die Verfassung der klinischen Psychiatrie«, S. 180 ff.
340 Bodamer, »Zur Entstehung«, S. 527; ders., »Zur Phänomenologie«, S. 308.
341 Wyrsch, *Zur Geschichte und Deutung*, S. 47 f.
342 Ackerknecht, *Kurze Geschichte*, S. 67. Leider führt Ackerknecht den – durchaus möglichen – Nachweis für seine Analogie nicht durch. Ich bemühe mich im folgenden, einige Schritte in diese Richtung zu gehen.
343 Dietze/Voegele, *Griesinger's Contributions to Dynamic Psychiatry*, S. 579 bis 582. Nicht minder wird Griesinger in letzter Zeit für die Pawlow-determinierte Psychiatrie reklamiert (vgl. A. Mette, »W. Griesinger als materialistischer Neuropathologe«, in: *Forschen und Wirken*, Bd. 1, Berlin 1960, sowie K. Fichtel, »W. Griesinger – ein Vorläufer der materialistischen Reflextheorie«, in: *Zschr. ärztl. Fortbild* 18:1032, 1965). – Schon diese Universalität der Bezüge rechtfertigt den Versuch, Griesinger als »Paradigmatiker« zu konzipieren.
344 Schrenk, »Griesingers neuropsychiatrische Thesen und ihre sozialpsychiatrischen Konsequenzen«, S. 445 und 450.
345 »Theorien und Thatsachen«, in: *Abhandlungen*, Bd II. S. 3.
346 A.a.O., S. 5 f.
347 A.a.O., S. 6 und 8. Das ist die Reflexionshaltung, zu der die exakten Naturwissenschaftler angesichts der Atomphysik wiedergefunden haben – so Einstein, Planck, Heisenberg, Bohr.
348 »Herr Ringseis und die naturhistorische Schule«, in: *Abhandlungen*, Bd. II, S. 64 f. und 67.
349 A.a.O., S. 65.
350 »Über den Schmerz und über die Hyperämie«, in: *Abhandlungen*, Bd. II, S. 177.
351 »Bemerkungen zur neuesten Entwicklung der allgemeinen Pathologie«, in: *Abhandlungen*, Bd. II, S. 106 f. Das ist zugleich der Weg vom mechanischen zum dynamischen, historischen, dialektischen Materialismus oder die Vermittlung von Materialismus und Idealismus, von Praxis und Theorie.
352 A.a.O., S. 98 und 101 f.
353 »Elementarismus« ist einer der beliebtesten Vorwürfe gegen Griesinger; siehe z. B. G. Bally, »Grundfragen der Psychoanalyse und verwandter Richtungen«, in: Gruhle (Hrsg.), *Psychiatrie der Gegenwart*, Bd. I/2, *Grundlagen und Methoden der klinischen Psychiatrie*, Berlin 1963. – Mit derselben Kritik wird dieselbe Periode in der Anthropologie von Mühlmann (*Geschichte der Anthropologie*, S. 92) bedacht.
354 Ähnlich interpretiert Alfred Schmidt (*Der Begriff der Natur in der Lehre von*

Marx) diese Beziehungen bei Marx, z. B. S. 22. Angeregt ist unsere Interpretation im übrigen von Adorno, *Negative Dialektik*.

355 »Über psychische Reflexactionen« (1843), in: *Abhandlungen*, Bd. I, S. 4.

356 A.a.O., S. 11–13.

357 A.a.O., S.25.

358 A.a.O., S.26.

359 A.a.O., S. 16 und 17; Leibbrand/Wettley (S. 511) vermuten wohl zu Recht, daß bei Griesingers Modell der quantitativen Intensitätssteigerung und ihres Umschlags in eine Qualitätsveränderung an einem bestimmten Punkt R. Mayer Pate gestanden hat. Psychologie wird hier eher durch physikalische als durch biologische Analogisierung konstitutiert, was das Modell rationaler macht, seinen Konstruktionscharakter offener zeigt und die Versuchung der unkritisch-unmittelbaren Verwechslung mit der Realität verkleinert. Gleichzeitig wird hier das Szenarium des psychoanalytischen Unbewußten entworfen, freilich unter Ablehnung der quasi-ontologischen Verselbständigung der einzelnen Instanzen, die vielmehr zwischen organischem Zustand, sozialem Einfluß (Gewohnheit), Halbbewußtsein und Bewußtsein im Fluß bleiben.

360 »Über psychische Reflexactionen«, S. 30.

361 Habermas, *Theorie und Praxis*, S. 238.

362 Zit. nach Griesinger, »Über Psychische Reflexactionen«, S. 36. Am Anfang jeder psychischen Störung stehen also Angst und Leiden.

363 A.a.O., S. 37.

364 A.a.O., S. 42 f. Es ist daher mitnichten paradox, daß Griesingers Kritik sich mehr an den »Somatikern« als an den »Psychikern« entzündet.

365 »Neue Beiträge zur Physiologie und Pathologie des Gehirns« (1844), in: *Abhandlungen*, Bd. I, S. 53. Demgegenüber kann man heute – 1969 – Soziopathen als »Gesellschaftsfeinde« übersetzt finden und unter dem Oberbegriff »Psychopathische Versager« als zweite Unterform »Parasiten: Prostituierte, Vagabunden, Gammler, Oblomowisten, Bummler, Arbeitsverweigerer« und als dritte Unterform »Fantasten: Anarchisten, Träumer, Abenteurer, Outsider, Hochstapler«. (H. Dietrich, *Psychiatrie in Stichworten*, Stuttgart 1969, S. 53 f.) – Kaum etwas kann den Verf. mehr dazu verleiten, seine Untersuchung für notwendig zu halten.

366 »Neue Beiträge«, S. 77 und 78.

367 A.a.O., S. 78.

368 *Die Pathologie und Therapie der psychischen Krankheiten*, S. 6, sowie ders., »Recension« über: M. Jacobi, *Die Tobsucht* (1844), in: *Abhandlungen*, S. 105.

369 Es können hier die Hinweise dafür nicht systematisch dargestellt werden, daß das gesellschaftliche Vorurteil gegenüber den Irren zu einer bestimmten Zeit abhängig ist von den theoretischen Ansichten und der Praxis derjenigen Psychiater, die ein bis zwei Generationen davor sich objektiviert hatten – also von der Psychiatrie selbstverschuldet ist.

370 Griesinger, *Pathologie und Therapie*, S. 42–49.

371 A.a.O., S. 50 f.

372 A.a.O., S. 115 f.

373 Recension über Jacobi, S. 90 f. sowie Vortrag zur Eröffnung der Psychiatrischen Klinik zu Berlin (1868), in: *Abhandlungen*, Bd. I, S. 192 ff.

374 *Pathologie und Therapie*, S. 117.

375 A.a.O., S. 142–152.
376 A.a.O., S. 352–375.
377 »Über einen wenig bekannten psychopathischen Zustand« (1868), in: *Abhandlungen*, Bd. I, S. 180–191.
378 *Pathologie und Therapie*, S. 151 f.
379 A.a.O., S. 161.
380 A.a.O., S. 170.
381 A.a.O., S. 224.
382 A.a.O., S. 211 und 280 f., was wir mit der Opfer- und Täterseite jedes Menschen in »Irren ist menschlich« versucht haben aufzugreifen.
383 A.a.O., S. 73, 277 und 311. Ackerknecht bemerkt, daß Griesingers »Beeinträchtigung« bereits in der damaligen englischen Übersetzung seines Buches mit »frustration« wiedergegeben ist. (*Kurze Geschichte*, S. 62).
384 *Pathologie und Therapie*, S. 277 und 309 f.
385 A.a.O., S. 470 f.
386 A.a.O., S. 501–509.
387 »Über Irrenanstalten und deren Weiterentwicklung in Deutschland«, in: *Abhandlungen*, Bd. I, S. 273.
388 A.a.O., S. 276. Hier sind wesentliche Elemente zusammenhängend gesehen worden, die erst in den 1920er Jahren im Typus der Tages- bzw. Nachtklinik in der Sowjetunion und später in England und Kanada verwirklicht wurden.
389 A.a.O., S. 276 f.
390 A.a.O., S. 285.
391 A.a.O., S. 285. Auch schon für Griesinger nimmt sein nunmehr klinisch-medizinisch definiertes Interesse an psychisch Kranken im Maße ihrer Chronifizierung ab – mehr noch bei seinen Nachfolgern bis heute, solange sie die Psychiatrie im Kern für eine medizinische Wissenschaft halten.
392 A.a.O., S. 290.
393 A.a.O., S. 293.
394 A.a.O., S. 301.
395 A.a.O., S. 306 und 308.
396 »Die freie Behandlung«, in: *Abhandlungen*, Bd. I, S. 327.
397 A.a.O., S. 330 f.
398 Vgl. O. Mönkemöller in: Kirchhoff (Hrsg.), *Deutsche Irrenärzte*, Bd. II, S. 77.

Schlußbemerkung

Wir hoffen, wenigstens einen Eindruck davon vermittelt zu haben, wie die sich industriell-kapitalistisch entwickelnde bürgerliche Gesellschaft mit denen umzugehen gelernt hat, die gemessen an ihrem Begriff der Vernunft unvernünftig sind – am Beispiel derer, die psychisch leiden oder krank sind. Als wirksamste dieser Umgangsformen hat sie die Psychiatrie, als Wissenschaft und Institution, entwickelt. Ihre Entstehung haben wir dargestellt, und es war unser Bestreben, keine ihrer komplexen Abhängigkeiten auszulassen, weder die philosophischen noch die literarischen, noch die politisch-ökonomischen, noch auch die naturwissenschaftlichen. Seit Abschluß ihrer Entstehungsphase hat die Psychiatrie weitere hundert Jahre lang die ihr von Staat und Gesellschaft zugewiesenen Aufgaben nicht eben unwillig und reflexionsfreudig erfüllt. Ihre Abhängigkeiten sind bis heute dieselben geblieben, ob sie ihre Zuständigkeit bedenkenlos ausdehnte, ob sie sich der nationalsozialistischen Vernichtungsmaschinerie gefügig machte, ob sie naturwissenschaftlich ihre diagnostischen und therapeutischen Möglichkeiten erweiterte oder ob sie sich psychoanalytisch und gegenwärtig gemeindepsychiatrisch ihres emanzipatorischen Anspruchs erinnert und dennoch zugleich in der Gefahr steht, ein technokratisch perfektes Kontrollsystem zum modernen Ausgrenzen – Unschädlich- und Unsichtbarmachen – menschlichen Leidens zu werden. Daher bleibt die Frage weiterhin offen, ob die Psychiatrie mehr Emanzipations- oder mehr Integrationswissenschaft ist, d. h. ob sie mehr auf die Befreiung der psychisch Leidenden oder auf die Disziplinierung der Gesellschaft aus ist. Spätestens seit 1940, seit den Gaskammern von Hadamar, jedenfalls ist der nicht mehr Psychiater zu nennen, für den das Nachdenken über diese Frage nicht zum alltäglich-quälenden praktischen Umgang mit sich und denen, die ihm zugewiesen sind, gehört.

V. Anhang

KRITERIEN DER PSYCHIATRIEGESCHICHTSSCHREIBUNG

Um 1900 versteht sich die Psychiatrie mit unreflektierter Selbstverständlichkeit als naturwissenschaftliche Aufklärung, als Kampf gegen dämonologischen und sonstigen Aberglauben in der Gesellschaft und für die Menschenrechte der Geisteskranken, als Kampf, der bald gegen, bald im Bündnis mit den staatlichen Behörden und insonderheit auch gegen religiöse Ansichten und Einrichtungen geführt wird. Kurz, sie ist positivistisch blind geworden für Sinn und Folgen dessen, was sie denkt und tut – und dies auf dem mit Kraepelin erreichten Höhepunkt ihrer Anerkennung als Wissenschaft. In diesen Rahmen fügt es sich ein, daß der Medizinhistoriker Haeser 1881 die Psychiatrie sich schlicht parallel zu den einzelnen Phasen der allgemein-medizinischen Pathologie entwickeln läßt und lediglich eine rein theoretische Gründungsphase im 18. Jahrhundert von einer deskriptiven, einer pathologisch-anatomischen und endlich einer physiologischen Periode unterscheidet.[1] Ähnlich nimmt sich die *Geschichte der deutschen Irrenpflege* von Kirchhoff 1890 aus; kämpferisch gegen theologische Dogmen stellt er die Beziehung auf, daß erst dort, wo in einem Volk die Phantasie vom Verstand bezwungen ist, die individuelle Niederlage des Verstandes gegen die Phantasie, so seine Definition von Geisteskrankheit, zur adäquaten (ärztlichen) Behandlung kommen kann. So kann seine Grundhaltung das Vertrauen sein, daß die Kultur gegen die von ihr (zum Teil) selbstverursachten Leiden auch die Mittel beibringt. Hier taucht der zu Beginn des 20. Jahrhunderts gängige Aspekt auf, daß die Psychiatriegeschichte ein bedeutendes »Licht auf die Culturgeschichte der Menschheit wirft«.[2]

Derselbe Kirchhoff vollzieht in seiner Psychiatriegeschichte von 1912 einen weiteren ideologischen Schritt, wenn er die Psychiatrie als »Geisteswissenschaft« statt als Naturwissenschaft bezeichnet, freilich kombiniert mit ärztlicher »Kunst«, die nach der geistigen wie nach der körperlichen Seite behandeln und ausgleichen muß. Gerade in deren Namen bahnt sich hier die Negation des naturwissenschaftlich-aufklärenden 19. Jahrhunderts an: Nachdem die Psychiatrie von der Medizin das Geschenk der Anatomie erhalten habe, entwickele sie sich wieder auf Kunst hin, d. h. nicht das kranke Organ, sondern den ganzen kranken Menschen zu behandeln.[3] Gleichsam den Abgesang auf das 19. Jahrhundert liefert Kraepelin 1917 mit seinem Rückblick auf »Hundert Jahre Psychiatrie« – parteilich für das Monopol der naturwissenschaftlichen Beobachtung und für den Kampf gegen das Vorurteil, daß Geisteskrankheit nur Ausfluß persönlicher Tollheit oder Niedertracht, damit Schande der Familie und daß sie unheilbar sei.[4]

Seit den 20er Jahren treten andere Konzepte der Psychiatriegeschichte wie solche der Psychiatrie selbst in den Vordergrund. Was sich vorher schon vage als »Geisteswissenschaft« ankündigte, wird jetzt bei Birnbaum 1928 genauer bestimmt als »ideengeschichtliche Darstellung«, der es auf den inneren Zusammenhang, das geistige Band zwischen geistigen Standpunkten, gedanklichen Richt- und Leitlinien ankommt. Diese Methode soll einige Auswahlkriterien rechtfertigen: Betont wird, was für die Gegenwart Bedeutung hat; die praktische Psychiatrie wird ausgeklammert, da die Psychiater nur als Träger von Geistesrichtungen interessant seien; und eine wissenschaftliche Periode (»fortlaufende, geschlossene, systematische Forschungsbewegung«) wird unterschieden von einer vorwissenschaftlichen, in der die Anschauungen zeit- und kulturbedingt waren.[5] Etwa in diesem Rahmen bewegt sich die Darstellung von Gruhle 1932. Bezeichnenderweise werden für ihn die Jahre ab 1840, die bis dahin als Gründerzeit der eigentlich (natur)wissenschaftlichen Psychiatrie gefeiert wurden, uninteressant wegen der materialistischen Ausrichtung und der ihm zu einseitigen Beschäftigung mit der Anstaltspraxis und mit ätiologischen Gehirn-Hypothesen. Vielmehr werden von jetzt an wieder die Ideen der romantischen Psychiatrie für die Gegenwart als wichtiger angesehen.[6] Leibbrands *Romantische Medizin* 1937 traf daher auch für die Psychiatrie die Zeitstimmung.[7]

Die Zeit seit Ende des Zweiten Weltkriegs zeichnet sich durch eine Fülle historischer Darstellungen aus, wie dies seit den Jahrzehnten zwischen 1820 und 1850 nicht mehr der Fall war. Freilich dringt bisher keine bis in die Jahre des Nationalsozialismus vor, was sie der Schwierigkeit aussetzen würde, die Aktionen der »Vernichtung lebensunwerten Lebens« in die Kontinuität der Geschichte einzufügen.[8] Stattdessen ist allenthalben das Bestreben zu spüren, die Gedanken der Phänomenologie und Existenzphilosophie, die durch L. Binswanger u. a. seit 1922 in die Psychiatrie gekommen waren, aufzuarbeiten. Vorherrschend ist jetzt die Tendenz geworden, die Psychiatrie als Geisteswissenschaft zu sehen. Gemeinsam ist diesen Versuchen der Affront gegen das materialistische 19. Jahrhundert.

So unternimmt Bodamer 1948 den Versuch einer »Ideengeschichte der Psychiatrie« mit der Methode einer Phänomenanalyse des objektiven Geistes nach N. Hartmann.[9] Sein Verdienst einer begrifflichen Typologie verkehrt sich durch ideologisch-einseitige Wertungen: z. B. stellen Systembildungen nach ihm Problemverschleierungen durch Überschätzung der Rationalität dar; Universalschöpfungen, d. h. eine Epoche auf eine metaphysische oder religiöse Basis zu stellen, ist ein Monopol der germanischen Völker; ein »Prozeß der Entseelung« wird den romanischen Ländern angekreidet (wozu auch England gerechnet wird), während die germanischen Völker für eine ständige gegensätzliche Bewegung sorgen; endlich erhalten die Gestalten des objektiven Geistes ihre überzeitliche Kontinuität durch »Urprobleme«, z. B. das Leib-Seele-Problem. Die Arbeit Bodamers über die Entstehung der Psychiatrie 1953 ist konkreter, sie impliziert erstmals einige soziologische und politische »Bedingungen« der Wissenschaftsentstehung, hebt sie aber im »geistesgeschichtlichen Zusammenhang«, im »Zeitgeist« auf. Methodisch gewinnt Bodamer hier Anschluß an Dilthey und versteht die Wissenschaftsgeschichte der Psychiatrie nur »als Transfiguration der großen geschichtlichen Veränderungen des menschlichen Geistes, durch deren periodisches Auftreten der Prozeß der Geschichte von unbekannten Kräften einem uns verborgenen Ziel entgegengetrieben wird. Jede unterscheidbare Epoche dieses Prozesses läßt sich nach Dilthey nur fassen als eine je besondere Einstellung des menschlichen Bewußtseins zur Weltwirklichkeit«.[10]

Spoerri fragt 1955 nach dem Erkenntniswert historischer Betrachtung.[11] Für ihn hat die Geschichte gezeigt, daß es in der Frage der endogenen Psychosen (insbesondere der Schizophrenie) keinen Erkenntnisfortschritt gibt. Das beweist ihm, daß die Psychiatrie Geistes- und nicht Naturwissenschaft ist. Während zwar alle empirischen Wissenschaften irrationale Gehalte haben, steht für die Psychiatrie die Leib-Seele-

Beziehung im Zentrum, deren Koinzidenz zwar erlebbar, aber nicht wissenschaftlich erklärbar und daher metaphysisch (nach N. Hartmann) ist. In diesem Sinne ist auch die Schizophrenie ein unlösbares, metaphysisches Problem. Analog zum Phänomen der Liebe ist das Wesen der Schizophrenie unmittelbar die Gesamtheit ihrer Erscheinungen. Das Modell für die Entstehung der Schizophrenie kann nach Spoerri nur geisteswissenschaftlich sein, wie man für ein Kunstwerk nur Bedingungen, keine Ursachen aufzeigen kann.

Wyrsch gründet 1956 seine Geschichte der endogenen Psychosen, die für ihn weitgehend mit der der Psychiatrie identisch geworden ist, auf den Gegensatz seiner Gegenwart zum 19. Jahrhundert. In diesem kam die Psychiatrie zwar zu Diagnosen und Krankheitsbegriffen, aber weil sie als Wissenschaft »dem Zwang zum Abstandnehmen, zur ›Objektivation‹ unterworfen« war, verschloß sie sich den Zugang zum Dasein des erkrankten Menschen. Dagegen wird Binswangers Daseinsanalyse – aber auch Umgangssprache, Kunst und Literatur – gesetzt: hier können die Erscheinungen für ihr Sein transparent gemacht werden, da statt des Abstandes ein Miteinander vorausgesetzt wird, wenn auch nun weniger über Ursachen und Bedingtheiten der Psychosen auszumachen ist.[12] Wyrsch setzt diese Gedanken in einer zweiten Schrift 1960 fort: Im Verstehen der Phänomene wird die Psychiatrie zu einer offenen Wissenschaft, während sie als Naturwissenschaft ihre Materie lediglich beherrschte. Von diesem Ansatz aus wird selbst die Zeit der Hexenverfolgungen umgedeutet: Während das Vorurteile aufklärende 19. Jahrhundert sein Paradebeispiel darin sah, daß hilflose Geisteskranke auf Grund religiösen Aberglaubens als Hexen verbrannt wurden, sieht Wyrsch schon diese Vorgänge als Auswirkungen kausal-naturwissenschaftlichen Denkens, da hier innerlich entstehende Krankheiten als äußerlich bewirkt angesehen wurden.[13]

Von Spoerris Psychiatrie-Metaphysik und Wyrschs Berufung der Psychiatrie, »das in seinem Sinn Unfaßbare zu deuten«[14], ist es nicht weit zu Schönes Arbeit 1951 über die dichterische Gestaltung des Wahnsinns, die nach ihm ein Motiv der nunmehr schon 15ojährigen Gegenbewegung gegen das Zeitalter der Vernunft ist. Hier wird der Dichtung ein »metaphysisches Verstehen« zugesprochen, ein die Tatbestände transzendierendes Umwerten auf das Wesen hin, eine Sinngebung auch des Wahnsinns durch Eintreten des Dichters in diese »Gegenwelt« durch die »gültige Einmaligkeit intuitiven Wissens«. Aus der Sinnferne holt der Dichter den wahnkranken Menschen wenigstens in einen »metaphysisch geordneten Raum« heim; »so sichert er den Bestand der Welt«. Freilich: die tiefste geistige Umnachtung, die absolute Sinnlosigkeit, »das letzte Dunkel grenzt der Dichter aus«.[15]

Für Tellenbach (1958) stellt sich die Rolle der Geisteswissenschaften in der Psychiatrie als die Frage nach der Anthropologie, die den jeweiligen Konzeptionen zugrunde liegt. Dabei benutzt er offenkundig eine Wertigkeitsskala, die nach der größeren Gegenwartsnähe mißt. So liegt der naturwissenschaftlichen Psychiatrie die cartesianische Anthropologie zugrunde, nach deren Ideal der Vergegenständlichung, der Quantifizierung und Kausalbeziehung zu jeder Psychose ein organisches Substrat verlangt wird. Diese Naturgesetzlichkeit wird in der verstehenden Psychiatrie durch die Sinngesetzlichkeit des Diltheyschen geschichtlichen und welterlebenden Subjekts ersetzt und erweitert. Die Psychoanalyse will auch die unverstehbaren, die nicht mehr unmittelbar evidenten Motivationszusammenhänge Diltheys verstehen und erklärt zu diesem Zweck den homo natura Goethes als physikalistischen Apparat. Sie leistet also nur – nach Binswangers Formel – Verstehen von (naturwissenschaftlich) Erklärtem.

Mit dem »phänomenologisch-anthropologischen Wesensverständnis« durch Binswanger (ab 1922) wird für Tellenbach erstmals eine »einheitliche wesensgemäße Begrifflichkeit in der Psychiatrie«, d. h. Psychatrie als Wissenschaft möglich. Heideggers Begriff »In-der-Welt-Sein« wird hier zur »vorgängigen Einheit von Ich und Welt« und phänomenologisch »mit dem Anspruch einer Erfahrungswissenschaft« versehen. Dieser Ansatz begrenzt, begründet und überhöht alle früheren: Erst die Daseinsverfassung des Menschen ermöglicht psychiatrische Symptome als »menschliche Seinsmöglichkeit«, und nur insofern können sie überhaupt eine (naturwissenschaftliche) Ursache haben, kann Psychiatrie »sinnverstehende Wissenschaft« (v. Baeyer) sein. Ärztliches Handeln führt somit statt zu einer Objektivierung zu einer neuartigen »Begegnungswelt«, da die psychotischen Phänomene als Verfehlen oder Denaturierung von Begegnung verständlich werden. Als anthropologische Wesensschau wird geisteswissenschaftliche Besinnung zum Umgreifenden und Konstituierenden aller Weisen psychiatrischen Denkens.[16] Da Tellenbach diese Erkenntnis als entscheidende Leistung der Gegenwart ansieht, widerspricht er sich 1961 selbst, wenn er sich gegen eine Geschichtsbetrachtung wendet, die die Gegenwart in die Vergangenheit rückwärts verlängert.[17]

Leibbrand und Wettley verdanken wir die erste gründliche und überwältigend materialreiche *Geschichte der abendländischen Psychopathologie* (1961). Ihr Denkansatz entspricht freilich den vorerwähnten Konzeptionen: Der »nicht voraussetzungslose Hintergrund« besteht darin, den Begriff »Wahnsinn« im programmatischen Sinne als »eine gegebene Totalität« hinzunehmen, da verstanden als »allgemeine Daseinsmöglichkeit des den Göttern ausgesetzten und von ihnen durchwirkten Wesens«. Von daher bestimmt sich die Methode, die nicht erklärungspsychologischer »Klötzchenaufbau« sein soll; vielmehr wird »der innere gedankliche Zusammenhang« in der Geschichte statt in der Veränderung des Denkens in den »allgemein wiederkehrenden Gedanken« gesehen. »Wertzusammenhänge« lösen die zumeist durch simplifizierende Parteigänger gestifteten Gegensätze als Schein auf. Entgegen dem besonders in Deutschland vorwaltenden naturwissenschaftlichen Denken, der Ahistorizität (im Sinne N. Hartmanns), seien Krankheitsbegriffe Erscheinungen des Geistes, des Zeitgeistes. Dies geisteswissenschaftliche »ideengeschichtliche Verfahren« sucht den »realen, im Leben gegebenen Zusammenhang«, der – mit Dilthey – »individuell, sonach subjektiv« ist; sie strebt danach, »›die Tätigkeit des Menschen in der Gesellschaft über die Grenzen des Momentes und des Ortes‹ zu erheben«. Die Erfüllung dieser Aufgabe durch die Autoren zeigt, daß das Knüpfen von Wertzusammenhängen zumeist eine Parteinahme für die Daseinsanalyse der Gegenwart und gegen die als Vergangenheit angesehene Psychoanalyse darstellt. Die praktische Psychiatrie bleibt auch in diesem Werk ausgeklammert.[18]

Außerhalb dieser einheitlichen Nachkriegstendenz, die durchaus einen neuen eigenen »deutschen Weg« der Psychiatrie und Psychiatriegeschichte bedeutet, stehen nur wenige Arbeiten. Ackerknecht wendet sich 1957 methodologisch gegen eine »Geschichte der großen Männer« und will die Geschichte in ihrer Gesamtheit vorstellen, d. h. nicht der Mode folgen, das gerade Moderne herauszulesen. Der heftige antipsychoanalytische Affekt vereint ihn mit den vorerwähnten Autoren; die Vernachlässigung der philosophischen Psychiater, da ihnen die praktische Psychiatrie wenig verdanke, trennt ihn von diesen. An der wechselnden Ausdehnung des Kreises der psychischen Störungen in den verschiedenen Gesellschaften und historischen Epochen liest er ihre soziale Bedingtheit ab, führt dieses Thema aber nicht durch. Vielmehr wird in dieser im übrigen eher nüchternen Darstellung die Geschichte als ständiger Kampf zwischen psychisch und somatisch orientierten Auffassungen gesehen.[19]

Panses *Geschichte des psychiatrischen Krankenhauses*[20] (1964) demonstriert als fast einzige historische Darstellung der praktischen Psychiatrie in neuerer Zeit die Kluft zwischen Theorie und Praxis. Hier findet sich denn auch das aufklärerische Ideal der Würde des Menschen bzw. der Bedürfnisse der psychisch Kranken als leitender Gesichtspunkt wieder. Die praktische Psychiatrie wird ohne kritische Reflexion zur Sozialwissenschaft deklariert: Für das Gemeinwesen »müßten die psychisch Erkrankten, weil sie seine sozial gefährdetsten Kinder sind, eigentlich Kronzeugen dessen sein, wie weit es diese Ideale tatsächlich hat verwirklichen können.« Die Leistung des humanitären Fortschritts in der Geschichte wird den somatisch orientierten Psychiatern zugesprochen. Zugleich wird freilich paternalistisch-sozialpolitisch Klage erhoben, daß die heutigen Fortschrittsideale (Konsum, Produktion, Technik) der sozialen Psychiatrie, einer »neuen volksgesundheitlichen Ordnung« als politischer Aufgabe, abträglich seien.[21]

Die wichtigsten Arbeiten in Frankreich, England und in den USA zeigen jedoch, daß die Geschichte – jenseits des relativ einheitlichen Bildes in Deutschland – noch nach anderen Gesichtspunkten zu reflektieren ist. Zilboorg gab 1941 die erste repräsentative Psychiatriegeschichte vom psychoanalytisch-psychodynamischen Standpunkt heraus.[22] Die Umfunktionierung der Geschichte von diesem Ansatz aus ist aber so einseitig betrieben worden, daß der wissenschaftliche Wert des Werkes gering ist. Zilboorg identifiziert zudem die Geschichte der Psychiatrie nahezu mit der der zunehmenden Humanität: Die Menschen lernen zunächst, Furcht und Vorurteil zu überwinden, und können dann ihre Mitmenschen psychologisch verstehen. Hier ist die Idee der Aufklärung mit exemplarischer Naivität gehandhabt. Gerade nach 1945 konnte dies nicht mehr glaubhaft sein. Zilboorgs Buch ist der ideale Gegenstand der strukturalistischen Kritik Foucaults.

Für Henri Ey (1948) ist – ähnlich wie für Ackerknecht – die Psychiatriegeschichte eine dialektische Entwicklung durch die ständige gegenseitige Opposition von dynamistischer und mechanistischer Sichtweise.[23] Die erstere ist funktionalistisch-hierarchisch, finalistisch, humoral, ganzheitlich, synthetisch, sieht Pathologie als endogen, konstitutionell und Krankheit als Gleichgewichtsstörung, Entartung oder Reaktion; die letztere ist – korrelativ dazu – morphologisch-additiv, kausal, solidistisch, atomistisch, analytisch, sieht Pathologie als exogen und Krankheit als von außen kommenden Traumatismus, parasitär, akzidentell. Durch eine universelle Synthese versucht Ey, diese dialektische Geschichte als ganze in seine eigene Theorie einmünden zu lassen: »la conception organo-dynamiste«. Freilich ist diese Synthese in Wirklichkeit ein Sieg der einen Seite über die andere und auch hier ein Sieg des 20. Jahrhunderts über das 19.: die Integration der organisch-mechanistischen durch die dynamistische Sicht. Dahinter steht das Bekenntnis zur hierarchischen natura naturans, die keine Sprünge macht, sich in der höheren Form des »psychisme« zu einer »causalité interne« entfaltet, »selon un élan propre, celui de la liberté«, mit der Fähigkeit zur Selbstanpassung. Daher versteht Ey im Gegensatz zur körperlichen Krankheit als Lebensbedrohung die psychische Krankheit und damit die Psychiatrie als »la pathologie de la liberté« wie Kant.

D. Leigh versucht in seiner britischen Psychiatriegeschichte (1961) die Glaubwürdigkeit der Darstellung der einzelnen Epochen dadurch zu erhöhen, daß er die Biographien »der großen Männer«, ausführlich und verbunden mit einer Analyse der jeweiligen gesellschaftlichen Bedingungen, zum roten Faden seiner Arbeit macht.[24] Die andere neuere britische Geschichte ist von Hunter und Macalpine 1963 von einem nicht unberechtigten skeptizistischen Standpunkt aus geschrieben[25]: Die Psychiatrie hat – im Vergleich zur Medizin – auch heute noch keinen festen Wissensbestand, der Einzelfall wird je nach der Schule subjektiv interpretiert, die Ätiologie ist spekulativ, die Pathogenese dunkel, die Klassifikation symptomatisch, also willkürlich, die körperliche Therapie rein empirisch und von der Mode abhängig, und die Psychotherapie ist noch in den Kinderschuhen und doktrinär. Vor allem kann niemand sagen, in welchem Maße die Psychiatrie zur »science« bzw. zu den »humanities« gehört. Ein Grund für diese Situation ist der Umstand, daß Psychiatrie nicht gemäß den jeweiligen wissenschaftlichen Möglichkeiten, sondern unter dem Druck der sozialen, humanitären, ökonomischen, theologischen und juristischen Notwendigkeiten getrieben werden muß. Eine Psychiatriegeschichte ist daher noch nicht zu schreiben. Stattdessen ziehen sich die Verfasser auf die Dokumentation zurück: Sie legen über 1100 Seiten knapp kommentierte Texte von Psychiatern und Nichtpsychiatern aus drei Jahrhunderten vor. Damit schaffen sie vielleicht eines der verdienstvollsten Bücher in diesem Bereich.

1961 erschien die *Histoire de la Folie* des französischen Strukturalisten Foucault.[26] Er transponiert die Psychiatriegeschichte auf eine einzige Struktur: auf das Gespräch zwischen der »Welt« des Wahns und der normalen »Welt«. Dieses Gespräch, das Foucault auf den Ebenen der Kunst, der Wissenschaft, der bürgerlichen Moral, der sozialen und ökonomischen Gegebenheiten verfolgt, war zur Zeit der Renaissance noch ein offenes, wurde während der Aufklärung zum Monolog der Vernunft über den Wahnsinn und endete genau in dem Augenblick in absoluter Sprachlosigkeit, im Schweigen der Irrenanstalt, den man bisher als die »Befreiung der Irren« durch Pinel und Tuke (um 1790) und als Geburtsstunde der Psychiatrie als medizinischer Wissenschaft zu feiern gewohnt war. Hier ist die Dialektik der Aufklärung unmittelbar thematisch geworden, wird jedoch zugleich zu ihrer destruktiven Seite hin einseitig aufgelöst. Freilich war dies nur unter der Voraussetzung der beschränkenden Wirklichkeitsstrukturierung möglich. Gleichwohl liegt hier der erste wesentliche Ansatz einer Wissenschaftssoziologie der Psychiatrie vor.

Der erste, nahezu vollständige und kritische Überblick über die Versuche zur Psychiatriegeschichte stammt aus den USA von Mora (1966).[27] Fast alle diese Versuche werden von ihm als unzureichend betrachtet. Die fünf Gründe für diesen Mißstand können jedoch nur zum Teil allgemeine Geltung beanspruchen, da Mora selbst unhistorisch den psychodynamischen Standpunkt für den selbstverständlichen hält: 1. Die Geschichtsschreibung erfolgt meist durch bedeutende Psychiater, die keine Kenntnis der historischen Methoden haben; 2. die meisten Arbeiten sind somatisch orientiert und demonstrieren eine humanitäre Philosophie nur als Ausgleich unbewußter Schuldgefühle der eigenen mechanistisch-unpersönlichen Ausrichtung gegenüber; 3. die Studien sind meist induktiv auf den Nutzen für die Gegenwart und auf die Bedeutung großer Männer aus, weil die klinische Alltagstätigkeit, die historisch-genetische Persönlichkeitsanalyse, auf die wissenschaftliche Arbeit abfärbt; 4. die Psychoanalytiker haben noch nicht erkannt, daß sie eine reife Wissenschaft darstellen, und vernachlässigen solange die Historie; und 5. Freud selbst ignorierte die Geschichte seines Fachs fast völlig. Statt der induktiven Methode empfiehlt Mora etwas naiv eine fortschreitende Kontinuitätstheorie, nach der die Gegenwart sich stets in der Schuld der Vergangenheit sieht und aus einem kontinuierlichen, wenn auch zyklischen, Fortschritt sich die – stets relative – Wahrheit ergibt. Die Geschichtsschreibung hat dieser Evolution nur die Wegmarken zu setzen, hat den Akzent nicht auf die Heroen, sondern auf die Vorgänger zu legen und die sozio-kulturellen Momente lediglich als background zu berücksichtigen.

Von 1982, dem Zeitpunkt der zweiten Auflage her gesehen, ist meine Darstellung der daseinsanalytischen und anthropologischen Geschichtsschreibungsansätze zu abwertend geraten, da ich offenbar selbst den erforderlichen Abstand noch nicht hatte. Ich wage heute das vorläufige Urteil, daß der daseinsanalytische Überschwang der ersten Nachkriegszeit, der vom Wahnsinn als einer dem Menschen schlechthin gegebenen Möglichkeit ausging, gleichsam ein erster Wiedergutmachungsversuch der Psychiater gegenüber der eigenen schuldhaften Vestrickung in die Tötungsaktionen des Nationalsozialismus war, freilich ohne sich schon unmittelbar auf dieses Problem einlassen zu können, daher nicht praktisch verstehend (oder zu verstehend), mehr als Überbau, etwa vergleichbar der philosemitischen Durchgangsphase bei den Nachkriegsbemühungen der Aufarbeitung des nationalsozialistischen Antisemitismus. Insofern ist der daseinsanalytische Ansatz der Psychiatrie in den sechziger Jahren so gut wie folgenlos gewesen und hat – getrennt voneinander – pharmakologischen, psychotheratpeutischen und sozialpsychiatrischen Denkansätzen Platz gemacht. In dem Maße, wie es uns gelingt, die Psychiatrie des Nationalsozialismus in die Gesamtpsychiatriegeschichte zu integrieren, werden wir hoffentlich mit mehr praktischer Wirksamkeit auf die Notwendigkeit der Beerbung des anthropologischen Ansatzes der daseinsanalytischen Psychiatrie stoßen, wozu es Anregungen gibt.

In der Zwischenzeit – seit 1969 – sind neben Einzelarbeiten einige größere Untersuchungen zur Psychiatriegeschichte entstanden, die erfreulicherweise nicht mehr nur von einem ideengeschichtlichen Konzept her geschrieben sind, sondern vielmehr mit sozialwissenschaftlichen und historischen Methoden die Psychiatriegeschichte untersuchen und daher zu einer genaueren Wahrnehmung kommen, was ja auch eine der Absichten meines Buches *Bürger und Irre* gewesen ist.

Zu erwähnen ist zunächst der Doppelband von Güse und Schmacke von 1976: *Psychiatrie zwischen bürgerlicher Revolution und Faschismus.* Es ist dies in gewissem Sinne eine chronologische Fortschreibung von *Bürger und Irre,* eine ideologiekritische Analyse verschiedener Phasen der deutschen Psychiatriegeschichte, wobei die Konfrontation zwischen dem als fortschrittlich bewerteten Griesinger gegenüber dem als eher konservativ bewerteten Kraepelin im Zentrum steht, aber auch die Psychiatrie im Dritten Reich berücksichtigt ist.

Köhler schrieb 1977 *Arme und Irre. Die liberale Fürsorgepolitik des Bürgertums.* Hier hat sich erstmals ein »normaler« Historiker der Psychiatriegeschichte angenommen, sie in eine materialistische Interpretation der bürgerlichen Armenpolitik eingebettet und dabei eine Reihe von Versäunissen von *Bürger und Irre* ausgeglichen.

1980 hat Blasius, wiederum ein »normaler« Historiker, *Der verwaltete Wahnsinn* veröffentlicht. Mit allen Methoden der modernen Sozialgeschichte und hervorragendem Quellenmaterial hat er am Beispiel der Rheinischen Psychiatrie vor allem die schwache Position des psychisch Kranken gegenüber der Machtposition der Verwaltung der Psychiatrie dargestellt. Es ist dies der erste Versuch, die Psychiatriegeschichte vom Standpunkt der Betroffenen, nämlich der psychiatrischen Patienten, zu schreiben, ein Ansatz, der Psychiatriegeschichte völlig neu begreift und der erheblich ausbaubedürftig und -fähig ist. In diesem Rahmen werden die verschiedenen Wellen der Psychiatriereform der bisherigen Geschichte analysiert und in ihrer fragwürdigen

Dialektik deutlich, da bisher regelmäßig die weniger kranken Patienten von diesen Reformen profitiert haben, während die kränkeren Patienten leer ausgingen. Dies wird am Beispiel der elitären Modelleinrichtung Siegburg erläutert.

Ebenfalls 1980 erschien von mir und anderen *Der Krieg gegen die psychisch Kranken.* Uns ging es darum, die psychiatrischen Mordaktionen während des Dritten Reiches nicht nur mit den Mitteln der Dokumentation, sondern auch unter dem Aspekt der Aufhellung eines Stücks der eigenen Berufsgeschichte zu verarbeiten, um die notwendigen Lehren für die Gegenwart und die Zukunft daraus ziehen zu können. Dies ist freilich erst ein Ansatz für eine für die Praxis höchst wichtige Diskussion, die uns noch lange zu beschäftigen hat.

Während die Zunft der Medizinhistoriker in der letzten Zeit keine bedeutenden Beiträge zur Psychiatriegeschichte publiziert hat, ist es besonders erfreulich, daß das Karl-Sudhoff-Institut für Geschichte der Medizin und der Naturwissenschaften in Leipzig durch eine Reihe von Arbeiten, z. B. von A. Thom und U. Trenckmann, sich mit der Psychiatriegeschichte sowohl der Vergangenheit als auch des Dritten Reiches beschäftigt hat.

Insgesamt ist also während des letzten Jahrzehnts eine erfreuliche Entwicklung zu verzeichnen, die uns zu Recht hoffen läßt, daß die Psychiatriegeschichte zunehmend den psychiatrisch Tätigen für ihre Alltagspraxis die erforderlichen Reflexions- und Orientierungsmöglichkeiten geben wird.

Anmerkungen

1 Haeser, *Lehrbuch der Geschichte der Medizin*, Bd. II, S. 1028. Die noch weiter zurückliegenden Überlegungen zur Geschichte der Psychiatrie sind hier nicht berücksichtigt, da sie in der Zeit liegen, die selbst Gegenstand der Untersuchung ist.
2 Kirchhoff, *Grundriß einer Geschichte der deutschen Irrenpflege*, S. 1–3.
3 Ders., »Geschichte der Psychiatrie«, S. 1–10.
4 Kraepelin, »Hundert Jahre Psychiatrie«, S. 173–175.
5 Birnbaum, »Geschichte der psychiatrischen Wissenschaft«, S. 10–15.
6 Gruhle, »Geschichtliches«, S. 1–4 und 15–17.
7 Leibbrand, *Romantische Medizin.*
8 Andeutungsweise unterzieht sich dieser Aufgabe J. Wyrsch, »Klinik der Schizophrenie«, in: Gruhle (Hrsg.), *Psychiatrie der Gegenwart*, Bd. II, Berlin 1960, S. 1–26; daneben Dörner, »Nationalsozialismus und Lebensvernichtung«.
9 Bodamer, »Zur Phänomenologie des geschichtlichen Geistes in der Psychiatrie«.
10 Ders., »Zur Entstehung der Psychiatrie als Wissenschaft im 19. Jahrhundert«, S. 511 f. und 517–519.
11 Spoerri, »Besitzt die historische Betrachtung über das Wesen der Schizophrenie aktuellen Erkenntniswert?«
12 Wyrsch, *Zur Geschichte und Deutung der endogenen Psychosen*, S. 1–8.
13 Ders., *Gesellschaft, Kultur und psychische Störung*, S. 92–94 und 113 f.
14 A.a.O., S. 114.
15 Schöne, *Interpretationen zur dichterischen Gestaltung des Wahnsinns in der deutschen Literatur*, S. 23–25 und 199 f.

16 Tellenbach, »Die Rolle der Geisteswissenschaften in der modernen Psychiatrie«.
17 Ders., *Melancholie*, S. 3.
18 Leibbrand/Wettley, *Der Wahnsinn*, S. 1–4.
19 Ackerknecht, *Kurze Geschichte der Psychiatrie*, S. 1–9.
20 Panse, *Das psychiatrische Krankenhauswesen*. Dieses Buch beginnt mit einer »Geschichte des Psychiatrischen Krankenhauses«, eine Bezeichnung, die nach 1945 den alten Begriff der »Irrenanstalt« ersetzt hat, der seinerseits erst durch Jean Paul 1807 allgemeine Geltung erhielt. (F. Kluge, *Etymologisches Wörterbuch*, Berlin 1967, S. 329).
21 Panse, S. IV und 1–3.
22 Zilboorg, *A History of Medical Psychology*, S. 525.
23 Ey, *Etudes psychiatriques*, Bd. I, S. 21 ff. und 55 ff.
24 Leigh, *The historical Development of British Psychiatry*, Bd. I
25 Hunter/Macalpine, *Three hundred Years of Psychiatry*, S. I-VIII.
26 Foucault, *Madness and Civilization, a History of Insanity in the Age of Reason.*
27 Mora, »The History of Psychiatry, a cultural and bibliographical Survey«. Offenbar geht man gerade in den USA in der letzten Zeit zur sozialgeschichtlichen Bearbeitung von Einzelfragen über, also zu dem Vorgehen, dessen Ergebnisse eigentlich erst die Voraussetzung für die Möglichkeit wissenschaftssoziologischen Fragens, wie es das unsere ist, schaffen. Diese Untersuchungen sind im Text unserer Untersuchung berücksichtigt.

LITERATURVERZEICHNIS

Ackerknecht, E., »Beiträge zur Geschichte der Medizinalreform von 1848«, in: *Sudhoffs Archiv* 25:61–183, 1932
–, *Kurze Geschichte der Psychiatrie*, Stuttgart 1957
–, *Rudolf Virchow*, Stuttgart 1957
Adorno, Th. W., *Negative Dialektik*, Frankfurt 1966
Aikin, J., *Thoughts on Hospitals*, London 1771
Arendt, H., *Elemente und Ursprünge totaler Herrschaft*, Frankfurt 1962
–, *Vita Activa*, Stuttgart 1960
Arnold, Th., *Beobachtungen über die Natur, Arten, Ursachen und Verhütung des Wahnsinns oder der Tollheit*, Leipzig 1784
Artelt, W. u. W. Rüegg (Hrsg.), *Der Arzt und der Kranke in der Gesellschaft des 19. Jahrhunderts* , Stuttgart 1967
Battie, W., *A Treatise on Madness*, London 1758
Beck, L. W. (Ed.), *18th-Century Philosophy*, New York 1966
Bell, C., *Essays on the Anatomy of Expressions in Painting*, London 1806
Bentham, J., *Panopticon; or the Inspection-House*, Dublin 1791
–, »A Table of the Springs of Action«, London 1817, in: *Three Tracts relative to Spanish and Portugueze Affairs*, London 1821
»Bericht des Medizinal-Raths Dr. Langermann, die Veränderungen in dem Bayreuther Irrenhaus betreffend«, in: *Allgem. Zschr. Psychiat* 2: 572 ff., 1845
Berthold, F., *Die Entwicklung der moral insanity*, jur. Diss. Erlangen 1937
Binswanger, L., »Freud und die Verfassung der klinischen Psychiatrie«, in: *Schweiz. Arch. Neurol. Psychiat.* 37:180–8, 1936
Birnbaum, K., »Geschichte der psychiatrischen Wissenschaft«, in: *Hdb. d. Geisteskrankheiten*, hrsg. v. O. Bumke, Bd. I, Berlin 1928, S. 10–15
Blackmore, R., *A Treatise of the Spleen and Vapours*, London 1725
Blasius, D., *Der verwaltete Wahnsinn*, Frankfurt 1980
Bodamer, J., »Zur Phänomenologie des geschichtlichen Geistes in der Psychiatrie«, in: *Nervenarzt* 19:299–310, 1948
–, »Zur Entstehung der Psychiatrie als Wissenschaf im 19. Jahrhundert«, in: *Fortschr. Neurol. Psychiat.* 21:511–35, 1953
Boldt, A., *Über die Stellung und Bedeutung der »Rhapsodien« von J. C. Reil in der Geschichte der Psychiatrie*, Berlin 1936
Bolten, J. C., *Gedanken über psychologische Kuren*, Halle 1751
Brachmann, R., *Der Fall Rüsau. Ein Beitrag zur Geschichte der forensischen Psychiatrie*, med. Diss. Hamburg 1921
Braubach, M., »Der Freiherr vom Stein und die inneren Reformen in Preußen«, in: *Hdb. d. dt. Gesch.*, hrsg. v. B. Gebhardt, Bd. III, Stuttgart 1960
Bromberg, W., »Some social Aspects of the History of Psychiatry«, in: *Bull. Hist. Med.* 11, 1942
Broussais, F. J. V., *De l'irritation et de la folie*, Paris 1828

Brown, N. O., *Zukunft im Zeichen des Eros*, Pfullingen 1962
Buber, M., *Das dialogische Prinzip*, Heidelberg 1979
Burrows, G. M., *Untersuchungen über gewisse die Geisteszerrüttungen betreffende Irrtümer und ihre Einflüsse auf die physischen, moralischen und bürgerlichen Verhältnisse des Menschen*, Leipzig 1822
–, *Commentaries on the Causes, Forms, Symptoms and Treatment, moral and medical, of Insanity*, London 1828
Cabanis, P. J. G., *Rapports du physique et moral de l'homme*, 2 Bde., Paris 1802
Cerise, L., *Des fonctions et des maladies nerveuses*, Paris 1842
Cheyne, G., *The English Malady*, London 1733, hier nach der 3. Aufl. 1734
Colombier, J. et F. Doublet, *Instructions sur la manière de gouverner les insensés et travailler à leur guérison*, Paris 1785
Combe, A., *Observations on mental Derangement*, Edinburgh 1831
Comte, A., *Système de politique positive*, Bd. IV, Paris 1912
–, *Soziologie*, 3 Bde., Jena 1923
–, *Discours sur l'Esprit positif*, hrsg. v. I. Fetscher, Hamburg 1956
Conolly, J., *On the Construction and Government of Lunatic Asylums and Hospitals for the Insane*, London 1847
–, *The Treatment for the Insane without Mechanical Restraints*, London 1856
Cox, J. M., *Practical observations on Insanity*, London 1804, 2. Ed. 1806
Crichton, A., *An Inquiry into the Nature and Origin of mental Derangement*, London 1798
Cullen, W., *First Lines in the Practice of Physic*, Edinburgh 1777–84
–, *Nosology: or, a systematic Arrangement of Diseases, by Classes, Orders, Genera, and Species*, Edinburgh 1800
Dain, N. and E. T. Carlson, »Social Class and Psychological Medicine in the United States, 1789–1824«, in: *Bull. Hist. Med.* 18:139 ff., 1945
Damerow, H., *Die Elemente der nächsten Zukunft der Medizin, entwickelt aus der Vergangenheit und Gegenwart*, Berlin 1829
–, *Über die relative Verbindung der Irren-, Heil- und Pflegeanstalten*, Leipzig 1840
–, »Einleitung« zur *Allgem. Zschr. Psychiat.* I–XLVIII, 1844
Defoe, D., *An Essay upon Projects*, London 1697
–, *Augusta triumphans; or, the Way to make London the most flourishing City in the Universe*, London 1728
Diepgen, P., »Die Revolution von 1848/49 und der deutsche Ärztestand«, in: *Medizin und Kultur*, Stuttgart 1938, S. 251–60
Dietze, H. J. und G. E. Voegele, *W. Griesingers Contribution to Dynamic Psychiatry*, Diss. nerv. syst. 26:579–82, 1965
Dörner, K., »Die sexuelle Partnerschaft in der Industriegesellschaft«, in: *Soziale Welt*, 17:329–45, 1966
–, *Die Hochschulpsychiatrie*, Stuttgart 1967
–, »Nationalsozialismus und Lebensvernichtung«, in: *Vierteljahreshefte f. Zeitgeschichte*, H.2, 1967, S. 121–152
–, »Zur Geschichte der endogenen Psychosen«, in: J. Bochnik, *Die endogenen Psychosen*
– und F. J. M. Winzenried, *Die Wahninhalte physischer Psychosen*, Stuttgart 1964
– und U. Plog, *Irren ist menschlich. Lehrbuch der Psychiatrie/Psychotherapie*, Rehburg-Loccum 1979

– u. a., *Der Krieg gegen die psychisch Kranken*, Rehburg-Loccum 1980
Donalies, G., »J. C. Reil, Gedenkrede in Bernburg«, in: *Nervenarzt* 30:372–3, 1959
Eckert, G., *Der Merkantilismus*, Braunschweig 1949
Ellis, S. C., *A Treatise on the Nature, Symptoms, Causes, and Treatment of Insanity*, London 1838
Eschenmayer, C. A., *Die Philosophie in ihrem Übergang zur Nichtphilosophie*, Erlangen 1803
Esquirol, J. E. D., *Die Geisteskrankheiten in Beziehung zur Medizin und Staatsarzneikunde*, 2 Bde., Berlin 1838
Ey, H., *Etudes Psychiatriques*, Bd. I, Paris 1948
Fallowes, Th., *The best Method for the Cure of Lunaticks*, London 1705
Ferriar, J., *Medical Histories and Reflections*, London 1795
Fichte, J. G., *Werke*, ed. Medicus, Darmstadt 1962
Flugel, J. C., *Probleme und Ergebnisse der Psychologie*, Stuttgart 1948
Foucault, M., *Histoire de la Folie*, Librairie Plon, Paris 1961; übersetzt als: *Madness and Civilization*, New York 1965
Frank, J. P., *System einer vollständigen medicinischen Polizey*, Bd. IV, Mannheim 1788
–, *Supplement-Bände zur medicinischen Polizey*, Bd. III, Leipzig 1827
Gabel, J., *Formen der Entfremdung*, Frankfurt 1964
Gadamer, H.-G., *Wahrheit und Methode*, Tübingen 1965
Gall, F. J., *Sur les fonctions du cerveau et sur celles de chacune de ses parties*, 6 Bde., Paris 1822–25
–, *Philosophisch-Medicinische Untersuchungen über Natur und Kunst im kranken und gesunden Zustande des Menschen*, Bd. I, Wien 1791
Georget, E. J., *De la Folie*, Paris 1820
Glaser, H., *Das Denken in der Medizin*, Berlin 1967
Glassner, W., *Reality Therapy, a new Approach to Psychotherapy*, New York 1965
Gregory, J., *A comparative View of the State and Faculties of Man with those of the animal World*, London 1765
–, *Observations on the Duties and Offices of a Physician*, London 1770
Griesinger, W., *Die Pathologie und Therapie der psychischen Krankheiten*, Stuttgart 1845, 2.Aufl. 1861
–, *Gesammelte Abhandlungen*, 2 Bde., Berlin 1872
Gruhle, H., »Geschichtliches«, in: *Hdb. d. Geisteskrankheiten*, hrsg. v. O. Bumke, Bd. IX, Berlin 1932
Güse, H. G. u. N. Schmacke, *Psychiatrie zwischen bürgerlicher Revolution und Faschismus*, Kronberg 1976
Habermas, J., *Strukturwandel der Öffentlichkeit*, Neuwied 1962
–, *Theorie und Praxis*, Neuwied 1963
–, »Analytische Wissenschaftstheorie und Dialektik«, in: *Zeugnisse, Th. W. Adorno zum 60. Geburtstag*, Frankfurt 1963, S. 473–501
–, »Zur Logik der Sozialwissenschaften«, in: *Phil. Rundschau*, Tübingen 1967
Haeser, H., *Lehrbuch der Geschichte der Medizin*, Bd. II, Berlin 1881
Härtling, P., *Hölderlin*, Darmstadt 1976
Hagen, F. W., *Studien auf dem Gebiet der ärztlichen Seelenkunde*, Erlangen 1870
Haindorf, A., *Versuch einer Pathologie und Therapie der Geistes- und Gemütskrankkeiten*, Heidelberg 1811

Haisch, E., »Irrenpflege in alter Zeit«, in: *Ciba-Zschr.*, No. 95, 1959
Hallaran, W. S., *An Enquiry into the Causes producing the extraordinary Addition to the Number of Insane*, Cork 1810
Hartley, D., *Observations on Man*, London 1749
Haslam, J., *Observations on Insanity*, London 1798
Hauser, A., *Sozialgeschichte der Kunst und Literatur*, Bd. II, München 1953
Hayner, C. A. F., »Über einige mechanische Vorrichtungen, welche in Irrenanstalten mit Nutzen gebraucht werden können«, in: *Zschr. f. psych. Ärzte* 1:339 ff., 1818
Hegel, G. W. F., »Encyclopädie der philosophischen Wissenschaften«, in: *Sämtl. Werke*, ed. Hoffmeister, Bd. V, Leipzig 1949
–, *Grundlinien der Philosophie des Rechts*, ed. Hoffmeister, Berlin 1956
Heinroth, J. C. A., *Lehrbuch der Störungen des Seelenlebens vom rationalen Standpunkt aus entworfen*, 2 Teile, Leipzig 1818
–, »Abhandlungen über die Seelengesundheit«, in: Burrows, *Untersuchungen ...*, a. a. O., übers. v. Heinroth
Hesse, G., »Die Krankheit Kaspar Hausers«, in: *Münch. Med. Wschr.* 109:156–163, 1967
Hill, R. G., *A concise History of the entire Abolition of mechanical Restraint and of the non-restraint System*, London 1857
–, *Total Abolition of personal Restraint in the Treatment of the Insane*, London 1839
Hobbes, Th., *Lehre vom Menschen*, Meiner Leipzig 1949
Hoffbauer, J. C., *Untersuchungen über die Krankheiten der Seele und die verwandten Zustände*, 3 Bde., Halle 1802–1807
Hofmann, W., *Gesellschaftslehre als Ordnungsmacht*, Berlin 1961
–, *Ideengeschichte der sozialen Bewegung*, Berlin 1962
Holland, H., »On the Pellagra«, in: *Medico-Chirurgical Transactions*, London 1817
Hollingshead, A. A. and F. G. Redlich, *Social Class and Mental Illness*, New York 1958
Horkheimer, M. und Th. W. Adorno, *Dialektik der Aufklärung*, Amsterdam 1947
Horn, E., *Öffentliche Rechenschaft über meine zwölfjährige Dienstführung als 2. Arzt des königl. Charité-Krankenhauses*, Berlin 1818
Howard, J., *An Account of the principal Lazarettos in Europe*, Warrington 1789
Hundertfünfzig Jahre Regierungsbezirk Köln, Berlin 1966
Hunter, R. and I. Macalpine, *Three Hundred Years of Psychiatry, a History presented in selected Texts*, London 1963
Hutcheson, F., *An Essay on the Nature and Conduct of the Passions and Affections with Illustrations on the moral Sense*, London 1728
Ideler, K. W., *Grundriß der Seelenheilkunde*, 2 Bde., Berlin 1838
–, *Der Wahnsinn in seiner psychologischen und sozialen Bedeutung*, Berlin 1848
–, *Lehrbuch der gerichtlichen Psychologie*, Berlin 1857
Jacob, W., *Medizinische Anthropologie im 19. Jahrhundert*, Stuttgart 1967
Jacobi, M., *Sammlungen für die Heilkunde der Gemütskrankheiten*, Elberfeld, Bd. I 1822, Bd. II 1825
–, *Beobachtungen über die Pathologie und Therapie der mit Irresein verbundenen Krankheiten*, Elberfeld 1830
–, *Die Hauptformen der Seelenstörungen*, Bd. I: *Die Tobsucht*, Leipzig 1844
Jaspers, K., *Schelling, Größe und Verhängnis*, München 1955

Jetter, D., »Zur Planung der Schleswiger Irrenanstalt«, in: *Sudhoffs Archiv* 45:127–40, 1961
–, »Ursprung und Gestalt panoptischer Irrenhäuser in England und Schottland«, in: *Sudhoffs Archiv* 46:27–44, 1962
Johnson, S., *The Prince of Abissinia (Rasselas)*, Bd. II, London 1759
Kaech, R., »Der Mesmerismus«, in: *Ciba Zschr.*, No. 105, 1947
Kahn, E., »Psychopathen als revolutionäre Führer«, in: *Z. Neurol.* 52: 90–106, 1919
Kant, I., *Anthropologie in pragmatischer Hinsicht*, 2. Aufl. 1800, hrsg. v. Kirchmann, Berlin 1872
–, *Kritik der Urteilskraft*, Hamburg 1959
–, *Von der Macht des Gemüts*, hrsg. v. C. W. Hufeland, Leipzig 1944
Kieser, D. G., »Von den Leidenschaften und Affekten«. in: *Allgem. Zschr. Psychiat.* 7:234–52, 1850
Kirchhoff, Th., *Grundriß einer Geschichte der deutschen Irrenpflege*, Berlin 1890
–, »Geschichte der Psychiatrie«, in: *Hdb. d. Psychiatrie*, Hrsg. Aschaffenburg, Allgem. Teil, 4. Abt. Leipzig 1912
– (Hrsg.), *Deutsche Irrenärzte*, 2 Bde., Berlin 1921
Kisker, K. P., »Kants psychiatrische Systematik«, in: *Psychiatria et Neurologia* 133:24, 1957
–, »Die Verrücktheit, die Armut und wir«, in: *Nervenarzt* 38:89–92, 1967
Kloos, G., *Die Konstitutionslehre von C. G. Carus*, Basel 1951
Köhler, E., *Arme und Irre. Die liberale Fürsorgepolitik des Bürgertums*, Berlin 1977
Kolle, K. (Hrsg.), *Große Nervenärzte*, 3 Bde., Stuttgart 1956
Koselleck, R., *Kritik und Krise*, Freiburg 1959
Kraepelin, E., »Hundert Jahre Psychiatrie«, in: *Zschr. f. ges. Neurol. u. Psychiat.* 38:173 ff., 118
Krauss, W., *Studien zur deutschen und französischen Aufklärung*, Berlin 1963
Kuhn, Th. S., *The Structure of scientific Revolutions*, Chicago 1965
Laehr, H., *Gedenktage der Psychiatrie*, Berlin 1889
Leibbrand, W., *Romantische Medizin*, Hamburg 1937
–, »K. Ph. Moritz und die Erfahrungsseelenkunde«, in: *Allgem. Zschr. Psychiat.* 118: 392–412, 1941
– und A. Wettley, *Der Wahnsinn*, Freiburg 1961
Leigh, D., *The historical Development of British Psychiatry*, Bd. I, Oxford 1961
Lenk, K. (Hrsg.), *Ideologie*, Neuwied 1961
Lenz, M., *Geschichte der Königl. Friedrich Wilhelm Universität zu Berlin*, Bd. I, Halle 1910.
Lesky, E., »Die Spezialisierung, ärztliches Problem gestern und heute«, in: *Münch. Med. Wschr.* 18:1017–23, 1967
Leubuscher, R., Einleitung zur Übers. v. J. L. Calmeil, *Der Wahnsinn in den vier letzten Jahrhunderten*, Halle 1848, S. 1–21
Leuret, F., *Du traitement moral de la folie*, Paris 1840
Lieber, H. J., *Philosophie, Soziologie und Gesellschaft*, Berlin 1965
Locke, J., *An Essay concerning Human Understanding*, ed. Fraser, Oxford 1894
Lorry, A. Ch., *De melancholia et morbis melancholicis*, Paris 1765
Lütge, F., *Deutsche Sozial- und Wirtschaftsgeschichte*, Berlin 1952
Lukács, G.: *Geschichte und Klassenbewußtsein*, Berlin 1923
–, *Die Zerstörung der Vernunft*, Berlin 1955

MacBride, D., *A methodical Introduction to the Theory and Practice of Physick*, London 1772
Maimon, S., *Geschichte des eigenen Lebens*, Berlin 1935
Mandeville, B., *Die Bienenfabel oder: Private Laster, öffentliche Vorteile*, Frankfurt 1968
–, *A Treatise of the hypochondrick and hysterick Passions*, London 1711
Mannheim, K., *Wissenssoziologie*, hrsg. und Einleitung v. K. H. Wolff, Neuwied 1964
Marshal A. D., *Untersuchungen des Gehirns im Wahnsinn und in der Wasserscheu*, übers. v. D. M. Romberg, Berlin 1820
Marx, K., »Thesen über Feuerbach«, in: Marx-Engels, *Die Deutsche Ideologie*, Berlin 1953
–, »Kritik des Hegelschen Staatsrechts« bzw. »Zur Kritik der Hegelschen Rechtsphilosophie«, in: Marx-Engels, *Werke*, Bd. I, Bln. 1961
–, »Das Kapital. Kritik der politischen Ökonomie«, Bd. I, in: Marx-Engels, *Werke*, Bd. 23
Maurois, A., *Die Geschichte Englands*, Zürich 1953
Mead, R., *Medical Precepts and Cautions*, London 1751
Mechler, A., »Das Wort ›Psychiatrie‹«, in: *Nervenarzt* 34:405–6, 1963
Mehring, F., »Geschichte der deutschen Sozialdemokratie«, in: *Gesammelte Schriften*, Bd. I, Berlin 1960
Meinecke, F., »Die Entstehung des Historismus«, in: *Werke*, Bd. III, München 1965
Mercier, L.-S., *Tableau de Paris*, Amsterdam 1783, Vol. III
Merton, R., »Science and Economy of 17th-Century England«, in: *Social Theory and Social Structure*, New York 1962
Mirabeau, H., *Observations d'un voyageur anglais*, Paris 1788
–, »Des lettres de cachet et des prisons d'état«, in: *Oeuvres*, ed. Merilhou, Bd. I
Mirabeau, V.: *L'ami des hommes*, Bd. II, 2. Aufl., Paris 1759
Monro, J., *Remarks on Dr. Battie's Treatise on Madness*, London 1758
Mora, G., »The History of Psychiatry, a cultural and bibliographical Survey«, in: *Internat. J. of Psychiat.* 2:335–56, 1966
Moritz, K. Ph., *Anton Reiser. Ein psychologischer Roman*, München 1961
Mottek, H., *Wirtschaftsgeschichte Deutschlands*, Bd. II, Berlin 1964
Mühlmann, W. E., *Geschichte der Anthropologie*, Bonn 1948
Müller-Hill, B., *Die Philosophen und das Lebendige*, Frankfurt 1981
Neuburger, M., *J. C. Reil, Gedenkrede*, Stuttgart 1913
–, »British and German Psychiatry in the second Half of the 18th and the early 19th Century«, in: *Bull. Hist. Med.* 18: 139 ff., 1945
Nostitz und Jänkendorf, G. A. E. v., *Beschreibung der Königl. Sächs. Heil- und Verpflegungsanstalt Sonnenstein*, 2 Teile, Dresden 1829
Novalis, F., *Fragmente*, Ed. Minor IV
Panse, F., *Das psychiatrische Krankenhauswesen*, Stuttgart 1964
Pargeter, W., *Observations on maniacal Disorders*, London 1792; übers. als: *Theoretisch-praktische Abhandlung über den Wahnsinn*, Leipzig 1793
Peardon, Th. P., Vorwort zu: J. Locke, *The Second Treatise of Government*, New York 1952
Perfect, W., *Methods of Cure, in some particular Cases of Insanity and nervous Disorders*, Rochester 1778

Pinel, Ph., *Philosophisch-medizinische Abhandlungen über Geistesverwirrungen oder Manie*, Wien 1801
–, »Mélancolie«, in: *Encyclopédie méthodique*, Serie Médecine, Vol. 9, Paris 1816
Pinel, S., *Physiologie de l'homme aliéné appliquée à l'analyse de l'homme social*, Paris 1833
Plessner, H., *Die verspätete Nation*, Stuttgart 1962
–, »Abwandlungen des Ideologiegedankens«, in: Lenk, *Ideologie*, a.a.O.
–, »Immer noch philosophische Anthropologie?«, in: *Zeugnisse, Th. W. Adorno zum 60. Geburtstag*, Frankfurt 1963
Pomme, P., *Traité des affections vaporeuses des deux sexes*, Lyon 1763
Pressavin, J.-B., *Nouveau Traité des vapeurs*, Lyon 1770
Preyer, W., *R. v. Mayer, über die Erhaltung der Energie. Briefe an W. Griesinger*, Berlin 1889
Prichard, J. C., *A Treatise on Insanity*, London 1835
Promies, W., *Die Bürger und der Narr oder das Risiko der Phantasie*, München 1966
Récalde, Abbé de, *Traité sur les abus qui subsistent dans les hôpitaux du royaume*, Paris 1786
Reid, J., *Essays on Insanity, Hypochondriasis, and other nervous Affections*, London 1816
Reid, Th., *The philosophical Works*, ed. Hamilton, Bd. II, London 1895
–, *An Inquiry into the human Mind, on the Principles of Common sense*, Edinburgh 1764
Reil, J, C., *Von der Lebenskraft*, ed. K. Sudhoff, Leipzig 1910, Nachdruck, unverändert, Leipzig 1968
–, *Über die Erkenntnis und Cur der Fieber*, Bd. IV, 2. Aufl., Halle 1802
–, *Rhapsodien über die Anwendung der psychischen Curmethode auf Geisteszerrüttungen*, Halle 1803
Reimann, H., *Die Mental Health Bewegung. Ein Beitrag zur Kasuistik und Theorie der sozialen Bewegung*, Tübingen 1967
Richarz, W., »Über die Vorzüge mehrerer kleiner, über einen Landestheil verstreuter, öffentlicher Irrenheil-Anstalten vor einer einzigen großen Central-Anstalt«, in: *Allgem. Zschr. Psychiat.* 4: 387–396, 1847
Rieger, C., *Über die Psychiatrie in Würzburg seit 300 Jahren*, Würzburg 1899
Riesman, D., *Die einsame Masse*, Reinbek 1966
Ritter, G., »Zur Entwicklungsgeschichte der neurologischen Semiologie«, in: *Nervenarzt* 37:510, 1966
de la Rive, C.-G., *Letter to the Editors of the Bibliothèque britannique concerning a new Establishment for the Cure of the Insane*, Geneva 1798
Robinson, N., *A new System of the Spleen, Vapours, and hypochondriack Melancholy*, London 1729
Roller, C. F. W., *Die Irrenanstalten nach allen ihren Beziehungen*, Karlsruhe 1831
Rosen, G., »The Philosophy of Ideology and the Emergence of modern Medicine in France«, in: *Bull. Hist. Med.* 20:328–31, 1946
–, »Social Attitudes to Irrationality and Madness in 17th and 18th Century Europe, in: *J. Hist. Med.* 18:240, 1963
–, »The Evolution of social Medicine«, in: H. E. Freeman et al. (ed.), *Hdb. of Medical Sociology*, Prentice-Hall, Inc. 1963, S. 17–61

Rothschuh, K. E., »Vom Spiritus animalis zum Nervenaktionsstrom«, in: *Ciba Zschr.*, No. 89, 1958
Rousseau, J. J., *Bekenntnisse*, Leipzig 1956
Rürup, R., »Die Judenemanzipation in Baden«, in: *Zschr. f. d. Geschichte d. Oberrheins* 114:241–300, 1966
Sartre, J. P., *Der Idiot der Familie, Gustave Flaubert 1821–1857*, 5 Bde., Reinbek 1977–1980
Saussure, R. de, »French Psychiatry of the 18th Century«, in: *Ciba Symp.* Vol. 11, No. 5, 1950
Schelling, F. W. J., *Werke*, ed. Schröter, München 1927
Schipperges, H., »Leitlinien und Grenzen der Psychosomatik bei F. Nasse«, in: *Confin. Psychiat.* 2:19–37, 1959
Schmidt, Alfred, *Der Begriff der Natur in der Lehre von Marx*, Frankfurt 1962
Schmidt, Arno, *Die Ritter vom Geist*, Karlsruhe 1965
Schneider, P. J., *Entwurf zu einer Heilmittellehre gegen psychische Krankheiten*, Tübingen 1824
Schöne, A., *Interpretationen zur dichterischen Gestaltung des Wahnsinns in der deutschen Literatur*, phil. Diss. Münster 1951
Schopenhauer, A., »Welt als Wille und Vorstellung«, in: *Werke*, Bd. II, Kap. 32
Schrenk, M., »Griesingers neuropsychiatrische Thesen und ihre sozial-psychiatrischen Konsequenzen«, in: *Nervenarzt* 39:441–50, 1968
Sombart, W., *Der moderne Kapitalismus*, Bd. I, 2. Aufl., München 1916/7
Sozialpsychiatrische Informationen. Redaktion: Psychiatr. Klinik der Med. Hochschule Hannover, Jg. 1970–1982
Soziologische Exkurse. Frankf. Beitr. z. Soziol., Bd. 4, Frankfurt 1956
Spaemann, R., *Der Ursprung der Soziologie aus dem Geist der Restauration*, München 1959
Spehlmann, R., *Sigmund Freuds neurologische Schriften*, Berlin 1953
Spieß, C. H., *Biographien der Wahnsinnigen*, Bd. I, Leipzig 1796
Spoerri, Th., »Besitzt die historische Betrachtung über das Wesen der Schizophrenie aktuellen Erkenntniswert?«, in: *Mschr. Psychiat. Neurol.* 129:243–60, 1955
Starobinski, J., *Geschichte der Melancholiebehandlung*, Basel 1960
Sterne, L., *Leben und Meinungen des Tristram Shandy*, Frankfurt 1962
Sudhoff, K., *Kurzes Handbuch der Geschichte der Medizin*, Berlin 1922
Sutton, Th., *Tracts on Delirium tremens*, London 1813
Swift, J., *Ausgewählte Werke*, ed. Schlösser, 3 Bde., Berlin 1967
Sydenham, Th., »Dissertatio epistolaris de affectione hysterica«, 1682, in: *The entire Works*, ed. J. Swan, London 1742
–, *Médecine pratique*, Paris 1784
Tellenbach, H., »Die Rolle der Geisteswissenschaften in der modernen Psychiatrie«, in: *Stud. Gen.* 11:298–308, 1958
–, *Melancholie*, Berlin 1961
Temkin, O., »Materialism in French and German Physiology of the early 19th Century«, in: *Bull. Hist. Med.* 20:322 ff., 1946
–, »The philosophical Background of Magendie's Physiology«, in: *Bull. Hist. Med.* 20:15 ff., 1946
Tenon, J., *Mémoires sur les hôpitaux de Paris*, Paris 1788

Thackrah, C. T., *The Effects of Arts, Trades, and Professions, and of civic States and Habits of Living, on Health and Longevity*, London 1831
Thom, M., *Ideologie und Erkenntnistheorie ... am Beispiel Kants*, Berlin/DDR 1980
Tissot, S.-A., *Traité des nerfs et de leurs maladies*, Paris 1778–80
Trenckmann, U., »Die institutionell-administrative Entwicklung der Unterbringung und Behandlung Geisteskranker in Sachsen vom Absolutismus bis zur bürgerlichen Revolution«, in: *Z. ges. Hyg.* 25: 536–9, 1979
Trenckmann, U. u. F. Ortmann, »Das psychiatrische Krankheitskonzept der Romantik – Testfall für die Anwendung des Kuhnschen Paradigmabegriffs in einer Humanwissenschaft«, in: *Z. f. Psychol.* 188: 331–9, 1980
Tuke, S., *Description of the Retreat, an Institution near York, for insane Persons of the Society of Friends*, York 1813
Vere, J., *A physical and moral Enquiry into the Causes of that internal Restlessness and Disorder in Man, which has been the complaint of all Ages*, London 1778
Voisin, F., *Des causes morales et physiques des maladies mentales*, Paris 1826
–, *De l'idiotie chez les enfants*, Paris 1843
Wagnitz, H. B., *Historische Nachrichten und Bemerkungen über die merkwürdigsten Zuchthäuser in Deutschland*, 2 Bde., Halle 1791/2
–, *Ideen und Pläne zur Verbesserung der Polizei- und Kriminalanstalten*, Halle 1801
Warville, Brissot de, J.-P., *Théorie des loix criminelles*, Bd. I, Paris 1781
Wehler, H.-U. (Hrsg.), *Moderne deutsche Sozialgeschichte*, Köln 1966
Weinhold, C. A., *Von der Überbevölkerung in Mitteleuropa und deren Folgen auf die Staaten und deren Civilisation*, Halle 1827
Wentzke, P. und W. Klötzer (Hrsg.), *Deutscher Liberalismus im Vormärz*, Göttingen 1959, darin: H. v. Gagern, *Briefe und Reden*
Wesley, J., *The Desideratum: or, Electricity made plain and useful*, London 1760
Wettley, A., »Die Trieblehre Auguste Comtes«, in: *Conf. Psychiat.* 2:51, 1959
Whytt, R., *An Essay on the vital and other involuntary Motions of Animals*, Edinburgh 1751
–, *Observations on the Nature, Causes and Cure of those Disorders which have been called commonly nervous, hypochondriac, or hysteric*, Edinburgh 1765
Willis, Th., »An Essay of the Pathology of the Brain and nervous Stock«, in: *The remaining medical Works of Willis*, London 1681
Wyrsch, J., *Zur Geschichte und Deutung der endogenen Psychosen*, Stuttgart 1956
–, *Gesellschaft, Kultur und psychische Störung*, Stuttgart 1960
–, »Klinik der Schizophrenie«, in: H. Gruhle (Hrsg.), *Psychiatrie der Gegenwart*, Bd. II, Berlin 1960
Zeller, G., »Von der Heilanstalt zur Heil- und Pflegeanstalt«, in: *Fortschr. Neurol. Psychiat.* 49: 121–127, 1981
Zilboorg, G., *A History of Medical Psychology*, New York 1941

NAMENREGISTER

Sachregister

Taschenbücher Syndikat / EVA

Band 2 **Arthur Rosenberg**
Entstehung und Geschichte der Weimarer Republik
ISBN 3-434-42002-0

Band 3 **Hans Peter Duerr**
Traumzeit – Über die Grenze zwischen Wildnis und Zivilisation
ISBN 3-434-46003-9

Band 4 **Giovanni Jervis**
Kritisches Handbuch der Psychiatrie
Aus dem Italienischen von Maja Pflug und Traudi Pulz
ISBN 3-434-46004-7

Band 5 **Peter Gorsen**
Salvator Dali, der »kritische Paranoiker«
ISBN 3-434-46005-5

Band 6 **Gesellschaften ohne Staat**
Gleichheit und Gegenseitigkeit
Herausgegeben von Fritz Kramer und Christian Sigrist
ISBN 3-434-46006-3

Band 8 **Maud Mannoni**
Der Psychiater, sein Patient und die Psychoanalyse
Aus dem Französischen von Katharina Bischoff und Hans-Jürgen Grune
ISBN 3-434-46008-X

Band 9 **Paul Parin**
Der Widerspruch im Subjekt
Ethnopsychoanalytische Studien
ISBN 3-434-46011-X

Band 10 **Carlo Ginzburg**
Der Käse und die Würmer
Die Welt eines Müllers um 1600
ISBN 3-434-46010-1

Band 12 **Bronislaw Malinowski**
Das Geschlechtsleben der Wilden in Nordwest-Melanesien
ISBN 3-434-46012-8

athenäum[s] taschenbücher

athenäum
Savignystr. 53
6000 Frankfurt a.M. 1